U0802680

医用冲击波的基础与临床

Basic Concept and Clinical Application of Medical Shock Wave

主　编　郭应禄　吕福泰　吴祈耀
副主编　牛凤岐　林桂亭　辛钟成

北京大学医学出版社

YIYONG CHONGJIBO DE JICHU YU LINCHUANG

图书在版编目（CIP）数据

医用冲击波的基础与临床 / 郭应禄，吕福泰，吴祈耀主编. — 北京：北京大学医学出版社，2021.6
ISBN 978-7-5659-2431-6

Ⅰ. ①医… Ⅱ. ①郭… ②吕…③吴… Ⅲ. ①医用物理学 Ⅳ. ①R312

中国版本图书馆CIP数据核字(2021)第112005号

医用冲击波的基础与临床

主　　编：郭应禄　吕福泰　吴祈耀
出版发行：北京大学医学出版社
地　　址：（100191）北京市海淀区学院路38号　北京大学医学部院内
电　　话：发行部 010-82802230；图书邮购 010-82802495
网　　址：http://www.pumpress.com.cn
E-mail：booksale@bjmu.edu.cn
印　　刷：北京金康利印刷有限公司
经　　销：新华书店
责任编辑：张其鹏　王　楠　**责任校对**：靳新强　**责任印制**：李　啸
开　　本：889 mm × 1194 mm　1/16　**印张**：23.5　**字数**：569 千字
版　　次：2021年6月第1版　2021年6月第1次印刷
书　　号：ISBN 978-7-5659-2431-6
定　　价：220.00元
版权所有，违者必究
（凡属质量问题请与本社发行部联系退换）

主编简介

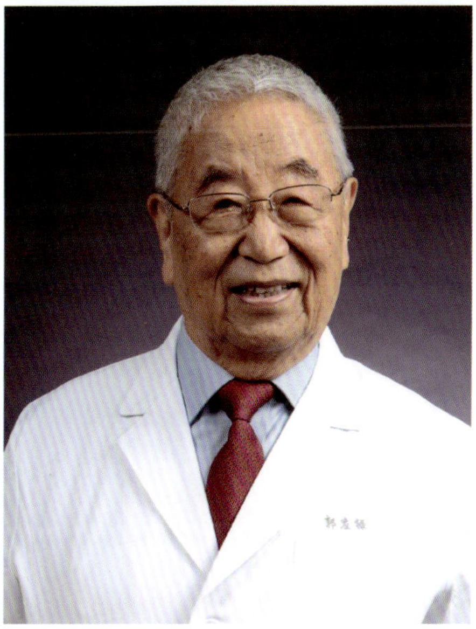

郭应禄，主任医师，教授，博士生导师，中国工程院院士；北京大学第一医院泌尿外科终身教授，北京大学泌尿外科医师培训学院院长，北京大学男科病防治中心主任，北京大学第一医院名誉院长，北京大学泌尿外科研究所名誉所长，中国医师协会常务理事，中国医师协会泌尿外科医师分会终身名誉会长，中国医学科学院学部委员，北京郭应禄泌尿外科发展基金会名誉理事长，国家泌尿男性生殖系肿瘤研究中心主任，国家卫生健康委员会泌尿男性生殖系肿瘤医疗中心主任，国家卫生健康委员会医师资格考试委员会委员，卫生部临床重点学科评审委员会第一届专家组成员。

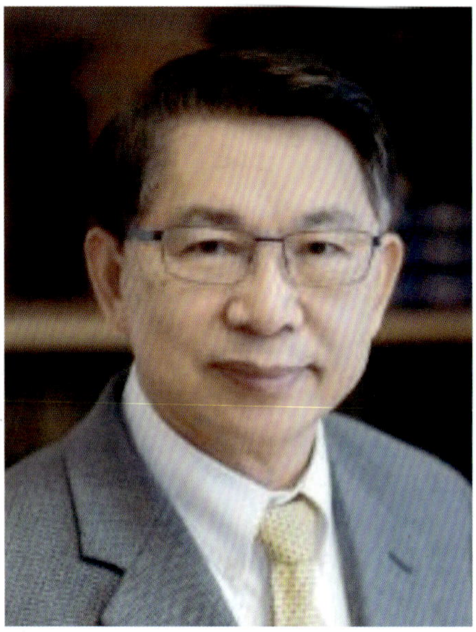

吕福泰，加利福尼亚大学旧金山分校泌尿外科教授，科室副主任；加利福尼亚大学旧金山分校临床泌尿外科 Emil Tanagho 捐赠基金荣誉教授，Knuppe 泌尿外科分子生物学实验室（Knuppe Molecular Urology Laboratory）创始人及医学主任，世界华人泌尿外科学会（WCUS）主席，美国泌尿外科学会（AUA）国际学院常任理事，中国长城泌尿男科转化医学荣誉主席。曾任北美性医学会主席，WHO 性医学国际咨询委员会主席，*Nature* 杂志临床实践泌尿外科顾问委员会委员。

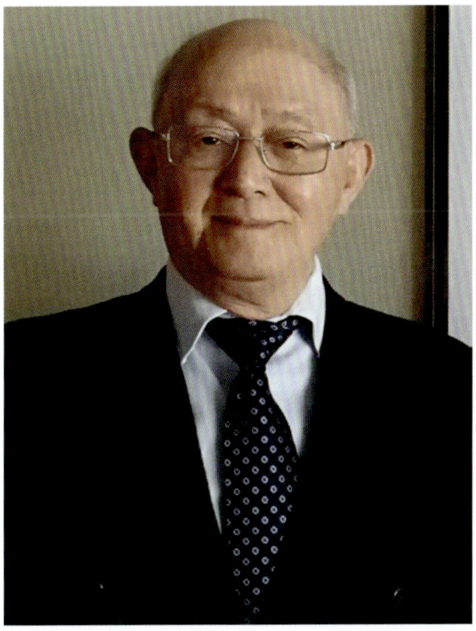

吴祈耀，北京理工大学教授。曾任国家医疗器械评审专家委员会副主任，北京市科学技术委员会委员，北京市医疗器械评审专家委员会委员，北京市工业专家顾问；北京理工大学生命学院顾问，重庆邮电大学名誉教授；中国电子学会常务理事，中国电子学会生命电子学分会主任委员、名誉主任委员；中国仪器仪表学会理事，中国仪器仪表学会医疗仪器分会理事长、名誉理事长。

参编人员名单

（按姓氏汉语拼音排序）

蔡启亮　天津医科大学第二医院
陈笛铭　北京郭应禄无创微能量医学研究院
陈康寅　天津医科大学第二医院
陈业刚　天津医科大学第二医院
程　洋　中国科学院声学研究所
崔　凯　华中科技大学同济医学院附属同济医院
范国聚　天津医科大学第二医院
封玉宏　天津医科大学第二医院
高　莹　天津医科大学第二医院
郭晓健　北京大学第一医院
郭应禄　北京大学第一医院
韩瑞发　天津医科大学第二医院
何　蔚　北京积水潭医院
李淳德　北京大学第一医院
李　钢　天津医科大学第二医院
李卓然　天津医科大学第二医院
梁丽莉　北京大学第一医院
林桂亭　加利福尼亚大学旧金山分校
刘　倩　天津市环湖医院
刘天枢　加利福尼亚大学旧金山分校
刘亚军　北京积水潭医院
吕福泰　加利福尼亚大学旧金山分校
马振健　天津医科大学第二医院
满立波　北京积水潭医院
孟旭英　天津医科大学第二医院
缪　帅　天津医科大学第二医院
宁红秀　加利福尼亚大学旧金山分校
牛凤岐　中国科学院声学研究所
牛远杰　天津医科大学第二医院
潘建成　天津医科大学第二医院
彭　诚　天津医科大学第二医院
彭东毅　中南大学湘雅三医院
彭　楠　中国人民解放军总医院第二医学中心
乔　梁　潍坊市人民医院
邱雪峰　南京鼓楼医院
寿文德　上海交通大学
孙浩林　北京大学第一医院
王　江　天津医科大学第二医院
魏　铭　天津市环湖医院
吴祈耀　北京理工大学
辛钟成　天津医科大学第二医院
邢更彦　中国人民解放军总医院第三医学中心
许洪升　徐州市中心医院
杨　虎　天津医科大学第二医院
杨恺惟　北京大学第一医院
杨丽珠　北京大学第一医院
杨耀琴　同济大学医学院
余立立　上海海事大学
张德俊　中国科学院武汉物理与数学研究所

张　迪　中国科学院声学研究所

张海洋　山东省立医院

张宏伟　天津医科大学第二医院

张晓宇　加利福尼亚大学旧金山分校

赵　妍　天津医科大学第二医院

朱承纲　中国科学院声学研究所

序　一

冲击波是自然界常见的能量传递形式，由于其可在短时间内释放较大能量，在战争中被用作杀伤性武器，而目前生物医学所使用的冲击波能量远低于前者，可变成为人类健康服务的工具。近年来，机械生物力学对生命现象的影响受到世界科学界的广泛认同与关注。在2011年1月4日召开的美国科学促进会年会上，明确该领域的发展将成为生命科学的第三次革命，提出生命科学、物理学、工程学的融合将会深刻影响医学发展，作为其中的重要代表，冲击波的疾病治疗研究意义重大。

1998年，Rompe等使用能流密度（energy flux density, EFD）将冲击波的治疗能量强度分为高强度（大于0.6 mJ/mm^2）和中低强度（低于0.1 mJ/mm^2）输出的冲击波。高强度冲击波主要用于体外冲击波碎石治疗，是肾和输尿管结石的常规治疗方式。近年来，更多的临床实践和基础研究关注低强度冲击波的促进创伤愈合、抑制炎症等诸多作用。例如勃起功能障碍（erectile dysfunction, ED）是影响男性身心健康的顽疾，尤以器质性ED治疗困难。目前临床主要使用磷酸二酯酶Ⅴ型抑制剂延缓阴茎海绵体内cGMP代谢，以维持阴茎勃起功能，是ED治疗的一次革命。但药物可能引发全身副作用，同时其作用局限于短期功能改善，不能修复受损勃起器官病理变化。对于糖尿病、前列腺根治术后等ED患者效果较差。因此，通过修复勃起器官损伤，从根本上治疗ED成为科学家、医师和患者的共同夙愿。经众多实验证明，低强度冲击波可显著改善病变部位血液循环，具有促进微血管和神经末梢生长、产生P物质、抗炎和止痛等作用。尤其低强度冲击波还能激活体内内源性干细胞，直接参与靶器官的修复与再生，其产生的基质细胞衍生因子-1（stromal cell-derived factor-1, SDF-1）有诱导体内其他部位干细胞向靶器官聚集和增殖的作用，可显著提高阴茎勃起功能，修复阴茎受损组织，被众多学者视为能够从根本上治疗ED的手段。低强度脉冲超声波具有与低强度冲击波相似的效果，对于ED治疗和机制研究结果类似。低强度冲击波和低强度脉冲超声波是医学领域的重要发现和创新，除ED外，骨折、骨质疏松、尿失禁等退行性病变及创伤性病变也属于其治疗范畴，而慢性病和老年病均为退行性病变，对未来健康事业的发展意义深远。经笔者实践发现，不同治疗结果可能与低强度冲击波和低强度脉冲超声波的参数设置有关，通过归纳现有研究和重复实验发现，采用能量强度在 0.06~0.09 mJ/mm^2 的低强度冲击波或能量强度 ≤300 mW/cm^2 的低强度脉冲超声波通常能够安全地恢复受损组织。医用冲击波参数还包括作用时间、频率等诸多因素，对此还有待深入研究。

《医用冲击波的基础与临床》由郭应禄院士组织领导工程物理学和生命科学专家联合编写，系统阐述医用冲击波工程物理学基础原理，归纳、讨论临床及临床前研究进展和未来可能的研究方向。全书重点阐述了医用冲击波用于再生修复疾病的机制，康复功能的分子生物学、病理生理学机制及临床安全性与有效性，为将来工程物理学和生命科学融合开发安全有效的医用冲击波设备、探讨医用冲击波设备质控标准、临床应用应遵守的规范和安全性标准评估提供了科学数据。作为对新兴医用冲击波技术具有国际水平的综合性论著，其内容既有当前热点研究，又有对未来研究和实践的展望，同时，对新技术产生的工程原理和可能作用机制做到力求严谨、精准、全面的阐述，因而能在一定程度上适应不同读者的需求，既可作为相关领域研究人员的参考，又可作为大众了解医用冲击波治疗的进阶读物。

吕福泰

2020 年 12 月于美国旧金山

序　二

冲击波是能量突然释放产生的瞬间高压以机械波形式在介质中的传播过程。在漫长的人类史中，对伴随地震、雷电等自然过程产生的冲击波，人类除了畏惧其巨大的破坏力而尽力躲藏外，别无他法。在战争时期，人们观察发现水弹爆炸罹难者的致死原因不是外伤，而是内脏撕裂伤，这是科学家们第一次观察并了解到炸弹爆炸产生的冲击波对人体组织的作用，并开始关注它的医学应用。

1968—1971 年，德国科学家研究了冲击波与动物组织之间的相互作用。1980 年，在德国慕尼黑，德国道尼尔公司（Dornier）制造出“Dornier HM1 型碎石机”样机，第一次将冲击波用于治疗肾结石患者。1988 年，德国学者第一次应用冲击波对患者的骨折不愈合进行了成功的治疗。冲击波治疗技术在粉碎肾及尿路结石、治疗肌肉骨骼疾病及外伤中的成功应用，引起了人们对它的极大重视。此后不久，多个国家的科学家和工程技术人员纷纷进入这一领域，除德国外，中国、法国、美国、以色列、意大利、日本等许多国家也都先后开发并生产出同类设备，并在临床上获得应用。目前冲击波碎石已成为大多数肾结石患者的常规治疗方式。30 余年来，冲击波治疗技术在实践中得到不断发展和完善，临床疾病的治疗范围也不断得到扩展。尤其是低强度冲击波的临床应用，更展现了新的、更为广泛的医学应用前景。

冲击波是压力急剧变化的产物，能在几纳秒内达到它的压力最大值，并快速下降产生可引起空化反应的负相波。研究表明，冲击波的生物物理效应包括：机械力冲击效应、机械力生物信号作用、空化效应、热效应等。通常将医用冲击波按照能量强度（脉冲声强时间积分）划分为高强度体外冲击波（high-intensity extracorporeal shock wave, Hi-ESW）和低强度体外冲击波（low-intensity extracorporeal shock wave, Li-ESW）两类。其中高强度体外冲击波是基于冲击波快速上升的正相压力波冲击和空化反应引起的微泡爆炸喷射，可达到碎石目的，主要用于结石治疗。而低强度体外冲击波则是基于细胞机械力转导（细胞受到机械力刺激产生的转导作用）原理，细胞将机械力刺激转化成为生物电化学活动，形成对细胞信号通路的调控，引起细胞生理过程的一系列变化，近些年除用于肌肉骨骼及软组织疾病外，还被推广应用于组织修复、促进血管生成、ED 及阴茎硬结症等多种疾病的治疗上。

近 10 年来，国内外学者通过大量基础性试验研究，特别是细胞水平和分子水平的研究，又获得一些新的发现：低强度冲击波除作为机械力生物信号，对细胞信号转导进行调控，影响细胞内蛋白的转录和修饰外，低强度冲击波还可对不同种类细胞形态产生影响。以干细胞为例，干细胞的发育受多种内在机制和微环境因素的影响，而冲击波对干细胞的影响也主要集中在这两方面，冲击波可通过多种方式作用于干细胞，如促进 ATP 释放，引起骨髓间充质干细胞向功能性干细胞的分化。这些发现使我们对冲击波的医学应用获得了更深层次的启示，进一步感受到冲击波这一物理因子可能蕴含的重要潜能和长远的临床意义。

基于科学技术快速发展和医学进步的大背景，在 2011 年 1 月 4 日召开的美国科学促进会年会上发表的一份白皮书中，提出了“生命科学、物理学、工程学的融合将形成生命科学的第三次革命，并将改变我们的世界”这一前瞻性论断。因此，冲击波的医用研究，作为揭示了机械生物力学对生命现象有重要影响的代表性医疗技术，还可以从生命科学和医学科学发展的高度，看到其重要和深远意义。

但我们也必须看到，医用冲击波技术发展到现在，还远不够成熟。涉及的物理学和医学基础理论、治疗机制、临床应用，以至于概念、术语等诸多方面问题，尚待国内外学者、专家及医生进一步深入研究、探索与解决。科学在不断发展，技术在不断进步，“人生有期，学海无涯”，作为一门新兴科学技术，总是要在不断实验、总结、积累、创新中进一步发展和成熟。患者的吁求，人类的福祉，需要我们对医用冲击波这门重要的应用技术科学继续攻坚克难和持续奋斗。要审其义、究其难、敢探索、勤总结、勇创新，使之不断提升，日臻精准完善，为维护人类的生命和健康做出更大贡献。

此外，本书同时介绍了基于细胞机械转导作用原理的低强度脉冲超声（low-intensity pulsed ultrasound, LIPUS）和径向压力波（radial pressure wave, RRW）及其在多种疾病防治上的临床研究与应用。结果表明，在很多疾病治疗上它们与低强度冲击波具有相似的适应证，但它们是具有不同物理特性的机械波，并不是冲击波。

本书由我国著名泌尿外科专家郭应禄院士牵头，组织国内外医学、工程学两界专家教授共同编写，是一部顺应科技发展和医学临床需要的专著。本书编者中，既有以郭应禄院士为代表的医学及工程学两界多位怀瑾握瑜的国内老一辈专家，以吕福泰教授为代表的国际知名泌尿外科专家，还有以寿文德教授、张德俊教授为代表的著名声学和医用超声界资深专家以及一批奋斗在临床和医学科研一线年富力强的中青年学术才俊。可以认为，这是一个能够代表该领域当代高水平的著作团队。

全书对医用冲击波技术从理论基础、试验研究、应用技术、临床应用及标准等方面，全方位、多角度地做了较为全面的介绍和阐述。其目的在于总结该项技术在临床应用、医学基础研究、技术和设备等方面多年来取得的成果和经验；深层次地阐述冲击波对生物组织的作用和治疗作用机制；提出一些新的思路和研究方向：包括细胞学与分子生物学的基础研究、探索新的临床应用领域和适应证、研究对某些不治之症进行干预和治疗的可能性；给出冲击波医学应用应遵守的规范和安全性标准。全书分为上下两篇，内容包括物理与工程基础、医学基础研究和医学临床研究等，上篇理工部分主要是为下篇医学基础和临床研究部分提供物理学基础。

本书是国际范围内医用冲击波领域的一部综合专著，其在内容上具有几大亮点：临床的实践性；医学基础研究的深入性；物理原理和工程技术阐述的科学严谨性、系统完整性、反映新技术的及时性等。上述特色使本书同时具备了较强的实用性、理论性、知识性，因而具有较好的可读性，能在一定程度上适应不同岗位人员的不同需求。本书可作为广大医务工作者，特别是从事冲击波医学应用领域的医务人员、科研人员、管理人员的参考与学习读物。

作为一本承前启后、继往开来，为新时代创新奠基、开路的医用冲击波学术技术专著，期望本书的出版能对医用冲击波技术的深入快速发展和在临床上的推广应用起到积极推动作用。

吴祈耀

2020 年 12 月于北京

序　三

认真阅读了吕福泰和吴祈耀两位教授撰写的序言，我很受感动，两位根据各自熟悉的专业领域结合现代医学进展，详细阐明世界科学家通过对冲击波在医学领域的颠覆性创新，把“杀人武器”转变成为人民健康服务的工具——体外冲击波碎石机，并将其称为“肾结石治疗的革命”在世界范围推广。继而经过进一步改进，使之成为在人体多系统、多器官疾病中的有效治疗方法，取得良好效果，是医学领域的重大进展。

为了在我国普及和推广此项成果，进一步深入研究，推进医学事业发展，我们组织相关专家共同编写了此专著。2020 年是不平常的一年，我们全体医务工作者会同各界人民，在党中央、国务院的坚强领导下共同努力，奋力抗击新型冠状病毒肺炎疫情，并在此困难情况下，全面完成脱贫重任，得到全世界高度好评。今年是中国共产党成立 100 周年，我国将进入新的建设发展时期，实现全面建设社会主义强国大业，这极大地鼓舞我们写好此书，为建设健康强国、造福人民做贡献。第三次生命科学革命的主题是融合科学，即由生命科学家、物理学家和工程制造学家共同协作完成，其涉及面极广，包括气候、环境、水源、粮食等多个领域，必将改变世界面貌。在医学领域，微能量医学必将是重中之重，因此我们应高度重视、积极参与。

微能量医学包括声、光、电诸领域，甚至还包含我国传统医学中的针灸和推拿等。本书仅对声学领域的冲击波、脉冲超声波和径向压力波做系统介绍。由于我们的经验有限，虽做出很大努力，终还会有不足和错漏之处，诚请多方读者给予指正，不胜感谢。

郭应禄

2021 年 5 月于北京

前　　言

《医用冲击波的基础与临床》经多方努力，全书已完稿，即将与读者见面，令人欣慰。本书分成上下两篇，上篇由物理学家就医用冲击波领域的知识做了详细全面的论述，对从事相关领域研究的医学同道和设备研发工作者至关重要，可以从中学到难得的专业知识。为了使读者更易于了解医用冲击波的原理及起始的临床应用，我们请北京大学第一医院泌尿外科碎石中心的同行编写了“体外冲击波碎石术”相关内容。

从下篇开始，重点介绍低强度冲击波和低强度脉冲超声波的基础研究和临床研究。对基础研究做了较为深入、完整的介绍，对医用机制提出了可靠的论断，为广泛开展临床工作做出了贡献。临床内容涉及面广，效果也好，但我国尚处于开展阶段，经验尚需进一步努力积累，才能促进应用范围迅速扩大，为医学发展做贡献。作为一名临床工作者，近年来我接触到不少疑难病例得到治疗，在本书结尾作为拾遗内容列出，供大家参考，谢谢。

郭应禄

2021 年 5 月

主编寄语

本书编者是来自物理学、基础医学和临床医学等不同领域的知名专家，他们对医用冲击波的理解或有不同的角度和立场，但在编写本书时都秉持严谨、认真、负责的态度，希望能把各自领域的相关问题讲清、讲透。力求深入讲解，涉及专业程度深、范围广，是本书的特色。读者在阅读本书时，可能会遇到一些非本专业的内容，会一时难于理解，我认为这是正常现象。建议读者不妨先把不理解的部分先放放，暂不深究，无须对非本专业的内容全部掌握，继续往下看，待全书读完之后，前后内容对比印证，从全局出发，这样更有利于读者读懂本书。

本书中基础医学研究部分都是编者的原创研究成果，对推动现代微能量医学发展具有重要意义。此部分内容编写得连贯深入、内容翔实、细致实用，建议读者结合物理学基础和临床需求认真学习。

我认为对低强度冲击波的治疗机制应有一个全面的认知，具体可归纳为：①抗炎、止痛；②改善局部血循环（毛细血管增生）；③对末梢神经的修复与再生；④激活内源性干细胞直接参与靶器官的修复与再生，当靶器官自身干细胞不足时会分泌 SDF-1，动员全身其他部位的干细胞向靶器官聚集，并通过转化即可参与修复与再生。如果此时注入外源性干细胞，其同样会在 SDF-1 的作用下向靶器官聚集，并通过转化后参与修复与再生。这就使得外源性干细胞治疗由不可控变为可控。

正是这种靶向性的治疗机制和无创性的治疗手段，我们认为低强度冲击波治疗是一种无创性的精准治疗技术。由于其适应证广（对退行性病变和创伤性病变均有效），基本无严重副作用，且易于推广，可重复使用，使得我们能更好地完成国家对医务人员的三大要求：①增强 14 亿中国人民的健康体质；②保障人口数量即将达到 4 亿的老年人的健康，使其愉快安度晚年；③攻克死亡率占全国人口因病死亡率 85% 以上的慢性病及其并发症等顽疾，实现“维护人人健康，迈向全面小康”的重任。

我相信每位医务工作者会始终坚定理想信念，勇于担当作为，为实现健康中国和中华民族伟大复兴做贡献。

郭应禄

2021 年 5 月

目　　录

上　　篇

下 篇

上 篇

第一章

超声波与冲击波的物理基础知识

第一节　常用声学量的定义及物理关系

声波是压力波，是压力扰动在物质中的传播。依此定义，声波的形成需要两个基本条件：一是产生压力扰动的声源，二是传播压力扰动的弹性介质。二者缺一不可。

这里所说的声源，包括自然界的雷鸣、地震、海啸、人和各种动物的发声等自然声源，也包括人类使用的各种发声器械和各种声换能器等人工声源。

弹性介质，是指除真空和理想刚体外的几乎一切物质，包括各种气体、液体、固体和凝胶体等。人体是由水分、血液、脂肪、肌肉、筋膜、肌腱、骨骼乃至气体组成的特殊复杂结构，其中大部分是良好的传声介质。

具体来说，声波是指介质中传播的压力、应力、质点运动等的一种或多种变化。也可将这种变化统称为扰动。

若将声波按这些参量变化的剧烈程度与作用方式划分，则可大致分为如下三种：

（1）冲击波——指声源的强扰动产生的压力、密度、质点速度等具有突然改变的断层的声波。一般来说，当高度聚集的能量瞬间向介质中释放时，就将引起冲击波。超音速运动体经过时，也将产生这种波。

（2）大振幅声波——也称有限振幅波，是非线性声波的一种，指弱扰动引起声压或质点速度之大，以至于必须考虑其波形畸变、谐波滋生等非线性的程度。此外，由于畸变的积累作用，其初始的正弦波会在一定距离范围内形成锯齿波，即在传播过程中，形成局部、短时的弱冲击波。

（3）声波——即小振幅声波，属于线性声波，即引起这些参量改变的是微弱扰动，可用线性声学理论进行分析的声波。其基本量声压 p、质点速度 u 和密度 ρ 的变化幅度，满足如下条件：

$$\frac{p}{p_0}=\frac{u}{c_0}=\frac{\rho}{\rho_0}\leqslant 1$$

式中，p_0、ρ_0 为静态压强和密度，c_0 为小信号声速。

总的来说，这三种类型的波都属于声学研究的范畴，也都是本书所涉及的工程物理领域。考虑到一般情况下，冲击波会因各种因素，在传播一定距离后，逐渐衰减变成大振幅声波，乃至普通声波，故线性声学乃是这三种波的共同基础，也是理解本书相关技术的基础理论。

一、声速与质点速度

为简化分析，我们以理想（即均匀、各向同性、无黏滞性）流体介质为例，把介质看作由无数质点组成的连续体。这些质点包含大量分子，既有质量又有弹性，且有运动空间；但其尺度远比一般物体小，可看作介质的小体元。当一个周期性的外力作用于介质时，受力的质点便偏离其平衡位置，产生一个与力的周期同步的往返位移，并通过弹性将这种运动传递到毗邻的质点。由此连锁反应，便形成一种波动，在介质中向前传播。

设引起介质扰动的周期性外力为：

$$F=F_a \sin(\omega t)$$

式中：

F_a 为外界作用力的振幅；

ω 为角频率，$\omega=2\pi f$，f 为频率；

t 为时间。

并设介质质点产生的振动位移为：

$$\zeta=\zeta_a \sin(\omega t)$$

式中，ζ_a 为振动位移的振幅。

故相应的质点振动速度应为位移对时间的微商：

$$v=\frac{d\zeta}{dt}=v_a \cos(\omega t) \qquad (1\text{-}1\text{-}1)$$

式中，$v_a=\omega\zeta_a$ 为质点振动速度的振幅。故可定义以下概念。

(一)质点速度(particle velocity)

广义地讲，质点速度是因声扰动引起的介质质点本身运动的速度。在线性声学中，它表示介质中的质点因声波通过而引起的相对于其平衡位置的振动速度。

这里，我们讨论的是声学中常用声学量，故按线性声学定义，质点速度是介质质点在以其平衡位置为中心所做往返振动的速度，其幅度取决于振动位移幅度的大小和频率的高低。

需特别强调的是，质点位移是一个矢量，故质点速度也是矢量。但它表示的是来回振动的快慢，质点并不随声波流至远方。

(二)声速(speed of sound)

声速即声波在介质中的传播速度。上面提到，声波的传播是通过介质中受力的质点直接推动相邻质点进行的，这种传递反应波动的能量通过介质向前传播的速度，远比质点速度快，称为声传播速度，简称声速。

因流体中只有体积弹性而无剪切弹性，所以其中只能传播压缩波，或称纵波。在这种波中，介质的质点振动位移，只在与波传播方向平行的方向发生。其物理过程是，当外力引起的声扰动使介质受到正压力时，在介质中形成压缩区，而在受到负压力时，形成稀疏区。这些区域交替出现，波动形式就依次向前传播。

例如，以质点的振动位移作为声扰动的传播形式，其数学表达为：

$$\zeta=\zeta_a \sin\omega\left(t-\frac{x}{c_0}\right)=\zeta_a \sin(\omega t-kx) \qquad (1\text{-}1\text{-}2)$$

当取某一固定时刻 $t=t_0$ 时，声扰动沿传播方向 x 的空间分布如图 1-1 所示。图中，λ 表示声波的波长。它是声波的空间分布中两个相邻的振动状态相同的点，即同相位点，例如两个峰或谷之间的距离。而经历一个波长的距离所需时间就是一个声周期 T。显而易见，它们与声速之 c_0 间具有以下关系：

$$\lambda=c_a T \qquad (1\text{-}1\text{-}3)$$

根据声周期与频率的关系，声速也可表示为：

$$c_0=\frac{\lambda}{T}=\lambda f \qquad (1\text{-}1\text{-}4)$$

而结合(1-1-2)式可知，$k=\frac{\omega}{c_0}=\frac{2\pi}{\lambda}$，称为角波数；$kx=\frac{2\pi}{\lambda}x$，表示声波传至 x 时所具有的相位。

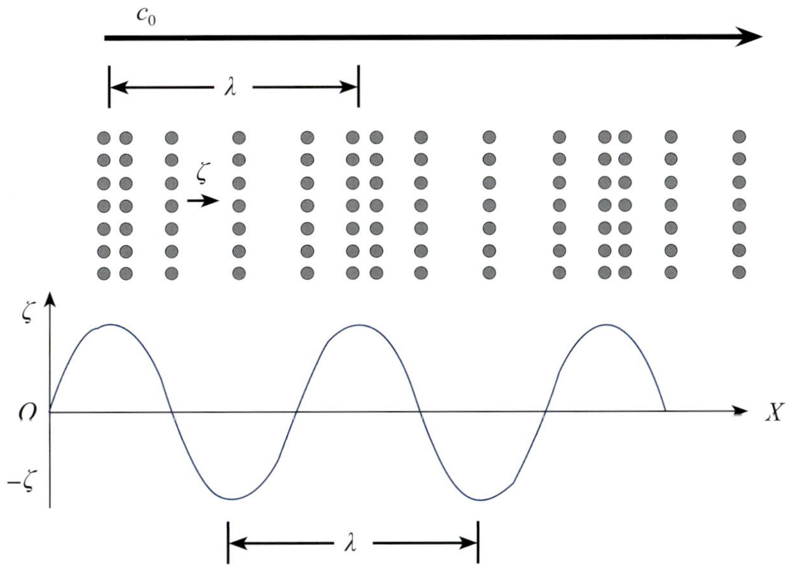

图 1-1　在固定时刻声波沿传播方向 X 的空间分布

二、声压与声辐射压力

(一)声压(sound pressure)

声压是声源对介质产生扰动的主要因素，也是最容易测量的声学量。其定义为：有声波时，介质中的压力与静压的差值。

设介质在没有受到声扰动时，其环境压力或称静压强为 p_0，当有扰动时，介质中的总压强为 p'，则声压为：

$$p=p'-p_0 \qquad (1\text{-}1\text{-}5)$$

声压也称为"逾量压强"。

介质中有声波存在的区域，称为声场。声场中不同位置处的声压是空间和时间的函数。不失一般性，考虑声波沿 x 方向做一维传播，声源做简谐振动的情况下，声压可表示为：

$$p=p_a\cos(\omega t-kx+\varphi_0) \qquad (1\text{-}1\text{-}6)$$

式中：

p_a 为声压的振幅；

$k=\dfrac{2\pi}{\lambda}$ 为角波数，λ 为声波的波长；

$\omega=ck=2\pi f$ 为角频率，f 是声波的频率，c 为声的传播速度；

t 为时间；

φ_0 为声压的初始位相，一般情况下可设为零。

在声学中，为运算方便，常用复数形式表示声压等量。此时，声压可表示为：

$$p=\mathrm{Re}[p_a^{j(\omega t-kx+\varphi_0)}] \qquad (1\text{-}1\text{-}7)$$

表示取实部的符号 Re[ ] 通常可省略，而不会发生误会。

声压的单位是帕[斯卡](Pa)，1 帕 =1 牛顿 / 米 ^{2}，用符号表示即 1 Pa=1 N/m^2。

声压曾用巴 (bar) 或标准大气压 (atm) 作单位，1 巴≈ 1 标准大气压 =1.013 × 10^5 N/m^2。

故有下面的换算关系：

$$1\ \mathrm{Pa}=10\ \mu\mathrm{bar}=10^{-5}\ \mathrm{atm}$$

$$1\ \mathrm{bar}=1\ \mathrm{atm}=10^5\ \mathrm{Pa}=0.1\ \mathrm{MPa}$$

（二）声辐射压力（acoustic radiation pressure）

声辐射压力定义为：由声辐射能引起的单向恒定压力。这里特别与声压并列提出，目的是避免将两者混淆。由（1-1-6）式可知，在线性条件下，声压是周期性交变的量，其时间平均值应为零。而对大振幅声压，则必须考虑其非线性展开的二阶项。正是这个二阶项，使得此时声压的时间平均积分值不为零。故也可以讲，声辐射压力是非线性声压的“直流”部分。声辐射压力与声压相比是很微小的，但它在辐射力天平法测量超声功率、超声药物透入、超声悬浮、超声雾化与喷泉等方面，产生的效果却是可观的。关于声辐射压力的详细讨论，请参看本章第四节的相关内容。

三、声阻抗与声阻抗率

（一）声阻抗（acoustic impedance）

声阻抗定义为：在波阵面的一定面积 S 上的声压 p 与通过这个面积的体积速度 U 的复数比值。单位为声欧姆，符号为 Pa · s/m^3。声阻抗的表示式为：

$$Z_a = \frac{p}{U} = \frac{p}{vS} \qquad (1\text{-}1\text{-}8)$$

式中：$U=vS$，称为体积速度，其中 S 为声波通过的面积。

按照声－电类比原理，若将声压类比于电路中的电压；体积速度类比于电流；则声阻抗类比于电阻抗。由此可知，当声场可化为像电路那样的集总参数系统时，将声阻抗作为一个声学元件是十分方便的。这在分析具有一定面积的声源辐射、声在管道中传播以及换能器的等效电路分析中经常使用。

（二）声阻抗率（specific acoustic impedance）

声阻抗率定义为：介质中某一点的声压 p 与质点速度 v 的复数比值。单位符号为 Pa · s/m。声阻抗率的表示式为：

$$Z_s = \frac{p}{v} \qquad (1\text{-}1\text{-}9)$$

声阻抗率类比于电路中的电阻抗率，普遍用于将声场作为分布参数系统的情况。

由上式可知，Z_S 通常为复数。但对沿 x 向前传播的平面简谐波，根据牛顿第二定律（运动方程），声压 p 和质点速度 v 具有下述关系：

$$\rho_0 \frac{\partial v}{\partial t} = -\frac{\partial p}{\partial x} \qquad (1\text{-}1\text{-}10)$$

代入 p 和 v 的平面波表式，并各自微商便得：

$$Z_s = \rho_0 c_0 \qquad (1\text{-}1\text{-}11)$$

这表明，在平面波情况下，声阻抗率为实数，只取决于介质本身的静态密度和声速特性，而与声波无关，故被称为介质的声特性阻抗，简称特性阻抗。

平面声波的这一特性在声学中具有重要意义。首先，它可以作为识别平面声波的特征之一；其次，在不同介质界面的阻抗匹配中，$\rho_0 c_0$ 乘积作为整体的作用比它们单独的作用更大。利用这一原理，可以分别调整 ρ_0 或 c_0，以达到阻抗匹配的目的。这在多层介质透声，特别是声换能器结构设计等方面非常有用。

四、声强与声功率

（一）声强（sound intensity）

声强定义为：声场中某点处，与质点速度方向垂直的单位面积上在单位时间内通过的声能。声强是一个矢量，其指向即声传播的方向。

声强的单位为瓦 / 米 ²，符号为 W/m²，医学超声中的常用单位是 W/cm² 和 mW/cm²。声强的表达式为：

$$I(t)=p(t)\cdot v(t) \qquad (1\text{-}1\text{-}12)$$

式中：

$I(t)$ 为瞬时声强；

$p(t)$ 为瞬时声压；

$v(t)$ 为瞬时质点速度。

在稳态声场中，声强 I 是瞬时声强 $I(t)$ 的时间平均值，即：

$$I=\frac{1}{T}\int_0^T I(t)\mathrm{d}t=\frac{1}{T}\int_0^T p(t)\cdot v(t)\mathrm{d}t \qquad (1\text{-}1\text{-}13)$$

式中：T 为周期的整倍数，或其长度不影响计算结果的时间段。若将上述声压和质点速度公式代入，则可得到平面声波（球面波也适用）的声强为：

$$I=\frac{p_a^2}{2\rho_0 c_0} \qquad (1\text{-}1\text{-}14)$$

（二）声功率（sound power）

声功率定义为：单位时间内通过某一面积 S 的声能，单位为瓦，符号为 W，1 W=1 J/s（焦耳 / 秒）。声功率的表达式为：

$$W=\int_S I\mathrm{d}S \qquad (1\text{-}1\text{-}15)$$

若声强取空间平均值，则有下述简单关系：

$$\bar{I}=\frac{W}{S} \qquad (1\text{-}1\text{-}16)$$

第二节　超声波的辐射特性

超声治疗中使用的各种治疗头或声头，其核心部件都是由压电晶片、磁致伸缩材料等制成的换能器。它们能将来自仪器设备主机的电能转换为机械振动，从而向周围介质发出超声波。因此，换能器的几何形状、尺寸大小与其发射声束的关系，是设计者和使用者所关心的首要问题。现代声学理论提供了各种换能器的计算方法，且能与实验结果很好地符合。

运用基于惠更斯原理的衍射积分，即克希霍夫积分，把换能器表面划分为许多小面元 dS，这些小面元线度甚小于声波波长，因而向周围介质发射球面波。设其表面做均匀振动，且质点速度幅值为 v_a，则在换能器的辐射空间中任意一点 $Q(x,y,z)$ 处的声压，就是表面上各 dS 在该点的叠加积分：

$$p(r)=\iint_S \frac{1}{r}\mathrm{e}^{-jkr}\mathrm{d}S \qquad (1\text{-}2\text{-}1)$$

式中，$K=\frac{j\omega\rho_0 v_a}{2\pi}$为包含表面质点速度振幅等的常数项。

上述表达式中，均省略了声波的时间变化项 $\mathrm{e}^{j\omega t}$，因为简谐波的声压积分后仍是简谐波，需要时随时加上即可。

下面给出超声治疗中常用的几种典型发射换能器的声场特性。其中，近场特性主要是换能器的轴上声压分布曲线，远场特性则是其指向性图案。

一、平面圆形活塞式换能器

这种换能器的形状及计算坐标如图 1-2 所示。

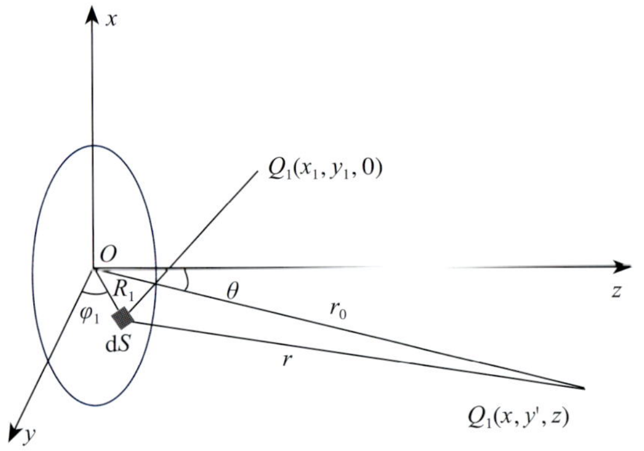

图 1-2 平面圆形活塞式换能器的计算坐标

其声场中任意点的声压为：

$$p(r)=K\int_0^a\int_0^{2\pi}\frac{1}{r}e^{-jkr}R_1\mathrm{d}R_1\mathrm{d}\beta \qquad (1\text{-}2\text{-}2)$$

式中：

$r=\sqrt{(x-x_1)^2+(y-y_1)^2+z^2}=\sqrt{R_1^{\ 2}+r_0^{\ 2}-2r_0R_1\sin\theta\cos\beta}$，为面元 d$S$ 的中心点 $Q_1(x_1,y_1,0)$ 与声场中任意点 $Q(x,y,z)$ 之间的距离；

dS=R_1dR_1dβ，为积分小面元的面积；

dβ=φ-φ_1，为 $Q(x,y,z)$ 点和 $Q_1(x_1,y_1,0)$ 点对应的方位角之差。

对此积分进行数值计算，可得平面圆形活塞式换能器三维空间的声场分布。特别，令 θ=0 和 r=z，可得近场轴上声压的幅度分布曲线为：

$$|p(z)|=2\rho_0c_0u_a\sin\frac{k}{2}\left(\sqrt{a^2+z^2}-z\right) \qquad (1\text{-}2\text{-}3)$$

实际计算的平面圆形活塞式换能器的轴上声压分布，其归一化曲线如图 1-3 所示。

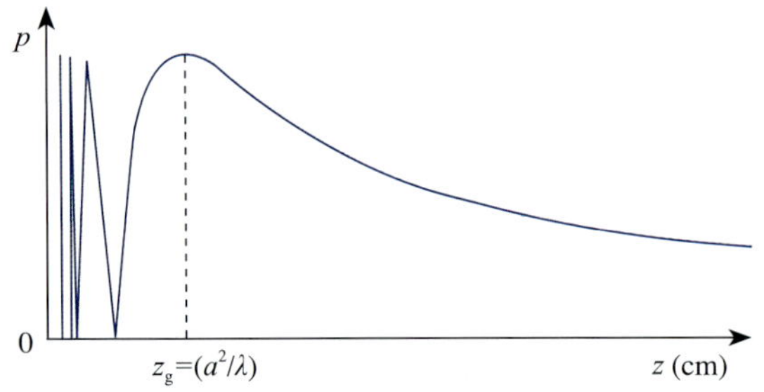

图 1-3 平面圆形活塞式换能器的轴上声压分布

可以看出，声压沿传播距离 z 轴呈现极大与极小相间的起伏现象，是来自声源面上各点声压叠加相干的结果。离声源越近，起伏越密集，起伏越缓慢。离声源最远的一个极大出现的位置是：

$$z_g=\frac{a^2}{\lambda} \qquad (1\text{-}2\text{-}4)$$

此距离通常称为活塞式换能器的近 - 远场转换距离。

令 $r\gg a$，取远场近似，则得包含声轴的定向平面上的声压分布为：

$$p(\theta)=\frac{j\omega p_0u_aa^2}{2r}\left[\frac{2\mathrm{J}_1(ka\sin\theta)}{ka\sin\theta}\right] \qquad (1\text{-}2\text{-}5)$$

由此可得其指向性函数为：

$$D(\theta)=\frac{|p(\theta)|}{|p(0)|}=\left|\frac{2\mathrm{J}_1(ka\sin\theta)}{ka\sin\theta}\right| \qquad (1\text{-}2\text{-}6)$$

按此式绘出的归一化指向性图案如图 1-4 所示。

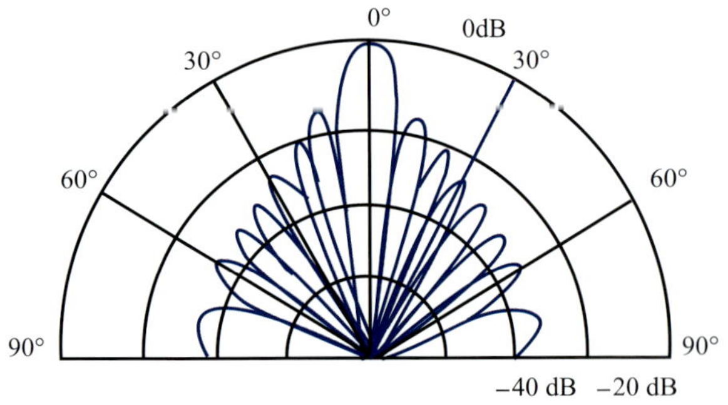

图 1-4 平面圆形活塞式换能器的指向性图案

简单分析可知，主瓣声束的边缘角对应于一阶贝塞尔函数 J_1 的第一个根值 3.83，由此定义指向性的主瓣开角（或称声束的半扩散角）为：

$$\theta_0=\arcsin\frac{3.83}{ka}=\arcsin 0.61\frac{\lambda}{a} \qquad (1\text{-}2\text{-}7)$$

综合上述关系，可用图 1-5 粗略描绘一个平面圆形活塞式换能器的声束特征：在其近场（$0\leqslant z_g$），声束以声源面积为底呈圆柱形向

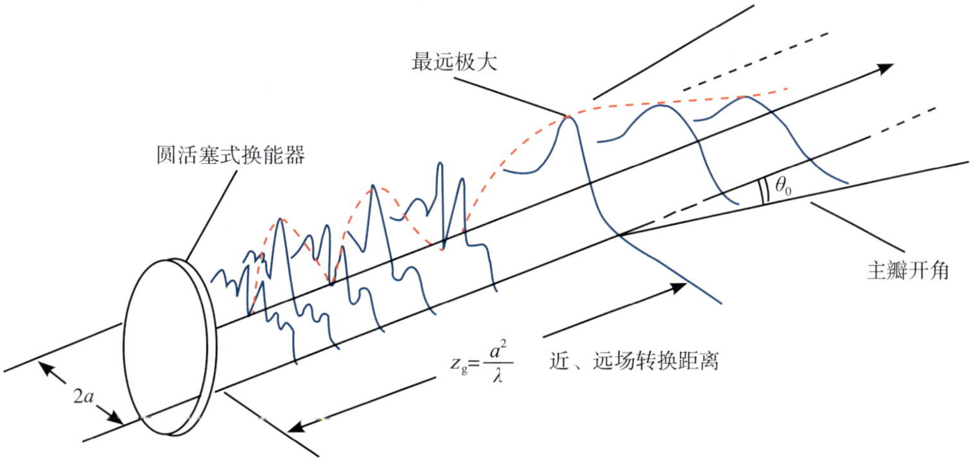

图 1-5　平面圆形活塞式换能器声束特征示意图

前传播，但其中声场存在起伏；而在其远场（$z>z_g$），声束按其主瓣开角 θ_0 随距离而扩散传播，虽声束中无大起伏，但其声压幅度逐渐减弱。

二、平面矩形活塞式换能器

该换能器的形状及计算坐标如图 1-6 所示。

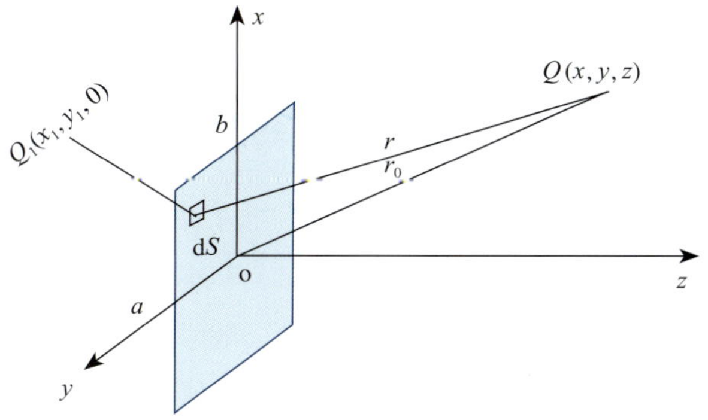

图 1-6　平面矩形活塞式换能器计算坐标

推导过程与上述类似，不过需对被积函数按 x 和 y 方向进行变量分离，经过一些变换和推导，得出其轴上声压幅值分布为：

$$|p(z)|=j\rho_0 c_0 u_a \frac{1}{2}\sqrt{(A_c^2+A_s^2)(B_c^2+B_s^2)} \qquad (1\text{-}2\text{-}8)$$

式中：

$$A_c = C\left(\alpha\frac{a}{2}\right)-C\left(-\alpha\frac{a}{2}\right),\ A_s = S\left(\alpha\frac{a}{2}\right)-S\left(-\alpha\frac{a}{2}\right) \qquad (1\text{-}2\text{-}9)$$

其中各项由下面的菲涅尔积分计算：

$$S\left(\alpha\frac{a}{2}\right)=\int_0^{\alpha\frac{a}{2}}\cos\frac{\pi v^2}{2}\mathrm{d}v,\ S\left(\alpha\frac{a}{2}\right)=\int_0^{\alpha\frac{a}{2}}\sin\frac{\pi v^2}{2}\mathrm{d}v,\ a^2=\frac{2}{\lambda z} \qquad (1\text{-}2\text{-}10)$$

声压表示式中的 B_c 和 B_s，依次类推，只不过把其中的 a 变为 b 即可。

按此式计算的一个平面矩形活塞式换能器的轴上声压幅值，其归一化曲线如图 1-7 所示。分析可知，其近场声压也存在类似起伏，但极小值不为零，极大值幅度也不相等。其最远和

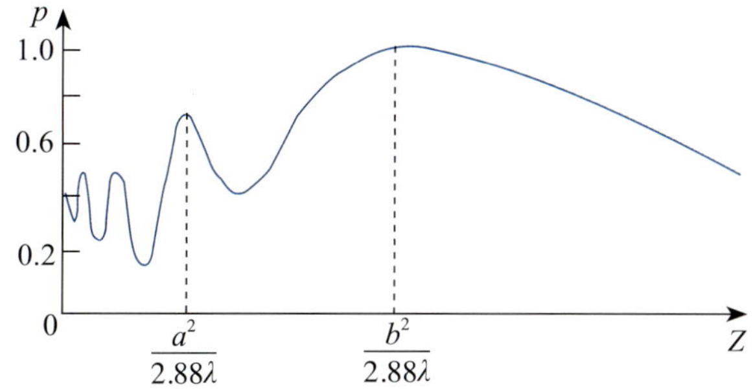

图 1-7　平面矩形活塞式换能器的轴上声压分布

次远的两个极大值，分别对应的位置是：

$$z_{g1}=\frac{b^2}{2.88\lambda},\ z_{g2}=\frac{a^2}{2.88\lambda} \quad (1\text{-}2\text{-}11)$$

相应地，利用远场条件，可得矩形活塞式换能器的远场指向性函数为：

$$D(\theta_1,\theta_2)=\left|\frac{\sin(\frac{ka}{2}\sin\theta_1)}{\frac{ka}{2}\sin\theta_1}\right|\left|\frac{\sin(\frac{kb}{2}\sin\theta_2)}{\frac{kb}{2}\sin\theta_2}\right| \quad (1\text{-}2\text{-}12)$$

式中：

θ_1 场点 Q 与原点连线在 XOZ 平面上的投影与声轴的夹角；

θ_2 场点 Q 与原点连线在 YOZ 平面上的投影与声轴的夹角。

显而易见，若令 $\theta_1=0$，可得 YOZ 定向平面上的指向性图案；而令 $\theta_2=0$，则得 XOZ 平面上的指向性图案。比较可知，平行于矩形长边的定向平面上的指向性主瓣更为尖锐。

三、凹球面均匀振动聚焦换能器

这种换能器的形状及计算坐标如图 1-8 所示。

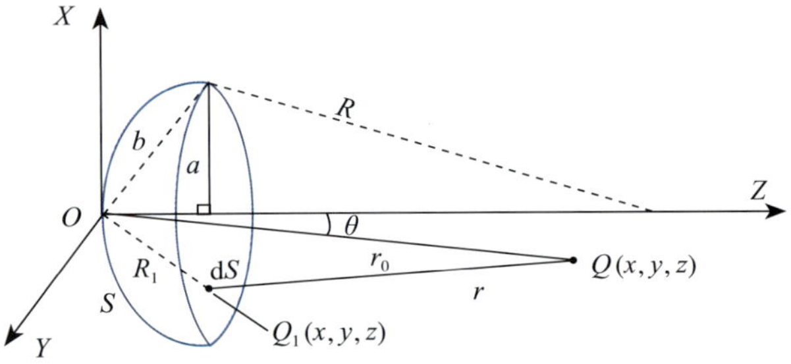

图 1-8　凹球面换能器的计算坐标示意图

按衍射积分公式，并经坐标变换，可得其声压的一般表达式为：

$$p(r)=K\int_0^b\int_0^{2\pi}\frac{1}{r}e^{-jkr}R_1\mathrm{d}R_1\mathrm{d}\beta \quad (1\text{-}2\text{-}13)$$

式中：

$$r=\left[r_0^2-2r_0R_1\sqrt{1-\frac{R_1^2}{4A^2}}\sin\theta\cos\beta+R_1^2\left(1-\frac{r_0\cos\theta}{A}\right)\right]^{\frac{1}{2}} \quad (1\text{-}2\text{-}14)$$

A 为凹球面的几何曲率半径。

图 1-9 所示为一个数值计算实例。所用计算参数为：凹球面换能器孔径半径 a=4.2 cm；几何曲率半径 A=15 cm；声工作频率 f=1.7 MHz；介质为水。

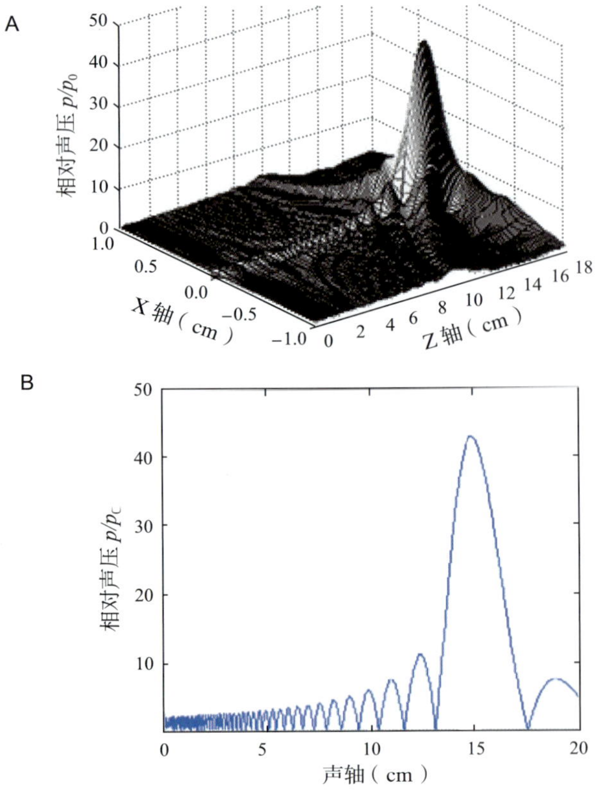

图 1-9　凹球面换能器声场的数值计算结果
A. 定向平面上的声压分布；B. 声轴上的声压分布曲线。

顺便指出，医学超声中最关心的是声能密度高度集中的聚焦区域，故在高强度聚焦超声（high intensity focused ultrasound, HIFU）治疗标准中特别规定：声压焦域（pressure focal region）是指包含声压焦点且比声压峰值低 6 dB 的界面所围成的空间体，简称焦域。按上述公式计算出的焦域其三维形状呈长椭球形，通常被形象地称为“枣核形”或“橄榄形”。焦域的尺度常用椭球的长短轴表示。

焦域附近的声压分布特性也是人们需要了解的。为此，在一定近似下，进一步推导可得轴上声压幅度的表达式为：

$$|p(z)| = \rho_0 c_0 u_a \frac{2A}{A-z} \sin\left[\frac{k}{2}(B-z)\right] \quad (1\text{-}2\text{-}15)$$

式中：

$$B = \sqrt{(x-h)^2+a^2}\sqrt{x^2-2xh+b^2} \quad (1\text{-}2\text{-}16)$$

同时，聚焦换能器几何焦平面，即 $z=A$ 的焦平面上的声场分布，通常称为焦斑。这里仅给出按衍射积分公式近似导出的焦平面上声压分布表达式：

$$p(r_0,\theta) = \frac{uS}{jk\rho_0 c_0}\left(\frac{e^{-jkr_0}}{2\pi r_0}\right)\left[\frac{2J_1(ka\sin\theta)}{ka\sin\theta}\right] \quad (1\text{-}2\text{-}17)$$

式中：

S 为凹球面换能器的辐射表面积；

r_0 为换能器辐射面中心至焦平面上场点的距离。

有趣的是，这一焦斑声场分布与平面圆形活塞声源的指向性图案有相同的变化规律。

图 1-10 所示为凹球面换能器定向平面上焦点附近的声压分布，以及按（1-2-15）式计算的焦平面上，焦斑的声压沿 x 轴的分布曲线。计算参数同上。

四、换能器阵列的辐射声场

超声治疗中有时使用换能器阵列，如多元平面阵、多元凹球面聚焦换能器阵等。原理上，衍射积分同样适用于阵列声源辐射声场的计算。但若这些阵列中的单元换能器（阵元）具有相同特性且规则排列时，计算可以简化。特别对其远场指向性，可利用乘积定理方便地计算。

声学理论表明，对于由相同阵元组成的阵列，其指向性函数 $D(\theta,\varphi)$ 等于单个阵元的指向性函数（称为阵元因子）$D_1(\theta,\varphi)$ 与阵元中心位置由点声源取代时的点源阵的指向性函数（称为阵因子）$D_2(\theta,\varphi)$ 的乘积。这就是乘积定理。用公式表示如下：

$$D(\theta,\varphi) = D_1(\theta,\varphi)\cdot D_2(\theta,\varphi) \quad (1\text{-}2\text{-}18)$$

阵元因子 $D_1(\theta,\varphi)$ 可用上述单元换能器的公式计算。而阵因子 $D_2(\theta,\varphi)$ 则需根据阵列的具体排列形式确定。

例如，对于均匀排列的一维阵，即由 N 个

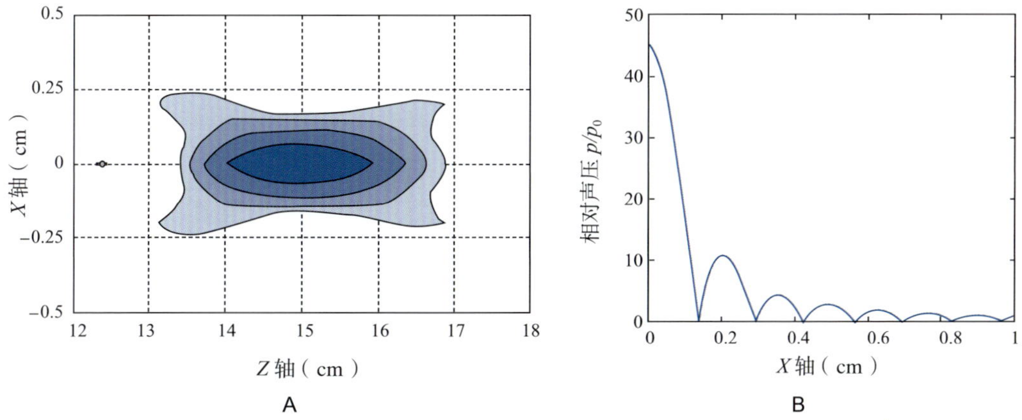

图 1-10　凹球面换能器焦点附近声场的数值计算结果

A. 定向平面上焦点附近的声压分布；B. 焦平面上焦斑沿 X 轴的声压分布曲线。

点组成的直线阵列，已经证明，其阵因子 $D_2(\theta, \varphi)$ 如下式表示：

$$D_2(\theta)=\left|\frac{\sin\left(N\frac{kdx}{2}\sin\theta\right)}{N\sin\left(\frac{kdx}{2}\sin\theta\right)}\right| \quad (1\text{-}2\text{-}19)$$

图 1-11 所示为这一阵因子的归一化示意图。

由图可知，均匀直线阵列的阵因子，是具有主瓣和一系列栅瓣的周期性多峰分布。通常，选择 $\sin\theta=0.75$，可获只有主瓣（小的旁瓣无变化）的单峰特性。

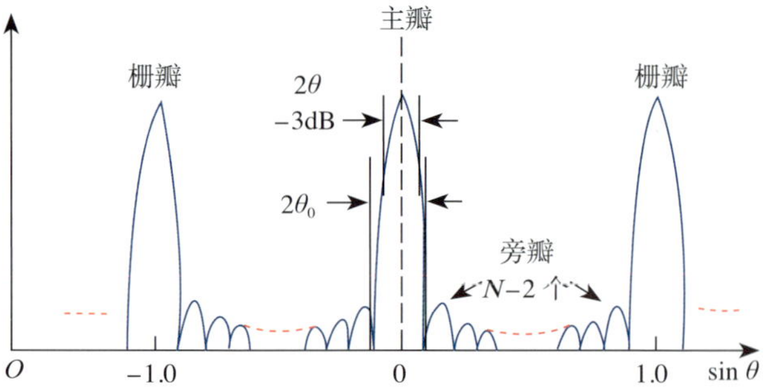

图 1-11　N 个点源组成的直线阵列的指向性

图中纵坐标为声轴方向的相对声压，横坐标为离开声轴方向的归一化角度。

第三节　超声波的传播特性

一、声波在界面处的反射与折射

当我们用超声换能器对人体进行治疗时，换能器发射的声波总会经过相邻介质构成的界面，诸如皮肤表层、脂肪层、器官乃至骨组织等。因此，有必要了解声波在这些界面处的方向变化和能量分配。为简化分析，只考虑一束平面声波投射到平界面的情况。

（一）平界面上的斜入射

当一束平面波 p_i 斜入射到由介质Ⅰ与介质Ⅱ构成的平界面上，入射角为 θ_i，两种介质的特性阻抗分别为 $R_1=\rho_1c_1$，$R_2=\rho_2c_2$。用 p_r 代表反射波，反射角为 θ_r；以 p_t 代表折射波，折射角为 θ_t。其几何关系及坐标系统如图 1-12 所示。

按前述公式，先分别列出斜入射情况下的入射、反射、折射波的声压与质点速度。再根据界面上的边界条件，即在 $x=0$ 处，声压连续和质点速度连续。经代数推导，可得以下两个结论。

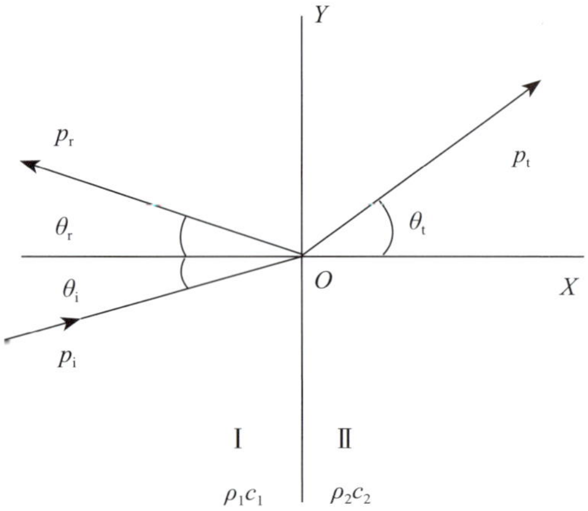

图 1-12　斜入射声波的反射与折射

1. 传播方向

由简单分析可知，声波在平界面的反射、折射与光学中的斯奈尔定律具有相同形式。即声波入射角与反射角相等。这就是声波的反射定律，即：

$$\theta_i=\theta_r \quad (1\text{-}3\text{-}1)$$

同时得到：

$$\frac{\sin\theta_i}{\sin\theta_t}=\frac{c_1}{c_2}=n \quad (1\text{-}3\text{-}2)$$

其中：$n=\dfrac{c_1}{c_2}$，称为介质的折射率。

这表明斜入射时，其入射角的正弦与折射角的正弦之比等于介质的折射率。这就是声波的折射定律。

另外，由折射定律可知，当介质Ⅰ的声速低于介质Ⅱ的声速，即 $c_1<c_2$ 时，总有 $\theta_i<\theta_t$。随着 θ_i 的逐渐增大，θ_t 会先达到90°。此时 $\sin\theta_t=1$，故入射角成为：

$$\theta_{ic}=\sin^{-1}\frac{c_1}{c_2} \qquad (1\text{-}3\text{-}3)$$

超过这一角度，即当 $\theta_i>\theta_{ic}$ 时，介质Ⅱ中已无折射声波。这种现象称为全内反射，θ_{ic} 被称为全内反射临界角。

2．能量分配

斜入射情况下声压的反射系数：

$$r_p=\frac{p_{ra}}{p_{ia}}=\frac{R_2\cos\theta_i-R_1\cos\theta_t}{R_2\cos\theta_i+R_1\cos\theta_t} \qquad (1\text{-}3\text{-}4)$$

斜入射时声压的透射系数：

$$t_p=\frac{p_{ra}}{p_{ia}}=\frac{2R_2\cos\theta_i}{R_2\cos\theta_i+R_1\cos\theta_t} \qquad (1\text{-}3\text{-}5)$$

由此看出，斜入射时的声压反射、透射系数大小，取决于两种介质的声特性阻抗和入射角、折射角的大小。

（二）平界面上的垂直入射

垂直入射可看作是斜入射的一个特殊情况。即当 $\theta_i=\theta_r=\theta_t=0$ 时，则立刻得到：

垂直入射时声压的反射系数

$$r_p=\frac{R_2-R_1}{R_2+R_1} \qquad (1\text{-}3\text{-}6)$$

垂直入射时声压的透射系数

$$t_p=\frac{2R_2}{R_2+R_1} \qquad (1\text{-}3\text{-}7)$$

可以看出：垂直入射时，声压反射、透射系数的大小，仅由两种介质的声特性阻抗决定。分析上面公式，可知垂直入射具有以下极端情况：

1．全透射

当 $R_1=R_2$ 时，则有 $r_p=0$，$t_p=1$。这说明即使两种介质不同，但只要它们的特性阻抗相等，则声波将全部透射过去，犹如界面不存在。这为选择或调节介质的密度或声速，实现阻抗匹配，提供了更大的灵活性。在制作换能器透声层、吸声背衬等工艺中，经常会用到此类技术。

2．近似全反射

当 $R_1\gg R_2$ 时，则 $r_p\approx-1$，$t_p\approx0$。这表明入射声压与反射声压反相（或说反射时产生了半波损失）而大部分抵消，只有微小部分声波透过，但透射声压过低，因而可以忽略。这称为“声学软边界”。

而当 $R_1\ll R_2$ 时，则 $r_p\approx1$，$t_p\approx2$。这意味着入射声压与反射声压因同相叠加趋于入射声压的两倍。根据边界处声压连续条件，此时虽然只有微小部分声波透过，但因此时声压透射系数高，会在介质Ⅱ中引起声的扰动。这称为“声学硬边界”。

空气与水，是这种界面的典型代表。由空气→水，相当于硬边界情况；而反过来，由水→空气，则相当于软边界情况。两种情况下声压透射系数具有不对称性。由此可较好理解：钓鱼者总怕大声讲话吓跑了鱼；而人们却从未听到过鱼的叫声。

二、声波传播过程中的衰减与吸收

上面的讨论，均假定声波是在理想介质中传播，即认为介质是均匀且无声能损耗的。实际上，绝大多数介质，特别是生物组织，都属非理想介质。超声波在实际介质中传播时，其声压、声强或能量均会随传播距离的增加而逐渐减弱，这种现象称为超声衰减。导致超声衰减的原因主要有下列 3 种：

（1）扩散衰减：指由于声束扩展（变粗）而引起的声压、声强降低现象。

（2）散射衰减：指当声波遇到尺寸小于声波波长的各种散射体（障碍物）时，由于声波向不同方向漫散射而导致减弱的现象。

（3）吸收衰减：指由于声能损耗或转换成其他形式的能量（如热能）而导致声波减弱的现象。

关于声吸收的机制，主要有以下 3 种：

（1）黏滞吸收：当介质具有黏滞性时，声波引起的质点振动会受到质点间存在的黏滞阻力的作用，即声波需克服这种内摩擦力而做功，导致部分声能转变为热能。

（2）热传导吸收：在非理想介质中，相邻体元之间的温度梯度，将使一部分热能从高温部分流向低温部分，出现不可逆性能量损失，从而导致声波能量的损耗。

（3）弛豫吸收：受到声波作用时，原有的分子平衡状态被打破，分子内外自由度的能量分配发生改变，建立新平衡需要“弛豫时间”，这种过程称为弛豫过程。在此过程中，介质分子消耗部分声能，把它转化为热能，形成弛豫吸收。

综上所述，一般情况下，若从总体上估算声波的传播衰减，以上三种因素（扩散、散射、吸收）均需计入。对于平面声束，声束的扩散衰减无需考虑。当估计声波引起介质的温升时，则主要考虑其吸收衰减。

设声源发出沿 z 方向传播的平面波，用衰减系数 α 表示其声压振幅的衰减规律为：

$$p(z)=p(z=0)\mathrm{e}^{-\alpha z} \qquad (1\text{-}3\text{-}8)$$

对位于 z_1 和 z_2 的声压幅值 p_1 和 p_2，则有：

$$p_2=p_1\mathrm{e}^{-\alpha(z_2-z_1)} \qquad (1\text{-}3\text{-}9)$$

两边取自然对数，可得衰减系数 α 的表达式为：

$$\alpha=\frac{1}{z_2-z_1}\ln\frac{p_1}{p_2} \qquad (1\text{-}3\text{-}10)$$

这表明，衰减系数 α 可理解为：单位距离上两处声压振幅比的自然对数。α 的单位是奈培 / 米和奈培 / 厘米，符号为 Np/m 和 Np/cm。

奈培是一种级的单位，用于表示与电流或电压类比的量。其定义为：一个量与同类基准量之比的以 e(2.71828) 为底的对数。此对数为 1 时，称为 1 奈培。

若衰减系数 α 用以 10 为底的常用对数，即分贝（dB）表示，则利用对数的换底公式，可得它们之间的转换关系：

$$1\ \mathrm{Np}=8.686\ \mathrm{dB} \qquad (1\text{-}3\text{-}11)$$

当用分贝（dB）表示声强随距离的衰减关系时，则由前面给出的声压与声强的关系式，代入（1-3-9）式，可得：

$$I_2=I_1\mathrm{e}^{-2\alpha(z_2-z_1)} \qquad (1\text{-}3\text{-}12)$$

则衰减系数为：

$$\alpha=\frac{10}{z_2-z_1}\log_{10}\frac{I_1}{I_2}=\frac{20}{z_2-z_1}\log_{10}\frac{p_1}{p_2}(\mathrm{dB/cm}) \qquad (1\text{-}3\text{-}13)$$

三、声波的干涉与衍射

（一）声波的干涉

声波干涉定义为：两列具有相同频率、固定相位差的声波叠加的现象。干涉的特点是振幅的空间分布。

设有两列声波分别为 p_1 和 p_2：

$$p_1=p_{1\mathrm{a}}\cos(\omega t-\varphi_1) \qquad (1\text{-}3\text{-}14)$$

$$p_2 = p_{2a}\cos(\omega t-\varphi_2) \quad (1\text{-}3\text{-}15)$$

根据叠加原理，合成声压为：

$$p = p_1+p_2 = p_a\cos(\omega t-\varphi) \quad (1\text{-}3\text{-}16)$$

式中：

$$p_a = \sqrt{p_{1a}^2+p_{2a}^2+2p_{1a}p_{2a}\cos(\varphi_2-\varphi_1)} \quad (1\text{-}3\text{-}17)$$

$$\varphi = \arctan\frac{p_{1a}\sin\varphi_1+p_{2a}\sin\varphi_2}{p_{1a}\cos\varphi_1+p_{2a}\cos\varphi_2} \quad (1\text{-}3\text{-}18)$$

由此可知，合成声波的频率不变，合成声压的振幅 p_a 不仅与两列声波的声压振幅有关，而且还与两者声压的相位差有关。

当在空间某些位置上，相位差（$\varphi_2-\varphi_1$）= $2n\pi$，n=0, 1, 2,……，即两列声波同相位到达时，则有：

$$p_a = p_{1a}+p_{2a} \quad (1\text{-}3\text{-}19)$$

而在空间另一些位置上，相位差（$\varphi_2-\varphi_1$）=（$2n+1$）π，n=0, 1, 2,……，即两列声波反相到达时，则：

$$p_a = p_{1a}-p_{2a} \quad (1\text{-}3\text{-}20)$$

这表明，两列具有相同频率和固定相位差的声波，其合成声压的振幅随其相位差而变化。空间的某些地方加强，另一些地方减弱。特别的是，当两列声波的声压振幅相等，即 $p_{1a}=p_{2a}$ 时，同相点的合成声压振幅加强为每列声波声压振幅的两倍，即 $p_a=2p_{1a}=2p_{2a}$；而反相点的合成声压的振幅抵消为零。其他点的合成声压振幅按其相位差的不同，在 $0<p_a<2p_{1a}=2p_{2a}$ 范围取值。这说明，合成声压振幅具有固定的空间分布特性。这是干涉现象的一种典型特征。图 1-13 所示为斜入射平面波与其反射波在表面附近干涉的照片。

驻波是干涉的一个特例。它是两列频率相同、方向相反的声波叠加的现象：

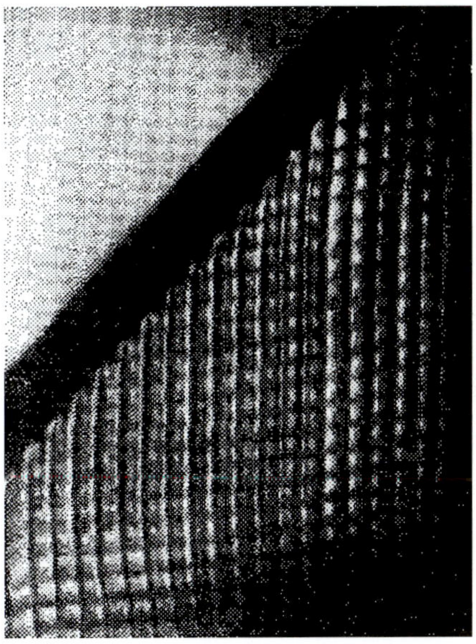

图 1-13　斜入射平面波在反射面附近形成的干涉现象

$$p_i = p_{ia}\cos(\omega t-kx) \quad (1\text{-}3\text{-}21)$$

$$p_r = p_{ra}\cos(\omega t-kx) \quad (1\text{-}3\text{-}22)$$

将此两波叠加，则合成声压为：

$$p = p_i+p_r = 2p_{ra}\cos kx\cos\omega t+(p_{ra}-p_{ra})\cos(\omega t-kx) \quad (1\text{-}3\text{-}23)$$

可以看出，上式右侧第一项，代表声压振幅沿距离按余弦变化的干涉场。当 $kx=n\pi$，即在 $x=n\frac{\lambda}{2}$（n= 0,1,2,……）的位置，声压振幅为最大值，称为波腹；而当 kx=（$2n-1$）$\frac{\pi}{2}$，即在 x =（$2n-1$）$\frac{\lambda}{4}$（n = 0,1,2,……）的位置，声压振幅为最小值，称为波节。而第二项代表沿 x 正向传播的平面行波，其幅度取决于两波的振幅之差。具有这些特性的声场称为驻波场。

特别的是，当两波的振幅相等，即 $p_{ia}=p_{ra}$ 时，声压波腹值为 $2p_{ra}$；声压波节值为 0。此时不存在平面行波，即声场中没有能量传递，这称为定波。

在此，介绍一个描述驻波场的有用参量，即驻波比（standing wave ratio, SWR），它定义为波腹处声压与波节处声压之比，或驻波中最大振幅与最小振幅之比。

$$SWR=\frac{p_{max}}{p_{min}}=\frac{p_{ia}+p_{ra}}{p_{ia}-p_{ra}} \quad (1\text{-}3\text{-}24)$$

$$或\frac{p_{ra}}{p_{ia}}=\frac{SWF-1}{SWF+1} \quad (1\text{-}3\text{-}25)$$

显而易见，当$p_{ia}=p_{ra}$时，SWR = ∞。图 1-14 为驻波与定波声场分布的示意图。

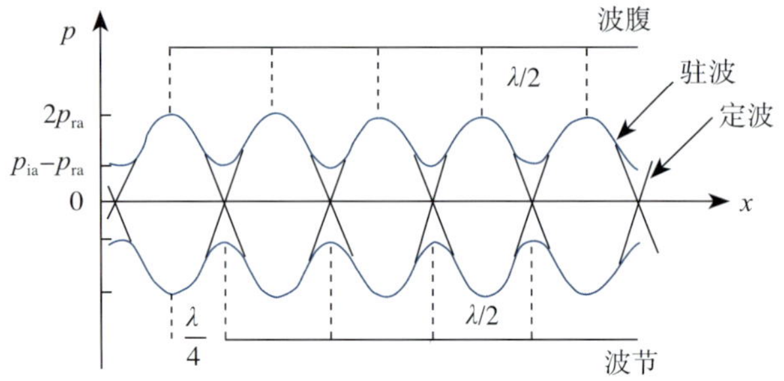

图 1-14　驻波与定波声场分布示意图

（二）声波的衍射

衍射（绕射）定义为：由于介质中有障碍物或其他不连续性而引起的波阵面畸变。因而，衍射波就是指波阵面因障碍物或其他不连续性而改变的波（反射和折射不计在内）。由此看来，衍射现象主要发生在障碍物的近场。

分析超声波衍射的物理基础仍是惠更斯原理。可以设想，当声波在障碍物表面形成新的次级子波声源时，利用子波包络作图，即可得到声波波阵面发生改变的情况。显然，衍射波的声场特性与障碍物的尺度、形态和界面边界条件有关。图 1-15 是典型尺寸障碍物声衍射的示意图。

当障碍物的尺度比声波波长小许多时，入射波的波阵面只在障碍物邻近处稍有弯曲，基本上不受影响，如图 A 所示。当障碍物的尺度比声波波长大许多时，入射平面声波在障碍物前的主要部分被正常反射，在障碍物后的主要区域形成影区，但在障碍物的侧后边缘，波阵面发生了弯曲，如图 B 所示。而当障碍物的尺度与声波波长可以相比时，则衍射场具有特殊的衍射指向性图案，由衍射孔径和尺寸决定，如图 C 给出的定性示意。

在医用超声中，换能器辐射面、声窗、声挡板、各种形式的声阑等的边缘处，都会产生衍射现象。当然，对这种衍射现象的具体定量分析，则需通过衍射积分算法进行。

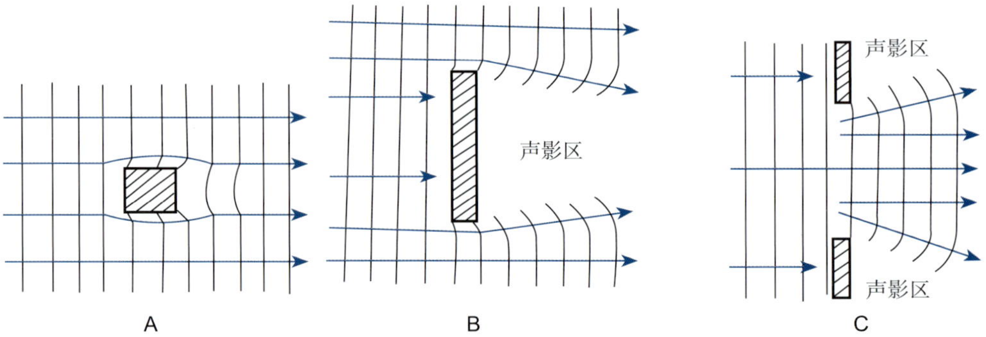

图 1-15　不同大小障碍物声衍射的示意图

第四节　超声波的非线性特性

前面介绍的均属线性声学范畴。当激励声波的“微弱扰动”增至“弱扰动”时，将在介质中引起大振幅声波，从而导致各种非线性现象的产生。其中重要的有：波形畸变、谐波滋生、声辐射压力、声冲流等。这些现象是线性声学无法解释的。但波动方程本身是非线性的，只是在线性化简化条件下，忽略了二阶以上的微量。随着科学技术的发展，特别是超声应用中，许多高声强、高频率声源的出现，非线性声学研究的重要性愈益显现。

一、非线性声参量

前面讲过，声波的传播属于绝热过程，声压 p 仅是密度 ρ 的函数，故可在 $\rho=\rho_0$ 附近按泰勒级数展开，则有：

$$p=p_0+\left(\frac{\partial p}{\partial \rho}\right)_{\rho_0}(\rho-\rho_0)+\frac{1}{2}\left(\frac{\partial^2 p}{\partial \rho^2}\right)_{\rho_0}(\rho-\rho_0)^2+\cdots \quad (1\text{-}4\text{-}1)$$

保留到二阶项，近似为：

$$p\approx p_0+A\left(\frac{\rho-\rho_0}{\rho_0}\right)+\frac{B}{2}\left(\frac{\rho-\rho_0}{\rho_0}\right)^2 \quad (1\text{-}4\text{-}2)$$

在上两式中，p_0 是静压力。比较两式对应项的系数可知：

$$A=\rho_0+A\left(\frac{\partial p}{\partial p}\right)_{\rho_0}=\rho_0 c_0^2 \quad (1\text{-}4\text{-}3)$$

$$B=\rho_0^2\left(\frac{\partial p}{\partial p^2}\right)_{\rho_0} \quad (1\text{-}4\text{-}4)$$

由此引出非线性声参量 B/A 为：

$$\frac{B}{A}=\frac{\rho_0}{c_0^2}\left(\frac{\partial p}{\partial p}\right)_{\rho_0} \quad (1\text{-}4\text{-}5)$$

非线性声参量 B/A 定义为：在声压的泰勒级数展开式中，二阶项系数 B 与线性项系数 A 的比值。它是反映大振幅声波在介质中引起的非线性程度的一个量度。

二、波形畸变与谐波滋生

在线性声学中，声源发出的正弦波形在传播过程中始终保持不变，表明波形上各点均以相同的声速 c_0 向前传播。但大振幅声波由于引入非线性，情况则有所不同。这里，仍以向 x 正向传播的大振幅正弦波为例。可以证明，此时波形上各 x 点处的传播速度并非常数，而是位置 x 的函数，即：

$$c(x)=c_0+\left(1+\frac{1}{2}\frac{B}{A}\right)v(x) \quad (1\text{-}4\text{-}6)$$

上式表明，$c(x)$ 值与位置 x 处的质点速度 $v(x)$ 及非线性声参量 B/A 密切相关。设声源发出原始波形为正弦波。在正声压区域，$v(x)$ 为正，故 $c(x)>c_0$，且在波峰处波速最大；而在负声压区域，$v(x)$ 为负，故 $c(x)<c_0$，且在波谷处波速最小。而在声压为 0 处，波速等于小振幅条件下的声速，即 $c(x)=c_0$。这样，在其后的传播过程中，其波形便因各点波速不同而发生畸变。经过一段传播距离，由于这种非线性效应的积累，原始的正弦波就逐渐变成了锯齿波，其波前形成突变面。图 1-16 所示为大振幅声波的波形畸变过程。

我们知道，波形畸变意味着谐波滋生。对畸变波形进行频谱分析，就会发现其频谱中除发射基频 f_0 外，还有许多高次谐波成分。图 1-17 是频率为 4 MHz 的超声波在人体新鲜血液

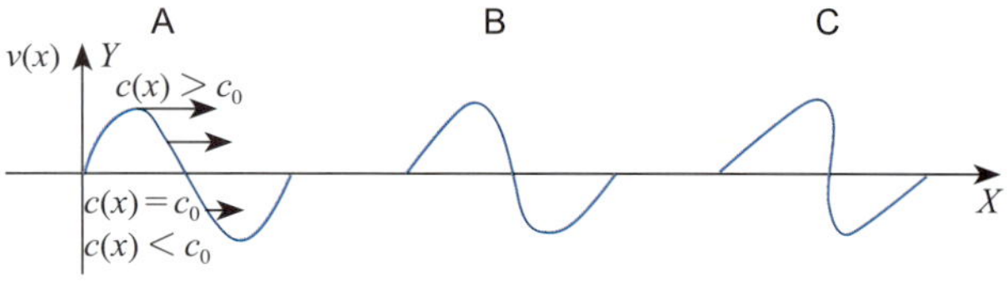

图 1-16 有限振幅波的波形畸变过程

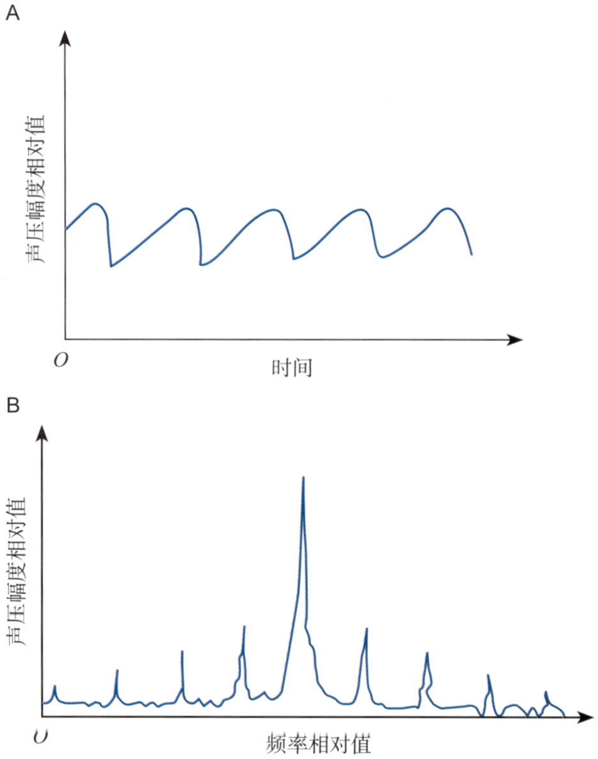

图 1-17 人体血液中超声波形畸变及谐波滋生

A. 畸变后的波形；B. 图 A 波形的频谱。声强 $I = 2.76\ \mathrm{W/cm^2}$，传播距离 $x = 6.5$ cm，发射基频 $f_0 = 4$ MHz。

样品中传播 6.5 cm 距离处，实验测得的波形畸变及相应的谐波成分。

三、间断距离

所谓“间断距离”，是指从声源处的大振幅声波传播开始，到锯齿波的形成所经历的距离。

根据大振幅声波的质点速度与声速的关系式：

$$v=v_a\sin\left(\omega t-\frac{\omega x}{c_0+\frac{\gamma+1}{2}v}\right) \qquad (1\text{-}4\text{-}7)$$

式中，v_a 为声源处质点速度的幅值。

在波形间断处应有 $\frac{\partial v}{\partial x}=\infty$，故求其偏微商，并代入此条件，即可得到间断距离的表示式为：

$$x_k=\frac{\lambda c_0}{\pi(\gamma+1)v_a} \qquad (1\text{-}4\text{-}8)$$

引入一个新参量，声学马赫数 M_a，它定义为：声源处质点速度幅值 v_a 与小振幅声速 c_0 的比值，即：

$$M_a=\frac{v_a}{c_0} \qquad (1\text{-}4\text{-}9)$$

故上述间断距离（1-4-8）式可表示为：

$$x_k=\frac{\lambda c_0}{\beta k M_a} \qquad (1\text{-}4\text{-}10)$$

可见，间断距离与声学马赫数成反比，即声源发射的声压或质点速度越大，频率越高，则形成锯齿波需要的距离越短。反之，间断距离越长。

需要说明的是，从波形畸变、谐波滋生到间断的形成，声波总的能量并未增加。锯齿波的形成，表示二、三、四等次谐波，依次从基波和前次谐波获取能量，不断滋长，在间断距离附近，所有谐波叠加达到极大值。图 1-18 所示为各次谐波的滋生过程（毛彦欣等，2004）。由于各次谐波在介质中有更高的吸收，提高了声能转化成热量的效率，所以更有利于介质的能量沉积。这在许多医学治疗中，具有重要的应用价值。例如，将治疗区域设计在间断距离附近；或像 HIFU 治疗头那样，通过聚焦在焦域处形成锯齿波。

当然，锯齿波由于其高次谐波易被吸收等

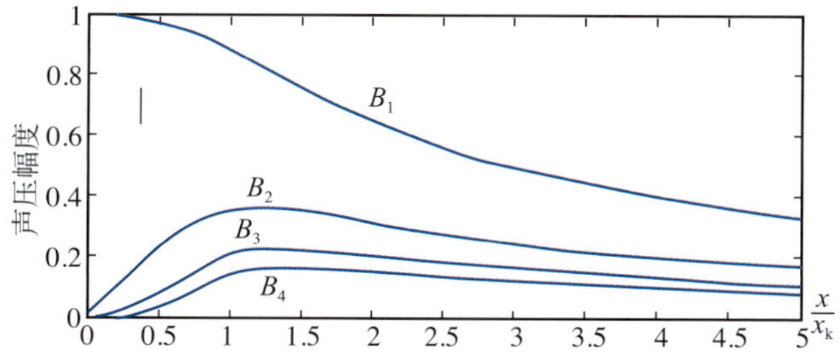

图 1-18　由基波（B_1）滋生高次谐波（前三次 B_2、B_3、B_4）的示意图

纵坐标为归一化声压幅度，横坐标为实际传播距离与间断距离之比。

因素，在传播一定距离（约 3 倍间断距离）后，会变成衰减锯齿波，最后成为普通声波。

四、声辐射压力

声辐射压力（acoustic radiation pressure），从物理概念上，其定义为：由声辐射能引起的单向恒定压力。可具体理解为：由于大振幅声波在介质中传播产生非线性，使声压的时间平均值不为零，形成作用于介质的一种体积力，故称为声辐射压力。当介质存在声吸收损耗或传播中遇到另一不同介质界面时，此力更易显现。在自由场中导出声辐射压力的表达式，该压力称为朗之万辐射压力。

设声场中某点处的密度随声压而变化，呈 $\rho=\rho_0+\rho'$，代入声压与质点速度关系式，则有：

$$p=(\rho_0+\rho')c_0v \tag{1-4-11}$$

再将 $p=c_0^2\rho'$ 运用于上式，则有：

$$p=\rho_0c_0v+\frac{pv}{c_0}=\frac{\rho_0c_0v}{\left(1-\frac{v}{c_0}\right)}\approx\rho_0c_0v+\rho_0v^2 \tag{1-4-12}$$

由此可知，式中的线性项 ρ_0c_0v 的时间积分为零。现因引入二级效应项 ρ_0v^2，积分不为零。现在，我们把声压的时间平均值写成 $\overline{p}$，即：

$$\overline{p}=\frac{1}{T}\int_0^T p\mathrm{d}t=\frac{1}{T}\int_0^T\rho_0v^2\mathrm{d}t \tag{1-4-13}$$

根据声场中的能量关系可知，此式就是平均声能密度 ϖ 的表达式，故：

$$\overline{p}=\overline{\varpi}=\frac{p_e^{\,2}}{\rho_0v^2} \tag{1-4-14}$$

式中，p_e 是声压的有效值，即有效声压。

严格地说，声辐射压力应是单位面积上的时间平均声压。当考虑声场中某一面积 S 所受到的声辐射压力 F 时，可称其为“声辐射力”，表示为：

$$F=S\overline{p} \tag{1-4-15}$$

顺便指出，平均声能密度 ϖ 与声强 I 和声功率 $\overline{W}$ 具有如下已知关系：

$$\overline{W}=IS=\overline{\varpi}c_0S$$

这表明，当我们在声场中放置一块面积为 S，且与声波方向垂直的平板时，假设板的声强反射系数为 r_1，则该板所受的声辐射力 F 可表示为：

$$F=S\overline{p}=\frac{IS}{c_0}(1+r_1)=\frac{\overline{W}}{c_0}(1+r_1) \tag{1-4-16}$$

由此可知，当平板是全吸收表面时，$r_1=0$，声辐射力 $F=\overline{W}/c_0$；而当平板是全反射表面时，$r_1=1$，声辐射力 $F=2\overline{W}/c_0$，即声辐射力加倍。因此，只要测出声辐射力 F，就可得出其对应的声功率 W。这就是通常所说的声辐射压力法。专用的测量设备称为声辐射力天平。

五、声冲流

声冲流（acoustic streaming），简称声流，定义为：声波在介质中引起的单向流动。

声冲流的物理原理是，当换能器向液体中辐射足够强的声波时，由于声辐射压力形成对该区域流体的推动。又由于液体对声波的吸收，使声辐射压力产生梯度，从而导致液体分子形成单向粒子流。这与光波引起彗星尾偏移的原理相同。声学中对此现象早有许多定性研究。表明声流的速度与辐射声强及液体的吸收系数、黏滞系数等因素有关。

医学中更为关注其效应。声冲流可以破坏物体表面附近的附面层，加速传热、传质过程。这可能有益于超声药物透入、靶向治疗等应用。

第五节　超声波的空化效应

一、空化的历史回顾

说起空化，需要追溯一段有趣的历史。1866 年英国人造出了鱼雷，1877 年又最先将其装备在第一艘鱼雷艇——“闪光”号上。该艇航速达 19 节（1 节 =1.852 km/h）。这种灵便、快速的鱼雷艇，对各种大型舰艇形成威胁。此后，俄、法、德等国也拥有了数量众多的鱼雷艇。于是，英国感到了压力。为了应对这些新出现的鱼雷艇，1893 年，英国海军开始建造驱逐舰。图 1-19 所示为英国第一艘驱逐舰——“哈沃克”号，该舰设计航速 27 节。

1894 年，英国在研制驱逐舰“勇敢号”试航时，发现螺旋桨转速只能达到 384 转 / 分，比额定设计转速低 1.54%，几经调试，也未能解决这个问题。直到 1897 年，造船总工程师 Barnaby 和 Thornycroft 才查明原因，并在造船工程师会议上发表论文，将原因归结为螺旋桨上不断出现大群气泡，故推测这些气泡在水压下内爆导致船桨受侵蚀。他们根据船舶科学家 Froude 的建议，第一次将这种现象命名为“空化”（cavitation），而把空化气泡引起的船桨剥蚀称为“空蚀现象”。

此后几年，随着船速的不断提高，问题越加严重。1915 年，英国制造的新鱼雷艇“德林”号驶入大西洋试航。它的设计速度比前一型号快一倍。但是当舰艇机器以最大转速工作时，艇尾抖动，尾部的海水泡沫翻腾，速度并没有超过前一型号。当鱼雷艇回到基地时，螺旋桨已破烂不堪，如图 1-20 所示。这同样归因于空化。

对于这一问题，在设计上虽几经改进，但仍无济于事。它构成了提高船速和螺旋桨寿命的主要障碍。于是，英国海军邀请该国物理学

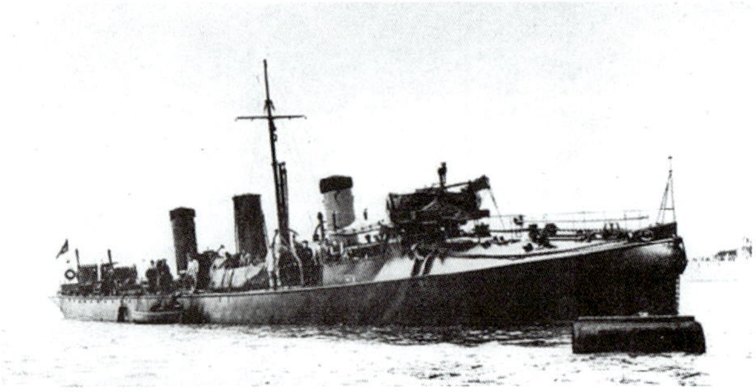

图 1-19　英国第一艘驱逐舰——“哈沃克”号（HMS Havock）

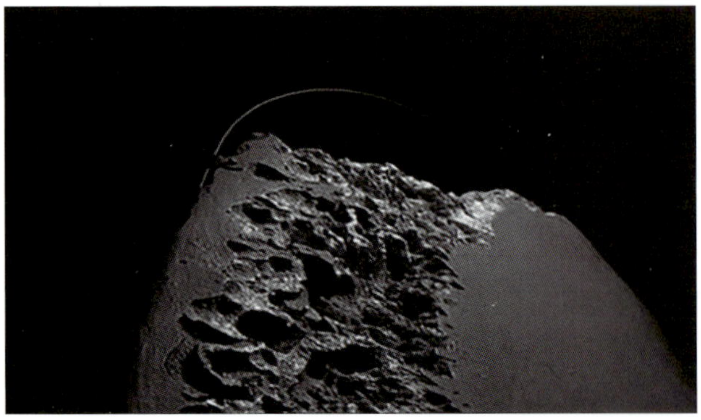

图 1-20　螺旋桨的空化腐蚀

家瑞利（Rayleigh）来解决这个问题。瑞利通过仔细研究，终于找到了问题的症结：原来，螺旋桨叶片的外沿因快速旋转而产生负压，使海水中含有的微小气泡迅速膨胀，形成球形空腔，即空泡。随着螺旋桨的转动，气泡离开负压区域而受到压缩，直至压缩成比原有半径还小的微泡，然后瞬间崩溃（implosive collapse），以至破灭。伴随着强烈崩溃产生极大的压力，在其附近引起螺旋桨的强烈振动，严重时就会导致螺旋桨金属材料的破坏和剥蚀。

1917 年，瑞利发表了题为“液体中球形空腔崩溃时产生的压力”的论文，首次建立了描述不可压缩液体中气泡动力学的理论模型，并据此导出了泡壁运动速度、气泡崩溃时间以及气泡闭合时产生压力的解。

他在理论计算中做了三项简化假设：其一是，液体不可压缩；其二是，不考虑液体的表面张力和黏滞性；其三是，气泡内为真空。他采用的符号为：p_0——液体的环境压力；ρ——液体的密度；R_0——微小气泡的初始半径；R——气泡运动的半径；$U=\dfrac{dR}{dt}$——气泡壁的径向运动速度；r——液体中距气泡中心的距离；u——液体的运动速度，它是 r 和 t 时间的函数。图 1-21 为计算模型及参数的示意图。

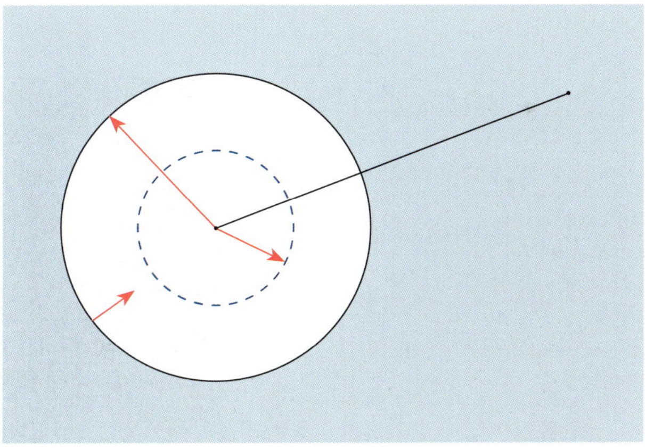

图 1-21 球形空腔（真空）的模型及参数示意图

此时，根据液体的连续性方程：

$$\frac{u}{U}=\frac{R^2}{r^2} \quad (1\text{-}5\text{-}1)$$

整个液体运动动能：

$$\frac{1}{2}\rho\int_R^{\infty}u^2 4\pi r^2 dr=2\pi\rho U^2R^3 \quad (1\text{-}5\text{-}2)$$

气泡体积变化的势能：

$$\int_R^{R_0}p_0 4\pi R^2 dR=\frac{4}{3}\pi R_0\left(R_0^3-R^3\right) \quad (1\text{-}5\text{-}3)$$

根据能量守恒关系，令式（1-5-2）= 式（1-5-3），则可导出泡壁的运动速度表达式：

$$U=\sqrt{\frac{2p_0}{3\rho}\left(\frac{R_0^3}{R^3}-1\right)} \quad (1\text{-}5\text{-}4)$$

因泡壁的运动速度 $U=\dfrac{dR}{dt}$，所以 $dR=Udt$，利用 $dt=\dfrac{dR}{U}$，将上式的 U 代入，两边积分并经推导，可得气泡从最大压缩至完全闭合到零所需时间：

$$t\approx 0.915R_0\sqrt{\frac{\rho}{p_0}} \quad (1\text{-}5\text{-}5)$$

再由式（1-5-1），分别求出 $\dfrac{du}{dt}$ 和 $\dfrac{du}{dr}$，连同 U 值，一并代入液体的运动方程，两边积分，便可求出气泡崩溃时，邻近液体中产生的最大压力为：

$$p_{max}\approx p_0\left[1+\frac{(z-4)^{4/3}}{4^{4/3}(z-1)^{1/3}}\right] \quad (1\text{-}5\text{-}6)$$

式中，$z=\left(\dfrac{R_0}{R}\right)^3$。当很 z 大时，近似有：

$$p_{max}\approx p_0\frac{z}{4^{4/3}}=p_0\frac{R_0^3}{4^{4/3}R^3} \quad (1\text{-}5\text{-}7)$$

这说明，气泡崩溃时在液体中产生的最大压力 p_{max} 主要取决于 z，即取决于气泡相对于初始半径的压缩程度。例如，当气泡半径压缩到初始半径的 $\dfrac{1}{20}$，即时 $R=\dfrac{1}{20}R_0$，则由上式算出 $p_{max}\approx 1260\ p_0$。如果近似取 $p_0\approx 0.1$ MPa，

则 $p_{max} \approx 126$ MPa。相当于 1260 个标准大气压（atm）。

由此得知，许多气泡在螺旋桨叶片附近崩溃时所产生的压力之大。这种压力还由于液体的不均匀性而出现差别，这就是螺旋桨发生强烈振动的原因。同时也就理解在这种巨大压力的持续作用下，由金属制成的螺旋桨受到严重腐蚀的原因。

瑞利的上述计算虽然是近似的，但他揭示了空化的物理本质，也为以后的研究奠定了基础，开辟了道路。他推导的这些公式，至今仍可用于工程估算。

二、超声空化及其效应

从瑞利的开创性研究算起，至今已过去一个世纪。按照现代声学的观点，首先定义如下几个概念。

（1）空化（cavitation）：液体中由于某种原因（例如强声波的作用）形成局部气体或蒸汽空穴及其成长与破灭的现象。

由其定义可见，空化可由不同的方式产生。归纳起来包括：①流体力学方法——如前面提到的水中螺旋桨的高速旋转，液体流经缩颈管或障碍物等；②声学方法——各种强超声源（电声型换能器、流体动力式换能器等）辐照液体；③物理化学方法——火花放电、水下爆炸、激光及高能粒子（如中子、重离子、宇宙线等）穿过液体；④甚至是某些海洋动物（枪虾、螳螂虾等）的快速动作，也可产生空化。

（2）超声空化（ultrasonic cavitation）：在强超声波作用下，液体中微小气泡的生长、运动乃至破灭的现象。

（3）空化效应（cavitation effect）：空化气泡的运动，特别是其崩溃瞬间引发的高压、高温、冲击波、高速射流等极端物理条件对其附近物质造成的影响。

还可看出，只要超声达到一定强度，在液体中，包括在人的体液中，都可能产生空化。超声对生物组织的作用机制，几乎都与空化及其效应密切相关。

为此，我们需对超声空化的产生条件、空化气泡的运动规律及其各种物理效应做进一步研讨。

（一）超声空化的阈值

当超声波用其声压表示时，$p = p_a \sin\omega t$，其中 p_a 为声压振幅，$\omega=2\pi f$ 为超声波的角频率，f 为超声波的频率，t 为时间。在其声压的稀疏相内产生负压，其最大幅值为（$-p_a$）；而在压缩相内产生正压，其最大幅值为（$+p_a$）。这种正负压的周期性交变，恰好造成气泡生长闭合的压力条件。

另外，理论和实验都证明：任何实际液体，例如自来水、海水、江湖水等，由于各种原因，其中总会存在许多微小气泡，它们构成了液体的“薄弱环节”，因而相当低的负压便可使其胀大而形成空化。我们称这些微小气泡为“空化核”（cavitation nuclei）。

试想，液体中含有一个半径为 R_0 微小气泡（即空化核），在无声波作用的情况下，泡内外压力应保持平衡。设泡内总的压力为：

$$p_b = p_v + p_g \quad (1\text{-}5\text{-}8)$$

式中：

p_v 为泡内气体的蒸汽压；

p_g 为泡内气体的压力。

而泡外压力为：

$$p_L = p_0 + \frac{2\sigma}{R_0} \quad (1\text{-}5\text{-}9)$$

式中：

p_0 为液体的静压力；

$\frac{2\sigma}{R_0}$为半径为 R_0 的空化核的表面张力；

σ 为液体的表面张力系数。

泡内外压力平衡，则有：

$$p_V + p_g = p_0 + \frac{2\sigma}{R_0} \quad (1\text{-}5\text{-}10)$$

当有声波作用时，负声压幅值（$-p_a$）应作为外力引入，气泡将由 R_0 增大到 R；此时的表面张力变为$\frac{2\sigma}{R_0}$；再设泡内气体为理想气体，此时泡内气体压力变为$p_g\left(\frac{R_0}{R}\right)^3$。如要继续保持泡内外压力平衡，需有下列关系：

$$p_V + p_g\left(\frac{R_0}{R}\right)^3 = p_0 - p_a + \frac{2\sigma}{R} \quad (1\text{-}5\text{-}11)$$

利用$\frac{\partial p_a}{\partial p}=0$，可确定 p_a 为极大值时，气泡可长大到的临界值 p_k。将其代入上式，并经简单推导，可得此时的声压值，即为超声空化阈值（cavitation threshold）。它表明：当液体中含有半径为 R_0 的空化核时，形成空化所需要的声压，称为 Blake 声压空化阈值，用符号 p_B 表示：

$$p_B = p_0 - p_V + \frac{2}{3\sqrt{3}}\sqrt{\left(\frac{2\sigma}{R_0}\right)^3 \Big/ \left(p_0 - p_V + \frac{2\sigma}{R_0}\right)} \quad (1\text{-}5\text{-}12)$$

此为通用表示式。在某些条件下，可作简化计算。

显而易见，当$\frac{2\sigma}{R_0} \ll p_0$，且 $p_v \gg p_0$ 时，上式可近似为

$$p_B = p_0 - 0.38\sqrt{\left(\frac{2\sigma}{R_0}\right)^3 \Big/ p_0} \quad (1\text{-}5\text{-}13)$$

计算表明，对于较大的空化核（R_0>0.1 mm），空化阈值 p_B 主要取决于液体中的静压力 p_0。例如，对于水，取 R_0 = 0.1 mm，σ = 0.076 N/m，p_0 = 0.1013 MPa 时，可算出 $p_B \approx$ 0.1014 MPa。即只要负声压略大于液体中的静压力，即可产生空化。

而当$\frac{2\sigma}{R_0} \gg p_0$，且 $p_v \ll p_0$ 时，则式（1-5-12）可近似为：

$$p_B \approx p_0 + 0.77\frac{\sigma}{R_0} \quad (1\text{-}5\text{-}14)$$

这表明，对于较小的空化核（R_0<0.01 mm），空化阈值 p_B 主要取决于其表面张力$\frac{2\sigma}{R_0}$。例如，仍在上述条件下，改取 R_0 = 0.001 mm，则算出的 p_B = 0.1603 MPa，即约需 1.6 个标准大气压才可产生空化。

（二）气泡在声场作用下的运动

如前所述，瑞利空化理论的近似，在于他未考虑液体的表面张力和黏滞性；另外，他认为气泡内的气体运动是等温过程，因而未得出气泡崩溃时导致高温的重要结论。这些问题，通过随后的理论和实验的深入研究，均获得了进展。

1949 年，普勒斯特（Plesset）在瑞利工作的基础上，在压力项中增加了液体的表面张力$\frac{2\sigma}{R}$和黏滞阻力$\frac{4\eta}{R}\frac{dR}{dt}$，并将静态时泡内气体压力表示为$p_{g0}=\frac{2\sigma}{R_0}+p_0-p_V$，在绝热条件下，泡内气体压力成为$p_{g0}\left(\frac{R_0}{R}\right)^3$。

采用与前述类似的方法，即按照连续性方程和动量方程，建立了更为严格的气泡运动方程。这就是著名的 Rayleigh-Plesset 方程，其形式如下：

$$\rho R\frac{d^2R}{dt} + \rho\left(\frac{dR}{dt}\right)^2 = p_{g0}\left(\frac{R_0}{R}\right)^{3\gamma} + p_V - p_0 - \frac{2\sigma}{R} - \frac{4\eta}{R}\frac{dR}{dt} - p_A\sin\omega t \quad (1\text{-}5\text{-}15)$$

式中：

η 为液体的切变黏滞系数；

γ 为泡内气体的比热比（或多方指数）；

ρ 为液体的密度。

图 1-22 所示为液体中空化气泡的物理模型。

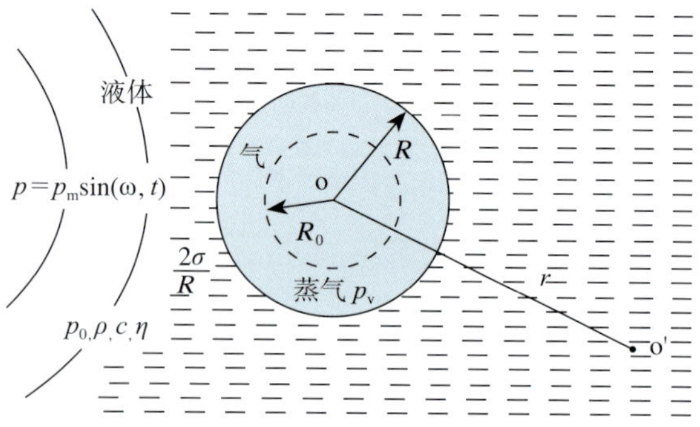

图 1-22 气泡空化物理模型示意图

Rayleigh-Plesset 方程是一个非线性二阶微分方程，一般情况下无解析解，但可通过计算机进行数值求解。各种数值计算表明，空化气泡的运动受各种参量的影响是颇为复杂的。除受介质性质、泡中气体性质、空化核尺寸及环境条件的影响外，声参数特别是声压幅值和声频率，也起着重要作用。因此，可以声压和声频率为主要参数，在其他参量尽量采用实际常用值的情况下，求出描述气泡运动半径随时间变化的关系，即 $R-t$ 曲线，再根据 $R-t$ 曲线的特征，找出其规律。例如，以气泡是否压缩到零，即完全崩溃为特征，可将空化大致划分为稳态空化和瞬态空化两种类型。

另外，为便于讨论声频率的影响，有必要先导出气泡固有的基频共振频率。为此，先对式（1-5-15）的方程作如下线性化近似：设外加声压幅值很小，即 $p_A \ll p_0$；并设液体无黏滞性，即 $\eta=0$；气泡半径变化较小，即，$R=R_0+\delta$ 且 $\delta \ll R_0$，则上式简化为：

$$\rho R_0^{\,2}\frac{d^2\delta}{dt^2}+\left[3\gamma\left(p_0+\frac{2\sigma}{R_0}\right)-\frac{2\sigma}{R_0}\right]\delta=0 \qquad (1\text{-}5\text{-}16)$$

此式是一个典型的齐次二阶常微分方程。显而易见，此时气泡的基频共振频率为：

$$f_r=\frac{1}{2\pi R_0}\sqrt{\frac{1}{\rho}\left[3\gamma\left(p_0+\frac{2\sigma}{R_0}\right)-\frac{2\sigma}{R_0}\right]} \qquad (1\text{-}5\text{-}17)$$

由于一般情况下，单原子气体、多数双原子气体或空气，$\gamma>1$，故常有 $3\gamma\left(p_0+\frac{2\sigma}{R_0}\right)\gg\frac{2\sigma}{R_0}$，故此式可近似为：

$$f_r\approx\frac{1}{2\pi R_0}\sqrt{\frac{3\gamma}{\rho}\left(p_0+\frac{2\sigma}{R_0}\right)} \qquad (1\text{-}5\text{-}18)$$

例如，若水中空化核半径 $R_0=0.1$ mm，其他参数仍采用上面给出的数据，则算出其基频共振频率 $f_r\approx 33$ kHz。

1．稳态空化（steady cavitation）

稳态空化是指，在较低声压作用下，气泡随声压的周期而做膨胀、压缩的振荡运动。不管这种运动是周期性脉动，还是非周期的复杂运动，总之尚未达到剧烈崩溃的程度。在声波的持续作用下，这种运动可稳定存在，故称为稳态空化。

当外加声压幅值 p_A 低于液体中的静压力 p_0，即满足 $p_A<p_0$ 时，不管采用何种频率，都将引起稳态空化。

需要说明的是，当外加声压频率 f 与气泡的共振频率 f_r 一致时，气泡的运动特别强烈。虽然仍达不到崩溃程度，但泡壁的大振幅共振，也会引起相当程度的剧烈效应。例如，当气泡压缩到最小半径时，泡内达到的最高温度 T_{max} 可由下式计算：

$$T_{max}=T_0\left\{1+q\left[\left(\frac{p_0}{R_m}\right)^{\frac{1}{3\gamma}}-1\right]\right\}^{-3(\gamma-1)} \qquad (1\text{-}5\text{-}19)$$

式中：

T_0 为环境温度；

$p_m=p_A+p_0+\dfrac{2\sigma}{R_0}$，为气泡核所受的总压力；

q 为气泡共振时振幅与静态振幅的比值。

其他参数的符号与前述相同。例如，当总压力 $p_m = 3.7\ p_0$，泡内含单原子气体，$\gamma = 1.666$ 时，若共振时振幅与静态振幅之比 $q = 2.5$，则算得泡内最高温度可达 $T_{max} = 1665$ K。

稳态空化的高温效应，已被实验证实。20 世纪 80 年代，美国 Gaitan 和 Crum 等采用声悬浮技术将单一气泡“固定”在水容器的驻波场波腹处，使之与外加超声场同步产生稳态空化。所用的声压幅值 $p_A = 0.12$ MPa，频率 $f = 22.3$ kHz。测得其 R-t 曲线及声致发光脉冲如图 1-23 所示。经光谱与绝对黑体的辐射谱对比，证明最高温度达到 10^5 K 量级。这同时也为空化发光的“热点理论”提供了依据。

2. 瞬态空化（transient cavitation）

瞬态空化是指在较高的声压作用下，气泡发生剧烈崩溃的空化行为。由于气泡由最大压缩到原核大小、继续压缩直到崩溃是受惯性支配，故也称为“惯性空化”（inertial cavitation）。

这种类型的空化产生条件是：外加声压幅值 p_A 高于液体中的静压力 p_0，即满足 $p_A \geqslant p_0$，且声波频率低于气泡共振频率，即 $f \leqslant f_r$。而当 $f > f_r$ 时，则为稳态空化。

由于气泡崩溃时，泡壁的压缩速度极大，甚至超过泡内气体的声速，此时的能量密度高度聚集，故能在瞬间引发局部高压、高温、发光、放电、高速射流、冲击波等一系列极端物理效应。

同样，利用 Rayleigh-Plesset 方程，在合理近似下，得出气泡崩溃时的典型效应：

（1）缩到最小半径时泡内气体的温度：

$$T_{max} \approx T_0\,\frac{p_0(1-\gamma)}{Q} \qquad (1\text{-}5\text{-}20)$$

式中：

T_0 为气泡内的初始温度（绝对温度 K）；

Q 为泡内压力（主要是水的蒸气压）。

例如，对 25 ℃水中，含氮气的空化泡，γ=1.33，并取为 $Q = 2.3310^3$ Pa，静压力 p_0= 0.1013 MPa，算得 $T_{max} \approx 4290$ K。

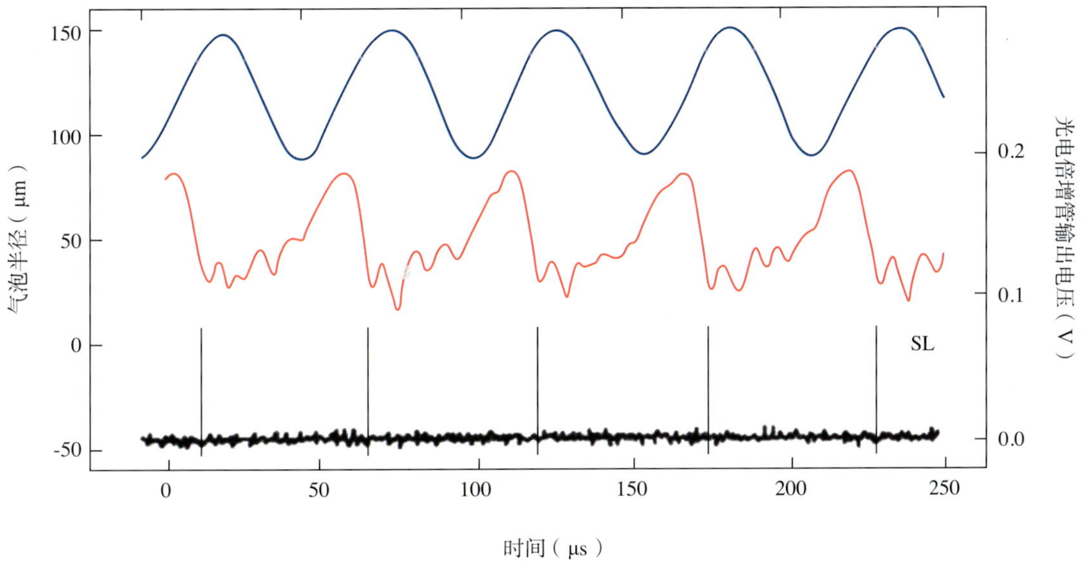

图 1-23　声悬浮单泡运动及其发光实验结果

中间、上面曲线为声压波形和气泡的 R-t 曲线，下面为发光脉冲。

（2）气泡崩溃时泡内达到的最大压力：

$$p_{max} \approx Q\left[\frac{p_0(\gamma-1)}{Q}\right]^{\frac{1}{\gamma-1}} \quad (1\text{-}5\text{-}21)$$

仍以上述条件为例，算得 $p_{max} \approx 98$ MPa。

（3）气泡崩溃时泡外达到的最大压力：仍在上述条件下，导出一个产生最大压力的表达式，但较为复杂。在该式中若近似假设 $Q \approx 0$，即与瑞利的假设相当，计算结果与瑞利公式相差不大。由于多数情况下泡中气体稀薄。为方便使用，仍沿用前述的瑞利公式：

$$p_{max} \approx p_0\frac{{p_0}^3}{4^{4/3}R^3} \quad (1\text{-}5\text{-}22)$$

此外，瞬时空化还会产生其他一些特殊效应，如高速射流。当气泡在固体表面邻近处崩溃时，由于界面的吸附作用，正在快速压缩的气泡便失去球形，靠近表面一侧的泡壁被压扁；而另一侧泡壁突入泡内形成一股高速射流，穿过气泡喷射至固体表面，对表面产生极大冲击。

利用气泡运动方程和声源镜像原理，进行估算并经实验证明：这种高速射流的流速可达 100 m/s 的量值。可以想象，如此高的冲击速度和强度，必将使固体表面遭受空化腐蚀。

关于瞬态空化，学者们也进行了许多研究。这里简要介绍如下：

20 世纪 60 年代，汪承灏、张德俊研究了用动力方法产生的单个气泡空化（汪承灏等，1964）。图 1-24 所示是他们用采样照相获得的空化气泡运动照片。图 1-25 所示是他们用光电倍增管测得的气泡崩溃瞬间的发光脉冲。

20 世纪 90 年代，Ohl 等（Ohl et al.，1995）用每秒 20.8 兆帧的高速摄影记录了由激光引起的水中气泡崩溃时产生冲击波的过程（图 1-26）。实验表明，声空化也为产生局部冲击波提供了一种手段。同时，实验还展示了气泡在固体表面附近压缩引起高速射流及其对铝箔的空化腐蚀（图 1-27）。

总之，瞬态空化产生的各种极端效应，为

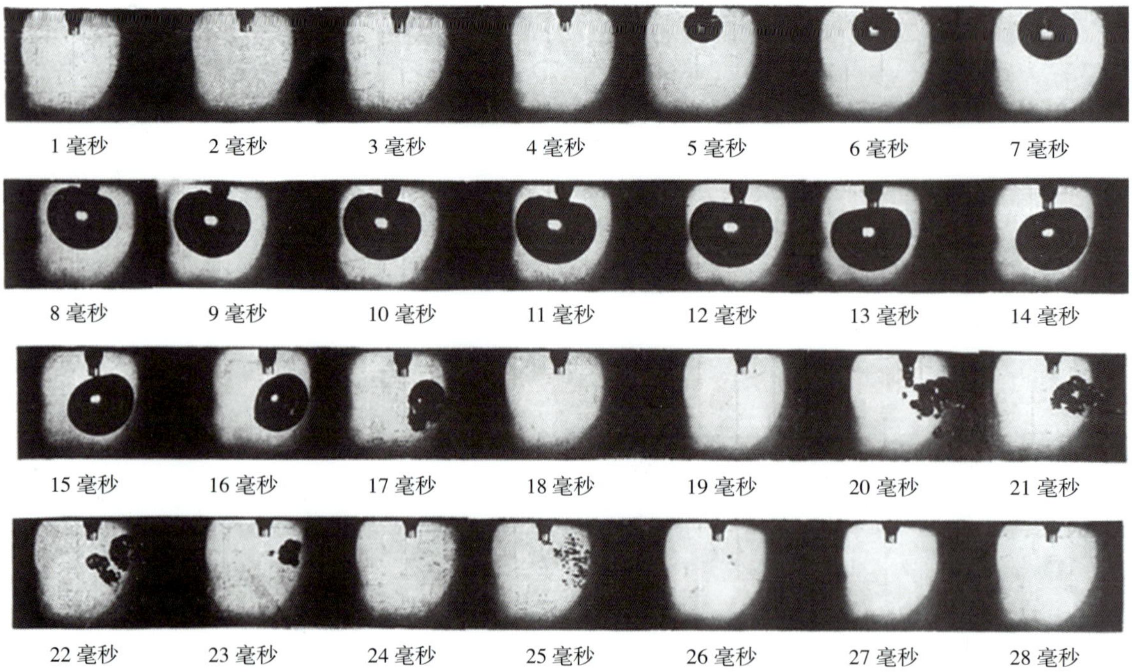

图 1-24　水中单个气泡空化过程的延时采样照片

每幅照片的间隔时间为 1 ms。

探索超声医学、声化学及许多工业应用的作用机制，提供了物理声学依据。

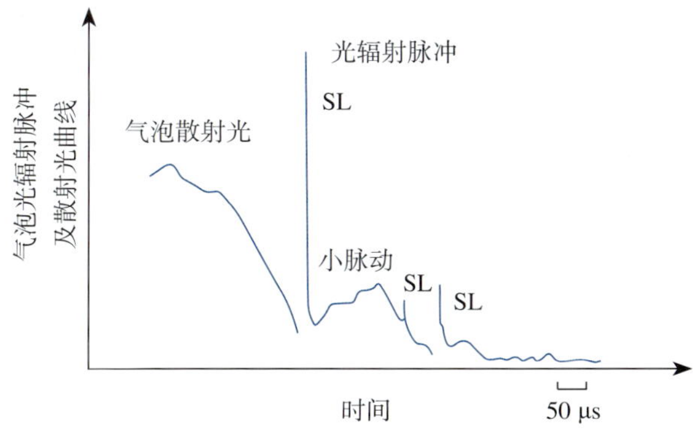

图 1-25　水中单个气泡崩溃瞬间产生的光辐射脉冲

3．**两种类型空化的转换**

稳态空化与瞬态空化的划分不是绝对的。例如，声压高于瞬态空化条件的，有时只达到稳态空化，而未产生剧烈的崩溃效应。如，Gaitan 和 Crum 等的单泡声致发光实验表明：除气水中的空化泡，当驱动声压幅值 p_A 在 1.0 ~ 1.1 atm 时，气泡仍处于稳态空化，超过 1.1 atm 时，才变为瞬态空化。图 1-28 所示为驱动声压在 1.0 ~ 1.3 atm 时气泡运动的 R-t 曲线随声压的变化情况。可看出两种空化的转换点（声压幅值 =1.1 atm）比前述的（p_A=p_0）略

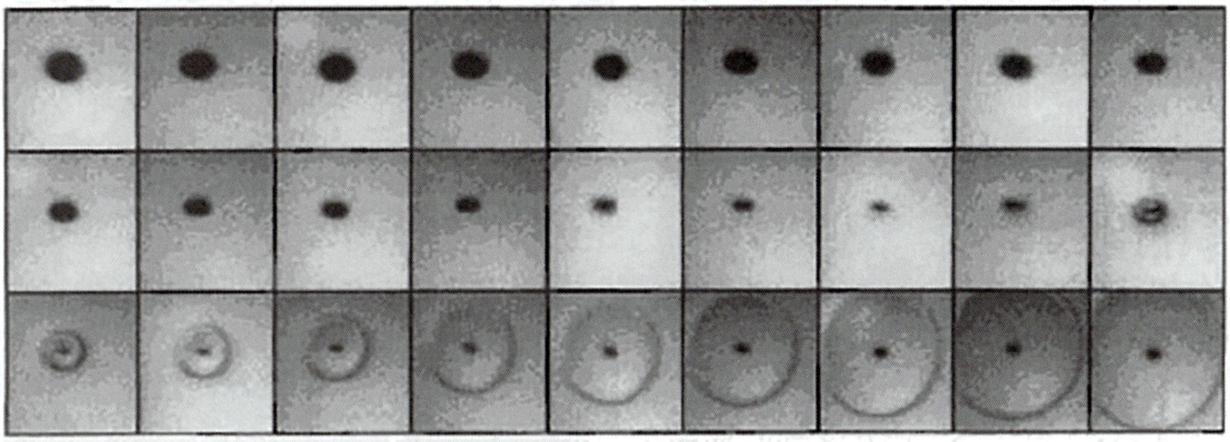

图 1-26　单个气泡崩溃时产生冲击波的高速摄影照片

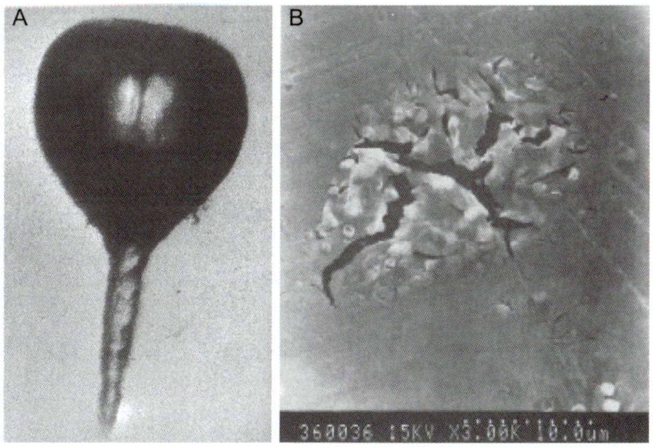

图 1-27　气泡在固体表面引起高速射流及其对铝箔空化腐蚀的照片

A. 气泡在固体表面引起高速射流；B. 铝箔（厚度为 1 μm）的空化腐蚀。

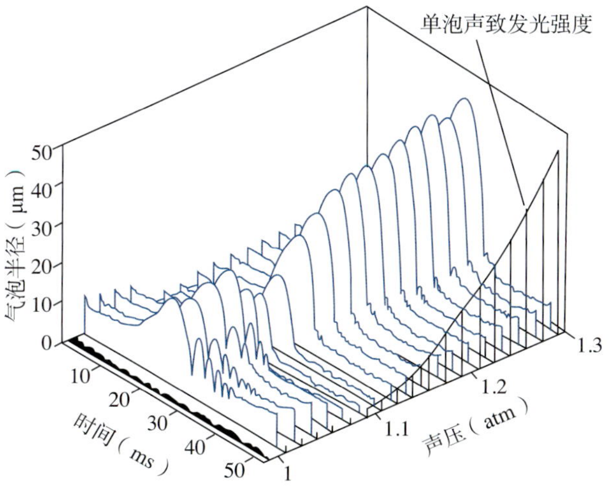

图 1-28　气泡运动的 R-t 曲线随声压变化的实验结果

高一些（Crum，1994）。

另外，在适合条件下，它们可以相互转换。例如，当空化核半径远小于其基频共振半径，即 $R_0 \ll R_r$ 时，在一定声压下处于稳态空化。空化核在声波持续作用下开始脉动，在每次脉动的膨胀阶段，泡内气压降低，液体中的溶解气体向泡内扩散；而在压缩阶段，泡内气压增高，泡内气体又向液体中渗透。但因膨胀时气泡表面积大于压缩时表面积，故泡内气体总是趋向于增加，即形成所谓“整流扩散”过程。当气泡增大到其基频共振半径 R_r 时，则发生强烈共振，直到崩溃。此时就转化为瞬态空化。图 1-29 为这种转化的示意图。

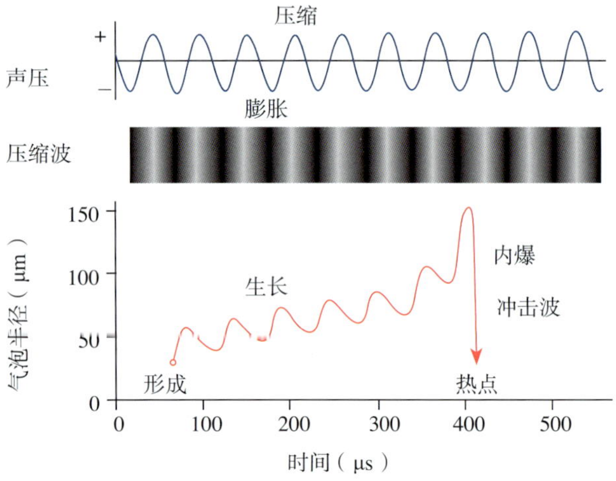

图 1-29　稳态空化转化为瞬态空化的过程图

又如，当外加声压幅值大于液体中静压力，即 $p_A > p_0$ 时，一般情况下，均发生瞬态空化。但当声压再加高，气泡胀得更大时，则需要更长的闭合时间。当闭合时间超过正声压的半周期，气泡在一个声周期内来不及压缩到零时，便转化为稳态空化。所以，在某些情况下，外加声压也有上限。

4. 空化在超声治疗中的应用

超声治疗大多利用空化效应，包括必要时使用瞬态空化。例如，工作在低频段（数十至数百千赫兹）的各种超声治疗仪，包括对软组织病变进行无血切割的超声手术刀、去脂减肥的超声美容仪，还有超声洁牙、超声杀菌、超声药物透入设备等。又如，利用高频（MHz 级）超声的治疗器械，包括治疗呼吸道疾病的超声雾化器，切除白内障的超声乳化仪等。

值得指出的是，利用低频、低功率超声联合造影剂进行肿瘤治疗的新技术，原理是利用瞬态空化使肿瘤的细小血管壁形成血栓，阻挡其营养通道，从而将肿瘤细胞“饿死”。另外还有利用体外发射、体内聚焦的脉冲超声波或冲击波，粉碎肾结石、胆结石的碎石机等。

特别的是，利用短焦距超声波治疗妇科浅表非肿瘤疾病的新技术，已取得令人振奋的进展。而利用空化效应的非热 HIFU 肿瘤治疗技术也在积极探索之中。现已发现，这种方法具有治疗边界更好、易于愈后吸收、降低能耗的优点，具有良好的发展前景。最近还有探讨沸腾与空化同时作用下的 HIFU 肿瘤治疗新技术。

但超声空化又是一把“双刃剑”。特别是瞬态空化，必须清楚地区分使用对象。这一切的关键，就是清楚了解空化的物理原理，并做到正确发挥其有利作用，避免其有害作用。特别是对颅脑等部位，目前仍是使用禁区。对于其他部位，也应严格控制超声剂量，以保证绝对安全。这正是医学超声领域学者们最为关注和研究的重点问题。

第六节　冲击波

在本章的前几节，我们讨论了由微弱扰动引起的小振幅声波和由弱扰动引起的大振幅声波。总体上看，它们都属于周期性振动在介质中的传播。但是，当介质中由于某种原因出现强扰动时，情况将发生重大变化。

例如，在核爆炸或炸药爆炸中，强烈而陡峭的压力扰动将以超声速（超过声传播速度）向外传播，在爆炸火球之前形成所谓“冲击波”。图 1-30 所示为 TNT（三硝基甲苯）炸药（20 000 kg）在地面爆炸引起的冲击波。图中 S 是冲击波阵面，F 表示爆炸火球，图右侧白色流条用于显示冲击波的位置和后面质点的轨迹。

又如，当飞行体、炮弹等以超声速飞过时，将激起高压，并形成以运动体为顶点的圆锥形冲击波阵面，伴随运动体依次破空前行。图 1-31 所示为子弹在空气中飞行引起的圆锥形冲击波。

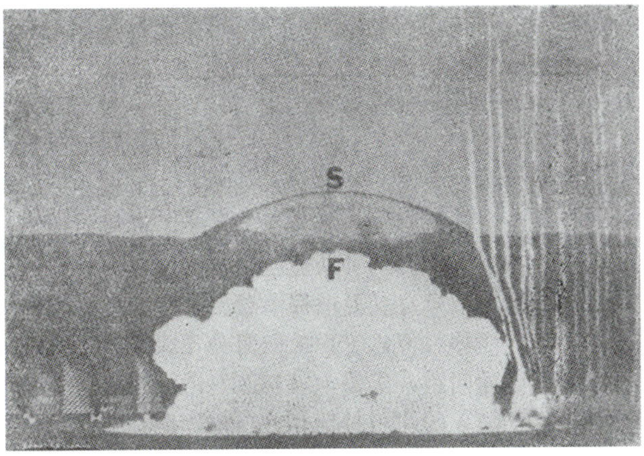

图 1-30　TNT 炸药（20 000 kg）在地面爆炸引起的冲击波

S 为冲击波阵面，F 为爆炸火球。

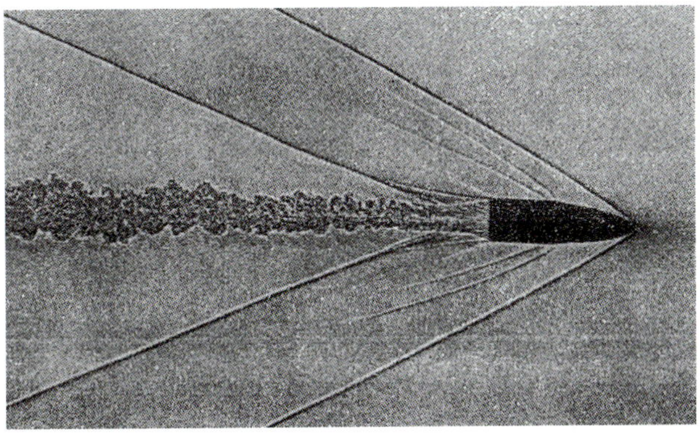

图 1-31　子弹在空气中飞行引起的圆锥形冲击波

随着科学技术的进步，冲击波在民用和经济方面也有了重大发展。尤其是近 30 年来，医用冲击波技术进展迅速，尤其引人关注。

这种由高压（数个至数百万个 atm）突变引起的冲击波，显然有其不同于普通声波的特性。但它既称为波，也必然具有与一般波的通性。这就需要从物理声学的观点，对冲击波概念做进一步的探讨。

一、冲击波的定义

马大猷在《现代声学理论基础》“1.4 冲击波概论”中指出：“冲击波（或称骇波、N 波）是一种特殊的非线性声波，其中压力、密度、质点速度等具有突然改变的断层”（马大猷，2004）。或者说：冲击波即压力、密度、质点速度等具有突变断层的非线性声波。这一定义深刻揭示了冲击波的物理实质。为便于理解，我们结合激波管中平面冲击波的形成过程予以进一步说明。众所周知，激波管是产生和测量冲击波的一种管道装置，其主要部件是一个密闭的细长直管，中间用一薄膜（玻璃或金属质）隔开，如图 1-32 所示。膜的左边充以高压气体，而右边充以低压气体。在某一时刻，突然将此膜破坏，左边的高压气体就对右边的低压气体产生强烈压缩，形成一自左向右以超声速移动的压力突跃面，当介质通过此突跃面时，其压力、密度、质点速度等均陡然上升一个数值，构成所谓断层。通常将此突跃面称为冲击波阵面，而把这种在介质中传播的强压力扰动，就称为冲击波。

关于冲击波阵面，即压力突跃面，从物理学角度来看，它必须有一定厚度，即冲击面上由高压变为低压应该有一个变化过程，如图 1-33A 所示。否则将导致介质参数变化率，如加速度等为无穷大的不合理结论。然而，此厚度非常小，例如对空气中的冲击波而言，理论计算表明，冲击波阵面的厚度接近于其分子自由程，大约为 0.4 μm。因而在宏观表示冲击波阵面前后参数关系时，数学上可把这个厚度近似为零。即把冲击波的波阵面，表示为图 1-33B 的简化形式。

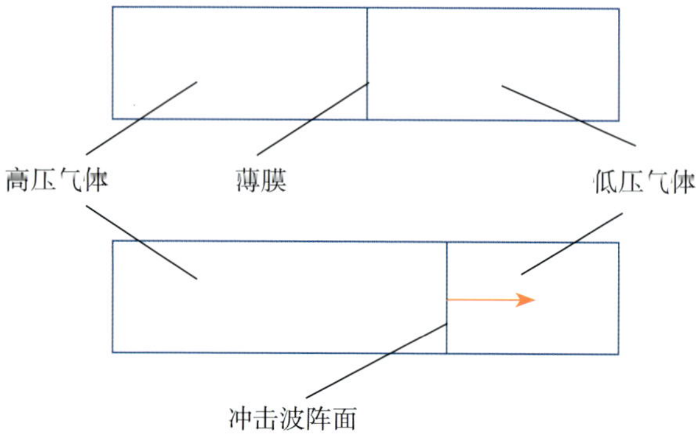

图 1-32　激波管中产生平面冲击波的示意图

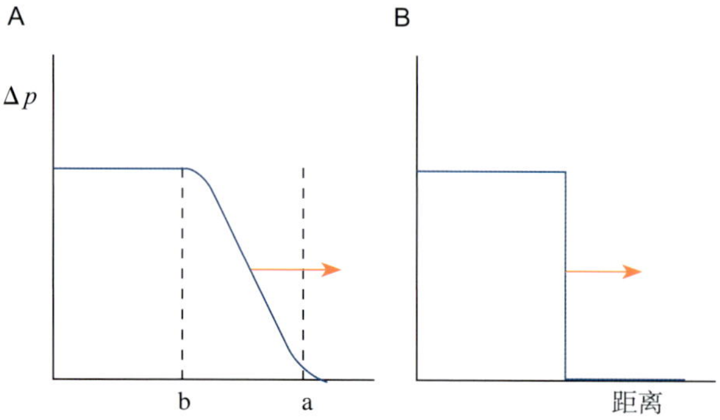

图 1-33　冲击波阵面的两种模型表示

二、冲击波的特性

所谓冲击波的特性，都是围绕着冲击波具有一个高压差、高速移动的突跃面而展开的。离开了这种强压力扰动的传播，一切“特性”将不复存在。

首先是它相对于前述一般声波在物理参量关系与传播规律等方面，具有哪些不同点。为此，需研究冲击波阵面两侧物理量，在遵守物理学的基本定律，即质量守恒、动量守恒和能量守恒上的具体体现。另外，为完全确定这些参数和分析断层结构，还需考虑其热力学的状态方程。

冲击波必须满足的基本物理定律是：

质量守恒（即连续性方程）：

$$\rho_H(V-u_H)=\rho_0 V \qquad (1\text{-}6\text{-}1)$$

动量守恒（牛顿第二定律）：

$$p_H-p_0=\rho_0 V u_H \qquad (1\text{-}6\text{-}2)$$

能量守恒（能量方程）：

$$\rho_0 V\left[(e_H-e_0)\frac{1}{2}u_H^2\right]=p_H u_H \qquad (1\text{-}6\text{-}3)$$

由此，可导出冲击波具有下述特性：

（一）冲击波前后物理量的雨贡纽关系

由（1-6-1）和（1-6-2）式求得 u_H^2，代入（1-6-3）式，则可推出内能差：

$$\Delta e=e_H-e_0=\frac{1}{2}(p_H+p_0)\left(\frac{1}{\rho_0}-\frac{1}{\rho_H}\right) \qquad (1\text{-}6\text{-}4)$$

此式称为雨贡纽（Hugoniot）关系，或冲击绝热关系。

再假定管中气体为理想气体，则应满足气体定律：

$$p = n\rho RT \qquad (1\text{-}6\text{-}5)$$

式中 p、ρ 分别是气体的压力和密度；在空气中，$nR = 0.288\ \text{J/(kg} \cdot \text{K)}$，$1/n$ 是摩尔质量，R 是气体常数，T 是绝对温度。

对理想气体，其声速的表达式为：

$$c = \sqrt{\gamma nRT} \qquad (1\text{-}6\text{-}6)$$

利用此关系式，可导出含有参量 γ 的内能差：

$$\Delta e = \frac{1}{\gamma - 1}\left[\frac{p_H}{\rho_H} - \frac{p_0}{\rho_0}\right] \qquad (1\text{-}6\text{-}7)$$

式中：$\gamma = \dfrac{c_p}{c_v}$ 为比热比。

再将（1-6-4）式和（1-6-7）式联合求解，则可得到由密度比 $\dfrac{\rho_H}{\rho_0}$ 表示的方程，它是雨贡纽关系的另一种表达式：

$$\frac{\rho_H}{\rho_0} = \frac{p_H(\gamma+1)+p_0(\gamma-1)}{p_0(\gamma+1)+p_H(\gamma-1)} \qquad (1\text{-}6\text{-}8)$$

为了方便，这一方程也可写为压力比的形式：

$$\frac{p_H}{p_0} = \frac{\rho_H(\gamma+1)+\rho_0(\gamma-1)}{\rho_0(\gamma+1)+\rho_H(\gamma-1)} \qquad (1\text{-}6\text{-}9)$$

由雨贡纽关系式（1-6-8）可知，当引起冲击波的压力 p_H 与未扰动的压力 p_0 之比 p_H/p_0 增加时，其密度比将趋于一个常数，即：

$$\frac{\rho_H}{\rho_0} = \frac{\gamma+1}{\gamma-1} \qquad (1\text{-}6\text{-}10)$$

这表明，在冲击绝热下，即使压力比 p_H/p_0 趋于无穷大，其密度比 ρ_H/ρ_0 也不会超过这个极限值。这意味着，对于空气（γ=1.4）等双原子气体，此极限值为 6。而对于单原子气体，此极限值为 4。

这是具有压力断层的冲击波的一个特点。与连续运动下的理想气体显然不同，一般声波的压力与密度变化关系，属等熵绝热压缩过程。由所谓泊松（Poisson）方程，即下述泊松绝热关系所决定：

$$\frac{p_H}{p_0} = \left(\frac{\rho_H}{\rho_0}\right)^{\gamma} \qquad (1\text{-}6\text{-}11)$$

作为对比，图 1-34 所示为这两种关系下的压力比 p_H/p_0 与密度比 ρ_H/ρ_0 的变化曲线。其中，一般声波的等熵绝热压缩过程，用曲线 2 表示；而冲击绝热由曲线 1 表示，它的极限值，用 ρ_H/ρ_0=6 的渐近线（虚线）示出。

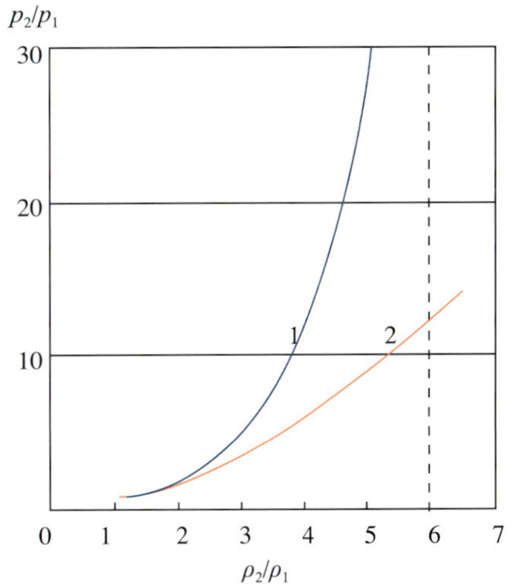

图 1-34　冲击绝热（曲线 1）与泊松绝热（曲线 2）的比较

（二）冲击波速度 V 与气体运动速度 u_H

由（1-6-2）式得到 u_H，代入（1-6-1）式，经简单推导，便可得冲击波的速度公式：

$$V = \sqrt{\frac{\rho_H(p_H-p_0)}{\rho_0(\rho_H-\rho_0)}} = \frac{1}{\rho_0}\sqrt{\frac{p_H-p_0}{\rho_0^{-1}-\rho_H^{-1}}} \qquad (1\text{-}6\text{-}12)$$

用类似方法，由（1-6-2）式得到 V，代入（1-6-1）式，可求得波阵面后面（左侧）随动气体的运动速度：

$$u_{\mathrm{H}}=\sqrt{\frac{(\rho_{\mathrm{H}}-\rho_0)(p_{\mathrm{H}}-p_0)}{\rho_{\mathrm{H}}\rho_0}} \qquad (1\text{-}6\text{-}13)$$

比较上面两式可见，冲击波速度 V 与气体运动速度 u_{H} 之间，存在某种线性关系：

$$V=\frac{\rho_{\mathrm{H}}}{\rho_{\mathrm{H}}-\rho_0}u_{\mathrm{H}} \qquad (1\text{-}6\text{-}14)$$

或表示为另一种形式：

$$Vu_{\mathrm{H}}=\frac{p_{\mathrm{H}}-p_0}{\rho_0} \qquad (1\text{-}6\text{-}15)$$

运用与前类似的内能及气态方程等已知关系，冲击波的速度公式还可表示为下述物理意义更清楚的形式：

$$V=c_0\sqrt{1+\frac{(\gamma+p_0)(p_{\mathrm{H}}-p_0)}{2\gamma p_0}} \qquad (1\text{-}6\text{-}16)$$

式中，$c_0=\sqrt{\gamma nRT_0}$ 为冲击波前未扰动气体中的声速。

显而易见，根据冲击波的形成条件：波后的压力 p_{H} 总是大于波前的压力 p_0。所以，上式中根号内的数值总是大于 1 的，因而得出 $V>c_0$，即冲击波的速度相对于波前未扰动的气体，是超声速的。进而分析可知，压力比 p_{H}/p_0 越大，冲击波的速度 V 也越大，反之亦然。特别的是，当压力跃变很弱，即 $p_{\mathrm{H}}/p_0\approx 1$ 时，冲击波的速度 V 也趋于小振幅下的声速 c_0，即 $V\approx c_0$，即冲击波减弱为普通声波。

同理，将上述冲击波的速度公式（1-6-16）和雨贡纽关系式（1-6-8）代入 V 与 u_{H} 的线性关系式（1-6-14），经化简与整理，即可获得波后随动气体的运动速度的另一种表式：

$$u_{\mathrm{H}}=c_0\frac{\sqrt{\frac{2}{\gamma}}\left(\frac{p_{\mathrm{H}}}{p_0}-1\right)}{\sqrt{(\gamma-1)+(\gamma+1)\frac{p_{\mathrm{H}}}{p_0}}} \qquad (1\text{-}6\text{-}17)$$

分析此式，同样可得出与冲击波速度相似的结论：随着冲击波强度的增加，即 p_{H}/p_0 增大；波后随动气体的运动速度 u_{H} 也迅速增大，尽管达不到 V 那样大数值。但当 $p_{\mathrm{H}}/p_0\approx 1$ 时，气体的运动速度 u_{H} 可以变为极小，即 $u_{\mathrm{H}}\approx 0$。

综合以上分析，表明冲击波的速度 V，相对于波前未扰动气体中的声速 c_0 而言，它是超声速的，即 $V>c_0$；而对于波后气体中的声速 c_{H} 而言，则是亚声速的，即 $V-u_{\mathrm{H}}<c_{\mathrm{H}}$，其中 $c_{\mathrm{H}}=\sqrt{\gamma nRT_{\mathrm{H}}}$。

（三）冲击波前后气体的温度比

这里，我们仍借鉴马大猷的推导结果（马大猷，2004）。为便于表述，先定义一个称为冲击强度 η 的量，即通过冲击面压力的跳跃与静压之比：

$$\eta=\frac{p_{\mathrm{H}}-p_0}{p_0} \quad 或 \quad \frac{p_{\mathrm{H}}}{p_0}=1+\eta \qquad (1\text{-}6\text{-}18)$$

通过冲击面的温度比可根据气体定律求得，由状态方程（1-6-5）式可知：在波前有 $p_0=\rho_0 nRT_0$，而在波后为 $p_{\mathrm{H}}=\rho_{\mathrm{H}}nRT_{\mathrm{H}}$，将二者相比则有：

$$\frac{T_{\mathrm{H}}}{T_0}=\frac{p_{\mathrm{H}}\rho_0}{p_0\rho_{\mathrm{H}}}=(1+\eta)\frac{\rho_0}{\rho_{\mathrm{H}}} \qquad (1\text{-}6\text{-}19)$$

代入关系式（1-6-8），经推导，此式可转变为：

$$\frac{T_{\mathrm{H}}}{T_0}=(1+\eta)\frac{2\gamma+\eta(\gamma-1)}{2\gamma+\eta(\gamma+1)} \qquad (1\text{-}6\text{-}20)$$

对于空气中的冲击波，当冲击强度很小，即 $\eta\ll 1$ 时，则 $T_{\mathrm{H}}/T_0\approx 1$，即此时波前波后的气体并无温度差，也无法构成冲击波；随着冲击强度 η 的增大，温度比 T_{H}/T_0 也显著提高；而当 $\eta\gg 1$ 时，虽因密度差有极限值，导致 $T_{\mathrm{H}}/T_0\approx(1+\eta)/6$，但波前波后气体的温度比仍继续随 η 而增加，并无极限。

根据以上关于冲击波重要参数的计算公

式，进行了数值计算。在标准大气压和15℃温度的空气中，得到表1-1所列数据。它表明在各种冲击强度 $\eta=\Delta p/p_0=(p_H-p_0)/p_0$ 下，冲击波引起气体密度的相对变化 $\Delta\rho/\rho_0=(\rho_H-\rho_0)/\rho_0$、冲击波的速度 V、波后气体的运动速度 u_H 以及冲击波引起的温度落差 T_H-T_0 等参量的数值。

（四）冲击波的厚度与熵增过程

实际上任何冲击波的突跃面，总是有一定厚度的。Л.Д. 朗道等所著《连续介质力学》中，曾给出一个关于冲击波厚度 δ 的理论公式：

$$\delta=\frac{8aV^2}{(p_2-p_1)\left(\frac{\partial_2 V}{\partial p^2}\right)_S} \qquad (1\text{-}6\text{-}21)$$

式中：

p_1、p_2 为冲击波两侧相距颇远处的压力；

a 为声吸收系数 $\gamma=a\omega^2$ 中 ω^2 的系数；

V、p 为气体的比容和压力。

这里，我们且不说其他参量的影响，单就 (p_2-p_1) 所代表的压力跃变，无疑是与冲击波厚度成反比。即压力跃变越大，其厚度越薄。

根据公式（1-6-16）我们已经知道，冲击波的速度是与压力跃变的平方根成正相关，在式中具体表示为冲击强度的平方根。因此也可以说，冲击波的速度越大，其厚度越薄。

例如，据张瑜编著《膨胀波与激波》书中提供的数据，根据理论计算，当 $p_2/p_1=2$，冲击波速度 $V=1.36\ c_0$ 时，冲击波的厚度为 $\delta\approx0.447\ \mu m$；而当 $p_2/p_1=10$，$V=2.95\ c_0$ 时，则冲击波的厚度为 $\delta\approx0.066\ \mu m$。

另外，再看气体通过冲击波时，熵 S 的变化过程。在热力学中，熵的概念是在研究理想热机的循环过程中引出来的，在热机学中，所有的过程，熵不能减少。熵也是一个状态函数，它可作为判断过程能否自动进行、是可逆还是不可逆以及过程进行限度的一种依据。例如，等熵的绝热过程是可逆过程；而在不可逆过程中，熵是增加的。

由前面图1-34给出的冲击绝热与泊松绝热的比较可知：当冲击强度较小，即 $p_H/p_0<1.5$ 时，冲击绝热（曲线1）与等熵绝热（曲线2）两者相近，两曲线基本重合；而当冲击强度增大时，两曲线分离逐渐增大，冲击绝热曲线趋于其极限值，即 $\rho_H/\rho_0=6$，但等熵绝热曲线则无此限制，始终在其右侧，即 ρ_H/ρ_0 值向更大的方向延伸。

试想，若压力从 p_0 升高到某一 p_H 值，例如 $p_H=10\ p_0$ 时，在图上相当于纵坐标 $p_H/p_0=$

表1-1　各种冲击强度下冲击波参量的数值计算结果

冲击强度 $\eta=\frac{\Delta p}{p_0}$	密度的相对变化 $\frac{\Delta\rho}{\rho_0}$	冲击波的速度 V (m/s)	气体运动速度 u_H(m/s)	温度落差 T_H-T_0(℃)
0	0	340	0	0
0.47	0.30	400	93	33
1.39	0.81	500	224	87
9.20	2.77	1000	739	465
22.2	3.74	1500	1181	1075
92.2	4.58	3000	2880	5940
165	4.72	4000	3300	7750
258	4.78	5000	4135	12100

1～10 的范围。显然，在此范围内，横坐标的变化因沿两条曲线而有不同值，沿曲线 1 为 $\rho_H/\rho_0=1\sim3.8$，而沿曲线 2 则为 $\rho_H/\rho_0=1\sim5.3$。其规律是：经冲击绝热达到的密度 ρ_H，总是低于经等熵绝热所达到的密度 ρ'_H。即有：

$$\rho_H<\rho'_H \qquad (1\text{-}6\text{-}22)$$

这表明，在气体通过冲击波厚度时，其一部分机械能不可逆地转化为热能所致。基于这一点就可证明：冲击绝热是一个熵增过程。

三、冲击波的通性

上面简述了冲击波不同于普通声波的特点。但是，冲击波既作为一种波动，它必然具有与其他声波共有的通性。例如，当冲击波在传播中遇到界面或障碍物时，将与普通声波一样，产生反射、透射和绕射（衍射）现象；又如，冲击波在介质中传播时，会因介质存在的吸收与衰减，逐渐减弱为弱冲击波、大振幅波，最后变为小振幅的声波。此外，由于具有与其他声波一样的传播规律，冲击波同样会扩散与聚焦。

让我们对其中某些典型的通性问题做如下分析。

（一）冲击波由刚性界面的反射

1. 垂直入射产生的正反射

设某一冲击波垂直入射于刚性界面时，其入射波前未扰动的气体参数为 p_0，ρ_0，u_0；入射波后面的参数为 p_1，ρ_1，u_1，而反射冲击波后的参数为 p_2，ρ_2，u_2，如图 1-35 所示。

入射波和反射波的波后气体运动速度，按公式（1-6-13）分别表示为：

$$u_1-u_0=\sqrt{(p_1-p_0)\left(\frac{1}{\rho_0}-\frac{1}{\rho_1}\right)} \qquad (1\text{-}6\text{-}23)$$

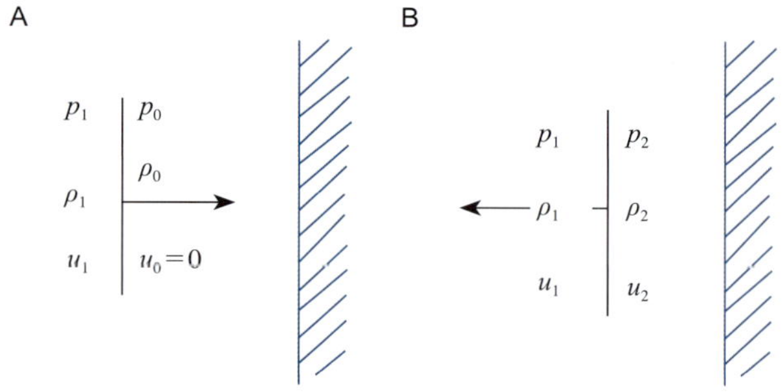

图 1-35 冲击波的正反射

以及

$$u_2-u_1=\sqrt{(p_2-p_1)\left(\frac{1}{\rho_1}-\frac{1}{\rho_2}\right)} \qquad (1\text{-}6\text{-}24)$$

下面一式中，u_1 采用负号，是因为反射波与入射波方向相反。

两式均应满足边界条件，即在刚性界面处，有 $u_0=u_2=0$。将此代入并使两式相等，则有：

$$u_1^2=(p_1-p_0)\left(\frac{1}{\rho_0}-\frac{1}{\rho_1}\right)=(p_2-p_1)\ \frac{1}{\rho_1}-\frac{1}{\rho_2} \qquad (1\text{-}6\text{-}25)$$

利用前述的雨贡纽冲击绝热关系，即将（1-6-8）式代入并经推导整理。再运用下述符号：入射冲击波的压力跃变为 $\Delta p_1=p_1-p_0$；反射冲击波的压力跃变为 $\Delta p_2=p_2-p_0$。经展开、配方等便可推出：

$$\Delta p_2=2\Delta p_1+\frac{(\gamma+1)\Delta p_1^{\ 2}}{(\gamma-1)\Delta p_1+2\gamma p_0} \qquad (1\text{-}6\text{-}26)$$

对于空气，$\gamma=1.4$，代入上式，则得反射冲击波的压力跃变简化为：

$$\Delta p_2=2\Delta p_1+\frac{6\Delta p_1^{\ 2}}{\Delta p_1+7p_0} \qquad (1\text{-}6\text{-}27)$$

由此可知，对于强冲击波而言，由于 $p_1\gg p_0$，则有 $\frac{\Delta p_2}{\Delta p_1}\approx8$；而对弱冲击波，则因 $p_1-p_0\ll p_0$，故有 $\frac{\Delta p_2}{\Delta p_1}\approx2$。

因此，可以得出结论：在空气中，垂直入射的冲击波同样会发生正反射。只不过反射波的压力因冲击波的强弱而有不同，大致相当于入射波的 2 ~ 8 倍。此关系如图 1-36 所示。

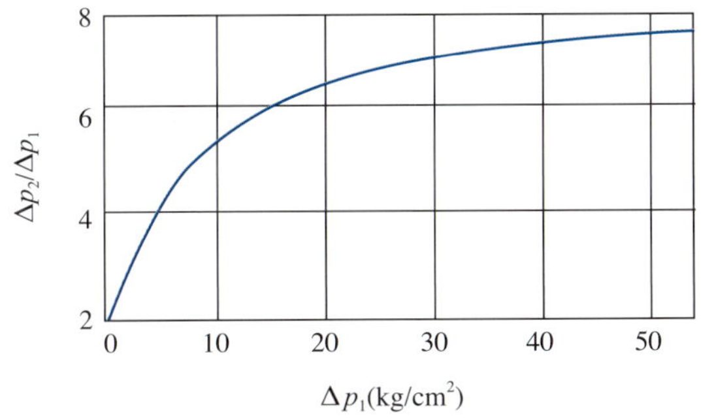

图 1-36　正反射冲击波的数值与入射波强弱的关系

2．斜入射产生的斜反射

当冲击波与刚性界面以 φ_1 角斜入射时，与普通声波一样会发生斜反射，如图 1-37 所示。但反射角 φ_2 不一定与入射角 φ_1 相等，因为这与入射波、反射波的波速有关。

关于斜反射冲击波的强弱，经与上述类似推导，已得出结果公式，即斜反射的压力跃变为：

$$\Delta p_2 = (1+\cos\varphi_1)\Delta p_1 + \frac{6\Delta p_1^2}{\Delta p_1 + 7p_0}\cos^2\varphi_1 \quad (1\text{-}6\text{-}28)$$

经仔细分析可知，对于空气，$\gamma = 1.4$，入射角在 $0° < \varphi_1 < 40°$ 范围，为正常斜反射。而在 $40° < \varphi_1 < 90°$ 范围，刚性界面会把冲击波推离界面一段距离，在此距离内，形成所谓马赫波，此种反射现象称为马赫反射。此时，反射冲击波的强度大于正反射的强度（李翼祺等，1992）。

以上是冲击波在气体中遇到刚性壁的情况。当遇到的不是刚性壁，而是具有一定声特性阻抗的另一种介质界面时，则同样会发生能量再分配，即部分能量透过介质界面形成透射波，另外的能量按两种介质声特性阻抗的大小形成反射波。不过透射波、反射波的幅度和角度，需按冲击波的雨贡纽关系做具体分析。

（二）冲击波对障碍物的绕射

当冲击波在传播中遇到有限大小障碍物时，与普通声波一样，除了有一部分冲击波发生反射外，还将产生绕射（衍射）现象，即冲击波阵面会在障碍物边缘发生弯曲并绕行到其后，形成绕射冲击波。这里，我们不做理论推导，只给出某些典型物体的绕射现象的几何图解。

图 1-38A 所示为空气冲击波遇到平面上突出的障碍物，发生绕射的情况。这时，正面入射的冲击波先是在障碍物的前壁面发生正反射，反射波的压力增大可由式（1-6-26）计算。而从前壁边缘以外行进的冲击波继续向前，并

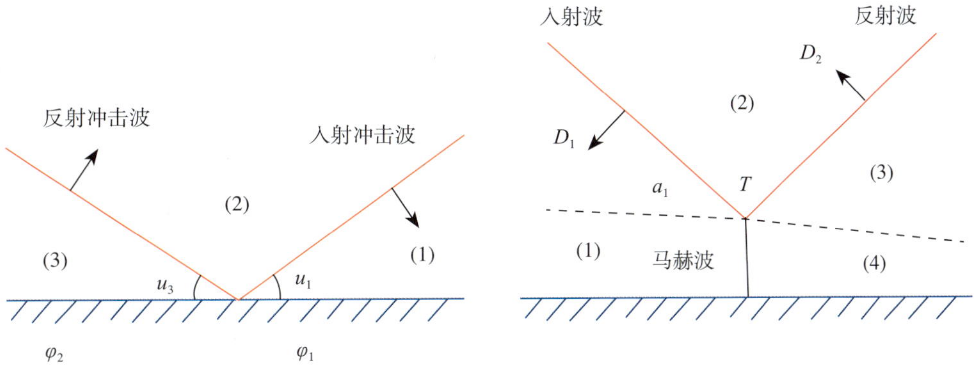

图 1-37　冲击波的斜反射与马赫反射

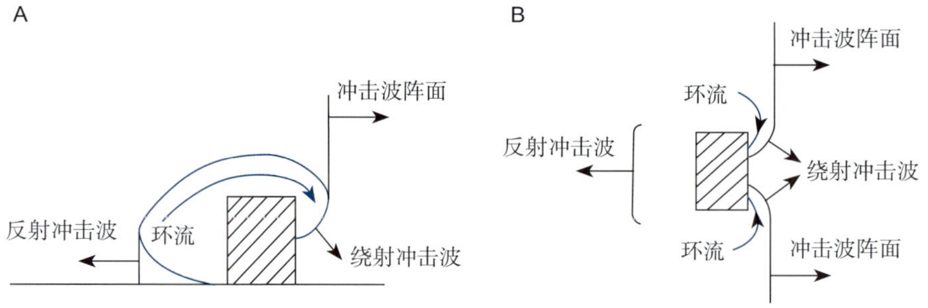

图 1-38 冲击波对有限大小障碍物的绕射

在其后缘向内弯曲，形成绕射冲击波。此后，将发生绕射冲击波与基底平面的反射并引起剧烈环流现象。

图 1-38B 所示为冲击波遇到空间有限障碍物，发生反射、绕射的现象。当冲击波与障碍物的前壁相碰时，发生正反射。而前壁外缘的冲击波入射到障碍物的后缘，波阵面发生弯曲，形成向内绕射的绕射波。

总之，冲击波与其他波动一样，当在传播过程中遇到有限大小障碍物时，同样会发生绕射现象。不过，因绕射而产生的绕射冲击波的碰撞、环流等现象更为剧烈，甚至具有破坏作用。

(三)冲击波的吸收与衰减

声波在实际介质中的传播，总会因介质存在黏滞性、热传导和分子弛豫而被吸收，以及因声束扩散和微粒散射而引起声的衰减。冲击波也具有这一通性。随着与冲击波源距离的增加，其峰值压力也将显著降低。特别是对于由爆炸产生的球面冲击波，类似于“点声源”的辐射场，更是如此。

图 1-39 为核爆炸产生的冲击波压力随距离的分布示意图。图中①到④为距爆炸中心不同距离处获得的压力值。由图可知，从爆点附近的峰值压力①，经②、③，迅速衰减至④，其衰减规律为压力与半径的立方成反比，即 $p \propto (1/R^3)$，此衰减速度远远高于球面波的衰减速度。而当峰值压力降到接近普通声波的压力幅度④时，衰减趋于缓和，近似与半径成反比，即 $p \propto (1/R)$，这与球面声波的衰减规律相同。图中④的压力波形有明显拖长并出现负压区，

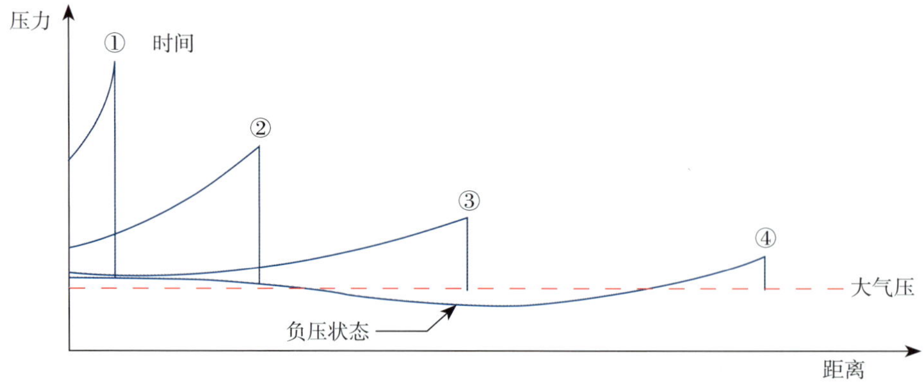

图 1-39 核爆炸的冲击波压力随传播距离分布示意图

这与球形爆炸波在空间传播的“双层球体”模型有关：即由于爆炸波阵面的超声速膨胀，其外层（冲击波阵面及其后的层状区域）形成压缩区，表现为正压；而随着球体的急剧增大，球心部分形成稀疏区，其压力表现为负压，即小于未扰动的大气压力。

实验数据表明，冲击波的峰值压力越高，持续时间越短，衰减的速度也越快。由冲击波衰变到普通声波所需要的距离，与介质有很大关系。在气体中该距离最大，液体中次之，固体中最小。例如，一块已知直径的球形炸药，其爆炸冲击波衰减到普通声波所需的距离，在空气中约为炸药原直径的数百倍；在水中约为原直径的两倍；而在固体中还不到原直径的几分之一。

（四）冲击波的扩散与聚焦

首先，冲击波的扩散与聚焦，可通过冲击波源的几何形状与尺寸实现。当冲击波源尺寸较小，其几何形状可忽略时，产生球面冲击波，向外扩散传播，直到其峰值压力由高而低衰减成为普通声波。而当冲击波源尺寸较大，且位于同一球面上时，就产生向内传播的凹球面波，随着球面逐渐减小，最后汇聚到球心很小的焦域，导致极高的压力和温升，即实现了冲击波的聚焦。

其次，冲击波的聚焦，也可借助特殊形状、专门材料制成的透射或反射结构实现。

在医用体外引发冲击波碎石机中，就使用了不同形式的冲击波源。例如，采用许多压电晶体排列成凹球面的超声换能器，在脉冲电压驱动下发射聚焦冲击波，用于击碎位于球心的结石。这可作为直接利用冲击波源产生聚焦冲击波的实例。又如，将一个特制的声透镜置于电磁换能器的前面，可把电磁换能器发出的平面冲击波经透射转变为聚焦冲击波；再如，利用水中火花隙的电击穿引起的液电效应，在椭球体的第一焦点处发射扩散球面波，经半椭球体反射，形成汇聚到椭球第二焦点的聚焦冲击波。后面这两种形式可作为借助透射或反射结构实现冲击波聚焦的代表。

张德俊曾结合体外引发冲击波碎石机项目，对椭球反射产生聚焦冲击波的压力场进行了理论计算和波形测量，并对碎石的空化机制进行了分析（张德俊，1984）。

如今，医用冲击波技术已在研究与应用领域得到迅猛发展，获得了许多新成果。本书随后的章节将集中予以介绍。

（张德俊）

参考文献

马大猷, 2004. 现代声学理论基础. 北京: 科学出版社.
毛彦欣, 程建政, 张德俊, 2004. 凹球面HIFU换能器声焦域的位置和形状. 中国超声医学杂志, 20(7): 558-560.
汪承灏, 张德俊, 1964. 单一空化气泡的电磁辐射和光辐射. 声学学报, 1(2): 59-68.
张德俊, 1984. 聚焦冲击波粉碎肾结石的实验研究. 声学进展, 4:22-27.
Crum LA, 1994. Sonoluminescence. Physics Today, 47: 22.
Ohl CD, Philipp A, Lauterborn W, 1995. Cavitation bubble collapse studied at 20 million frames per second. Ann. Phys, 4: 26-34.

第二章

超声波的生物效应和作用机制

超声生物效应及其机制，是内容极为深广的研究领域。半个多世纪以来，国内外许多学者进行了大量研究，获得了关于这一问题的丰富知识。其中以国内学者冯若，国外学者 Gail ter Haar 的工作最有代表性。本章将重点介绍 Gail ter Haar 基于超声生物物理角度的研究论述，并结合其他研究者如 Scott MicClure 等的工作，以期帮助读者综合了解包括冲击波在内超声波的生物效应及其作用机制研究的概貌。

第一节　超声生物效应的定义、内涵和意义

在利用能量辐射的现代医学，尤其是基于物理、化学动因的治疗学中，“生物效应”是一个经常被提起和使用的重要概念、术语。然而遗憾的是，迄今为止，对此尚无一个国际公认的定义。《苏联大百科全书》（第二版）中，对“电离辐射生物学效应”的定义是：“在生命活动和活组织结构中，因短波电磁辐射（X 射线和 γ 射线）或带电粒子（α 粒子、β 粒子、质子）和中子流的影响而引起的改变。”欧洲心血管影像协会（European Association of Cardiovascular Imaging，EACVI）批准的说法是：“超声生物效应，即由于超声波与被扫描组织之间相互作用产生的潜在的生物学后果。”综合二者，将超声生物效应定义为“在生命活动和活组织结构中，因超声波的影响而引起的具有生物学意义的改变”或许更为适宜。

与生物效应形影相随的另一个重要概念和术语是“作用机制”。“机制”对应的英文词汇为 mechanism，意指发生某种作用的动力、动因。作用机制是“因”，生物效应是“果”。一些著述中把作为超声生物效应动因的力、热和空化等属于作用机制的因素也称为“效应”，是不恰当的。

生物物质包括生物分子、细胞、组织器官、系统和生物体等。其他形式的能包括物理能、化学能和生物能等。也可以说是因超声波引起的生物物质有规律的变化。超声波生物效应的内容极其广泛，发生机制非常复杂，涉及物理学、化学、生物物理学、生物化学、生物学的所有分支和人体科学等许多方面，许多机制尚不清楚，是一个内容丰富、机制深邃的学科领域。人们对它的了解还只是冰山一角，因此发展前景广阔而深远。

在超声生物物理、超声生物化学和超声医学领域，有相当大一部分研究内容涉及生物效应及其机制。超声生物效应及其物理机制研究无疑会推动超声生物物理、生物化学和超声医学发展，成为超声生物医学工程学的基础，使医用超声技术和超声医学水平进一步提高。

超声波的生物效应是超声医学（诊断、治

疗、基础和临床）的基础。诊断中可应用超声技术检测人体组织的声阻抗特性、散射特性、位移和速度、弹性等变化，获取诊断信息。治疗中可利用超声能量作用于人体，利用预期需要的生物效应医治疾病。如果没有诊断和治疗中相关的超声生物效应的充分知识，要做好超声医疗工作，发展超声医学是难以想象的。

用现有超声物理的一般原理讨论生物效应中物理机制的可能存在，是容易做到的。但由于在生物效应中多种物理机制并存，即使是同一种效应，其起因也会是多源的，要把它们完全分开研究几乎不可能。这就使独立地获得具体某一效应定量因果关系的证据显得异常困难。因此，在超声生物效应机制的研究中，经常不得不暂时忽略一些重要因素以阐明某种物理机制，以获得一个较为明晰的物理图景。而进一步弄清它的后续生物学效应的机制则更加困难。目前只能在离体细胞和动物模型上进行试验，借助于对某些规律性现象的观察和测量以及大量的医疗实践，提出各种适当的假设或猜想，经过交流和研讨，再进一步实验验证，逐步深化，形成更加正确的认识，直到弄清某种生物学机制。因此本章所述的机制，许多是建立在一定的实验基础上的科学假设和推理，还需进一步研究和确认，形成科学共识和结论。

第二节　超声波生物效应的类别

一、按生物效应作用机制的分类

（1）物理机制：包括力、热、空化等。

（2）化学机制：产生自由基等。

（3）生物学机制：生物物理学、生物化学、细胞生物学、分子生物学、神经科学、遗传学、认知科学上的变化过程和实质等。

二、按生物效应对象分类

（1）分子水平；

（2）细胞水平；

（3）组织与器官；

（4）系统；

（5）个体与群体。

此外还可以按频率范围、功率或声强大小、原发效应和继发效应、生物系统接受超声的界面性质等原则分类，以突出它们的区别和特殊性。当前比较通行的是按效应的机制和对象分类，前者有利于理解效应的本质和规律，后者便于了解效应的生物学机制以及可能的应用。作为本书的理工部分，下面仅讨论物理机制问题。

第三节　超声波的力（学）机制

广义地说，超声波在介质中传播，其振动能量是用若干力学参数如质点位移、振动速度、加速度与声压描述的。假如生物效应的发生与上述的一个或多个力学参数有关，就可以把这种生物效应的物理机制归因于力（学）作用（Dalecki，2004）。需要说明的是，自 20 世纪 80 年代国内开始关注和研究超声生物效应起，一直将“mechanical effect”译为“机械效应”。然而众所周知，无论是从学科、专业角度，还是从语言角度，机械工程学与力学，机械与力，都是完全不同的概念，但生物效应涉及的是“力”和“力学”，而不是“机械”和“机械工程学”；再者，英文词汇“effect”是一个多义词，既有“效应”，也有“作用”，对于生物效应而言，力当然是“作用”，而不是“效应”。综合起来，将“mechanical effect”译为“力（学）作用”无疑更为恰当。还有一个已经被普遍了解的概念是：声波是应力波、压力波，故力（学）机制是所有由声波引发的物理、化学和生物学改变的原发机制，与之相比，热和空化都属于二级或称继发机制。

一、力及其生物效应

用强度较低、频率不高的超声波辐照生物介质时，当引起的温升可以忽略，声压尚未达到空化阈，或因介质里没有微泡核而未发生空化时，此时由超声波引起的生物效应就归因于力机制。例如，用频率为 1 MHz，声强为 2 W/cm^2 的平面波照射人体软组织时，组织里的大分子、细胞和结构会以每秒 10^6 次、以 $\pm 10^5$ g（g = 9.81 m/s^2，为重力加速度）的加速度往复振动，并经受 ±2.4 atm（大气压）压力的反复作用。超声波的振动在介质里引起分子和质点的剧烈运动和相互摩擦，细胞质和细胞器移动，造成原浆环流，组织中的物质和细胞产生“微按摩”作用。因而可以刺激细胞半透膜的弥散过程，改变膜的通透性和膜内外物质的扩散速度，改变蛋白质合成效率，促进代谢，提高组织再生能力；可以抑制白细胞运动，促进嗜酸性粒细胞内的原浆颗粒产生旋转运动。

固体超声源的治疗头（刀头、尖端、细棒或细管端部）直接作用于硬结组织和结石、牙垢时，以其强大的冲击加速度撞击被作用的物质，使其粉碎，其力学作用是显然的。冲击波对生物组织的作用也是以非热机制为主，力（学）机制占主导地位。

二、声冲流及其生物效应

（一）声冲流的发生

声冲流（acoustic streaming）亦称声流，它是在流体中由声场建立起来的单向环流，是吸收声场能量的液体中冲量转换的结果。声流所引起的速度梯度，尤其在界面附近，可以相当高，所产生的切应力足以产生结构性变化和损坏。

1965 年，Nyborg 为研究声冲流建立了一个通用的冲流方程，导出了流体体积元中由黏滞应力产生的时间平均扭力矩，指出该体积元在非线性场中同时受到平移力和扭矩的作用。

最大扭矩位于速度梯度 G 最大处。例如，两个介质界面处有很大的应力。声冲流是热传递增加、速率变化过程加速和超声所致组织内细胞表面剥裂的原因（Nyborg，1966）。

Nyborg 于 1968 年指出：在介质的吸收机制和界面上不存在机械能转换为热能的情况下，一小片膜（例如细胞壁）的局部振动在一个给定点上产生的静压力增量等于时间平均动能和势能体积密度之和（Nyborg，1968）。在接近于小声源例如振动针尖处，动能项占支配地位。于是，悬浮在声场中的粒子相对两边的受力不相等。当粒子密度大于介质密度时，粒子趋向声源，反之亦然。在膜以低超声频振动时，主要的能量损失机制是近表面边界层里的黏滞阻力。这种情况下，介质中悬浮粒子所发生的冲流运动是旋转或趋于沿环形路径运动。在靠近振膜的流体中发生的冲流是任何非线性声场中趋于发生的冲流的特例。它类似空气声中与振动板有关的被称为“声风”的现象。

（二）声冲流中的切应力

冲流引起流体环流，因流速分布不均匀而存在速度梯度，从而形成施加于流场中物体上的切向应力。非滑动型界面处流速为零，流速梯度最高。由界面处零流速到流体体积速度的区域称为界面层，其厚度与频率 f 和流体密度 ρ_0 之乘积的平方根成反比，与流体切向黏滞系数 η 的平方根成正比。在频率为 1 MHz 和水介质中，厚度约为 0.56 μm。

声冲流的速度梯度 G 是“稳态”的，不随时间变化。由此引入的稳态切应力 $\sigma_s=\eta G$。

另一种因超声波的周期性质决定的振荡的速度梯度也存在于流体边界处，引入振荡应力 $\sigma_{osc}=-(0.5\eta\omega^3\rho\xi)^{1/2}$，$\xi$ 为质点的位移幅度。对 1 W/cm^2，1 MHz 的声场，σ_{osc}=200 N/m^2 量级。

围绕一个半径为 b 的球形振动障碍物的单向冲流，在边界上存在的静应力为：

$$\sigma_{steady}=\left(\frac{1}{2}\eta\omega\rho\frac{\xi^2}{b}\right)^{1/2} \quad (2\text{-}3\text{-}1)$$

因为 σ_{steady} 长时间作用于边界处，虽然可以比 σ_{osc} 小些，但在细胞效应的作用方面意义更大。

离体悬浮红细胞的溶血系统是迄今最广泛用于研究切向力引起生物效应的生物系统。该系统证实：溶血所需要的应力，随应力作用时间的缩短而增大。1974 年，Dyson 在鸡胚胎的血管里观察到血浆膜的损伤（Dyson et al.，1974）。1979 年，ter Haar 等用电镜在老鼠子宫血管里见到的内皮（质膜）损伤和膜碎片，是因声冲流引起的切应力增大所致。损害发生在管腔壁的腔内方位上，该处流体是与一层膜接触。而在离腔方位上的基质也是流体，但黏度比血小板高，这一声流引起的切应力则不显著（ter Haar et al.，1979）。

（三）非线性及其生物效应

严格来说，声波的传播是一个非线性过程。线性声学是建立在忽略声传播中二阶以上微量的假定条件下的近似。而在医学超声领域，例如在背向散射谐波成像、碎石冲击波、高强度超声治疗和超声手术器械尖端的声场中，线性假定条件已完全失效，就需要用非线性声学来处理。这里主要讨论积累型（传播性）非线性效应。

1．非线性传播

在非线性声学中，采用有限振幅球面波、柱面波和平面波的波动方程来描述声场：

$$\frac{\partial u}{\partial r}+n\frac{u}{\gamma}-\frac{(1+\gamma)}{2c_0^2}u\frac{\partial u}{\partial \tau}=a\frac{\partial^2 u}{\partial \tau^2} \quad (2\text{-}3\text{-}2)$$

式中：

u 为质点振速；

r 为场点坐标矢径；

n=1、1/2、0，分别对应于球面波、柱面波和平面波；

$\gamma=c_p/c_v$，为定压比热容和定容比热容之比；

$$a=(2\rho c_0^3)^{-1}\left[\frac{4}{3}\eta+\eta'+\kappa\left(\frac{1}{c_0}-\frac{1}{c_p}\right)\right];$$

c_0 为介质中的小振幅声速；

η 为介质的切变黏滞系数；

η' 为介质的体积黏滞系数；

κ 为热传导系数；

$\tau=t\pm(r-r_0)/c_0$，其中 t 为时间，负号代表发散波，正号代表会聚波；

r_0 为球面波或柱面波声源表面的曲率半径。

请注意：描述球面波的球坐标和描述柱面波的极坐标的原点，均取在它们的对称中心处。因此，对会聚波 $r/r_0<1$；对发散波 $r/r_0>1$。r 为场点的矢径。

求解（2-3-2）式，可得冲击参数 σ：

$$\sigma=\begin{cases}\sigma_0\left|\ln\dfrac{r}{r_0}\right| & n=1\\ 2\sigma_0\left|\sqrt{\dfrac{r}{r_0}}-1\right| & n=\dfrac{1}{2}\\ \sigma_r & n=0\end{cases} \qquad (2\text{-}3\text{-}3)$$

式中：

$\sigma_r=r/l_d=\beta Makr$，为无量纲距离；

$\sigma_0=r_0/l_d$；

$l_d=(\beta Mak)^{-1}=\rho_0c^3(2\pi p_0 f\beta)^{-1}$ 为间断距离；

$\beta=1+B/(2A)$ 为介质的非线性系数；

B/A 为介质的非线性参量；

Ma 为马赫数（速度 v_0 与声速之比）$Ma=v_0/c_0$；

k 为波数，$k=2\pi f/c_0$；

p_0 为声源处的声压；

ρ_0 与 c_0 为介质的静态密度和线性声速。

在所有组织中，β 变化范围小于 2 倍。

在有限振幅波的传播过程中，其波形由正弦波逐步演变为锯齿波有三个重要特征状态：发生间断（在过零点处，压力波最大值突然改变符号）、冲击波峰值幅度最大、形成完全的锯齿波（波形畸变最大，谐波最大且多）。这三种状态所对应的冲击参数（对平面波而言）分别为 σ=1，π/2，3。

在平面波声场中（n=0），当 $\sigma\leqslant1.0$ 时，二次谐波幅度随基频声压的平方而增大。类似地，三次和高次谐波的幅度随其谐波序数的方次而增大。基波能量向谐波转移，幅度渐低。尔后，在 σ=3 处形成锯齿波，谐波幅度与谐波序数的倒数成正比。当 σ 继续增大（距离和频率增大），因为谐波衰减快，逐渐回复到衰减后的基频正弦波。聚焦声场中情况也很类似，但声压幅度和冲击参数 σ 与距离的关系要复杂得多。

平面波非线性传播中，因为大量产生谐波，介质的衰减是随频率升高的性质引入了额外的声能量损失。这部分逾量衰减可理解为由介质和冲击波导致的各衰减分量之总和。这种衰减是冲击波引起的，在 σ=3 时达到最大值。一旦冲击波完全形成，波的衰减就几乎完全由冲击参数 σ 决定，即由源频率和声压幅度、介质的非线性和波数的几何结构等决定。

当 $\sigma\gg1$ 时，达到了声饱和状态。即声源声压的任意增加，均不能引起相应场点处声压幅度的增加。此时有限振幅平面波的吸收表达式为：

$$a_f=\frac{\sigma}{r[1+\sigma]}\approx 1/r \qquad (2\text{-}3\text{-}4)$$

图 2-1 所示在一个多普勒（Doppler）诊断设备的声焦点上，声压测量值随声源平均声压增加逐渐趋向饱和的曲线。脉冲长度对焦点声压没有影响。

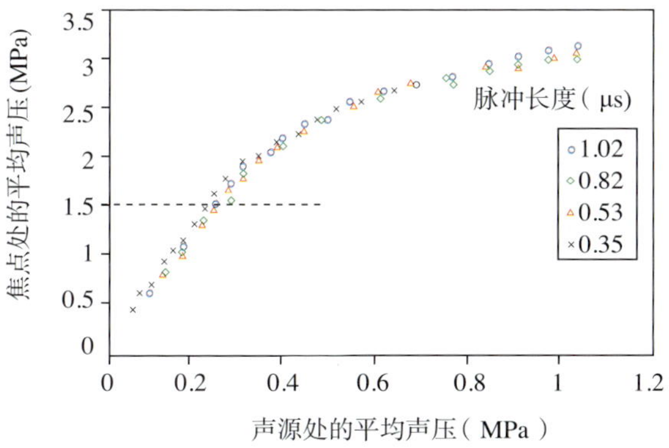

图 2-1　3 MHz 脉冲多普勒波束中焦点声压随声源声压升高并趋于饱和的情况

脉冲长度范围为 0.35~1.02 μs 内未见焦点处声压变化。水平虚线表示在 σ = π/2 状态。

对有限振幅平面波，饱和声压 p_{sat} 为

$$p_{sat}=\frac{\rho_0 c^3}{2\beta fr} \qquad (2\text{-}3\text{-}5)$$

对球面聚焦波束处的饱和声压 $p_{sat,f}$ 为：

$$p_{sat,f}=\frac{\rho_0 c^3}{2\beta fF}\cdot\frac{G}{\ln G} \qquad (2\text{-}3\text{-}6)$$

式中：F 为焦距；G 为幅度聚焦增益。此式计算所得的饱和声压与低 G 诊断波束的试验观察值很接近。因为理论限制了该式的适用范围，利用它可能会低估高 G 波束达到焦点时的声压。

由于波形的非线性变化，其基波和谐波成分的幅度、相位及衍射声束图都会发生很大的变化，无论是连续还是脉冲波束，都是如此。超声诊断中使用的短促宽带高幅度脉冲，因为其相速度依赖于源幅度，必然发生畸变。图 2-2 所示在水中测得的一个 3 MHz 多普勒脉冲的焦点波形。从源声压较低时的近似正弦波列变成在高声压（16 倍幅度）时的严重畸变的波形，其中 $p_+ \approx 1.8p_-$。

2．非线性效应改变其他生物效应机制

由于非线性效应改变了声波自身的频率成分，同时也改变了介质的某些性质，必然会对其他生物效应机制产生影响，使之改变。

（1）非线性过程可以增强热效应：它提高了衰减系数，许多谐波的声衰减系数比基波大得多，明显地增加热吸收。在热疗和诊断超声中都可以发现这种热增强。经过建模计算，在仿组织凝胶中非线性温升高达水中非线性升温的 3 倍。对腹部扫描研究显示，最大热增强条件能够发生在声程上低损耗流体之后的更深部组织中。

非线性传播过程的性质，使传统插入取代法测量衰减系数的结果偏大，其原因是非线性谐波引入了附加衰减。最好用小幅度超声并尽量缩短测量中的声程，以减小测量误差。

（2）均匀组织中最大生热位置移向焦点前面的区域：最大温升是发生在非线性条件下。

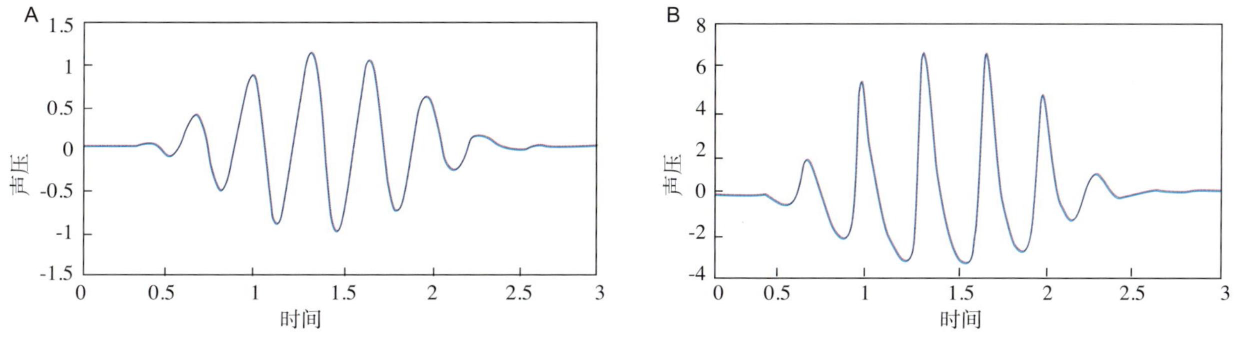

图 2-2　水中测得的 3 MHz 多普勒脉冲焦点处声压波形

A. 低声源声压时波形；B. 声源声压提高 24 dB（即 16 倍）时波形。

而不少线性条件下，简单的组织建模计算表明非线性温升比线性条件下增加了约50%。

（3）非线性畸变波形中的空化阈也发生改变：研究者建议，空泡活动修正最后与Fourier技术表达式中的基频成分幅度相关联，表明峰值稀疏声压p_-常低估了空泡活动性，而峰值压缩声压p_+不能预测气泡行为。

（4）冲击波的存在显著增加了诊断脉冲产生的声冲流的速度：通过愈量吸收，来自波束中的冲量更多地转移到流体中，引起冲流速度提高。许多数值方法的研究都成功地考虑了这些机制，有的还考虑了临床研究中观察到的冲流，提出脉冲超声在活体中流体空间里会形成更强的冲击。

（5）仿真计算得到了相应的轴向辐射力梯度的增强：预测在软组织中比较锯齿波和正弦波，近似增加了4倍。

（6）切向力的增强：由于在声轴上谐波使能量更为集中，在非线性波束中切向力也会增强。

（四）辐射力及其生物效应

当考虑声场中变量的二次微量时，介质密度和声速都成为声压的函数。于是，在传声介质的界面上或声场中任何不均匀性处就存在两种作用力。一种是与声束频率相同的振荡分量，另一种是非零时间平均分量，这个稳恒的时间平均力称为辐射力。

声场中的辐射压力有两种：朗之万（Langevin）辐射压力和瑞利（Rayleigh）辐射压力。前者由横向尺度不受限制的平面波产生，后者由横向尺寸受到限制（例如在细管内）的平面波产生。

朗之万辐射压力p_r的表达式为：

$$p_r = \rho\vec{v}(\vec{v}\,\vec{n}) \qquad (2\text{-}3\text{-}7)$$

式中：$\vec{v}$为振速矢量；$\vec{n}$为边界障碍物表面的法线矢量。

当$\vec{n}$与$\vec{v}$平行时：

$$p_r = 2\overline{E}_k\vec{n} = \vec{I}/c \qquad (2\text{-}3\text{-}8)$$

式中：$\overline{E}_k$为平面波的平均动能密度；$\vec{I}$为平面波的声强矢量；c为声速。

利用朗之万辐射作用于测量靶上的辐射力，可以测定超声换能器的输出声功率。

1968年，Eller证明：作用于一个比声波长小（半径$a \ll \lambda$）的可压缩球上的辐射力F_c由下式给出：

$$F_c = \left\langle V(t)\,\frac{\partial p(z,t)}{\partial z} \right\rangle \qquad (2\text{-}3\text{-}9)$$

式中$\langle\ \rangle$表示时间平均；$V(t)$为球的瞬时体积；$p(z, t)$为在t时刻沿声轴（声平面波传播方向z）的压力分布。

迄今为止，在生物系统里观测到的辐射力效应主要是：在驻波场里，辐射力以半波长为空间周期沿传播方向周期性分布。对这个力的响应能够导致血液细胞的淤滞。将小血管内循环的红细胞置于驻波场中，可见到结块，在压力波节处形成红细胞带。在表观的静态带中，红细胞定向于垂直于声场的方向上。

第四节　超声波的热机制

超声波的热机制，是指当其在生物介质中传播时，一部分转换为热能作用于组织的现象。在本书第一章中，我们已经了解了声衰减概念。其中吸收衰减是因为介质的黏滞、热传导和多种复杂的弛豫过程，把声能转变为热能和内能。而散射衰减是声波由于不均匀组织结构发生散射，把声能散射到其他方向所致的行波能量的减弱。由于组织中充满了各种散射体，声波经过多次反复散射，能量最终被吸收并转化为热。

当组织中存在微泡或在含气的液性器官里，在频率较低或在超声强度特别高时，组织内部可能发生瞬态（惯性）空化，当气泡发生崩溃时会产生局部瞬间高温，也会增强热效应——空化生热。因为组织的热吸收系数与超声频率近似成正比，当有限振幅波作用于组织，发生大量谐波会产生远高于基波的热吸收，必然也会加强热机制——谐波增热。超声照射骨组织时，在软组织与骨界面上会发生模式（波形）转换，来自软组织或流体中的纵波在界面上部分转换成骨外膜处的剪切（横）波，在软组织和骨中引起高吸收，也会增强热机制。

此外，活组织中循环系统的血液灌注又会将局部温升的热量带走，而血供速率受神经系统控制。如当超声照射某些器官时，其刺激会引起局部血流速度加快。这使定量研究体内温度变化更为困难。在阐述热机制时，只是假定影响热机制的其他机制可以忽略。

一、超声行波的热吸收机制

假设超声平面行波的声强 I 沿方向 z 传播，是依指数规律衰减：

$$I(z) = I_0 e^{-2\alpha z} \qquad (2\text{-}4\text{-}1)$$

式中：α 为幅度衰减系数；z 为场点离声强为 I_0 的平面（$z = 0$）的轴向距离。在组织中的超声平面行波条件下，衰减可假定仅由吸收引起，α 就等于吸收系数。声传播中的能量损失完全转化为热。

在声强为 I 处，单位时间单位体积内产生的热量或单位体积内的热沉积率 Q 等于声强的负梯度：

$$Q = \frac{dI}{dz} = 2\alpha I \qquad (2\text{-}4\text{-}2)$$

吸收系数 α_a 和衰减系数 a 都是频率的函数。表 2-1 列出了水和若干生物组织的吸收、衰减

表 2-1　水和若干生物介质的吸收、衰减系数和总衰减系数的文献值（表中频率 f 的单位为 MHz）

介质	幅度吸收系数 α_a（cm^{-1}）	幅度衰减系数 α（cm^{-1}）	出处
水（37℃）	$1.6\times10^{-4}f^{2}$	$1.6\times10^{-4}f^{2}$	（*Pinkerton*，1949）
羊水	$8.1\times10^{-4}f^{1.4}$	$8.1\times10^{-4}f^{1.4}$	（*Zara* 等，1974）
睾丸	$1.5\times10^{-2}f^{1.1}$		（Goss 等，1979）
脑	$2.4\times10^{-2}f^{1.18}$	$7.10\times10^{-2}f^{1.14}$	（Goss 等，1979）
肝	$2.6\times10^{-2}f^{1.17}$	$8.0\times10^{-2}f^{1.13}$	（Goss 等，1979）
心	$2.8\times10^{-2}f^{1.04}$	$1.3\times10^{-1}f^{1.07}$	（Goss 等，1979）
肾	$2.8\times10^{-2}f^{1.02}$	$1.0\times10^{-1}f^{1.09}$	（Goss 等，1979）
肌腱	$1.4\times10^{-1}f^{1.17}$	$5.6\times10^{-1}f^{0.763}$	（Goss 等，1979）

系数和总衰减系数的文献值。

由表 2-1 可见，多数软组织的幅度衰减系数，在医用超声频段（低兆赫范围）可近似用 $\alpha=\alpha_0 f$ 表示。由此产生表征软组织声衰减特性的参数 $\alpha_0=\alpha/f$。它是幅度衰减系数对频率的变化率，国际学术界和技术标准中的规范名称为“衰减系数斜率”（slope of attenuation coefficient），单位为 dB/（cm · MHz）或 Np/（cm · MHz）。

假设介质的热传导为零，也没有对流和辐射损失，则单位体积的热沉积率完全转化为热能的功率，则有：

$$Q=\rho C\frac{\mathrm{d}T}{\mathrm{d}t} \qquad (2\text{-}4\text{-}3)$$

式中：ρ 为介质的密度，C 为介质的比热容，T 为温度，t 为时间。

假定组织的比热容 C=4.18 J/(g · K)，密度 $\rho=1\times10^3$ kg/m^3，则其单位体积的热容量为 ρC=4.18 J/(cm^3 · K)。组织衰减系数为 0.1 f cm^{-1}，在 1 MHz 的 1 W/cm^2 的超声平面波照射下，温升速率 dT/dt 为 4.78×10^{-2} ℃/s。

二、诊断超声的组织热机制研究的热平衡理论模型

对采用重复脉冲的诊断超声热机制分析，目的是采用尽量简单的理论与方法，得出超声发射时组织发生温度变化的时间速率。1975 年 Nyberg 提出了一个热平衡理论模型。模型中只考虑热扩散作为唯一的热损耗，忽略热对流、热辐射与血管或淋巴管内的流体流动引起的损耗热。这可以看成是效能最低的最坏情况的近似处理方法。

设一个具有单一吸收系数 α 半径为 R（cm）的球模型，周围被均匀的无损耗（α=0）的介质包围。介质与球是有相同的热传导系数 K。当超声入射球体，球中温升时间速率由式（2-4-3）描述。在足够长的时间后建立了平衡，达到稳态，球心处最高温升由下式给出：

$$\Delta T=\frac{QR^2}{2K}=\frac{\alpha IR^2}{K} \qquad (2\text{-}4\text{-}4)$$

式中：K 为组织（介质）热传导系数，假设接近于水，$K\approx6\times10^{-3}$ W/（cm · ℃）而设 $\alpha=0.026f^{1.1}$，则有：

$$\Delta T=4.33f^{1.1}R^2I \qquad 2\text{-}4\text{-}5)$$

当 ΔT 要达到它的平衡温度升值的 80% 所需时间为 τ 数量级

$$\tau=\frac{R^2}{D_{th}} \qquad (2\text{-}4\text{-}6)$$

式中：D_{th} 为热扩散系数。对水而言，$D_{th}=1.44\times10^{-3}$ cm^2/s，假设组织的值与水相同。因此要达到稳态平衡温度，需要 4τ 时间。

（一）平面活塞（声源）

对于直径为 D 的平面活塞声源，在近场中假设声场为圆柱形准直平行波束，波束横截面积直径为 D 与热球直径相等 $D=2R$，这时公式（2-4-4）及（2-4-5）中的 I 就是球的横截面积 $\pi=\frac{D^2}{4}$ 内的空间平均声强，I_{SATA}。在研究球心处温升 1℃时，需要：

$$I_{SATA}=0.92D^{-2}f^{-1.1}\text{（W/cm）} \qquad (2\text{-}4\text{-}7)$$

及

$$\tau=174D^2\text{（s）} \qquad (2\text{-}4\text{-}8)$$

实际上声强测量是在低损耗流体水中测量的。要考虑从皮肤表面到“球”之间的声衰减：

$$\alpha'=\alpha_0 f^{1.1}\text{（cm}^{-1}\text{）} \qquad (2\text{-}4\text{-}9)$$

假定水是无衰减的，由式（2-4-7）知，在距离换能器表面距离 z 处水中的自由场中测定的 I_{SATA} 应为：

$$I_{SATA\,|\,水中自由场}=\frac{0.92}{f^{1.1}D^2}e^{2\alpha f^{1.1}z}\text{（W/cm}^2\text{）} \qquad (2\text{-}4\text{-}10)$$

式(2-4-10)对频率f求导令其为零，可得I_{SATA}在频率域的最小值。且发生在距离为z处(设$\alpha_0 = 0.1\ cm^{-1}\ MHz^{-1.1}$):

$$z=\frac{1}{2\alpha_0 f^{1.1}}\ (cm) \qquad (2\text{-}4\text{-}11)$$

将式(2-4-11)代入式(2-4-10)得水中自由场(最佳频率)最小值:

$$I_{SATA\,|\,水中自由场,\ 最小值}=\frac{2.5}{f^{1.1}D^2}\ (W/cm^2) \qquad (2\text{-}4\text{-}12)$$

这是对安全性而言最坏情况下，估计在水中测定的升高组织温度1°C所需要的最小声强。

(二)球面聚焦换能器

对孔径为D焦距为F的聚焦换能器，焦点处的波束横截面积直径近似等于D_F:

$$D_F=\frac{\lambda F}{D} \qquad (2\text{-}4\text{-}13)$$

假设“球”位于焦点处，球的直径等于D_F，则在式(2-4-8)和式(2-4-12)中的D应当用D_F所代替。结果是聚焦换能器在小球处需用更大的最小声强值来产生1°C的温升，但达到平衡温度所需的时间却减少了:

$$I_{SATA\,|\,水中自由场,\ 最小值}=\frac{2.5D^2}{(f^{1.1}\lambda^2F^2)} \qquad (2\text{-}4\text{-}14)$$

$$\tau=\frac{174(\lambda F)^2}{D^2} \qquad (2\text{-}4\text{-}15)$$

这是一种最坏的假设。另外，血流的对流和其他热耗散机制存在于人体某些部位，会使提高组织中一个体积的温度所需的声强进一步增加。

三、瞬态热传导方程

Pennes在1948年提出用下述瞬态热传导方程，来描述存在一个热源(单位体积内功率的沉积率Q)和一个冷却机制二者的系统里的温升。

$$\rho_t c_t\frac{\partial T}{\partial t}=k_t\Delta_2 T-A(x,y,z)+Q+Q_m \qquad (2\text{-}4\text{-}16)$$

式中:ρ_t、c_t和k_t，分别为组织的密度、比热容和热传系数;Q为单位体积内吸收的声功率，由$Q=2\alpha I$给出;Q_m为新陈代谢的产热的功率，常被忽略。

$A(x,y,z,t)$为冷却项，由热传导系数和流经该区域的血流来决定，取决于周围温度和所处部位。通常可近似为:

$$A(x,y,z)=W_bC_b(T-T_b)+[G(T-T_b)^2f(t)] \qquad (2\text{-}4\text{-}17)$$

式中:W_b、C_b和T_b，分别为灌注、比热容和血流温度。G为常数;函数$f(t)$是考虑其他因素(如因超过某一阈值时被触发的血管舒张的冷却效应)的一个时间函数;公式右边第二项常被忽略，则冷却项仅为:

$$A(x,y,z,t)=W_bC_b(T-T_b) \qquad (2\text{-}4\text{-}18)$$

这就是仅考虑血液灌注冷却组织。假设血液以动脉血的温度T_b(中心温度)进入体积，而以被加热的组织温度T流出。

使用有限差分法或有限元法数值求解Pennes方程，获得各种类型组织内温度分布及其经时的变化规律，预测组织中的期望温度受到超声和组织影响的程度。1973年Chan在理论和实验中使用这些方法，达到了良好的符合性。

图2-3A所示为采用Rayleigh积分法计算的一个凹球面聚焦换能器的在过声束轴平面内的声压分布(声源处声压为150 kPa);图2-3B所示为采用Pennes方程计算同一个声源作用于软组织中的温度场分布。可以看到温度场分布比声压分布更为平滑。表明传热过程对声压分布的空间频率组成起到了低通滤波作用，滤除了一些高频分量。计算还表明组织吸收引起的超声加热区的热场分布，在超声停止照射后其最高温度和热梯度都有降低，加热区域体积却有所增大，这可用热扩散过程来解释。

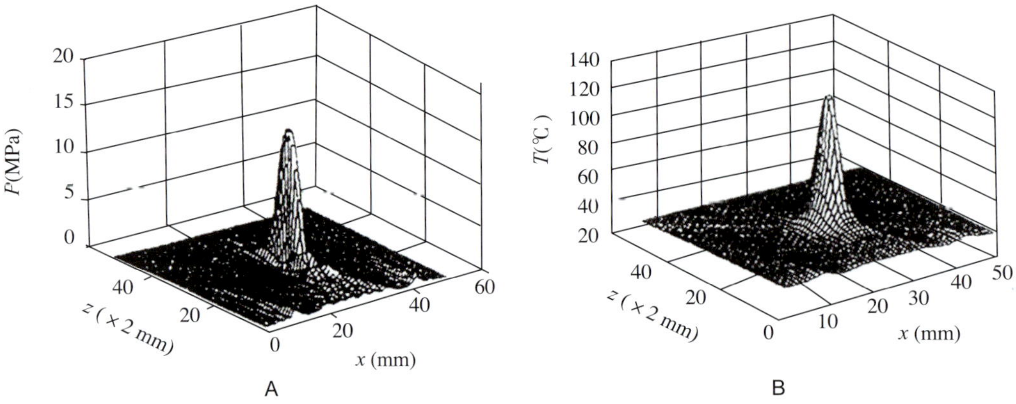

图 2-3　一个凹球面聚焦换能器的声场和在组织中的温度场的数字模拟

A. HIFU 的声场分布（声源处声压 150 kPa）；B. 同一声源在软组织里的温度场分布。

四、温度及其分布的实验测定

由于组织温升受到超声量、环境条件和组织参数及其分布的影响，其关系相当复杂，故很难精确预测其温度分布，这就需要实验测定。由于实验测定也十分困难，关于活体内的温度分布监测信息十分稀少。近年发展的快速磁共振成像技术，可以实现对这种温度分布的测量和观察。

图 2-4 所示用若干热电偶插入狗的大腿肌内，测定 0.8 MHz，1 W/cm^2 的超声脉冲照射 2 min，改变占空比时的温升。

图 2-5 所示用 0.75 MHz，2 W/cm^2 的超声照射猪的后腿，平均温度在组织中的深度分布。

1999 年 Doddy 等用 50 mW/cm^2 的脉冲多普勒超声入射离体的人胎椎骨。产生的温升范围从孕龄 14 周样品的 0.6℃（295 s 后）变化到孕龄 39 周样品的 1.8℃。

1998 年 Hord 等记录了豚鼠胚胎的颅骨 - 脑界面处的一个峰值温升 1.9℃（孕龄 57 ~ 61

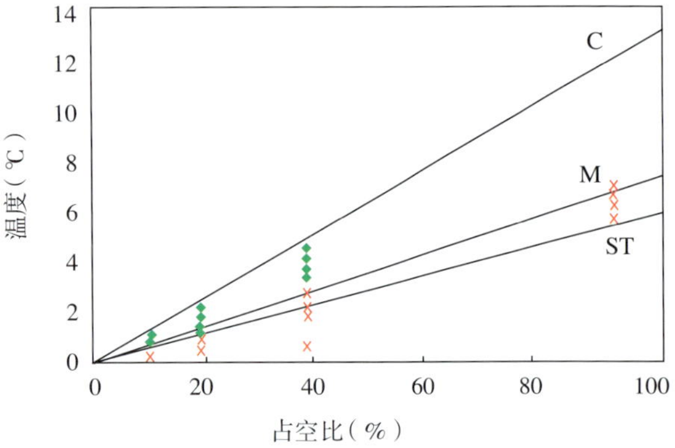

图 2-4　用 0.8 MHz，1 W/cm^2 的脉冲超声照射下，在狗的后腿中测得的温升

ST：软组织；M：骨髓；C：皮质。

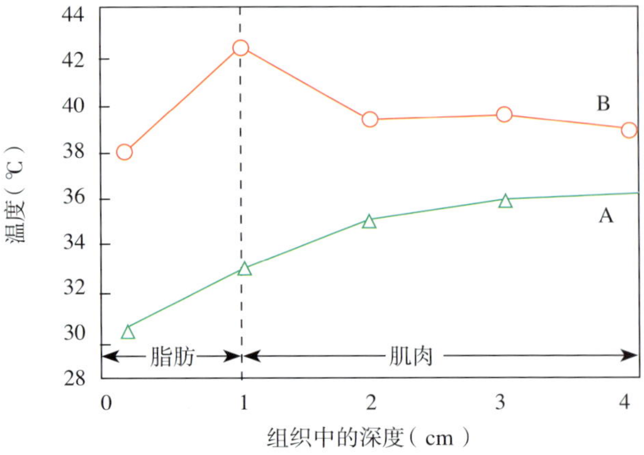

图 2-5　猪后腿中的温度分布

A：大腿的稳态温度（未照射）；B：用 0.75 MHz，I_{spta}=2 W/cm^2 超声照射时达到的温度。

天）和在同样波束中的 4.3℃（孕龄 62～67 天）。他们发现年长胚胎的灌注活组织与非灌注活组织之间存在 9% 的差异，而年幼胚胎其差异仅为 2%，并将此归因于年长胚胎具有更加实质性发育的大脑脉管系统。

现已知，在被照射的软组织块体中有多骨或气体包埋物时，因为模式转换、超声反射声束或空化等会引起局部热点。这在超声医学诊疗中应特别注意。

高强度聚焦超声（HIFU）的医学应用研究中，大量体内和体外动物实验和临床试验结果都已证实，HIFU 可使其焦点附近的组织瞬间发生凝固性坏死——热消融。焦点温度可达 70℃以上，细胞膜和细胞核均被彻底破坏，几乎消失。这种可定位、可控的非侵入性热消融治疗技术是超声热作用在医学应用中的典范。

第五节　超声波的空化机制

一、空化现象

广义而言，空化是在液体或有含有液体的介质中，可活动的、简单或复杂的、容纳气体或蒸汽的空泡或空穴。而在液体中形成空化的气核，可以用多种方式例如流体动力学方法（喷射管、螺旋桨等）、声学方法或中子和重离子等方法产生。声空化是其中的主要方法之一。声空化可理解为“在声场作用下介质中充满气体或蒸汽的空穴生成和活动的现象”。如前面章节所述，空化中气泡活动分为两类：惯性（形同崩溃或瞬态）和非惯性（形似稳态）空化。惯性空化是在液体中的充气空穴在一个声周期的部分期间内发生膨胀，然后迅速崩溃到它原体积的一小部分的现象。在崩溃时气泡的惯性控制了它的运动，进而由此得名。在气泡最小体积的位置，会产生局部高温、高压和冲击波，其能量可转换成其他形式，产生光发射和高度反应的化学核素。非惯性空化是对声场中充气泡体在一定范围内的活动性的描述。气泡的运动包括平移运动、表面变形、整流式扩散或其他方式的生长和微冲流。超声场中空化气泡的半径在多数声周期内呈现为在一个平衡半径附近振荡。而惯性空化中空泡以一种不稳定的方式振荡，快速生长并猛烈崩溃。2004 年，安兆亮、李同保对不同平衡半径的单个气泡半径在不同激励声压下的变化过程，做了实验和理论研究（安兆亮等，2004）。图 2-6 所示在恒定声压激励下单个气泡瞬时半径的实验测定（实线）和理论计算（虚线）的比较。

图 2-6 所示为在一定的声压作用下，气泡半径不断增大到峰值后迅速下降到极小值的崩溃过程。在崩溃时，产生高温和高压，发出声致发光脉冲。

二、空化阈

在声空化中，在一定条件下（激励的声波频率、静压、温度、流体成分、含气量等）液体中产生空化效应的最低声强称为空化阈。相应地可分为稳态（非惯性）空化阈和瞬态（惯性）空化阈。后者远高于前者。

1. 稳态空化阈

1980 年 Neppirias 给出了稳态空化的阈条件：

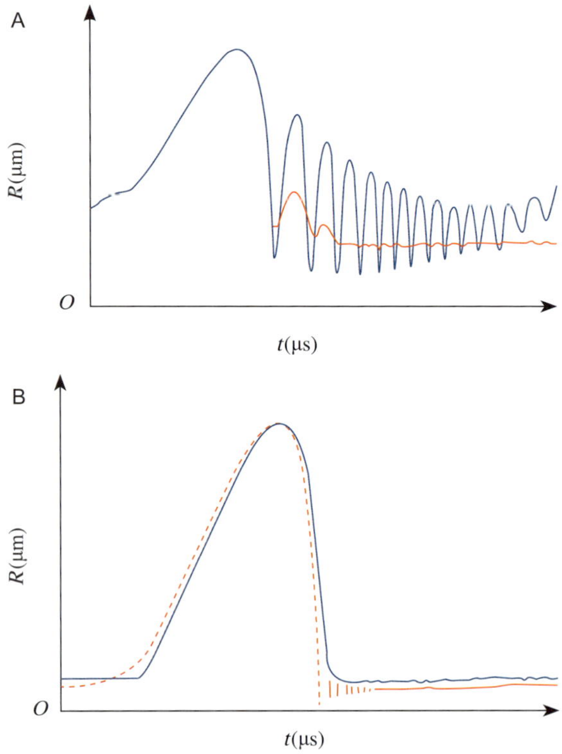

图 2-6 频率 20.7 kHz 超声激发，水中氧气浓度 C_∞=0.16 条件下，气泡半径的变化，采用 Mie 散射法实验和 R-P 方程理论结果的拟合

A. p_a=0.95 atm，R_0=10.1 μm；B. p_a=1.30 atm，R_0=40 μm。p_a 为激励声压，R_0 为平衡半径。C_∞ 为远离气泡的泡外氧气浓度，C_0 为氧气的饱和浓度。

$$\left(\frac{p_A}{p_0}\right)=\frac{3}{2}\left[1+\frac{2\sigma}{R_0p_0}-\frac{C_\infty}{C_0}\right]\left[1+\frac{2\sigma}{R_0p_0}\right]^{-1}\left[(1-\beta^2)^2+\beta\delta^2\right] \quad (2\text{-}5\text{-}1)$$

式中：

$\beta=\dfrac{\omega}{\omega_0}=R_0\omega\sqrt{\dfrac{\rho}{3\gamma p_0}}$；

p_A 为声压幅度；

p_0 为环境压力；

R_0 为初始气泡半径；

σ 为表面张力；

ρ 为液体密度；

γ 为泡内气体比热容比；

C_∞ 为液体中无气泡时的气体浓度；

C_0 为液体中的饱和气体浓度；

δ 为阻尼系数；

ω 和 ω_0 分别为施加的声压的角频率和谐振角频率。

在低于 100 kHz 的频率范围内：

$$\omega_0=\frac{1}{R_0}=\left(\frac{3\gamma p_0}{\rho}\right)^{1/2} \quad (2\text{-}5\text{-}2)$$

在高于 100 kHz 的频率范围内：

$$\omega_0=\frac{1}{R_0}\left\{\frac{3\gamma p_0}{\rho}\left[1+\frac{2\sigma(3\gamma-1)}{3\gamma R_0p_0}\right]\right\}^{1/2} \quad (2\text{-}5\text{-}3)$$

2. 瞬态空化阈

对小于谐振频率决定的气泡尺寸（谐振尺寸）的小气泡，瞬态空化阈称为“Blake”阈 p_T，由下式决定：

$$p_T=p_0+\frac{4}{3}\left\{2\sigma^3\left[3R_0^3\left(p_0+\frac{2\sigma}{R_0}\right)\right]^{-1}\right\}^{1/2} \quad (2\text{-}5\text{-}4)$$

对大于谐振尺寸的气泡，瞬态空化阈由下式决定：

$$\frac{R_0}{R_r}=0.46\left(\frac{p_A}{p_0}-1\right)\left(\frac{p_A}{p_0}\right)^{1/2}\left[1+\frac{2}{3}\left(\frac{p_A}{p_0}-1\right)\right]^{-1/3} \quad (2\text{-}5\text{-}5)$$

式中：R_r 为谐振半径。

1977 年 Wells 归纳了 Esche 和 Hill 的实验研究结果。用图 2-7 中的曲线表示了连续波超

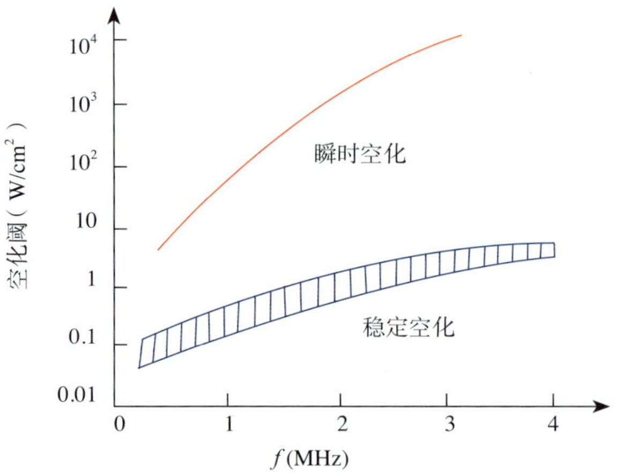

图 2-7 连续波超声在水中的空化阈与频率（f）的关系

声在水中的空化阈与频率的关系。实验数据表明：瞬态空化阈比稳态空化阈至少高一个数量级。频率升高时两种空化阈均明显提高。而且随频率的升高，瞬态空化阈值提高较快。

液体中产生空化现象所需的最低声强，与液体的性质、液体中的含气量、微泡的大小和状态、环境压力、温度、表面张力和超声频率有关。含气的水比除气的水空化阈值低。在 10 kHz 以下的连续波场中，二者相差近 10 倍。图 2-8 所示为室温下空化所需声强与声波频率之间的关系。

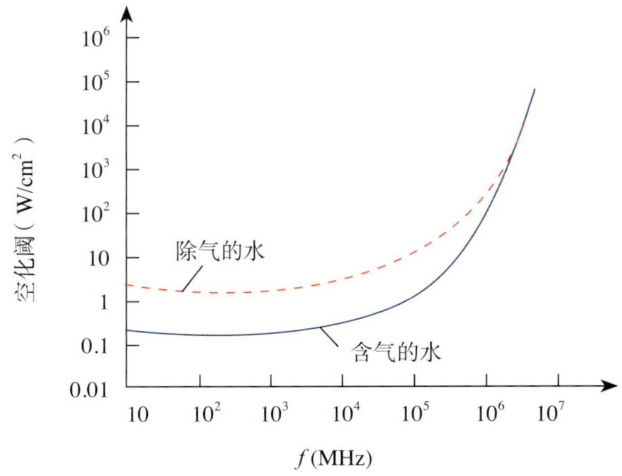

图 2-8 室温下（除气和含气的）水中空化阈与声波频率（f）之间的关系

三、自由液体中的空化过程

ter Haar 用图 2-9 所示的声压 – 气泡半径曲线，描述了自由液体的空化过程。图中曲线 A 为稳态空化阈，由式（2-5-1）决定；曲线 B、C 分别为小气泡的 Blake 阈和大气泡的瞬态空化阈，分别由式（2-5-4）和式（2-5-5）决定。

在声压较低、气泡半径小于谐振半径的区域 I 内，任何气泡都不会生长。在高于稳态空化阈的区域 II 内，任何气泡经历不稳定的生长、崩溃，并可能分解成不同尺寸的微气泡，存在于区域 II 和（或）区域 III。在区域 II 的气

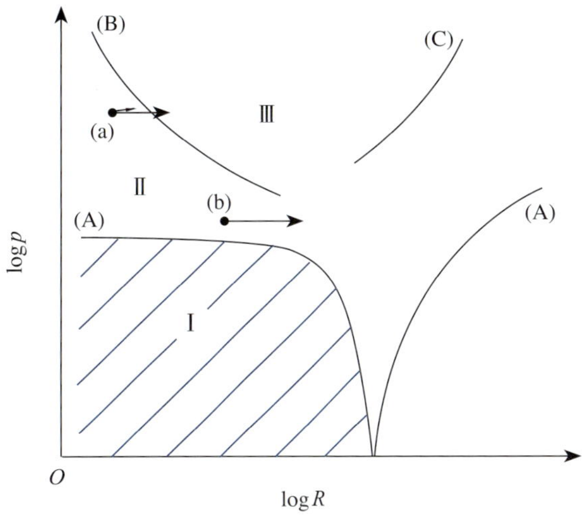

图 2-9 自由液体中的空化过程描述

A：整流式扩散阈；B~C：瞬态空化阈；R：气泡半径；P：声压。

泡也可以整流式的扩张方式生长，经过不稳定的振荡，有些气泡（a）会生长进入区域 III 而崩溃。而其他气泡（b）则保持在区域 II 内，直至它们生长到足够大，在浮力的作用下升出声场，这个过程就称为除气。这样，一旦空化核发生，在超声场中变得有活动性的适当尺寸的气泡结构，就能自身永久地存在。

四、空化的物理化学特征与检测

（一）分谐波和谐波的声发射

对不可压缩液体里的时变场中的单个小气泡（半径小于声波长）运动规律的经典描述是著名的 Rayleigh-Plesset 方程，后被发展为更高级模式。应用 Rayleigh-Plesset 方程求解在 4.5 MHz 超声激励下，半径为 0.2 μm、0.7 μm 和 1.4 μm 的不同气泡，可得到许多解。结果表明：声场中出现不同平衡半径（R_0）的气泡时，可引起不同的振荡频率。对气泡半径的时变波形 $R(t)$ 的 Fourier 变换结果显示，声场中除激励基波频率外，出现了第一分谐波 2.25 MHz 和二次谐波 9 MHz。空化气泡起到了次

级声源的作用。在空化区附近可用水听器检测到它发射的声信号，经频谱分析可选取特征频率。1995 年和 1996 年 Coleman 在活体中检测到由体外冲击波碎石脉冲引起的空化。

空化中半阶分谐波（$f_0/2$）的产生机制尚不完全清楚，但它已成为气泡活动性的良好指示器，并可能做定量测量。在稳态空化场中偶尔也能测到，但当声强提高时，达到瞬态空化阈时，分谐波信号幅度就会突然升高。继续提高声强到达一定强度后，分谐波幅度趋于平衡状态。在更高强度时，反而缓慢下降。瞬态空化中也会产生超谐波（$2n+1$）$f_0/2$ 信号，例如 $3/2f_0$。

在稳态空化场中二次谐波 $2f_0$ 是最显著的声发射频率。超声产生的二次谐波发射，已在血液灌注的测量与成像中被广泛应用。

在超声场中建立空化活动时，白噪声级就会增加。达到瞬态空化阈时，白噪声级会骤增。高于此值，其声级随激励声压呈线性增加。在体内和体外实验中都可检测到空化引起的白噪声。

1977 年 Wells 总结了 Hill 的实验数据，用图 2-10 描述了在某些液体和离体固定的组织中，空化活动的分谐波测量得到的证据。由图可见，含气的水和除气的水及其他液体与各组织样品在 1 MHz 超声波束平均声强增加时分谐波信号级和碘释放的变化。由 c 可见在 6.3 W/cm^2 声强下蒸馏水、自来水、液体石蜡中测得的分谐波级与除气水中测得的分谐波级接近，这可能是因为其中的气体已被超声“除气”。e 表明在 6.3 W/cm^2 超声照射下，某些软组织样品中发出分谐波信号低于各种液体中发出的分谐波信号级 40 dB 以上。说明在软组织中 1 MHz 超声较难引起声空化现象，除非软组织内含有微泡造影剂。f 曲线呈单峰形状，表明碘释放在 2.1 W/cm^2 附近有一个最佳声强，在此声强作用下碘释放最快（Wells，1977）。

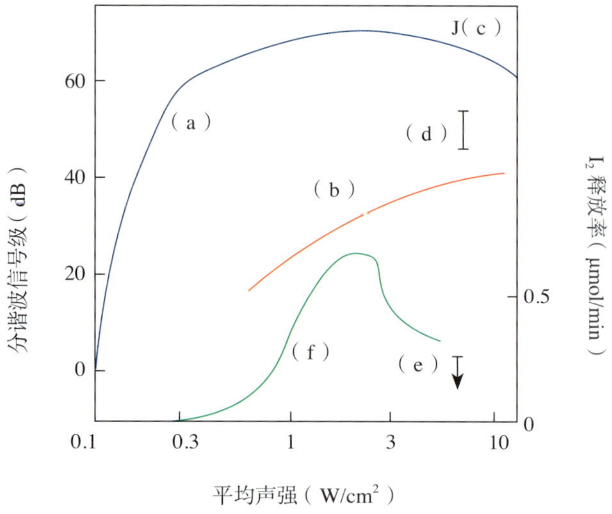

图 2-10　1 MHz 超声照射下，某些液体和组织中从分谐波和碘（I_2）释放的测量获得的空化活动证据

a. 非除气水；b. 除气水；c. 蒸馏水、自来水、液体石蜡；d. 变压器油、甘油、丙酮、甲醇；e. 琼脂凝胶（1.5%）、明胶凝胶（5%）、公牛肝（固定嵌埋在 5% 的明胶中）、公牛肝（新鲜的，嵌埋在 5% 的明胶中）、公牛肌肉（新鲜的，固定嵌埋在 5% 的明胶中）、公牛脂肪（新鲜的，固定嵌埋在 5% 的明胶中）、鼠肝（新鲜的，固定嵌埋在 5% 的明胶中）、鼠肾（新鲜的，固定嵌埋在 5% 的明胶中）；f. 未除气的碘化钾溶液里的碘释放。

1982 年，Morton 等成功采用声学量作为生物效应的定量预测器完成了实验。他们在实验中展示了超声照射下离体细胞样品中生物学损伤程度，与照射期间从样品中检测到的分谐波总能量之间存在良好的相关性（Morton et al.，1982）。

实验中在悬浮细胞接受 1 MHz 超声照射，检测 $f_0/2$ 分谐波信号。在 30 min 内对 $f_0/2$ 信号强度进行积分，将积分值作为分谐波总能量。采用锥虫蓝（trypan blue）检测细胞膜的损伤程度。用克隆基因法（clonogenic assay）评估细胞是否丧失其繁殖的完整性。实验中发现分谐波出现的阈值声强与细胞溶化发生的阈值声强相同。说明二者都是同一作用机制的不同表现结果，这种机制可以用空化来解释。图 2-11 所

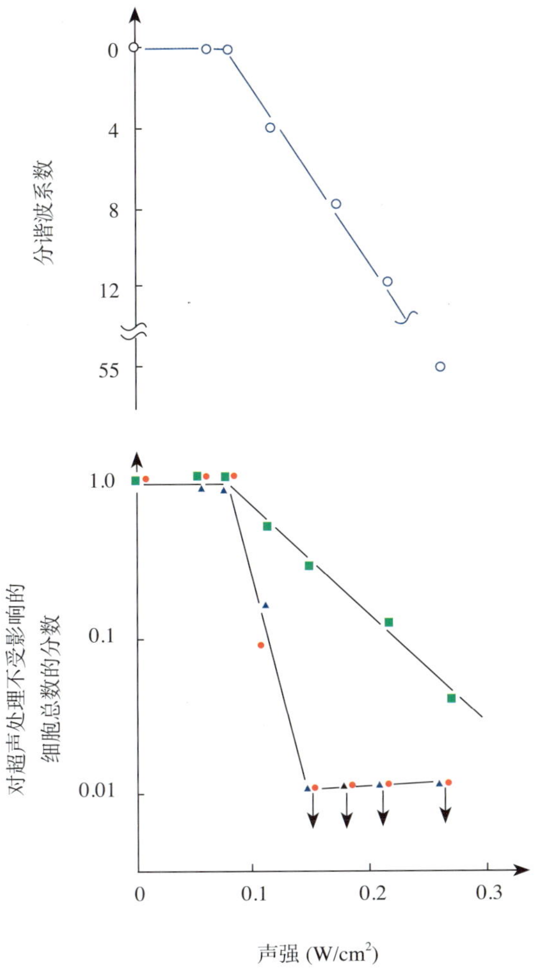

图 2-11　超声强度对分谐波发射和细胞损伤程度的作用关系，可以看出分谐波信号与细胞损伤之间的相关性。用 1 MHz 超声照射 30 min；■：完整细胞；●：未受损细胞（锥虫蓝染色法）；▲：残存细胞（克隆基因法）

示为 Morton 等的实验结果。

悬浮液中的细胞在超声照射下，发生溶化的实验证据十分广泛而确定无疑。许多研究都表明：空化是产生这类细胞完全破坏的主要机制。

对于空化现象产生的声发射，通常用频率响应适配的凹球面聚焦水听器进行检测。将水听器焦点对准需要检测的可能发生空化的区域附近，进行搜索扫描，接收声发射信号。

把高频猝发声发送到组织中，监测来自空化中微泡的散射信号。将空化中引起的散射与其他静止散射分离，可以实现对活性空泡的监测。这种方法已用于提供诊断超声脉冲在活鼠体内引起空化的直接证据。

（二）声化学效应

声空化效应能使受声波辐照样品中发生出现富含能量核素的典型化学反应。这些核素包括电离的和受激发的分子、离子和自由基等。这种反应的化学机制尚未完全清楚。目前认为是在瞬态惯性空化中的电效应和热效应所致，可以作为崩溃过程的指示物。通常相信空化中发生了如下化学反应：

$$H_2O \leftrightarrow H^{\bullet}+OH^{\bullet}$$

因为反应产生氢自由基和羟自由基，可使如下化学反应得以实现，并可用以估计空化活动。这些反应包括：

（1）从碘化钾中释放出自由碘：认为是由于 $OH^{\bullet}$ 的作用。如出现 CCl_4，因为对氯的氧化作用，会增加碘的产出。可用淀粉做指示剂估计碘的浓度。

（2）硫酸亚铁氧化产生硫酸铁：可用光谱法测定硫酸铁的产出，用以评估空化作用。

（3）氢氧根与对苯二甲酸酯反应：形成一种高度荧光核素，对荧光以及自旋吸收进行监测，也可评估空化作用。

声化学检测技术可用于体外的崩溃空化研究。其适合于对瞬态空化时间的监测，并呈现阈值，可做定量测量，但对稳态空化无响应。由于体外试验中生物样品里不相关化学反应的干扰，其使用范围受到限制。

（三）气泡运动形态的观察与成像

在相对较低的频率下，当气泡尺寸较大时，可直接用放大镜或显微镜观察气泡的构成形式和表面波动。瞬态空化只存在于几个声压周期时段内，需要使用高速摄影和脉冲激光等技术。此法可用区分气体性和蒸汽性的两种瞬态活动；演示微泡雾中瞬态空穴的崩溃；分离气泡群和气泡场二者的活动；观察在边界附近空穴的射流形式。在兆赫频段超声波作用下，只有生长良好且尺寸超过谐振尺寸的气泡才能被观察到。直接光学成像法可用于监测瞬态空化和稳态空化及其阈值（气泡生长），提供气泡的位置形态信息。但此法只能在透明液体中实施，在不透明的组织中不适用。

在减压病的气泡测验中，曾采用超声脉冲回波成像系统取得成功。1981 年和 1982 年，ter Haar 和 Hopewell 使用 8 MHz 的 B 超系统观察到在治疗超声强度下麻醉豚鼠大腿里气泡的形成，证实了生物活体内空化泡的存在。虽然此法不能得到关于形成气泡后的任何信息。实验中使用 0.75 MHz 治疗超声照射 5 min，在 80 mW/cm^2 强度级时首次观察到了气泡。此法可测验到 10 μm 直径的气泡（即大于谐振尺寸）。实验表明增加环境压力可使气泡消失。图 2-12 所示在 0.75 MHz 超声照射前（A）和照射中（B）的 8 MHz 超声图像。有些气泡的位置很稳定，而其他的只能在短时间内观察到。治疗声束入射的大腿侧气泡尺寸较大，似乎与脂肪和肌肉间的筋膜相对应。图 2-13 所示为 4 只豚鼠大腿中气泡形成事件的积累数与 0.75 MHz 超声强度的关系。由此可以监测到一个阈值，说明活体中相对低的声强（在“理疗”

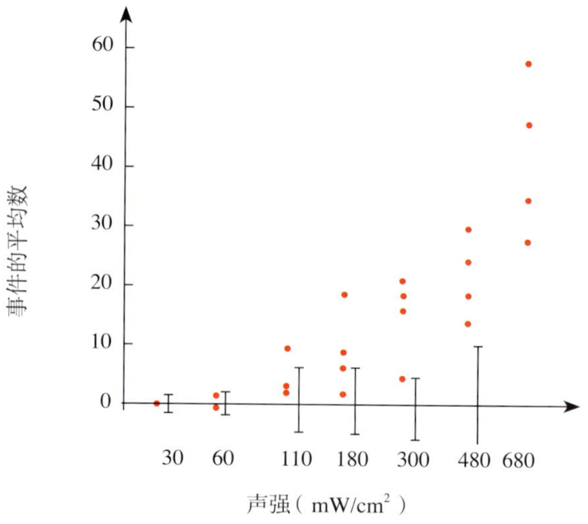

图 2-13 4 只豚鼠大腿中气泡形成事件的积累数与 0.75 MHz 超声强度的关系

图中的直杠表示对照组中记录的“虚事件”。

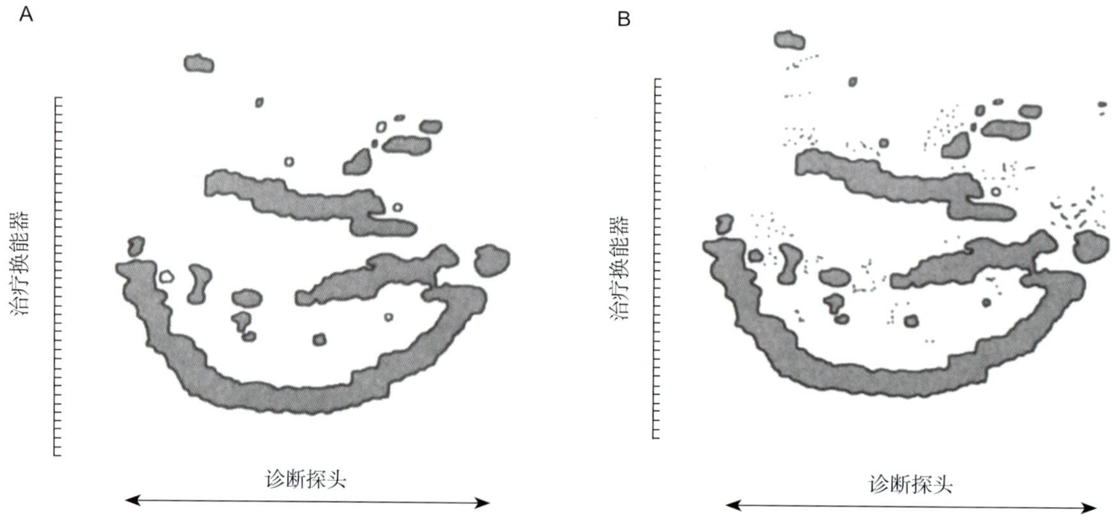

图 2-12 豚鼠大腿的超声图像（8 MHz）

A. 对照组；B. 由 0.75 MHz，1 W/cm^2 超声辐照引起的大腿中气泡的新回波图像。

范围内）能引起气泡结构。此外，Hynynen 也于 1991 年证实治疗超声引起了气泡。在碎石冲击波和 HIFU 治疗中，用超声回波成像方法均观察到气泡发生的许多实例。可将气泡看成是 HIFU 治疗中焦域组织声像图出现短时明亮光团的可能成因（ter Haar et al.，1982）。

超声成像法的优点是能提供气泡的存在及其位置信息，还可在环境压力升高条件下进行，但不能给出气泡活动的信息。

（四）介质声阻抗的变化

当液体中存在声致空化时，其声学性质会发生改变，包括使声阻抗变化，这种变化反映了其中空化活动的量。介质的声阻抗改变直接影响换能器的电阻抗，从而改变换能器电端的电压。通常是在超声发射换能器（激发声场的换能器）两端引出电信号。这是一个调频电压信号，用相关的滤波器和频率分析仪可以监测到其特征频率，观察到谐波和分谐波的发射。这一方法的突出优点是不必在声场中插入任何探头，不会扰动声场即可相当灵敏地指示空化活动，包括瞬态空化和稳态空化。目前尚未见到定量研究的报道。

（五）冲击波声场中的空化

碎石冲击波能在活体组织中引起空化气泡，其声压高达 100 MPa，一般水听器无法测量。采用纤细的光纤水听器插入活体组织中，可以测出超声波引起的折射率变化，将其转换成电压输出后折算为声压，从而测定活体中的声压。光纤水听器能耐受较高的声压，有较宽的频率响应和较大的动态范围，是较量冲击波场的合适传感器。

Huber 和 Coleman 二人分别于 1994 年和 1998 年，用光纤水听器测量了碎石机的超声场。结果表明，当脉冲能量增加时，水中空化泡的寿命从 250 μs 变化到 750 μs；而在肿瘤中，同样的能量增加，空化泡的寿命从 100 μs 变化到 220 μs。

（六）气泡周围的微声流

声场中气泡的振动能够使其周围的流体发生涡旋运动，即声冲流，简称声流（acoustic streaming）。因其尺度很小，故称微声流（acoustic microstreaming）。微声流能够产生高速度梯度，并在其边缘处施加显著的切应力，是空化场中引起损坏的有效机制。1959 年，Elder 从实验和理论上系统研究了依附在振动表面上气泡在不同振荡幅度和流体黏度条件下形成的声流的特征和图景（Elder，1959）。气泡周围存在边界层和涡流。用超声波激励植物叶子中的气核时，可以看到细胞质中的冲流。气泡附近的生物分子和细胞将受到冲流场的剪切应力作用。对于动物组织，当振荡幅度超过阈值时，气泡活动所引起的剪切力能够导致溶血。

围绕半径为 R_0 具有边界层厚 δ 的一个振动气泡的速度梯度 G，可由下式给出：

$$G=\frac{\omega\zeta_0^2}{R_0\delta} \qquad (2\text{-}5\text{-}6)$$

式中：ξ_0 为气泡的振动幅度。

相应的黏滞应力（切应力）为：

$$\sigma_s=\frac{\omega\eta\zeta_0^2}{R_0\delta} \qquad (2\text{-}5\text{-}7)$$

小振幅超声作用于微泡产生的微声流，可致细胞膜暂时开放，此时膜外的大分子物质能够进入细胞内，然后关闭进入通道，被称为声孔效应（sonoporation）。1997 年，Bao 等用 0.2 MPa（1.3 W/cm^2）超声照射含微泡悬浮液（10% Albunex）中的中华大田鼠卵巢细胞（气泡数、细胞数＝40），观察到了声孔现象（Bao et al.，1997）。2000 年，Ward 等发现，在改变造影剂浓度和超声照射时间的情况下，淋巴细胞在悬浮液中的声孔效应可分为可修复的和致死的两种类型（Ward et al.，2000）。声孔效应可能会成为基因疗法和超声细胞给药的一项技术基础。

空化发生的必备条件，其一是液体或类似液体环境，其二是含有微泡核，其三是声强高于该环境条件（温度、压力和边界条件等）下空化阈值的超声辐照。在细胞悬浮液、离体组织（因血液和组织液的流失，管腔内会进入空气泡）和含气器官（如肺、肠、胃等）内，以及高强度聚焦超声（HIFU）和高强度冲击波在体内组织中引发类似“气爆”“汽化”等条件下，就可能发生空化。1989年，Williams等用二次谐波检测器监测受冲击波辐照的狗动脉，未见气泡活动发生（Williams et al.，1989），这与1944年Harvey等的结论相符。人体动脉血液中至今未发现空化现象发生的证据，可认为不含气泡。但小猪门静脉血管在冲击波辐照下，其声像图里出现片刻的一团亮区，被认为是气泡。1990年，deLuise等研究发现在肝和其他组织里也显示了冲击波引发的气体活动（deLuise et al.，1990）。因此，在治疗超声作用机制的分析中，应当根据实验结果和测量数据找到确实的证据，具体分析空化发生的可能性。

第六节　冲击波碎石和冲击波治疗的作用机制

冲击波生物效应呈现的现象，有关临床研究和观察的文献是很丰富的，但确切机制尚不清楚。已发表的文献中提出了许多关于机制的假设和推断，但非定论。图2-14所示框图为综合已有的研究，其中包括：磷聚集、生物因子、干细胞、氧化氮释放、无髓鞘细胞、血管

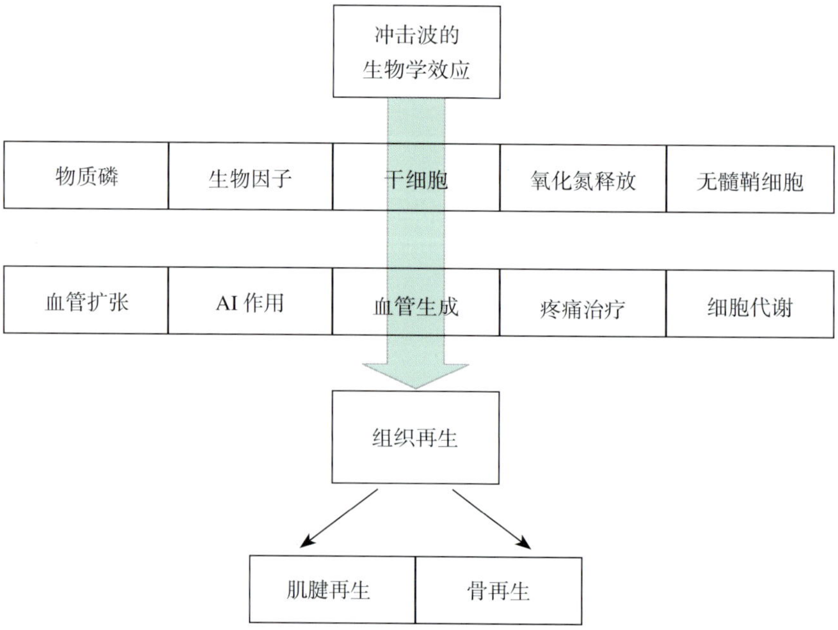

图2-14　冲击波治疗机制示意图

扩张、AI 作用、血管生成、疼痛治疗、细胞代谢。此外还有成骨效应、压电效应、痛觉神经感受器效应等说法。以下以若干治疗作用的机制为例，进行一些具体介绍和分析。

结石不是人体组织，在冲击波作用下发生的是物理变化，不是生物学变化。但它们也是依靠某些机制实现的。冲击波碎石的作用机制主要是应力和空化。但冲击波或其初始波由体外到达结石部位，必须经过软组织，而且结石处在器官之内，是被软组织包围着的，碎石过程不可避免地会涉及软组织，因而有通过某些机制使其发生生物学变化的可能。

一、冲击波的应力作用

冲击波对结石的破坏作用，主导原因是人体软组织的声特性阻抗（约 1.5×10^6 Pa · s/m）和结石的声特性阻抗（肾结石约 7.6×10^6 Pa · s/m）之间的显著差异，因而造成冲击波在结石前表面的透射和后界面的反射，在结石内形成强大的正向透射和负向反射应力波，又因结石的抗张强度远低于抗压强度，致使其内部压力分别超过了结石的抗张强度和抗压强度，导致结石的碎裂。

按照声学理论，在声特性阻抗分别为 Z_1 和 Z_2 的两种介质的平面界面上，从第一介质垂直入射到界面的平面波正声压为 p_i，反射声压为 p_r，进入第二介质的透射声压为 p_t，则：

$$p_r=p_i\ \frac{Z_2-Z_1}{Z_2+Z_1}$$

$$p_t=p_i\ \frac{2Z_2}{Z_2+Z_1}$$

假设结石直径远大于焦斑（焦域的最大横截面）直径，前后表面都是平面，并与声束垂直。设典型肾结石的声特性阻抗为 6.7×10^6 Pa · s/m，周围软组织的是 1.5×10^6 Pa · s/m，则由上式可得：冲击波作用于结石前表面时反射波与入射波叠加后的压力（等于透射压力）为 $p_t=1.63p_+$，p_+ 为入射冲击波的正峰值声压。透射波在结石内向前传播到达后表面时，发生了第二次反射，其反射波幅度为 $p_r=-0.634\ p_t=-1.03\ p_+$，成为幅度大于原始声场里的冲击波正声压 3.3% 的负声压。若使用 p_+=60 MPa 的入射冲击波，则 p_t=97.8 MPa，达到结石抗压强度（约 10 MPa）的近 9.8 倍，而 p_r=－61.8 MPa，远远超过结石的抗张强度（约 1 MPa），约为其 62 倍。若入射冲击波的负压力幅度为 p_-=8 MPa，则在前表面的作用压力为 p_{t-}=－13.0 MPa，为抗张强度的 13 倍。在后表面的反射波压力 p_{r-}=8.2 MPa，也已接近结石的抗压强度。因此对这种理想化的结石，一次冲击就足以击碎。但实际结石的表面不是平面，且形状各异，受力情况复杂得多。结石内的 p_t 和 p_r 不会这么大。因此需要许多次（如 1000 次以上）冲击才能把结石击碎到预定的尺寸，例如 2 mm 以下。以上的模式化分析，只是定性地说明冲击波的应力在碎石中起了主要作用。1994 年 Delius 在论文中提到：观察到碎石过程中主要爆裂的形成早于空化泡的崩溃。这也可以解释为冲击波的应力作用是首发机制，由它的负压（张应力）部分引发了空化。

2001 年，Eisenmenger 利用电磁式波源，发射正峰值压力 p_+ 为 35 MPa，焦斑直径为 18 mm 的冲击波，在水中粉碎了直径为 5 mm、12 mm、15 mm 的球形结石（Eisenmenger，2001）。实验结果发现：把结石粉碎到 2 mm 尺寸所需的脉冲数与第一次把结石击成两半所需的脉冲数之比，与结石的直径呈良好的线性关系。实验结果与其假设的“挤压”理论预测相符。研究者称，当焦斑直径大于结石时，在 p_+ 较低的情况下，因为消逝波引起了结石周围的准静态压缩或挤压，导致了双片碎裂现象。

即随着冲击次数的增加，结石大多是以一分为二的方式有规律地破裂。研究者还指出，利用这一机制可以降低碎石机的冲击波能量，提高碎石效率。

二、冲击波的空化作用

用冲击波粉碎结石时，在含有液体或因冲击波作用而形成液态状的环境条件下，就有可能发生空化。当冲击波负压部分可以激发液体内存在的微小异物（例如自由气体、固体颗粒）或它们的组合成为空化核时，就会发生空化。张力使气泡膨胀、增长、崩溃，形成空化气泡群。其形状和动力学特性由核的初始尺寸分布、冲击波的张力部分和边界条件决定。边界条件是指周围的介质和状态。试管内的水中结石附近与无限大空间或动物体内的边界条件是不同的。不同环境中空化泡的尺寸和数量是不同的，实验观测的数据不可随便套用或引申，应做具体分析。

第二个是冲击波正压力部分出现期间与气泡的相互作用。冲击波使已形成的稳定的气泡壁变形，并在碰撞点处沿波的传播方向上引发水的射流。水的射流速度比空化泡崩溃时产生的射流速度更高，也更有破坏力。空化作用造成结石的腐蚀、破裂、动态疲劳、剪切和周向压缩，最终粉碎为细小碎粒（理想尺寸为 1 ~ 2 mm）。

冲击波致空化泡在人体组织内的活动证据有限。超声图像检查揭示，当冲击波作用于猪的肝部时出现了空化泡。Delius 等在某一实验部位检测到空化信号，发现了组织损毁（Delius et al.，1990）。空化引起的组织损毁在直肠部位也曾被鉴别出来。在冲击波通过血液时，未发现空化泡的存在。尚不清楚在人体其他组织内产生空化的证据，故冲击波碎石过程中人体内的空化机制，需要进一步的实验证据。

在冲击波碎石中，由于脉冲发射的间隔约为 0.5 ~ 1 s，焦点处实际的时间平均声强很低，引起的温升可以忽略，故热机制几乎不起作用。

第七节　冲击波医学应用的风险分析与临床安全性

一、冲击波碎石的风险与临床安全性

（一）冲击波碎石的风险

体外引发冲击波碎石机的应用对象包括肾结石、输尿管结石、膀胱结石和胆结石，主要作用机制是应力和空化。冲击波在结石的前后界面产生冲击性应力，尤其是在结石 – 组织后界面会产生负压张力波的作用，以及结石周围准静态压缩挤压力的联合作用，使结石碎裂。组织 – 结石前界面的压缩力碎裂阈约为 10 MPa，而在结石 – 组织后界面负压张力碎裂阈较低，约为 1 MPa，更容易使其碎裂。现有碎石机发出冲击波的焦点声压都可以突破这些阈值。广泛应用的液电式碎石机，其焦点声压高达 103 MPa。此外，结石内部结构如含有充气空隙，外部若有液体，在局部瞬时负压下，液体可能气化成微气泡，或液体中原有的微气泡被激活成为空化核，从而产生空化，加速结石的破碎过程。结石在碎裂过程中其碎片会伤及周围组织。冲击波由体外透入体内，穿过许多组织和脏器，较高的声压也会损伤这些组织的细胞。处于聚焦区域的肾实质损伤尤为显著。冲击波的应力作用和空化效应，对所有的器官和组织都会造成出血现象。肾实质损伤引起被膜扩散性出血。尤其是肾结石碎片下降至输尿管，形成被称为“石街”的嵌顿状态，引起梗阻导致血流动力学障碍，甚至导致输尿管完全梗阻、无尿、高热和肾萎缩。在胆结石治疗中，会引起肝小被膜出血和血液充满气泡、肝实体和静脉凝血、门静脉结缔组织出血和血栓，胆囊表面瘀斑、内黏膜溃烂，甚至脱落。冲击波对骨组织的损伤特别明显，严重的可致骨折。对狗和大白鼠的实验表明，冲击波最严重的副作用是肺出血，其损伤的阈值压力很低，大约 3 MPa。由于骨的声特性阻抗与软组织差异较大，一次冲击波对骨的损伤十分严重，可引起骨和骨膜充血、血肿，骨小梁损伤，骨髓外渗。焦点声强可致骨折，应尽量避免。肠中含气，也容易发生空化损伤出血。冲击波碎石对人体的损伤虽无法避免，但其程度却可以控制，所致损伤可以缓解和治愈。

（二）对冲击波碎石机安全性的建议

1．设备的安全性

（1）高电压的电气绝缘必须安全可靠。定期检验设备的安全可靠性和性能参数。如有缺陷或达不到标准要求，应及时维修。

（2）配备心电 R 波同步触发发射（冲击波脉冲）的装置，防止冲击波及其波源对心脏的刺激，导致意外发生。

（3）配备听力保护器具（佩戴护耳器等），防止对患者和碎石机旁操作人员的听力损伤。

2．过程的安全性

（1）在治疗中应保证治疗头与人体良好的声耦合，声耦合界面处无气泡存在。

（2）精心操作影像设备和坐标定位装置，精确对准结石发射冲击波，避免声束焦点累及骨骼、肺、神经、动脉和肠。

（3）各档单次发射的冲击波声能量稳定，冲击波的波形（脉冲幅度、上升时间、宽度、不含杂波）良好一致。

（4）定位精度高，确保发射冲击波脉冲次数低于 2500 次即可碎石。

3．设备操作人员素质

（1）操作者应是经过严格训练，具备足够知识、技能和经验的合格专业人员。

（2）严格遵守适应证，熟练掌握临床冲击波碎石术和术后康复医疗技术。

（3）严格拒绝禁忌证。

（4）治疗中要逐步增加能量强度和脉冲次数，做到在达到碎石疗效的条件下，尽量使用最低的冲击波能量强度和最少的脉冲次数。

二、冲击波治疗的风险和临床安全性

人体组织对治疗用冲击波的响应具有剂量依赖性。按照“三级制”的能量强度划分，通常低、中能量强度无副作用，高能量强度冲击波在治疗中有出血或神经损伤等一些副作用出现，高强度冲击波能使机体组织细胞严重受损，造成组织细胞不可逆受损，组织学发现有炎性细胞浸润、纤维样坏死。冲击波在 0.6 mJ/mm^2 被证明对局部血管有破坏性的影响。体外冲击波治疗慢性软组织损伤疼痛性疾病（使用中、低能量强度），一般不会出现严重副作用及并发症，轻微并发症包括：①局部皮肤变红或瘀斑，通常几天后消除，良好的声耦合是治疗的必要前提条件，排除耦合剂中的气泡，可以避免或减轻皮肤损伤；②局部麻木或麻刺感；③治疗损伤致肌腱膜撕裂；④疼痛不缓解；⑤治疗后疼痛加重；⑥直接作用于大血管或重要神经可引起组织损伤。有一些证据表明，能量强度大于 0.4 mJ/mm^2 会产生不利影响，虽然尚未得到证实。一般认为治疗的能量强度不应超过 0.28 mJ/mm^2，每次治疗的冲击波脉冲数以 1000 ~ 1500 次为宜。但应具体分析，应在达到疗效的前提下，采取尽可能少的冲击脉冲数，以减轻患者的痛苦和不适感，降低风险。

要提高治疗中的定位精度，最好使用具有影像设备引导的定位系统。应精细操作使冲击波治疗头的焦域定位于病灶处，否则不仅会降低或失去疗效，还会引起严重的副作用和误伤。

国内外报道多数把病灶邻近肺、脑、脊髓、骺板、大神经、血管组织和牙组织作为体外冲击波治疗的禁忌。此外，血友病、恶性肿瘤应列为禁忌证。对于局部急性感染、植入心脏支架或瓣膜、凝血障碍性疾病、严重心律失常患者以及孕妇，也应禁用。尽量避免在心脏附近行冲击波治疗。肋骨部位病灶同样不能施治，因为会伤及肺部。

近肺的治疗要用挡板做防护。肠含气，对邻近部位进行治疗时，要用导泄剂排空。避开大血管和神经及内固定物（如钢板），但髓内针无妨。

（寿文德　余立立）

参考文献

安兆亮, 钱梦騄, 刘恒彪, 等, 2004. 单泡声致发光中泡内气体含量参数实验研究. 声学技术, 23(004): 218-223.

AIUM/NEMA, 1983. Safety standard for diagnostic ultrasound equipment. J Ultrasound Med, 2: S1-S50.

Bao S, Thrall BD, Miller DL, 1997. Transfection of a reporter plasmid into cultured cells by sonoporation in vitro. Ultrasound Med Biol, 23(6):953-959.

Dalecki D, 2004. Mechanical bioeffects of ultrasound. Annu Rev Biomed Eng, 6:229-248.

Delius M, Denk R, Berding C, et al., 1990. Biological effects of shock waves: cavitation by shock waves in piglet liver. Ultrasound Med Biol, 16(5): 467-472.

deLuise VP, Greenstein SH, 1990. Trichiasis is a trigger for recurrent corneal graft rejection. Cornea, 9(1): 90.

Dyson M, Pond JB, Woodward B, et al., 1974. The production of blood cell stasis and endothelial damage in the blood vessels of chick embryos treated with ultrasound in a stationary wave field. Ultrasound Med Biol, 1(2): 133-148.

Eisenmenger W, 2001. The mechanisms of stone fragmentation in ESWL. Ultrasound Med Biol, 27(5): 683-693.

Elder SA, 1959. Cavitation microstreaming.J Acoust Soc Am, 31: 54-64.

Esche R, 1952. Untersuchungen zur Ultraschallabsorption in tierischen Geweben und Kunststoffen. Acta Acustica united with Acustica, 2: 71-74(4).

Hill CR, 1972. Ultrasonic exposure thresholds for changes in cells and tissues. J Acoust Soc Am, 52: 667-672.

Morton KI, ter Haar GR, Stratford IJ, et al., 1982. The role of cavitation in the interaction of ultrasound with V79 Chinese hamster cells in vitro. Br J Cancer Suppl, 5: 147-150.

Nyborg WL, 1966. Sonic techniques in rheology. Fed Proc, 25(3): 1082-1083.

Nyborg WL, 1968. Mechanisms for nonthermal effects of sound. J Acoust Soc Am, 44(5): 1302-1309.

ter Haar G, Dyson M, Smith SP, 1979. Ultrastructural changes in the mouse uterus brought about by ultrasonic irradiation at therapeutic intensities in standing wave fields. Ultrasound Med Biol, 5(2):167-179.

ter Haar GR, Hopewell JW, 1982. Ultrasonic heating of mammalian tissues in vivo. Br J Cancer Suppl, 5: 65-67.

Ward M, Wu J, Chiu JF, 2000. Experimental study of the effects of Optison concentration on sonoporation in vitro. Ultrasound Med Biol, 26(7): 1169-1175.

Wells PN, 1977. Ultrasonics in medicine and biology. Phys Med Biol, 22(4): 629-669.

Williams AR, Delius M, Miller DL, et al., 1989. Investigation of cavitation in flowing media by lithotripter shock waves both in vitro and in vivo. Ultrasound Med Biol, 15(1): 53-60.

第三章

医用冲击波的物理和工程基础

第一节　医用冲击波基础研究和临床实践中常用物理－工程术语

众所周知，药品名称和使用方法中的概念、术语混乱或错讹将危及患者的身体健康乃至生命安全，科学、准确地界定和使用诊疗技术及医疗器械术语的重要性与之同理。本书所用物理－工程术语广泛且众多，但生物医学基础研究和医学临床实践中常用者有限。不过，因这些术语几乎全部译自英文，而且由于历史和环境原因，有些术语的译法、解读存在歧义甚至错讹。考虑到前后章节的衔接，为方便读者核对、查考，特做如下梳理。

一、包含单词“mechanical”的英文术语翻译和解读

在医用超声文献中，“mechanical”是出现率颇高的词汇。作为形容词，它有“力学的”“力的”“机械的”三种含义。按照规范定义，“力”指物体之间的相互作用，是使物体获得加速度、产生形变和导致结构破坏的动因（agent），“力学”是研究力、运动及介质力学性质的科学，而“机械”则是指利用力学原理设计、制作的各种实物架构、装置。“机械”与“力”“力学”虽有联系，但所指事物完全不同，不可混淆。

（一）mechanical wave

按照传统说法，声波是机械振动在介质中的传播，属于机械波。但于1983年制定，而且至今有效的中国国家标准《声学名词术语》（GB/T 3947）中，声波的定义却是“弹性介质中传播的压力、应力、质点位移、质点速度等的变化或几种变化的综合”，完全未提及“机械”。Kolsky的经典著述*Stress waves in solids*的书名，对声波称谓是“应力波”。再者，与传统超声技术依靠压电陶瓷、微硅鼓之类“机械”产生和发射声波不同，在光声成像、热声成像、磁声断层成像等新技术中，声波分别源于光、热、磁等其他物理动因的转换，都不涉及机械。而且，即使使用了压电陶瓷、微硅鼓之类“机械”，其振动也是由电能转化的压力扰动所致。因此，声波的定义宜为“压力扰动产生的质点振动在介质中的传播，属于压力波（pressure wave）”。

（二）mechanical effect

力学作用是导致超声生物效应的三种机制之一，相关文献中普遍将“mechanical effect”译为“机械效应”，但其实际所指是声压、辐射

力、声流等力学量和力学现象对人体组织的作用，与“机械”概念无关，宜译为“力（学）作用”。

（三）mechanical index

“mechanical index”是医用超声技术标准中要求屏幕显示的超声诊断设备声安全性参数之一，相关文献中普遍译为“机械指数”，但其实际所指是负峰值声压导致空化的风险，与“机械”概念无关，宜译为“力（学）指数”。

（四）mechanobiology

“mechanobiology”是由力学与生物学交叉融合而形成的一个新兴学科，有人译为“机械生物学”。但其实际内涵和任务，是探讨机械力刺激（mechanical force stimulus）对生物体健康、疾病或损伤的影响，研究生物体对力学信号的感受和响应机制，阐明机体的力学过程与生物学过程如生长、重建、适应性变化和修复等之间的相互关系。英文文献中的“mechanical（机械的）”作为形容词，意在说明所施加的“force（力）”的属性，以便与电磁力等相区别，并不涉及“机械”，“mechanobiology”宜译为“力（学）生物学”，生物学界采用的就是这种译法。

（五）mechanotransduction

“mechanotransduction”是力学生物学和医用冲击波文献中经常出现的术语。Jaalouk等提出的定义为：“生物组织将机械力刺激（mechanical force stimuli）转换为生物化学信号，以适应周围物理环境的细胞过程”（Jaalouk et al.，2009）。dAgostino等的论述是：“mechanotransdution是许多类型细胞能够感受到的生物学过程，在感受到来自细胞外环境的力学信息并给予处理之后，这些生物力学的力即转换为生物化学响应，从而影响诸如迁移、增殖、分化和凋亡等一些基础细胞功能”。Neuland等专门针对冲击波的论述则是：“体外引发冲击波对活组织的冲击，导致力学刺激转化为生物化学和（或）分子生物学信号。这些信号转而诱发某种信息流。继发信号被视为生物学信息单元，它使信号针对的细胞本身产生某种生物学变化。这种因果关系（sequence）称为mechanotransdution”。在术语所涉事物中，“力”（force）是核心词，“机械的”（mechanical）是对其属性的限定，“transduction”在生物学学科中译为“转导”。综上所述，细胞过程是力刺激导致的，mechanotransduction宜译为“力致转导”或“力生转导”。

二、声波波形的分类

科学研究和应用实践中使用的典型声波波形有连续波、脉冲波和猝发声三种。

（一）连续波（continuous wave）

连续波即在时间轴上连续而不间断的正弦式声波波形，如图3-1所示。其特点是幅度恒定，频率单一。在医学超声领域，连续波通常用于超声多普勒血流测量、胎儿心率检测、围产监护、超声理疗等。

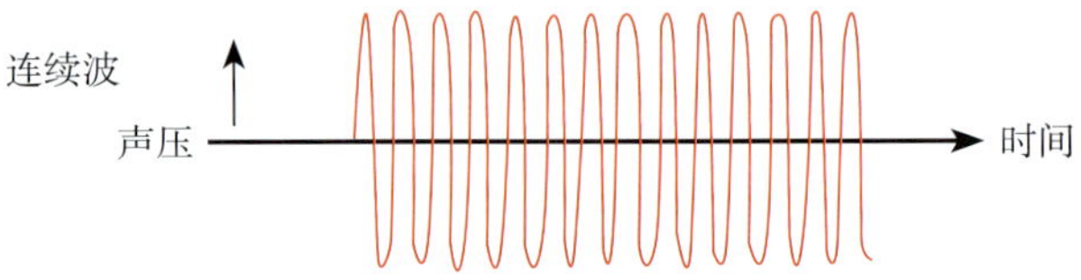

图3-1 连续波波形

（二）脉冲波（pulsed wave）

脉冲波即在时间轴上间断、分立的声波波形，其中又细分为普通脉冲和冲击脉冲。

1. **普通脉冲**

普通脉冲通常由宽度相当于声源基谐振动半个周期的电脉冲激励产生，所产生的声信号波形的基本特征是：幅度由基线向正负向逐步增大至峰值，再由峰值逐渐降至基线，正负向大体对称，通称“尖脉冲”，如图 3-2 所示。普通脉冲的持续时间越短（周期数越少），频带越宽。在医学超声领域，普通脉冲通常用于 A 型、B 型、M 型及彩色多普勒超声诊断系统。

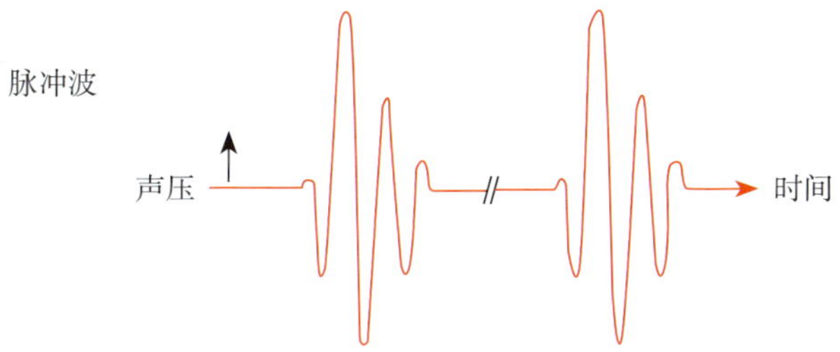

图 3-2　脉冲波波形

2. **冲击脉冲**

冲击脉冲即冲击波（shock wave）。其定义是：因介质中的剧烈压力扰动而产生，传播速度超过介质中声速，以陡前沿、高正峰值、低负峰值、极短持续时间和极宽频带为特征的声脉冲波。其典型波形如图 3-3 所示。医用冲击波的频谱主要落在数百 kHz 区段，属于超声波。国际医疗器械分类和技术标准均将其列入“ultrasound”或“ultrasonics”。与碎石用冲击波相比，治疗用冲击波的正峰值幅度有所降低，正峰值与负峰值的差异有所减小，能量强度也相应降低。能量强度越低者，其波形与典型冲击波的差异越大。

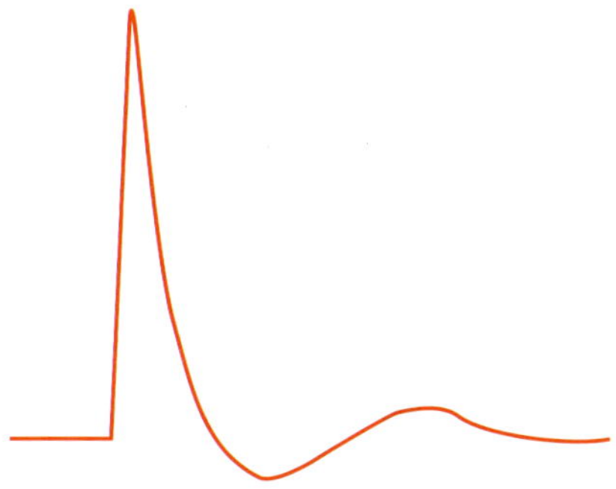

图 3-3　典型冲击波波形

（三）猝发声（tone burst）

猝发声，即利用方波调制连续波，将其切分为包含一定周期数的段落，并相隔一定时间陆续发射和传播的正弦波列，如图 3-4 所示。在超声测量中，包含 18 个以上周期的猝发声即可视为单频信号。高强度聚焦超声、低强度脉冲超声等治疗技术中使用的，是周期数达数百个的长猝发声。

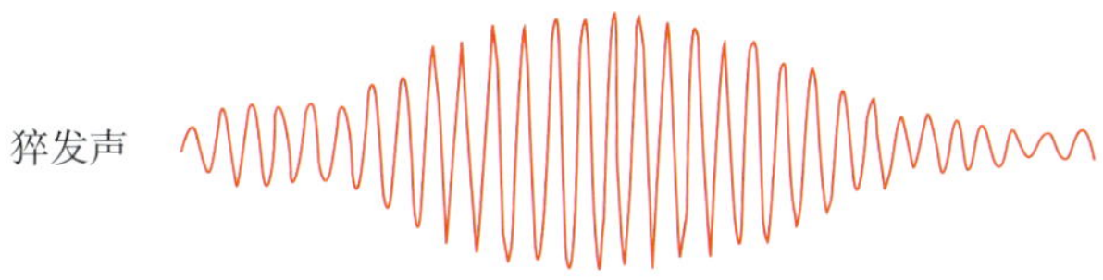

图 3-4　猝发声波形

三、表征脉冲波的物理参数

（一）脉冲持续时间（pulse duration）

关于脉冲持续时间，中国国家标准《声学 - 在 0.5 ~ 15MHz 频率范围内超声场特性及其测量 - 水听器法》（GB/T16540，等效采用 IEC61102）中规定为“瞬时声压平方对时间的积分第一次达到积分终值的 10% 时至最后一次达到积分终值的 10% 时时间间隔的 1.25 倍”。而中国国家标准《声学 - 医用体外压力脉冲碎石机的声场特性和测量》（GB/T16407，等同采用 IEC61846）中的规定则是“瞬时声压上升至峰值的 10% 时与下降至峰值的 10% 时的时间间隔”，而且区分为“正脉冲持续时间”和“整个压力脉冲持续时间”。

（二）脉冲重复频率（pulse repetition frequency，PRF）

指单位时间（1 s）内发射的声脉冲个数。

（三）脉冲重复周期（pulse repetition period）

指一个脉冲上的某点与相邻脉冲上对应点之间的时间间隔。

（四）占空比（duty ratio）

字面意思是指“一个重复周期内脉冲所占时段与空白时段之比”，而实际是指“一个重复周期之内脉冲所占时段与整个重复周期之比”。

四、声学学科和技术标准中基本声学量的定义

（一）声压（sound pressure）

声压即处于声场中的介质质点所受到的，除环境压力（如大气压、水压等）之外的力。英文文献中通常省略“sound”，仅称“pressure”。

（二）声强（sound intensity）

声强即声场中某点处，与质点速度方向垂直的单位面积上每单位时间内通过的声能，也称“声能量流密度”（sound energy flux density）。英文文献中通常省略“sound”，仅称“intensity”。

（三）声功率（sound power）

声功率即单位时间内通过某一面积的声能总量，也称“声能通量”（sound energy flux）。

（四）脉冲声强积分（pulse intensity integral）

脉冲声强积分即声场中某点处瞬时声强对整个脉冲波形持续时间的积分。这一术语的最早出处为国际标准 *Pressure pulse lithotripters—Characteristics of fields*（IEC61846），迄今仅用于医用冲击波的定量表征。

（五）声能量密度（sound energy density）

声能量密度即声场中某点处，尺度远小于波长和远大于分子的区域内，声能除以该区域体积所得的商值，即单位体积内的声能。

五、治疗用超声波的强度界定和定义

以下定义中的“强度”均指声强，依照声强数值高低划界的医用超声波，才能称为“高强度超声”或“低强度超声”。类似地，依照声压（压力）数值高低划界，称为“高声压（压力）超声”和“低声压（压力）超声”。

（一）高强度聚焦超声

高强度聚焦超声（high intensity focused ultrasound，HIFU）虽然早在 20 世纪 40 年代即已被试用于帕金森病等疾患的治疗，但直至中国国家标准《声学 - 高强度聚焦超声（HIFU）声功率和声场特性的测量》（GB/T19890—2005）制定后才拥有正式定义，即用声学、电子学等方法，将超声束会聚到介质中狭小区域，形成声强高到足以引起剧烈的物理、化学、生物学等效应的超声波。

（二）高强度治疗超声

国际电工委员会原计划制定 HIFU 国际标准，因后来考虑到，界定声强高低的关键因素应该是其产生的生物学效应，而非是否聚焦，于是将标准化对象由“高强度聚焦超声”改成了“高强度治疗超声”（high intensity therapeutic ultrasound，HITU），由“超声波”

改成了"治疗设备"，最后形成了国际标准《超声 - 功率测量 - 高强度治疗超声换能器与系统》（IEC62555：2013）。参考该标准，HITU 的定义宜为：利用其具有的力学、热学或更广义的物理、化学及生物化学作用，使人体活组织或非组织元素（如液体、气泡或微囊等）发生毁损、破坏或变性，用于治疗目的的超声波。

IEC62555 中涉及的超声换能器，既包括聚焦的，也包括不聚焦的。该标准在"高强度治疗超声设备"条目下还特别注明：其定义不适用于超声理疗、碎石及普通止痛设备。

（三）低强度脉冲超声

虽然早在 20 世纪 50 年代初即有人探索利用超声的刺激作用治疗骨骼疾患，但低强度脉冲超声（low intensity pulsed ultrasound，LIPUS）这一术语，直至 20 世纪 80 年代末才出现于专业著述。自 1994 年至今，美国食品药品监督管理局（Food and Drug Administration，FDA）等官方机构批准的临床应用仅限于加速新鲜骨折、延迟愈合和骨不连的愈合，技术参数限定为：频率 1.5 MHz，脉冲重复频率 1 kHz，脉冲持续时间 20 μs，占空比 20%，空间平均时间平均声强（I_{sata}）30 mW/cm^2，每天治疗 20 min。改变技术参数的探索虽有但不多。针对牙科、软组织及阴茎勃起功能障碍（ED）等疾患治疗效果的研究仍在进行中。

关于 LIPUS 的定义，虽然可以仿照 HITU 定义的角度和语句结构，顾名思义地表达为"能够利用其具有的力学、热学以及更广义的物理、化学及生物化学作用治疗疾病或损伤，但不会使人体组织发生毁损、破坏或变性的超声脉冲波"。但需要提请注意的是，按照公认概念和规范用语，如不加以说明，"脉冲超声"均指尖脉冲，而 LIPUS 实际采用的却是数百个周期的长猝发声，与 HIFU、HITU 及理疗用超声波相似或相同，"低强度脉冲超声"实际是"低强度治疗超声"（low intensity therapeutic ultrasound，LITU）。但不使人体组织发生毁损、破坏或变性的治疗用超声波并不限于 I_{sata} 在 30 mW/cm^2 者，而是声强在 3 mW/cm^2 以下的所有理疗用超声波。由此可知，LIPUS 并不是一个独立的医疗技术和医疗器械类别，而只是理疗用超声波的强度低端，其技术、器械的归类及应该遵循的技术标准宜归入"超声理疗"。

还需指出的是，为了强调 LIPUS 的安全性，一些著述中往往将其声强量值与医学成像所用的数百 mW/cm^2 相比。但 B 超等医学成像技术采用的是尖脉冲，声强参数是 I_{spta}（空间峰值时间平均声强），而 LIPUS 采用的是长猝发声，声强参数是 I_{sata}，二者并不具有可比性。

六、医用冲击波仪器的确切称谓

对于冲击波碎石和治疗所用的技术设备，国内普遍称为"体外冲击波碎石机"和"体外冲击波治疗机"。众所周知，这两个名称分别译自英文"extracorporeal shock wave lithotripter"和"extracorporeal shock wave therapeutic equipment"。按照译名的字面意思，冲击波处于体外，碎石过程也是在体外进行的。而事实是，结石、病灶以及碎石和治疗过程都在人体之内，所谓"体外"（extracorporeal）仅指波源所在位置，即冲击波是在人体之外引发的。严格说来，电磁型和压电型波源产生的波形，在体外引发时还不是冲击波，直至到达焦点时，才由于非线性、失真度的积累而成为冲击波。正是鉴于这一情况，关于医用冲击波的国际标准 IEC60601-2-36：1997 中采用了"体外引发碎石术"（extracorporeally induced lithotripsy）的提法，但其缺点是遗漏了作为引发对象和碎石能源的“冲击波”(shock wave)。为了保持概念、术语的科学准确，在正式的学术著作、技术资料、标准-规范、法律法规中，涉及全称时，均宜采用“体外引发冲击波碎石”和“体外引发冲击波治疗”的提法。

七、关于“径向压力波”

在将碎石用冲击波适当降低压力幅度(能量密度)转用于治疗肌骨疾患之后，市场上出现了一种号称“弹道波”(ballistic wave)、“径向压力波”(radial pressure wave，RPW)的产品。制造商在上市批准公告中称：“该产品由控制单元和手柄组成，治疗头安装于手柄的远端，用螺帽固定；压缩空气产生的压力脉冲驱动手柄内的子弹击打治疗头的内表面，从而在治疗头内产生冲击波，该冲击波传播到治疗头的外表面，再传递给与之直接接触的治疗目标；冲击波由接触点沿径向进入人体组织，最大能量位于皮肤表面上的耦合点处，瞄准的是紧靠皮肤的治疗区，不具有聚焦特性”。

然而，迄今的研究和实践表明：第一，只有在打雷、爆炸、飞行器超高速飞行等压力扰动的传播速度超过所在介质内的声速时才会产生冲击波，但该产品手柄内子弹的运行速度不超过 15 m/s，远低于空气中声速，更远低于金属制“治疗头”中数千 m/s 的声速，根本不具备产生冲击波的条件；第二，人工产生的非聚焦压力波(声波)很难成为冲击波。

为验证制造商的说法，Cleveland 按照国际标准 IEC61866 中所述方法对该类产品进行了系统测量(Cleveland et al.，2007)。结果表明，其“治疗头”无论是平面形还是凹面形，在水中产生的不过是一些完全不具有冲击波特征的无规振荡。图 3-5 所示是“径向压力波(弹道波)”与典型冲击波波形的比较。

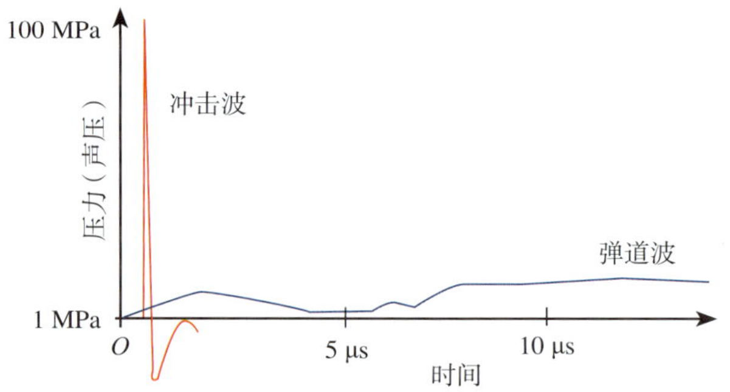

图 3-5 冲击波与“径向压力波(弹道波)”的波形比较

事实上，该类产品与利用木槌敲打患处的“理疗槌”甚至拳头并无本质差异，所不同的只是将拳头、木槌改成了气锤，从而敲击力度更大。在公开发表的众多著述中，研究者们几乎无一例外地将该类设备敲击的效果与低能量密度冲击波治疗(LED-SWT)相比较，但效果相近或相同并不等于方法、原理相同，不等于“径向压力波”也是冲击波。

2011 年，国际医学冲击波治疗学会(International Society of Medical Shockwave Treatment，ISMST)曾在“术语和定义共识声明”中将医用冲击波划分为“聚焦和非聚焦体外引发冲击波”与“径向体外引发冲击波”，二者并列。鉴于上述研究结果，2017 年的 ISMST“术语和定义共识声明”中已经变更为“聚焦和非聚焦体外引发冲击波”与“径向压力波”二者并列，意即“径向压力波”不属于冲击波。

八、关于“微创”“无创”

20 世纪 90 年代末，ter Haar 等将利用 HIFU 技术消融肿瘤及非肿瘤病灶的方法称为“non-invasive surgery”(Malcolm et al.，1996) 和“minimally-invasive surgery”(Hill et al.，1995)。在介绍国内外 HIFU 基础研究和临床实践进展

时，一些人士将其分别译成了“无创外科”和“微创外科”并广为宣传，甚至还提出了“微无创医学”(minimally invasive and noninvasive medicine)之说，导致“无创”“微创”之类词语遍布于国内医学和生物医学工程领域。

但查阅词典可知，作为形容词，“invasive”的意思是“侵入(侵袭、侵略)性的”，视角仅在是否进入人体，而非是否造成创伤(wound, trauma)。用于描述医学诊疗方法步骤时，“侵入性的”(invasive)，指穿过、切开皮肤或进入体腔者，主要指外科手术，但还包括造孔、切口、置管及其他进入人体的方法步骤；“微侵入性的”(minimally invasive)，指用于达到与外科手术相同目的，但比外科手术侵入性轻微者；“非侵入性的”(non-invasive)，指不破开皮肤，不接触黏膜、皮肤创口或除自然或人造孔道之外的人体内腔的方法步骤。

侵入性(invasiveness)也是国际上医疗器械分类的视角之一。为此，中国国家药品监督管理局2015年版《医疗器械分类规则》中专门辟有“侵入器械”类别，其定义是：借助手术全部或者部分通过体表侵入人体，接触体内组织、血液循环系统、中枢神经系统等部位的医疗器械。

九、生物医学界与理工界常用冲击波术语对应关系

见表3-1所示。

表3-1 生物医学界与理工界常用冲击波术语对应关系

序号	生物医学界用语	声学学科和技术标准中用语
1	波源	声源
2	压力	声压
3	强度	声强
4	能量密度	脉冲声强积分
5	低(高)能量密度(冲击波)	低(高)脉冲声强积分(冲击波)
6	低(高)能量(冲击波)	
7	低(高)强度(冲击波)	

第二节 医用冲击波技术的历史沿革

冲击波是能量突然释放产生的瞬间高压以压力波形式在介质中的传播过程。然而，在长久的跋涉中，对于一直与自己相伴相随的地震、雷电等自然过程产生的冲击波，人类除了惊叹、畏惧其巨大的破坏力之外，别无他想。只是到了现代，当科学研究和技术创造成为人类自觉活动的时候，人们才开始认识其本质和规律，并用于为自己造福。对于医用冲击波技术的产生、发展沿革及其中的若干核心内容，不少文献上有所介绍。其中，Cleveland等(Cleveland et al., 2007)、Ueberle (2003)、Shrivastava等(Shrivastava et al., 2005)、McClure等(McClure et al., 2003)、Wang (2003)的述评更为系统和详尽，Cleveland等(Cleveland et al., 2007)对概念、术语的阐述和运用更为严谨。

在战争时期，人们发现水弹爆炸的罹难者所受的不是外伤，而是因肺撕裂而丧命。这是人类第一次观察到炸弹爆炸产生的冲击波对人体软组织的作用。

20世纪50年代，人们第一次对冲击波在医学中的应用进行了系统研究。研究报告指

出，液电法产生的冲击波能够打碎放在水中的陶瓷板。在此期间，美国专利局受理了 Frank Rieber 有关液电法冲击波发生器的第一项专利申请（No.2559277）。20 世纪 50 年代末，研究者又报告了电磁式冲击波发生器的物理特性。

1966 年，德国道尼尔（Dornier）公司开始关注冲击波对人体的作用。

1968—1971 年，德国科学家研究了冲击波与动物组织之间的相互作用。德国国防部资助了这项研究。研究结果表明：高能冲击波可以跨越长距离对生物体产生作用。研究内容还包括生物体内的界面、冲击波在活组织中的传播路径差异和吸收对作用效果的影响。研究发现，冲击波在肌肉、脂肪和结缔组织中的传播路径上副作用轻微，对完好骨组织无损。研究计划中还包括冲击波对肺、脑、腹部和其他器官的危险性。在技术层面，还专门研究了如何更好地将冲击波输入人体，结论显示：最好的耦合介质是水和凝胶，原因是其与软组织的声特性阻抗相近（阻抗匹配）。这些研究工作以及与医生的合作，使人们产生了利用体外引发冲击波打碎肾结石的设想。但在开始时，人们对其技术和医学实现并不清楚，仅仅是一个设想而已。1971 年，Haeusler 和 Kiefer 报告称：他们第一次实现了在不直接接触结石的情况下用冲击波体外粉碎结石。随后又多次进行了在不接触结石的条件下粉碎结石的体外实验。

1974 年，德国研究与科学部资助了题为“ESWL 的应用”的研究项目。项目的参加者有 Eisenberger、Chaussy、Brendel 等。

1980 年，在德国慕尼黑，人们首次利用名为“Dornier HM1 型碎石机”的样机治疗了一位肾结石患者。

1983 年，第一台商品碎石机“Dornier HM3 型”安装于德国斯图加特。在此后的几年中，以粉碎胆结石为目的，对体外引发冲击波进行了多次体内和体外实验。

1985 年，在德国慕尼黑，人们首次利用体外引发冲击波碎石机进行了胆囊结石治疗。一年之后，在德国美因茨人们对不带水槽的碎石机样机进行了试验。

当今，体外引发冲击波已经成为治疗肾结石和尿路结石的首选方法。现代的碎石机工作时大多不带水槽，患者不实行麻醉。为瞄准结石位置，碎石机都配装有 X 线和（或）超声定位系统。在最近的十余年中，已经治疗了 300 多万例患者。

但泌尿外科学并不是成功应用冲击波的唯一医学领域。1985 年，因为意识到对下尿路结石的治疗过程有可能损害髋骨，就冲击波对骨的影响进行了第一次研究实验，但未发现完好骨有明显变化。进一步的动物实验表明：冲击波可能有成骨和刺激骨折愈合的作用。组织学研究证实了冲击波对成骨细胞激活的影响。

1988 年，在德国波鸿，人们首次对人体骨折不愈合进行了成功治疗。与此同时，Valchanov 报告了对骨折不愈合和延迟愈合的冲击波治疗，其成功率达到 85%。在接下来的几年中，不同临床研究者报告的成功率在 60% 至 90%。但是，最初的研究探索和治疗试验都是用碎石机进行的，其设计是根据泌尿外科学的使用要求。考虑到在解剖学上的分散性，必须开发矫形外科专用的冲击波设备。

1993 年，配有可移动治疗头的矫形外科专用冲击波治疗机“OssaTron（HMT AG 型）”问世。

20 世纪 90 年代初，关于利用冲击波治疗网球肘的报告发表。进一步的研究使上髁炎和跟骨骨刺得到治疗，报告的成功率达 70% 至 80%。由于利用冲击波治疗软组织疾患的重要性日渐增大，HMT 又为此开发了专用机“ReflecTron”。该机采用的新概念电极（ReflecTrode）使其寿命达到50 000次冲击波。关于利用冲击波治疗肌骨类疾患的科学评价，有许多临床研究报告和出版物。出版物中谈及的研究设计、治疗方案和内容虽然彼此有别，但均一致认为：体外冲击波治疗（extracorporeal shock wave therapy，ESWT）高效且并发症、副作用很少。

由于冲击波治疗技术在粉碎肾及尿路结石和治疗肌骨类、外伤类疾患中获得成功，对此类技术和设备的研发制造早已不限于德国和道尼尔公司一家。法国、美国、以色列、意大利、日本和中国等许多国家都在生产同类设备。

在冲击波治疗设备方面，国内已有数家企业研发、制造和销售采用电磁式波源的骨科或肌腱类软组织和心血管疾患治疗设备，有的在进行治疗阴茎勃起功能障碍（ED）等方面的试验。

表3-2是Ueberle（2003）对不同用途的冲击波设备商品化和临床应用起始时间的汇总。

按其构造和发展水平，界内一般将体外引发冲击波碎石机划分为三代。第一代指水槽式Dornier HM3型。虽然该机型已不再生产，但由于碎石效果最佳，至今依然被视为冲击波碎石的金标准。第二代的特点是冲击波源和与人体之间的耦合改为水囊式，并与治疗床融为一体，便于按照结石所处部位的不同调整患者体位。随着波源特性的改进，对麻醉的需要也相应减少。但因水囊与人体的接触耦合效果不如水槽的“浸泡式”，而且水囊的橡胶层增大了声能的传播损失，其效能不如第一代。第三代是将波源与泌尿外科手术操作台合二为一，实现了多功能化，除碎石之外还可进行泌尿系影像诊断及各种腔内碎石和取石，已在欧洲各国普遍使用。

表3-2　不同用途冲击波设备商品化和临床应用的起始时间

序号	用途	设备商品化和临床应用起始时间（年份）
1	粉碎肾结石	1980
2	粉碎输尿管结石	1983
3	粉碎胆结石	1985
4	粉碎胆管结石	1985
5	粉碎胰管结石	1885
6	粉碎涎石	1989
7	治疗假关节	1989
8	治疗肌腱钙化	1993
9	治疗肌腱疼痛（网球肘、跟骨疼痛、肩痛症）	1992
10	治疗运动伤痛	1994
11	阴茎硬结症修复	1997

第三节　冲击波碎石技术与设备

一、设备总体结构

迄今为止，体外引发冲击波的最重要和更成熟的应用，依然是粉碎体内结石。碎石所用的冲击波设备有液电、电磁、压电、激光、化学爆炸等数种，但实现商品化及批量生产、销售和临床应用的，主要是前三种，尤其是前两种。按照结构和功用，2000年，美国FDA将体外引发冲击波碎石设备的结构划分为高电压发生器、冲击波发生器、控制柜、影像－定位系统、治疗床等五大部分。但考虑到冲击波产生和与人体耦合方式的不同以及另外一些部分的重要性，将其划分为如表 3-3 所示的八个部分或许更为恰当。其中，对于声脉冲发生和聚焦两部分的组合，即冲击波发生器，界内通称为“波源”。聚焦的目的，其一是产生或强化冲击波，以保证其粉碎结石的效能；其二是将高声压区限制在局部，以减轻乃至避免对毗邻软组织的损伤。

二、波源结构和产生冲击波的机制

（一）液电式波源

1. 波源的基本结构

液电式碎石机（electrohydraulic lithotripter，EHL）的波源基本结构如图 3-6 所示。

2. 冲击波产生机制

在盛夏雨天，人们时常会看到划破长空的闪电和随后传来的隆隆雷声，人们把这种现象称为雷电。现已知道，雷电的本质是分别携带有负电和正电的两个云团极为接近时发生的剧烈放电过程，雷声和闪光只是这一过程的外部表现，而液电式波源所利用的，就是这种高压放电原理。

如图 3-6 所示，液电式波源的椭球形反射体底部安装有两个电极，二者之间的缝隙称为“火花隙”，宽度仅有 1 mm 左右。当两个电极与电容器储存的高压电突然接通时，即会在火花隙内发生与雷电相似的剧烈放电现象。放电产生的巨大能量首先使火花隙周围的水骤然蒸

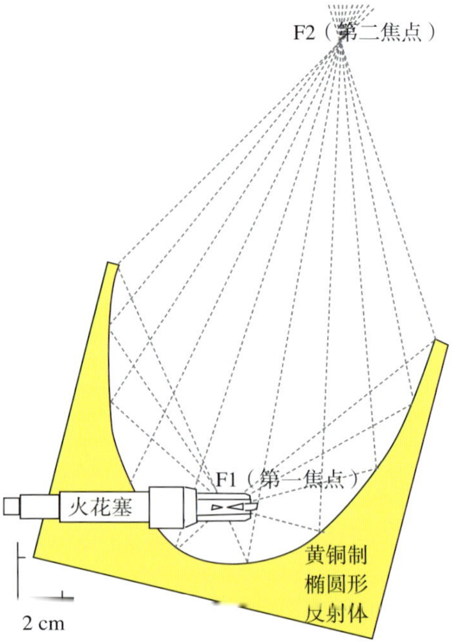

图 3-6 液电式波源结构示意图

表 3-3 体外引发冲击波碎石机的构成及各部分的功用

序号	名称	功用
1	高电压发生部分	储存电能，并将市电提升到几千伏至几万伏
2	声脉冲发生部分	通过高压放电和电 - 声转换，在介质中产生声脉冲波
3	声脉冲聚焦部分	将发散的脉冲波会聚，以提高声压幅度和声能空间密度，在声轴上形成焦点及其周围的高压力区——焦域
4	声传播——耦合部分	利用充有除气蒸馏水（或去离子水）的水槽、水囊及耦合剂，实现声脉冲在波源与人体组织之间的良好传输
5	影像监视——定位部分	利用 X 线摄影或 B 型超声成像将结石及其周围的人体组织可视化，并借以实现对结石的定位，即让声束的焦点落在结石处
6	系统操控部分	利用电子设备及机械机构操纵控制整个系统的行止和运转
7	治疗床	在临床治疗过程中供患者躺卧固定
8	水循环部分	对声传播——耦合用的水介质进行循环和控温、除气

发，剧烈膨胀的水蒸气又将其巨大的推动力传给周围的水介质，于是就以机械波（声波）的形式传向四周。由于放电过程固有的特点，它所产生的机械波从一开始就已经是冲击波，但因向电极四周发散传播，属于球面波，过于分散，无法利用，为此必须通过椭球形反射体加以会聚增强和空间控制。按照几何学原理，圆球只有一个球心，在球心处产生的声波传播到球的内壁后都会反射回球心，因而只有一个焦点；而椭球有两个球心，在一个球心处产生的声波经传播和壁面反射后，会在另一个球心处发生会聚，因而拥有两个焦点。依据这一原理，液电式波源采用黄铜或不锈金属制成的薄壳反射体，形状为椭球的长轴方向的一半，放电电极的尖端置于第一焦点 F1 处。这样，在 F1 处产生的声脉冲，除少部分直接到达第二焦点 F2 处之外，大部分是经过金属壳体内壁的反射后到达，于是就在 F2 处形成最高的声能密度。在该种波源中，电火花所处的位置极为关键，几毫米的偏离都会严重降低聚焦效果，使焦域拉长和展宽。由于火花放电位置的变异，相继两次产生的冲击波幅度相差甚至达到 50%，以致焦域与碎石目标错位。该种波源的另一个特点是，目标会受到两个脉冲的辐照。其中一个是经反射体聚焦后形成的主脉冲，另一个是未经聚焦，而由火花放电处直接到达目标的“直达波”，它比主脉冲幅度低，但比主脉冲早约 30 μs 到达。研究证明，这种直达波可能影响聚焦冲击波产生的空化作用。

图 3-3 是在 Dornier HM3 型液电式碎石机焦点处测得的典型压力脉冲波形。虽然同为聚焦，但声波与光波不同：由于声束的横向尺寸远比光波大，以及绕射（衍射）效应的存在，聚焦后形成的并不是一个几何点或准几何点，而是一个以焦点为核心的三维高压力（声压）区，其标准化名称为“焦域”（focal region，focal zone），不是“焦斑”。液电式波源的优点是能量强大，焦域宽大，工作效率高，但也有一些明显的缺点：其一，由于电极剥蚀损耗导致焦点位置和冲击波幅度不稳定，必须在治疗的中途更换，如此既延长了治疗时间，又加大了治疗成本；其二，火花放电产生的噪声偏大，影响治疗环境和患者情绪。

（二）电磁型波源

1. 波源的基本结构

电磁式碎石机（electromagnetic lithotripter，EML）的波源有两种，其基本结构如图 3-7 所示，其中图 A 为平板式，图 B 为圆筒式。

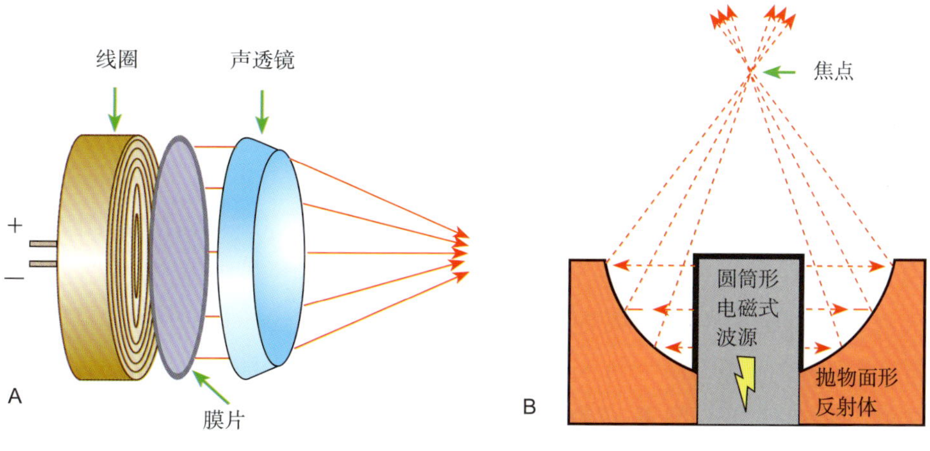

图 3-7　电磁式波源示意图

2. 冲击波产生机制

这类波源的电 - 声能量转换原理类似于收音机和广播器材中的动圈式扬声器（喇叭）。在图 3-7 A 中，左边是一个盘绕有导电线圈的瓷盘，外面用绝缘材料封固后与金属膜片贴在一起。当给线圈施加高压电脉冲时，由于电磁感应，即产生一个磁力线方向与平板垂直的磁场，然后该磁场即在金属膜片中产生电流，而该电流又产生一个与原磁场极性相反的磁场，于是就在线圈和膜片之间产生排斥力，激发膜片振动，从而在相邻的水介质中产生声脉冲。但此时的声脉冲还只是单极的，即只有正相（图 3-8），经过声透镜聚焦之后，才因波形的非线性畸变（失真），在焦点及其附近区域变成冲击波（Ueberle，2003）。

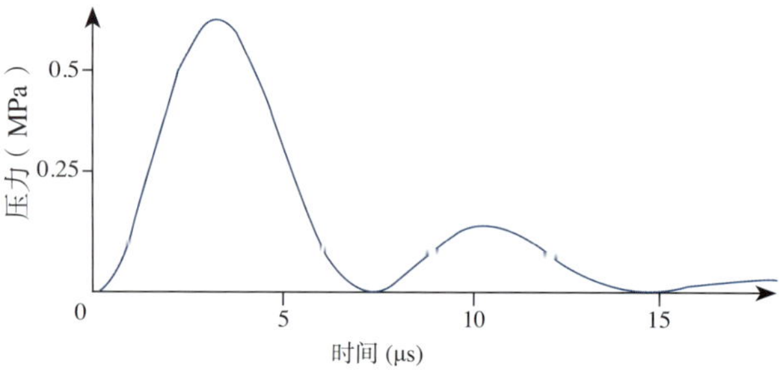

图 3-8 电磁式波源起初产生的单极脉冲

声透镜与光透镜的作用原理相同。由第一章所述已知，当超声波束斜入射到声速不同的两种介质之间的界面，并穿过界面进入后一介质时，将发生折射。折射的规律是：当声波由高声速介质进入低声速介质时，折射角小于入射角，即透射声束的束轴向界面的法线方向靠拢；当声波由低声速介质进入高声速介质时，折射角大于入射角，即透射声束的束轴偏离界面的法线方向。

声透镜选材需要考虑如下因素：①为了减少界面反射损失，所用材料的声特性阻抗（密度和声速乘积）应该与水的相差不大，即匹配良好；②为了产生折射效果，所用材料的声速必须与水的明显不同；③为了减少能量损失，所用材料应该具有尽可能低的衰减系数。声透镜形状设计需要考虑的是：采用声速高于水的有机玻璃、聚苯乙烯时，制成的透镜为平凹或双凹形状，中央部分薄，声能的路途损失小；相反，当采用声速低于水的甲基或甲基乙烯基硅橡胶时，制成的透镜为平凸或双凸形状，中央部分厚，声能的路途损失大。正是基于对这些因素的综合考虑，产品上采用的大多是聚苯乙烯或有机玻璃制作的双凹透镜。

图 3-7 B 所示是另一种电磁式波源。其中的线圈缠绕在空心圆筒上，外面包以绝缘层和圆筒形金属薄膜。当给线圈施加高压电脉冲时，将由于电磁感应在线圈与薄膜之间产生排斥力，激发导电薄膜振动，从而向四周水介质中辐射声脉冲。与平板式波源一样，此时的声脉冲还不是冲击波。只有在经过会聚之后才在焦点及其附近区域变成冲击波。不过，声波聚焦依靠的不是声透镜，而是内壁呈抛物面形状的金属反射体。

电磁式波源与液电式波源的主要差别是：①波源最初产生的是高强度超声波，由于非线性效应，于到达焦点之前转变为冲击波；②不需要中途换件，且焦点位置、声压幅度稳定性、重复性好；③无放电噪声，工作环境安静。

（三）压电式波源

压电式碎石机（piezoelectric lithotripter，PEL）波源的基本结构如图 3-9 所示。

在压电式波源中，声脉冲是由压电陶瓷元件产生的。所谓“压电”，即这种元件具有压电特性，能够产生正压电效应和负压电效应。正压电效应，即当受到动态压力时其表面会产生电荷，加上引线后会有电流输出；负压

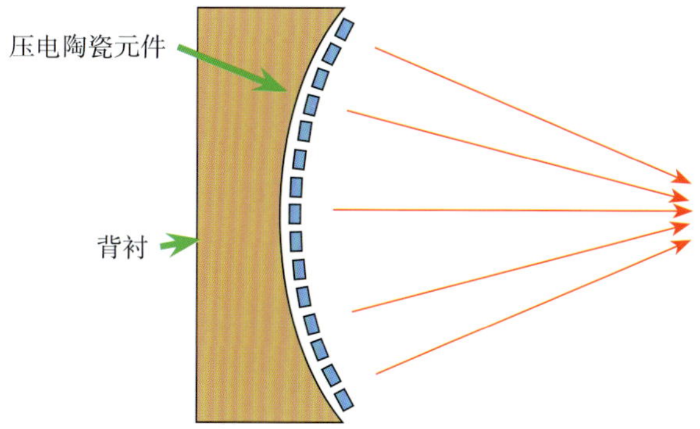

图 3-9　压电式波源示意图

电效应，即在加上交变电场时能够产生形变和振动，向周围介质中辐射声波。B 超仪器等脉冲回波式诊断设备，其探头中的压电元件是发射、接收兼做，正负压电效应均被利用；而超声治疗设备中不需要接收超声波，只利用其负压电效应。所谓“陶瓷”，即制作这种元件的材料是通过类似陶瓷的生产工艺制作出来的。以锆钛酸铅型压电陶瓷为例，其工序包括将氧化铅、氧化锆、二氧化钛等原料，粉碎、混合、调入聚乙烯醇溶液等类别的黏合剂之后，模压成型、高温烧结（使其发生固溶体化学反应，有机成分分解挥发，无机成分结成一体）。由陶瓷变成元件，还需经过切割、磨削（取得所需的形状、尺寸、平整度、光洁度）、敷设金属电极（镀银、钛、铬等）、极化（置于高压电场中，使材料中杂乱无序的电畴按设定方向排列，获得压电性能）等工序。

在声学学科中，能够实现声 - 电和（或）声 - 电能量转换的器件称为换能器，超声频段所用的称为超声换能器。仅有一个换能元件的称为单元换能器，将多个换能元件组合起来使用的称为多元换能器，如 B 超探头中那样将数十、数百甚至数千个元件排成阵列使用的，称为阵列式换能器。压电元件通常为半波长振子，即在第一阶谐振频率（基频）时，其厚度相当于半波长。以锆钛酸铅型压电陶瓷为例，其平面元件沿厚度方向的纵波声速约为 4400 m/s。据此计算，谐振频率为 1 MHz 的晶片厚度当为 2.2 mm；谐振频率为 2 MHz 的晶片厚度当为 1.1 mm。

压电式冲击波波源是将多个压电陶瓷元件镶嵌在金属球冠的内表面制成的。当给压电元件施加高压电脉冲时，这些元件将由于逆压电效应产生厚度谐振，继而沿球冠半径方向向介质中辐射超声脉冲，并在球心处会聚。这种利用换能器自身结构形状，而不是借助于声透镜或反射镜实现声束会聚的方法，称为自聚焦。在压电式波源中，各个压电元件产生和发出的，是双极（正负相都有）超声脉冲，只是在相交于球心，实现了聚焦之后，才由于非线性畸变（失真）而成为冲击波。

由于压电型超声换能器固有的工艺精细、结构牢固的特点，该类波源的焦点位置和所产生的冲击波幅度具有比较好的稳定性和重复性。该类波源的主要缺点是能量偏低，焦域偏小。由于压电元件固有的余响（ring），该种波源产生的冲击波，拖尾长达 3 μs（图 3-10）。与电磁式波源相似，这种拖尾不会影响结石内部的应力场，但会影响空化。

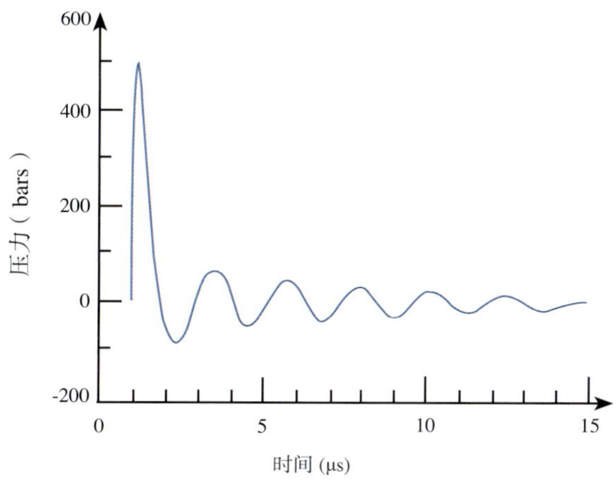

图 3-10　在压电式波源焦点处测得的冲击波波形

三、影像定位系统的类型与特点

对于体外引发冲击波碎石机的影像定位系统包括以下几类：

（一）X 射线影像定位系统

该类定位系统有双束交叉式、单臂旋转式、C 臂旋转式三种，主要优点是能够透视整个泌尿系统的含钙结石，优质的射线影像还可透视骨盆、骨骼，显示中段输尿管结石。由于图像直观，与常规腹部平片（KUB，即腹部 X 线平片检查，KUB 为 kidney、ureter、bladder 英文首字母，分别代表肾、输尿管、膀胱）相似，为泌尿外科医师所熟悉，定位、跟踪方法易于被医师掌握。含钙结石约占结石总量的 95%，故该类定位方法可满足绝大部分临床病例的需要。该类定位方法的缺点，一是可致患者 X 线辐射损伤，二是不能定位阴性尿结石和胆结石。

1. 双束交叉式

所谓“双束交叉”，即配装两套 X 射线成像系统，二者的射线束走向呈左右或上下交叉关系。此种定位系统的缺点是，难以对处于同一高度且体积相近的多枚结石实施定位。其原因在于：两个 X 射线球管的投照角度不同，监视器上呈现的各个结石的上下、左右位置关系未必一致，从而导致目标混淆和定位错误。

2. 单束旋转式

此种定位系统的工作原理与双束交叉式相同。不同的是，所配球管有两个，但图像倍增器只有一个。为了分别接收来自不同方向的两束 X 射线，图像倍增器必须进行角度旋转。其优点是降低了设备成本，缺点是跟踪、定位的运行时间拉长。

3.C 臂旋转式

这是近年来较多采用的一种 X 射线定位方式。虽然只有一套 X 射线定位系统，但巧妙的是，球管与图像倍增器分置于 C 臂的两端，C 臂旋转时，二者同步转动，时刻保持“面对”状态，可从不同角度观察结石的方位，并可持续地跟踪目标，即使多枚结石相互靠近，也可分辨出来。此外，遇有某侧结石与骨骼影像重叠，还可通过持续跟踪确定目标。

（二）B 超影像定位系统

1.B 超影像定位的优点和主要问题

B 超影像定位的突出优点是可以检出和定位阴性尿结石和胆结石，而且不会对患者造成 X 线辐射损伤。此种定位系统的主要问题是：

（1）成像所用的超声波束在探头与结石之间的传输需要良好的通路作为保证，不可有含气结构或骨骼阻挡。但这一要求对位于肾下极水平和坐骨棘上缘水平之间的输尿管结石难以满足。在结石近侧输尿管无明显扩张的情况下，其定位根本无法实现。这些情况意味着，有相当部分的输尿管结石将因无法定位而放弃冲击波法治疗。再者，如在碎石之后有较大肾残石坠入输尿管，复治时将难以定位。

（2）对于肥胖的尿结石患者，由于传播路途的超声波能量损失较大，将导致结石影像不够清晰，影响识别和判断。在泌尿外科医师不掌握 B 超图像切割技术的情况下，将会因定位错误而导致碎石失败。

2.B 超定位系统的不同设置

碎石机配用的 B 超影像定位系统有内置式和外置式两种。内置式即 B 超探头与波源组装为一体，成像所用的超声波束与冲击波同轴。其优点是定位、跟踪方便，但搜寻目标不如外置式的直接和快捷，而且水囊所用橡胶膜会产生伪像，干扰对目标的识别和判断。外置式即 B 超探头处于波源之外，成像所用超声波束与冲击波呈交叉关系，使用灵活，无水囊伪像干扰。缺点是定位效果不如内置式。为取长补短，有的碎石机采取内外并用方式。

3．X 射线 -B 超并用定位系统

为取长补短，新近研制生产的碎石机多采取 X 射线与 B 超并用的定位系统。如独立用于泌尿外科，有条件者可以选用。否则，宁可选择单一 X 射线定位系统，至少可以解决 95% 尿结石患者的问题。对于选择单独 B 超影像定位，以图兼顾尿结石和胆结石者，应当注意，胆结石的冲击波法治疗指征较为严格，碎石和排石效果均较差。尽管胆结石患病率较高，但真正适合冲击治疗者很少，不可滥用。

四、三种典型波源的设计参数和电声转换特性

由激励源提供的电能到可供利用的冲击波声能的转换效率，是医用冲击波设备设计、制造中关心的重要技术参数之一。它是电声转换因子、聚焦损失、在线影像设备（如 B 超探头）遮挡声场等多种因素的综合结果。表 3-4 列出了不同类型波源的典型数据。

五、若干型号冲击波碎石机焦域尺寸

焦域尺寸是医用冲击波设备的重要特性参数。为让读者获得更直观的了解，表 3-5 列出了若干机型椭球形焦域的长度和焦平面直径。

六、冲击波碎石机技术特性的表征

与其他超声治疗设备一样，冲击波碎石的过程与结果不仅与声波的强弱有关，而且与其时空分布有关。了解设备的这些特性，既是

表 3-4　不同类型波源的电容、电压和转换效率数据

波源类型	典型电容	典型电压	转换效率
液电式，未配 B 超时	2 ~ 200 nF	12 ~ 30 kV	0.79 ~ 0.89，依赖于椭球反射体的几何参数
液电式，配有 B 超时	2 ~ 200 nF	12 ~ 30 kV	约为 0.49，依赖于 B 超探头进入声场的程度
平面形电磁式，未配 B 超时	0.5 ~ 1.5 μF	8 ~ 20 kV	约为 1（圆形孔径）
平面形电磁式，配有 B 超时	0.5 ~ 1.5 μF	8 ~ 20 kV	0.89 ~ 0.95，依赖于 B 超探头进入声场的程度
圆筒形电磁式，配有 B 超时	0.5 ~ 1.5 μF	8 ~ 20 kV	0.9 ~ 1（环形孔径），依赖于 B 超探头进入声场的程度
压电式，未配 B 超时		1 ~ 10 kV	1
压电式，配有 B 超时		1 ~ 10 kV	依赖于 B 超探头进入声场的程度

表 3-5　若干型号冲击波碎石机的焦域尺寸

碎石机型号	焦域长度（mm）	焦平面直径（mm）
Dornier HM3	90	15
Healthtronics Litho Tron	38	8
Dornier Compact Delta	81	7.7
Siemens Multiline	80	5
Storz Modulith	37	2.8
Medispec Econolith	60	13
Medstone STS	50	13
Direx Compact	48	13

为更明白地掌控设备，也是为便于对来自不同生产者，采用不同技术方案的产品进行比较。文中采用的技术术语，系依据国家标准 GB/T 16407。

(一)冲击波的空间特性

如前所述，冲击波的聚焦，并不是聚在不占空间的几何点上，而是形成一个以焦点为核心，近乎橄榄形的高声压区。这个区域的名称，按照国际和国家标准中的界定，叫作焦域（focal zone 或 focal region）。一些著述中将其称焦斑（focal spot）是不确切的。因为"斑"是平面（二维）概念，而实际的焦域是立体（三维）的。由于焦域内的声压是由内而外逐渐降低的，故所选边界处的声压越低，划定的焦域体积越大。为便于比较，国际标准和国家标准中规定，将边界取在比焦点处的最大正峰值声压低 6 dB（即幅度低 50%）处。即以焦点为中心，由比焦点处的最大正声压峰值低 6 dB 的等声压面围成的区域，称为 -6 dB 焦域，简称焦域。其直观表达如图 3-11A 和 B 所示（Ogden et al.，2001）。此外，在专业领域内，也有以某一声压值如 5 MPa 进行划定，所对应的焦域称为 5 MPa 焦域。

描述冲击波空间特性的参数及其定义为：

（1）焦域长度：在声束轴线（*z* 轴）上焦点两边，比最大正声压峰值低 6 dB 的最短距离（*fZ*）；

（2）最大焦域宽度：在包含焦点的 *x-y* 平面内，比焦点处的最大正声压峰值低 6 dB 的等声压线的最大宽度（*fx* 或 *fY*）；

（3）正交焦域宽度：垂直于最大焦域宽度方向的等声压线的宽度（*fy* 或 *fX*）；

（4）焦域横截面积：包含焦点并与声束轴线垂直的平面内，比焦点处的最大正声压峰值低 6 dB 的等声压线围成的面积；

（5）焦域体积：在焦点周围，由比焦点处的最大正声压峰值低 6 dB 的等声压面包围的区域的体积；

（6）目标位置：由碎石机制造商给出的目标与焦点之间的距离。

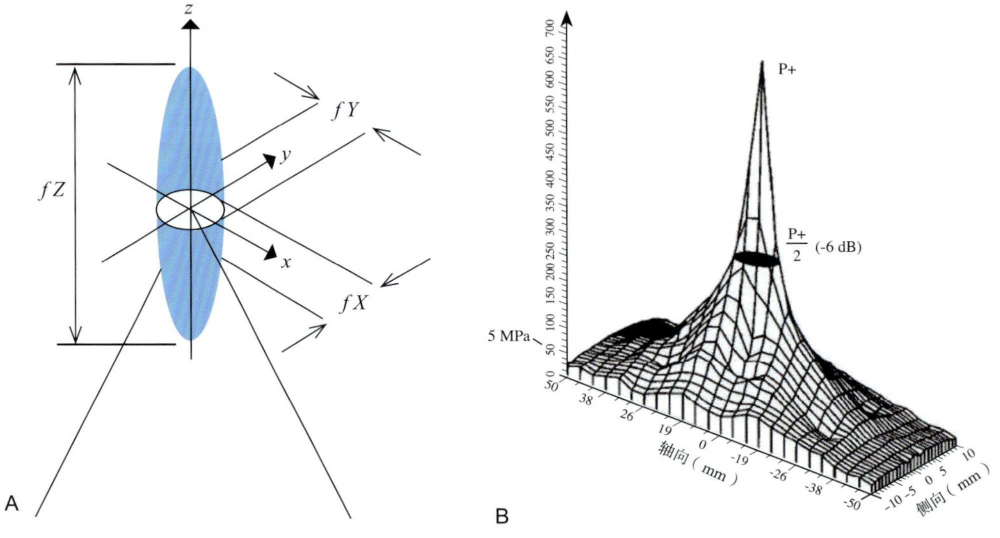

图 3-11 冲击波焦域形状、参数及声压空间分布示意图

（二）冲击波的时间特性

描述冲击波时间特性的参数及其定义为：

（1）上升时间：在焦点处，正声压脉冲前沿由峰值声压的 10% 上升到 90% 所经历的时间；

（2）正声压脉冲宽度（持续时间）：在正声压峰值前后，其声压值等于脉冲峰值 50% 的两个瞬时声压的时间差；

（3）负声压脉冲宽度（持续时间）：在负声压脉冲峰值前后，其声压值等于负脉冲峰值 50% 的两个瞬时声压的时间差；

（4）正时间积分限：正脉冲声压第一次超过最大值的 10% 到第一次降低到最大值的 10% 相隔的时间；

（5）总时间积分限：压力脉冲波形绝对值第一次超过最大值的 10% 到最后一次降低到最大值的 10% 相隔的时间。

（三）冲击波的输出和辐照特性

描述冲击波输出和辐照特性的参数及其定义为：

（1）正峰值声压：压力脉冲声场中任何位置上的最大正声压；

（2）负峰值声压：压力脉冲声场中任何位置上的最大负声压；

（3）导出脉冲声强积分：在压力脉冲声场中，某点瞬时声强对脉冲波形持续时间的积分；

（4）导出焦域声脉冲能量：导出脉冲声强积分对焦域横截面积的空间积分；

（5）导出声脉冲能量：在包含焦点的 x-y 平面中，导出脉冲声强积分对以 R 为半径的圆形横截面积的空间积分。

其中，导出声脉冲能量通常是针对目标物求取，故 R 一般指目标物（如人造结石）横截面的半径。对于“导出脉冲声强积分”，医学界称为“能量密度”（energy density）。

七、冲击波碎石技术的改进和创新

如前所述，自采用液电式换能原理的第一台体外引发冲击波碎石机问世之后，又有采用电磁和压电换能原理的新机型研制成功并获得临床应用。为了提高碎石效率，包括中国在内的一些研究者和制造商又试图进行了一些改进工作，主要目标是缩小焦域和提高正压力峰值。然而试验发现，按照这一思路“改进”的设备，不仅未能提高碎石效率，而且导致了复治（retreatment）率的提高和更为严重的软组织损伤。这一情况引起了国际范围内业界的反思，并形成了某种共识。Cleveland 等（Cleveland et al.，2007）将其总结如下：

冲击波碎石术是工程技术转移到临床领域的一个出色范例。但冲击波损毁结石和损伤组织的确切机制并未完全弄清。因此，冲击波碎石术的进步，无论是经由改进现有碎石机，还是经由研发新技术，都只能从更好地理解关于这一问题的声学和物理学问题开始。

基于这一认知，国际上进行了表 3-6 和表 3-7 所列的改进和创新。对于相关情况，不止一位研究者进行过系统的文献调研。下面的阐述和总结，主要来自 Lingeman 等的研究（Lingeman et al.，2009）。

（一）主要改进

1. 重视和改善治疗头与人体界面的声耦合

众所周知，最早发明和用于临床实践的 Dornier HM3 型碎石机采用的是水槽式结构，即通过槽中的水介质实现与患者身体的声耦合，而此后出现的各种机型，除 Storz SLX 型外，几乎均为水囊式结构，即将波源盛装在水

表 3-6 增强碎石效果和减轻副作用的改进办法

序号	改进办法	作用
1	采用低声压、宽焦域、低重复频率(60 次 / 分)	提高成功率，减轻肾损伤
2	阶梯式辐照强度提升	降低并发症比率
3	两步式辐照强度提升	减轻肾损伤
4	提升阶梯之间短暂停顿	减轻肾损伤
5	少破坏耦合界面；更好的耦合凝胶施用方法	减少耦合缺陷

表 3-7 关于冲击波碎石技术的创新

序号	角度、内容	目的、意义
1	增加焦域宽度的碎石机	验证概念 增加结石命中率 加强对大块结石的粉碎
2	双治疗头碎石机	改进安全和效率 增强对结石的粉碎 减轻肾损伤
3	错时脉冲(tandem pulse)冲击波源	加强空化机制在结石粉碎中的作用 缩短结石粉碎时间
4	评估结石瞄准和破损的声学探查方法	减少脉冲虚发，提升安全性
5	利用聚焦超声增强残石清理	提升碎石效率

囊中，通过囊内的水介质和涂覆－充填于橡胶囊外表面与患者皮肤之间的凝胶、油类物质实现声耦合。制造商和使用者都以为，基于最初的设计，只要将治疗头抵在患者身上，即可自然地实现冲击波的顺畅传输和焦点在病灶上的准确定位，很少有人关心声耦合质量对碎石过程及其效果的重大影响。实验证明，一个气泡可以反射 99% 的冲击波；在水槽中，以涤纶薄膜模仿人体皮肤，仅 2% 的缺陷即可使人造结石的粉碎率降低 20% ~ 40%；耦合断开后重新建立接触，将使焦点处的声能传输减少 50%。从原理上说，依靠囊内的除气水和囊外不含气泡且涂覆－充填饱满的耦合剂，冲击波是可以良好传输的。但问题在于，一方面，有的耦合剂产品中原本就含有气泡，或由于涂覆－充填操作不当引进了气泡；另一方面，即使耦合剂中不含有气泡且涂覆－充填良好，在碎石过程中还会流失和失水干化。

针对上述情况的改进措施包括：其一，作为碎石机制造商，将耦合质量作为产品研发、改进的重要因素，包括设计有利于良好耦合的水囊形状、尺寸，选择和推荐保水性和浓度更为适宜的耦合剂剂型，并将相关内容写入产品使用说明书(操作手册)；其二，作为碎石机产品使用者的医院，综合考虑声耦合和生物相容性，强调选用保水性良好、浓度适宜且不含气泡，由专业厂家合法制造的超声耦合剂，或医院自配，经过权威机构检测，符合医用超声耦合剂产品标准 YY0299 的专用耦合剂；其三，在临床操作环节，切记在耦合剂涂覆－充填过程中不要引入气泡，并留意碎石过程中有无耦合剂流失和干化发生，并视情况采取应对措施。

2. 降低冲击波重复频率

影响冲击波技术临床应用的技术参数，除前面所述，在等同采用国际标准 IEC61846 的国家标准 GB/T116407 中定义的各项设备性能特性之外，还有两项是依据临床情况确定的。其中一个是冲击波的脉冲重复频率（pulse repetition frequency，PRF），一些国外文献中将脉冲重复频率称为 rate（速率），即设备在每分钟内发射的冲击波次数；另一个是，在焦点处正峰值声压（或能量密度）、重复频率设定值不变的情况下，在一个碎石部位或一个疗程中，设备发射的冲击波总数。需要强调指出的是，冲击波的重复频率与其本身包含的频率（频谱）是完全不同的概念和事物，不可混淆，不应将“冲击波重复频率”简称为“冲击波频率”。

在冲击波碎石技术中，对于“碎石效果和肾损伤具有剂量依赖性”这一观点和结论，人们容易理解和接受，但很少有人考虑过冲击波重复频率在其中的影响。有人通过三个前瞻性临床试验和一项免疫分析得出结论：与 120 次 / 分时相比，60 次 / 分时碎石效果更佳；利用猪模型所做的肾损伤试验证明：60 次 / 分或重复频率更低的冲击波所造成的软组织损伤更轻。

实验室研究提示：冲击波重复频率对结石毁损和对组织损伤二者的影响是不同的。在结石毁损中，空化气泡是在结石表面处崩溃，主要作用是侵蚀。空化气泡的形成和猝然崩溃，依靠的是冲击波中负压相的幅度和持续时间（宽度）。冲击波重复频率高时，空化增强，在相邻两次脉冲之间，由于气泡崩溃产生的微气泡对新气泡的形成起着播种作用。这些小气泡的成长减弱了冲击波的负压相，气泡个数的增多改变了气泡动力学，从而影响了能量向结石的输送。因此，冲击波重复频率越高，形成的气泡越多，它们对结石表面侵蚀作用的有效性越差。

空化不仅是导致结石粉碎的重要机制，而且在肾组织损伤中发挥了作用。有人认为，血管中形成的气泡发生膨胀或崩溃时会损伤血管壁。所幸的是，患者的血管中不曾产生过空化现象，否则在碎石术中损伤血管的情况会经常发生。一种假说认为：在软组织中，与剪切力引发的损伤相比，空化作用的影响是第二位的。如果冲击波的重复频率快于组织的位移弛豫时间，即组织来不及松弛，肾组织中即会发生应力累积。在这种情况下，剪切力及其导致的溢血即会引起血管破裂，而血液的淤积又为强空化提供了场所，从而加重组织损伤。数值建模提示，与组织松弛时间相当的冲击波重复频率阈值约为 1 Hz。由此推断，高于 60 次 / 分的冲击波重复频率将会使组织发生形变，从而导致损伤。利用猪模型所做的多项研究和试验都证明，采用较低的冲击波重复频率，对组织的损伤明显减轻。这一重要发现意味着防备损伤组织的办法很简单，就是降低冲击波的重复频率。

3. 对冲击波辐照强度设置坡道

早在 20 多年前，为实现在无麻醉下碎石，作为使患者适应治疗的一种方式，曾经采用过逐步提高冲击波强度的“坡道式”或“阶梯式”发射。事实上，无论麻醉与否，大部分医院都在以各种方式遵循着这一理念。关于如何调整，并没有统一和标准的规定，但一般都包括两阶或多阶，采用标称的冲击波次数，开机后先缓慢地增加发射强度，然后设置在一个低于该碎石机最高照射强度的较高水平上。体外和采用猪模型及人造结石所做的实验证明，这种做法既提高了碎石效率，也减少了出血率。

4. 分段发射和设置暂停

利用猪模型所做的实验还表明，在明显减轻肾损伤方面，与“24 kV，2000 次冲击波”

的简单方案相比，“18 kV，100 次冲击波”后接“24 kV，2000 次冲击波”的方案优胜，并且“24 kV，100 次冲击波”后接“24 kV，2000 次冲击波”的方案同样优胜，其关键之点是：在发射电压不变的“两段式”方案中，于中间设有一个“3 min 左右暂停”。

（二）主要创新

1. 增加焦域宽度

按照传统认识，用以区分两台碎石机的主要特征是它们的声输出，即焦点处的压力幅度和声能的空间分布。但仅凭声输出却很难描述何种组合才是一台“典型的”碎石机，原因是与焦点处压力相伴的另一个技术参数——焦域宽度范围太大，影响了二者的可比性。以最早问世、应用，迄今仍被视为碎石机标杆的 Dornier HM3 型碎石机为例，其焦点处的正峰值压力约为 40 MPa，焦域宽度为 10 ~ 12 mm。绝大部分碎石机产品焦点处的正峰值压力为 60 ~ 160 MPa，焦域宽度在 3 ~ 6 mm。另有一类机型的焦点处正峰值压力仅为 20 MPa 左右，而焦域宽度则达到 18 ~ 20 mm。这类机型虽然进入市场的时间不长，但已开始吸引人们的注意力，原因是焦域宽度从几个方面影响了碎石效果：其一，碎石机焦点位置调试采用的是静态目标，而在临床实践中，由于人体不断的呼吸运动，结石实际上一直处于在焦域内进进出出的状态，窄焦域容易造成“脱靶”，而宽焦域可使结石获得更多的处于焦域之内和被轰击、破坏的机会。其二，对碎石机制的影响，尤其是在碎石的初期和对尺寸大的结石。当焦域宽度小于结石时，结石上只有部分表面受到冲击波的作用，而要使结石内有剪切波通过，从而产生具有大的破坏作用的内应力，则要求整个结石外表面都处在冲击波的作用范围之内，而这只有宽焦域才能做到。

2. 采用错时脉冲

在可称创新的医用冲击波技术中，双脉冲技术和双脉冲碎石机是最为突出的方面，相关的文献也最多。研究表明：

（1）空化机制，尤其是附着于结石表面的空化气泡崩溃时产生的微射流现象，是导致结石粉碎的重要因素之一；

（2）空化气泡的寿命，即其成长至崩溃的持续时间，在自由场中约为 300 μs，在结石表面处约为 600 μs；

（3）如果先后发射两个脉冲，第二个脉冲在第一个脉冲成长的早期到达，则前者的成长即被中止，其崩溃过程只能对结石起到很小的破坏作用；反之，如果第二个脉冲在第一个脉冲生存期的后期到达，则气泡的崩溃即被加速，对结石的破坏作用即会加强。

据此，为了充分发挥空化气泡的作用，同时减轻对软组织的损伤，人们想到的主要办法就是将传统碎石技术中的单一脉冲改为两个先后相继、具有特定时差的双脉冲。英文文献中将这种脉冲称为“tandem pulse”。单词“tandem”的原意是，在驾车的两匹马中，一匹驾辕，另一匹拉长套。两匹马是在空间上前后相继，两个冲击脉冲是在时间上前后相继，所强调的都是“错开”，故宜译为“错时脉冲”或“错时双脉冲”。将单脉冲碎石机变成双脉冲碎石机（dual pulse lithotripter）的方案有两种，一种是：在液电型波源中另加一个压电换能器阵列，用以沿同一轴向发射第二个，即跟随脉冲（trailing pulse）。另一种是：给同一压电型治疗头设置两套充电 - 放电系统，先后发射两个脉冲。

迄今为止，国内外研究试验和开发生产的双脉冲碎石机，两个冲击脉冲之间的关系，有特定错时型、同步型、等间隔交替型等数种，并非都采用错时脉冲，也不都是针对空化气泡。如以色列 Initia 公司出产的 Duet Magna 型碎石机，采用带夹角的双波源，使两个聚焦冲击波束的焦域在目标处相交，形成蝴蝶形复合焦域，其目的是在保持治疗能量不降低的前提下，缩小复合焦域的体积，以利于保护软组织。该类机型的两个波源，既可同时启动，也可只用一个；双脉冲的发射，既有同步的，也有等时间间隔交替的。对于这类产品，称为“双波源碎石机”或许更为适宜。

需要指出的是，国内一直将新型碎石机采用的双脉冲称为“复式脉冲”，但在自然科学和工程技术领域，表示同类事物的数量为“两个”的说法，只有“两”“二”“双”“对”，而“复式”仅见于建筑学。为了对新一代机型的这一特征给予科学、准确的描述，并与其他双脉冲机型（不是为了充分发挥空化气泡作用）相区别，还是应该与国际接轨，称为“双脉冲”（dual pulse）“错时脉冲”。另外，声空化是指，在超声波的作用下，气泡的产生、成长直至崩溃的过程。在采用错时脉冲时，第二个脉冲的作用是操控第一个脉冲产生的空化气泡，空化过程既不是两种，也不是两次，故不宜称为“双空化”。

3. 对结石粉碎状况实行跟踪和在线评估

在临床实践中，大部分结石患者接受的往往是所用碎石机所能容许的最大冲击波剂量。按照实验室研究结果，原本只需几百个冲击波即可将几乎所有类型的结石打碎，而不是几千个。由于呼吸运动导致位置偏离，以及由于耦合不佳导致目标所受有效能量减少，固然会对多余的发射次数起作用，但使患者受到过度治疗的主要原因，还是由于常规的医学影像不能告知“碎石已于何时完成”。近些年来，碎石机配用的 X 线和超声成像模式均有所改进，定位更为有效，但依然不能精准确定碎石的终结点。有经验的泌尿外科医生知道应寻找结石边缘的软化、密度的损失和颗粒的运动作为粉碎情况的信号，但这类特征很难把握和定性。

最新进展包括开发了一种用以监视结石粉碎情况和确定碎石终结点的声反馈系统。其中采用了一个宽频带放大器作为麦克风，以监测来自结石的反射冲击波。所收到的信号既有入射冲击波的反射，也有透进结石的声波的混响。随着碎石过程的进行，越小的颗粒产生的信号频率越高。利用人造结石进行的体外试验证明，这套系统甚至连结石第一次破裂都能实时检出，在频域包含的信号中，结石破碎的迹象更为明显。该系统甚至能分辨尺寸相差仅 1 ~ 2 mm 的结石颗粒。相关的概念已经厘清，但在进行体内试验前，还需要对该系统做进一步的完善。

另有一些人开发的类似系统，是利用一个声学传感器检出每一发（shot）冲击波在碎石机焦点处产生的声发射。这一无源式收听装置监视的是目标区域的空化。试验发现，空化信号的品质除受到结石所处流体环境的影响之外，还与结石的破碎程度有关。根据计算机显示操作者可知冲击波是否击中了结石，碎石是否在进行之中。利用这一装置所做的临床试验表明，实现对碎石过程和终结点的实时监视是很有希望的。

4. 对结石瞄准（targeting）情况进行声学跟踪

在一次呼吸中，身体的起伏动作能够使结石位置移动 5 cm，而且这种移动不与碎石机的声轴在一条直线上。这样一来，结石就成为在焦域中反复进出的移动目标。因呼吸的速率、一个呼吸动作的长度、焦域宽度和碎石机所发冲击波重复频率等多种因素，在所发冲击波的总数中，有 50% 甚至更多时候，结石处于焦域之外。这样，冲击波就偏离了预定目标——结石，而射向了周围软组织。如果有某种办法能够跟踪移动的结石，而且仅在结石被瞄准的时刻触发碎石机，则不仅能缩短治疗时间，而且将减少冲击波的辐照。

20 世纪末到 21 世纪初，曾经开发过几种用于跟踪碎石的瞄准系统。其中，有的采用了复杂的超声成像仪和跟踪算法，并安装在压电式碎石机中，可以主动地操控冲击波波束，使之射向移动中的结石的系统。这些系统目前尚无一种获得临床应用，但它们证实了这样一种概念：通过跟踪能够把结石的命中率提高约 50%。

另外有学者报告过一种实时跟踪触发系统。在这种装置中，向碎石机的焦域发射一个短暂的超声脉冲，然后用一个接收换能器检出结石产生的散射脉冲。结石的散射信号比软组织的散射信号强得多，可利用高于背景的冲击波阈值触发碎石机。体内试验证明，该系统可以将结石的破碎率提高约 50%。

第四节　冲击波治疗技术与设备

如前所述，按照国际上的通行概念，“冲击波治疗”是指利用冲击波治疗肌腱类软组织及骨科疾病，并不包括冲击波碎石。在这一前提下，可以说冲击波治疗技术和设备是由冲击波碎石技术和设备派生而来的。其实际过程是：在关于冲击波碎石的研究和实践中，人们发现冲击波不仅作用于结石，而且作用于其毗邻的软组织，于是就有人考虑能否将这种作用引申为治疗软组织疾病。冲击波治疗技术及设备与碎石技术及设备相比，有同有异，如表 3-8 所列。表 3-9 是设置在最小、中等和最大功率条件下，冲击波治疗所用的波源参数范围。

表 3-8　冲击波治疗技术及设备与冲击波碎石技术及设备的比较

序号	对比项目	冲击波碎石技术及设备	冲击波治疗技术及设备
1	冲击波产生原理	液电、电磁、压电	液电、电磁、压电
2	设备基本构成	高压电脉冲发生器、冲击波发生器、声透镜或反射镜聚焦系统、水槽或水囊 - 耦合剂声传播系统、影像引导 - 监视系统、水处理系统、治疗床、控制系统。	高压电脉冲发生器、冲击波发生器、声透镜或反射镜聚焦系统、水囊 - 耦合剂声传播系统、水处理系统、控制系统；有的配有影像引导 - 监视系统。
3	治疗对象	肾结石、尿路结石	肌腱及其他软组织疾病、骨骼疾病
4	作用目的	粉碎结石	促进软组织、骨骼功能修复及再生
5	压力、能量强度	高	低
6	保护对象	肾等与结石毗邻的软组织	与治疗部位毗邻的软组织
7	设备体型	大，较大	小，较小

表 3-9　冲击波治疗所用波源参数范围

物理参数	符号	单位	最小功率时	中等功率时	最大功率时
正峰值压力	*P*+	MPa	5.5 ~ 40.6	14.2 ~ 61	25.6 ~ 140.2
-6 dB 焦域尺寸	*Fx*（-6 dB）	mm	2.8 ~ 21.8	2.1 ~ 23	1.3 ~ 26
	fy（-6 dB）	mm	2.8 ~ 21	2.1 ~ 23.6	1.3 ~ 25.5
	fz（-6 dB）	mm	10.2 ~ 103	6.4 ~ 92	4.2 ~ 96
5 MPa 焦域侧向尺寸	*Fxy*（5 MPa）	mm	2.2 ~ 33	7.8 ~ 42	11.9 ~ 58
正压力能量强度	*ED*+	mJ/mm^2	0.02 ~ 0.13	0.09 ~ 0.73	0.12 ~ 1.67
全脉冲能量强度	*ED*	mJ/mm^2	0.04 ~ 0.15	0.13 ~ 1	0.15 ~ 2.26
-6 dB 焦域正压力能量	*E*+（-6 dB）	mJ	0.38 ~ 9.6	1.22 ~ 65.8	1.66 ~ 145
-6d B 焦域全脉冲能量	*E*（-6 dB）	mJ	0.7 ~ 9.6	2.17 ~ 25.8	2.3 ~ 145
5 MPa 焦域正压力能量	*E*+（5 MPa）	mJ	0.5 ~ 18.1	1.8 ~ 99.3	6.5 ~ 226.2
5 MPa 焦域全脉冲能量	*E*（5 MPa）	mJ	1.6 ~ 22.2	4.8 ~ 160	7.7 ~ 296.2
5 mm 焦域正压力能量	*E*+（5 mm）	mJ	0.3 ~ 2.5	1.3 ~ 10.7	1.99 ~ 25.7
5 mm 焦域全脉冲能量	*E*（5 mm）	mJ	0.45 ~ 3.7	1.86 ~ 21	2.26 ~ 33

（牛凤岐　张　迪　朱承纲　程　洋）

参考文献

Cleveland RO, Chitnis PV, McClure SR, 2007. Acoustic field of a ballistic shock wave therapy device. Ultrasound Med Biol, 33(8):1327-1335.

Cleveland RO, McAteer JA, 2007. The physics of shock wave lithotripsy. Smith's Textb Endourol, 1:529-558.

Hill CR, ter Haar GR, 1995. Review article: high intensity focused ultrasound--potential for cancer treatment. Br J Radiol, 68(816):1296-1303.

Jaalouk DE, Lammerding J, 2009. Mechanotransduction gone awry. Nat Rev Mol Cell Biol, 10(1):63-73.

Lingeman JE, McAteer JA, Gnessin E, et al., 2009. Shock wave lithotripsy: advances in technology and technique. Nat Rev Urol, 6(12):660-670.

Malcolm AL, ter Haar GR, 1996. Ablation of tissue volumes using high intensity focused ultrasound. Ultrasound Med Biol, 22(5):659-669.

McClure S, Dorfmüller C, 2003. Extracorporeal shock wave therapy: Theory and equipment. Clin Tech in Equine Pract, 2(4):348-357.

Ogden JA, Tóth-Kischkat A, Schultheiss R, 2001. Principles of shock wave therapy. Clin Orthop Relat Res, 387:8-17.

Shrivastava SK, Kailash, 2005. Shock wave treatment in medicine. J Biosci, 30(2):269-275.

Ueberle F, 2003. Pressure Pulses in Extracorporeal Shock Wave Lithotripsy and Extracorporeal Shock Wave Pain Therapy.//Kazuyoshi T. Shock Focussing Effect in Medical Science and Sonoluminescence. Heidelberg: Springer-Verlag, 179-210.

Wang CJ, 2003. An overview of shock wave therapy in musculoskeletal disorders. Chang Gung Med J, 26(4):220-232.

第四章

体外冲击波碎石术

第一节　体外冲击波碎石术概述

一、体外冲击波碎石术的历史沿革

体外冲击波碎石术（extracorporeal shock wave lithotripsy，ESWL）是利用体外产生的冲击波聚焦冲击粉碎体内结石，使其随尿液排出体外。体外冲击波碎石机的发明被誉为20世纪三大医疗新技术（CT、MRI、ESWL）之一。20世纪80年代初，它被誉为“尿石症治疗上的革命”，当时被公认为治疗泌尿系统结石的首选方法，这门微创技术仍在发展和改善中，是泌尿外科医师必须熟悉和掌握的一门技术（Eisenberger et al.，1993）。

早在20世纪50年代，苏联学者掌握了体内液电冲击波膀胱碎石技术，但仅为体内碎石技术，无法治疗内窥镜达不到的部位，因此应用受到了很大限制。对冲击波真正具有划时代意义的研究始于联邦德国，1963年，联邦德国多尼尔（Dornier）公司从事航空航天工业的物理学家偶然发现冲击波对人体组织起到力的作用，并提出利用冲击波粉碎肾结石的构思。1969—1972年，多尼尔公司和萨尔布吕肯大学的物理学家们开始研究冲击波在医学上的应用，研究表明：冲击波在软组织中传播能量损失很小，冲击波可以将生物体内的脆性物质击碎，但也会对含有大量气体的肺组织造成极大的伤害。他们的实验还证实了经水传播的冲击波能粉碎体外肾结石。

1972年，多尼尔公司与慕尼黑的一所大学合作，开始了从体外冲击波碎石装置到临床应用等一系列的研究。1978年，多尼尔公司研制出第一台双X线交叉定位水槽式体外冲击波碎石机并进行了大量的动物实验，成功治疗了移植到犬肾中的人体结石。1979年，多尼尔公司研制出世界上第一台实用型双X线定位水槽式Dornier HM1型体外冲击波碎石机，并于1980年2月由Chaussy等在德国慕尼黑大学（德语：Ludwig Maximillians Universitat Munchen）泌尿外科治疗首例肾结石患者获得成功。

1982年，经过进一步完善的Dornier HM2型体外冲击波碎石机取代HM1，当时只用于治疗＜2 cm的肾结石和输尿管上段结石，约占上尿路结石的20%。1984年，多尼尔公司对HM2型机加以改进后推出性能更加完善的HM3型商品化碎石机（图4-1），开始在西方多个国家应用。液电式HM3型机的非凡成就，迅速激发了其他各种冲击波源碎石机的研制，包括压电晶体式、电磁振膜式、聚焦激光式和微型爆炸式。B超定位技术也开始引入碎石机，它进一步完善了阴性结石的ESWL治疗。

1990年后，国外碎石机出现了重大变化。碎石机改为“干式”，水囊取代了大的水槽；冲

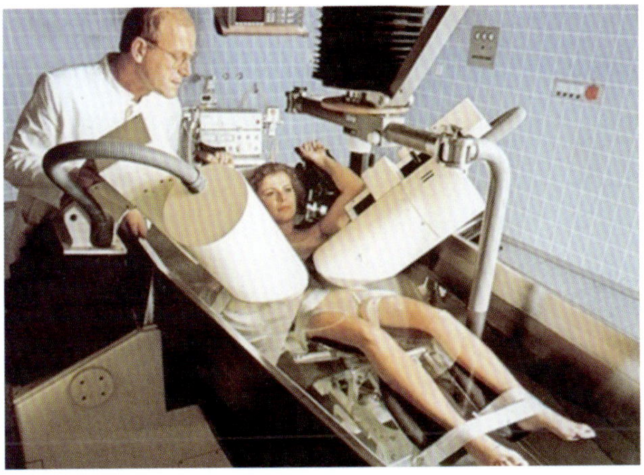

图 4-1 水槽式 Dornier HM3 型体外冲击波碎石机

击波源由液电逐步改为电磁冲击波源；定位系统由固定式双束 X 线交叉定位发展为单束 X 线 C 型臂定位以及 X 线和 B 超双定位。这些改进大大简化了碎石机的构造，降低了成本，且方便患者治疗。碎石机由单一的碎石功能向多功能发展，给冲击波技术注入了新的生命力。

在我国，体外冲击波技术的设备研制和临床推广都比较迅速。1982 年，在著名泌尿外科专家吴阶平院士、郭应禄院士和中国科学院声学专家王德昭院士主持下，由北京医科大学泌尿外科研究所与中国科学院声学研究所共同研究此项技术；当年即制成动物实验样机，相继完成体外破碎结石标本和动物体内结石的研究，进行了冲击波对肾组织影响的实验并发表论文（图 4-2）。1984 年初，第一台体外冲击波碎石机研制完成，1985 年，其成功用于临床治疗肾结石（图 4-3）。

1984 年 10 月，中国科学院电工研究所和北京医科大学人民医院合作，相继研制出碎石样机。同年底，上海交通大学电机系与上海医科大学附属中山医院合作研制样机。随后全国有十几家生产、科研单位相继生产出各式各样的体外冲击波碎石机并推向市场。国产碎石机价格较低，大部分性能不逊于国外产品。

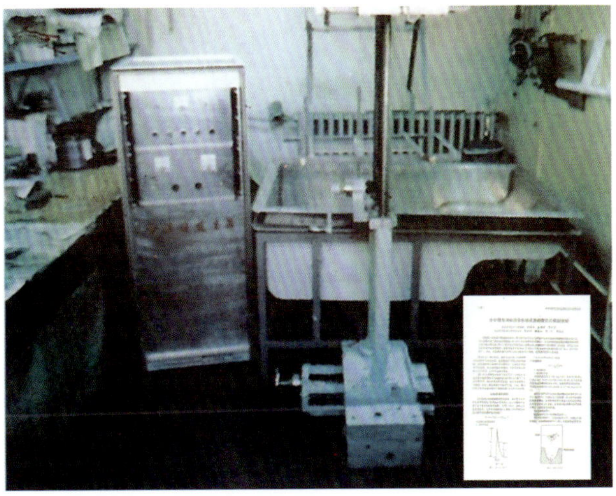

图 4-2 1982 年国内第一台动物实验样机

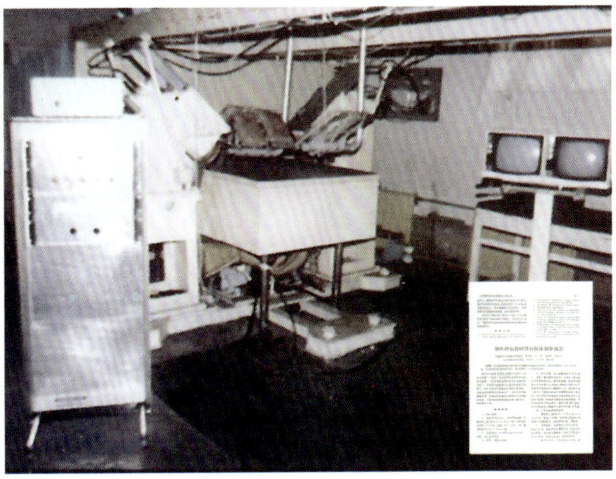

图 4-3 1984 年初国内第一台用于人体的体外冲击波碎石机（北京大学第一医院）

体外冲击波碎石机按其构造和发展水平可划分为三代。国外第一代碎石机是特指水槽式的 Dornier HM3 型机，尽管目前已不再生产，但该机碎石效果最佳，被誉为世界 ESWL 的金标准。冲击波的传递在水中最为理想，这是由于不同介质的阻抗不同，其耗损也不同，在水中冲击波能量耗损最少，而在空气中能量耗损极大。因此治疗时患者仰卧于水中，因为体液与水的特性阻抗相近，冲击波经水传入人体时能量耗损较少，冲击波迅速进入人体，到达结石并击碎结石，而对组织不造成明显损伤（图

4-4）。冲击波粉碎结石是利用冲击波在两种声阻抗不同的传播介质（组织与结石）的界面发生反射，它在结石的前缘产生压应力，在其后缘产生拉应力，两种介质的声阻抗的差别越大，应力就越大，物质（结石）结构越容易破坏。在结石面对冲击波源的界面上的压力使结石破裂，而空化作用产生水的射流使裂口内面的结石剥落，一连串的冲击波使结石由表及里地逐层破碎，直到完全粉碎成为细小的颗粒排出体外。

第二代碎石机主要是指“水囊式”碎石机。随着冲击波源特性的改进，麻醉需要也相应简易化。但因冲击波通过水囊膜时能量有所损耗，故其效能不如第一代 HM3 型机。第三代碎石机是将冲击波源与泌尿手术操作台合而为一，实现了多功能化，除了 ESWL 外，还可用来进行泌尿系影像诊断以及各种腔内碎石和取石治疗。

ESWL 的临床应用有一个发展过程，20 世纪 80 年代初仅能治疗约 20% 的结石（直径 < 2 cm 的肾结石以及 < 1 cm 的输尿管上段结石）。随着临床经验的不断积累、适应证也在不断扩大，输尿管上段及下段结石得以治疗，但在很长一段时间内认为中、下段结石，特别是位于骶髂骨处输尿管内的结石由于有骨骼阻挡不能碎石（由于水槽式碎石机的限制）。1987 年初，郭应禄院士提出了俯卧位治疗输尿管中、下段结石及膀胱结石，将 ESWL 的适应证扩大到整个尿路，且提高了疗效，使之成为一种创伤性小、安全、有效的治疗尿石症的方法（郭应禄，1995）（图 4-5）。

经过几十年的发展，碎石机的机制不断变化，主要目标仍然是提高碎石效果，促进结石患者康复。除了操作者的临床经验，碎石机的冲击波产生的有效能量一直是关注焦点。目前碎石机冲击波波源有多种机型：单式脉冲碎石机、复式脉冲碎石机、双波源碎石机、宽焦斑碎石机、可变焦斑碎石机，它们经历了液电式、电磁式、压电式的冲击波波源的改变过程，在焦斑宽度、低电压、减少机体组织损伤等方面在持续改进。

经过 30 多年的基础实验和临床经验积累，液电冲击波源碎石机的治疗效果优于其他冲击波源。但是，目前临床上常用的冲击波源是电磁波源碎石机，它的特点是不用给每个患者更换电极，方便易行且经济，碎石效果较好。由于压电式冲击波源成本较高，目前较少用于临床。最新临床操作技术的改进包括：①提高冲

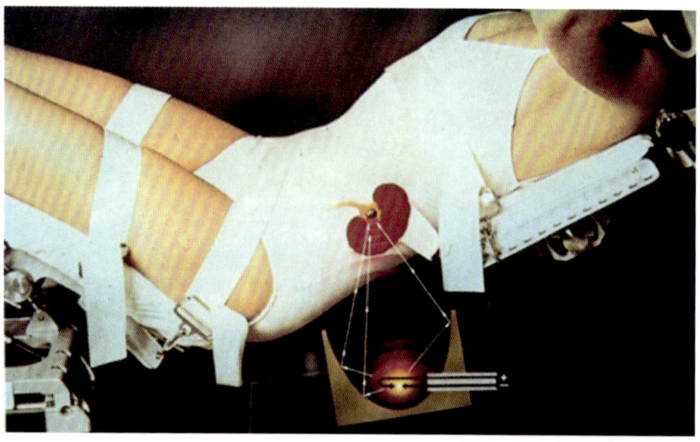

图 4-4 冲击波经水迅速进入人体，到达结石并击碎结石

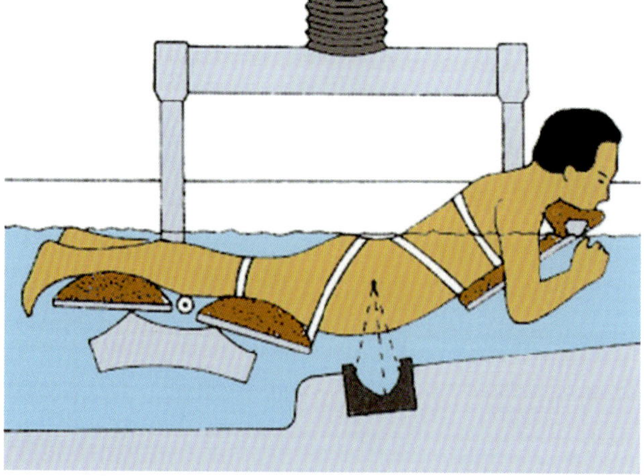

图 4-5 俯卧位治疗输尿管中、下段结石及膀胱结石

击波耦合；②降低碎石频率；③冲击波逐级增能分布治疗。

碎石机定位系统有 3 种：① X 线定位碎石机；② B 超定位碎石机；③ X 线和 B 超双定位碎石机。目前，多数碎石机采用 X 线监视系统或者 B 超系统进行定位，这两种方式各有特点，互为补充。又可以分为上定位和下定位两种，采用联合定位的碎石机兼有 X 线及 B 超两种定位系统，具备了上述两种方法的优点。不论是阳性或阴性结石，不论是肾及各段输尿管结石都可定位，还可以实时监测结石动态及其粉碎过程，因此可以提高碎石效果。精确定位是确保体外冲击波碎石疗效的前提。医生一定要熟练掌握定位技能，精准定位（谷现恩等，2008）。在碎石过程中，患者体位移动、呼吸调整，都可能会影响结石定位。需要不定期监测调整，确保定位准确。在手术过程中，仔细的影像定位有助于提高碎石疗效。

最新研究表明，碎石机取得成功至关重要的因素为：①精准的冲击波波源的发射技术；②精准的结石定位技术；③精准的能量耦合技术。特别是第②、③条对技术操作人员提出了更高的要求。

二、医用超声耦合剂在 ESWL 碎石中应用中的重要性

冲击波的传递在水中最为理想。20 世纪 80 年代研制的碎石机为“水槽式”碎石机。1990 年以后，碎石机由“水槽式”改为“水囊式”，又称为“干式”碎石机，进而“水囊式”碎石机取代水槽式碎石机。这就需要有一种更好的介质来代替水媒介。有学者提出了医用超声耦合剂在 ESWL 中的应用。

医用超声耦合剂应用的特性：根据超声波的基本知识，当超声波入射到两种不同的分界面上时，二者阻抗相差越大，反射系数越大，穿过界面进入另一介质的声能越少。在临床超声检查中，如果让探头与皮肤“干接触”，由于二者之间空气薄层（有时还是厚层）的强烈反射作用，所发超声波根本无法达到并进入人体实现诊治目的。为此，必须将某种物质充填于探头表面和皮肤之间排除空气，形成使超声波顺畅和不失真传播的通道，这种物质就称为“医用超声耦合剂”。

经过多年的发展，国内外有多家生产医用超声耦合剂的公司。生产出的不同成分的全新配方及其主要特点是与活组织生物相容，可生物降解，可生物消除。此外，体外冲击波碎石时耦合剂所含气泡对治疗效果可产生不利影响。有的公司特意制售一种专门用于体外冲击波碎石的无气泡剂型。医用超声耦合剂遵循的行业标准是：YY0299-2008（由中国科学院声学研究所研究员牛凤岐、朱成刚、陈阳与解放军总医院超声科梁萍主任负责起草），产品应无细胞毒性，应对皮肤无致敏、无刺激作用，以保证其安全性（牛凤岐等，2009）。

更新的碎石机采用水囊代替水浴引入声学界面和理想的耦合剂可以阻止能量损失。Jain 等（Jain et al.，2007）通过体外实验研究耦合介质中的气泡对体外冲击波碎石术功效的影响。他们研究了不同的耦合剂，发现无气泡超声凝胶优于低黏度硅油。这些体外结果表明，较差的耦合剂在碎石术中会对传递给患者的超声波能量造成显著衰减。

目前国内外均有报道，冲击波可以在水中及耦合剂中很好地传播，但不能在空气中传播。体外碎石时对耦合剂界面中的气泡非常敏感，当耦合剂中有空气时碎石率会降低。耦合剂的应用不当可以造成冲击波的衰减。Neucks 等（Neucks et al.，2008）用 Dornier®DoLi-50 电磁碎石机进行试验。结果显示，当气泡占耦

合剂的 1.5%～19% 时，耦合剂质量会发生变化，可导致冲击波振幅显著降低约 20%。为提高冲击波耦合剂的应用，他的研究表明，耦合剂中的气体会偏转冲击波的方向，99% 的冲击波会被气泡反射回来而影响碎石效果，体外实验表明，仅反射 2% 的冲击波就会减少 20%～40% 的模型结石粉碎程度；Lingeman 等指出，如果耦合面积减少 8%，传入的冲击波可以减少 43%；而断断续续的冲击波传输可减少焦域处 50% 的能量（Lingeman et al., 2009）。临床要求使用无气泡的医用超声耦合剂，均匀涂抹在充盈的水囊表面上，临床上也逐步认识到优质的医用耦合剂和耦合技术是碎石成功的关键因素。

医用耦合剂在体外碎石中的临床应用的优点是：①与人体组织声速相等；②衰减系数很小；③与人体组织声特性阻抗近似相同，可减少反射损失；④与皮肤紧密接触，保持长时间不干燥，并保持黏附性；⑤外观良好，呈水溶性，很容易清洗；⑥可以减轻碎石时局部皮肤疼痛感。国外有研究指出，尽管碎石机不断改进，在碎石治疗时仍有 30% 的患者感到疼痛。研究者使用凡士林凝胶做肾、输尿管结石无痛碎石并进行了前瞻性研究。结果证明表明皮肤使用凡士林凝胶能明显减轻冲击波碎石引起的疼痛，而不降低碎石效果，疼痛减轻主要是阻碍了皮肤与冲击波间隙现象。Jain 等的研究证明耦合剂有止痛效果（Jain et al., 2007）。笔者的临床经验也证实了这点。

笔者建议在对每位患者进行体外碎石术前，将充盈水囊的表面均匀涂抹医用耦合剂。体外碎石后要用清水擦洗干净。为防止交叉感染，再用消毒液棉球或纱布擦拭球囊后晾干。笔者经验提示：超声耦合与皮肤之间的耦合程度可以直接影响碎石的效果，有经验的碎石医生会获得更好的结果。当耦合剂里的气泡较多时，临床会出现：①碎石效果差；②患者感觉皮肤疼痛加重；③被冲击的皮肤表面红晕面积增大。特别提示，一旦忘记涂抹耦合剂，所谓的“干接触”也会出现以上三种情况。这说明冲击波未能聚焦到达第二焦点，在碎石过程中冲击波产生了杂波干扰所致。实践证明，在体外冲击波碎石治疗中应用超声耦合剂，可以达到隔绝空气的作用，驱赶气泡，使冲击波能顺利传播，直达结石部位（Pishchalnikov et al., 2006）。为提高碎石的疗效，也提示临床医生懂得“细节决定成败”。切记不要使用质量差且含有气泡的凝胶。

第二节　体外冲击波碎石术的临床应用

一、体外冲击波碎石前准备

（一）全身状况的评价

术前应根据患者的具体情况，做好全面的体格检查，实验室辅助检查也必不可少，主要包括血常规、尿常规、肝功能、肾功能、血糖监测、血小板计数等检查；年龄超过 60 岁者患者需做心电图检查。

（二）泌尿系统状况检查

在没有充分了解整个泌尿系统情况之前切忌匆忙碎石。

1. 腹部平片（KUB）

对怀疑有尿路结石的患者，KUB 检查可作为第一选择，直观、经济又方便。其优点是全面了解结石部位、大小、数目和密度；同时观察脊柱与骨盆有无畸形或其他异常，有助于治疗时的定位。有时患者腹部气体过多，影响拍片效果，因此拍片前禁食或者排便后拍摄效果更好。

2. CT 检查

CT 为临床常规检查方法之一，可帮助明确诊断结石部位、大小、数目、密度和结石周围管壁的炎症情况，尤其是 CT 尿路造影（computed tomography urography，CTU），可清晰显示肾、输尿管及膀胱结石，特别是 B 超难以检出的输尿管中下段结石（包括阴性结石）。而且可明确盆腔静脉石、腹腔内及盆腔内钙化点，可以清楚了解盆腔异位肾、先天性肾畸形或输尿管畸形的位置，同时可以发现早期泌尿系肿瘤等疾病。特别是根据 CT 值的数据可以判断结石的性质以及对结石的治疗次数做到心中有数。对于肾功能较差或甲状腺功能亢进患者可以选择做腹部 CT 平扫。目前，CTU 基本上已经代替了静脉尿路造影。

3. 静脉尿路造影（intravenous urography，IVU）

在没有 CT 检查的医院可选用静脉尿路造影，有助于确定结石准确位置，同时了解肾功能和结石以下有无梗阻等。

4. B 超检查

作为辅助常规诊断结石的方法，B 超检查最大优点是经济、方便，是诊断阴性结石的必要检查。无 X 线辐射损伤，是孕妇发生尿路结石的首选检查方法。缺点是对输尿管中、下段小结石检出率低。

5. 肾图检查

肾图检查主要用于了解双侧肾功能，为结石治疗方法的选择和效果评估做出评价。

6. 其他准备

（1）消除患者紧张心理：治疗前医务人员应做好耐心细致的解释工作，使患者了解整个治疗过程，介绍相应的术前和术后的健康指导以及排石过程中可能出现的症状，解答患者提出的疑问，消除恐惧心理；痛阈值低的患者提前 0.5～1 h 口服止痛药，可以有效地控制 ESWL 治疗中产生的疼痛，避免患者移动或过度呼吸，从而提高碎石效果；高血压患者手术当天口服降压药。

（2）肠道准备：对于 CT 值低的结石，尤其是输尿管中下段结石，治疗前 1 天晚上口服缓泻剂以减少肠内积气和粪便，不仅有利于定位，而且可减少冲击波通过肠管积气造成的损耗以及对肠管的损伤和疼痛感。如果治疗当天患者仍然腹部胀感，排便不多，早上可给予开塞露 1～2 支肛门塞入，促进排便，有助于减少肠气，提高碎石疗效。

（3）应用抗生素：对于泌尿系感染，必须在治疗前得到控制，特别是感染性结石患者，需防止碎石后发生高热甚至尿源性脓毒血症而危及生命。对于合并尿路感染者或感染性结石者应予高度重视，分别于术前 1～3 天及术后 3～5 天应用抗生素。

（4）ESWL 前准备：治疗前 1 天宜洗澡，清除皮肤表面的油脂，以利于冲击波进入及减少耗损。治疗当日腰部禁用各种止痛贴膏，以免阻挡冲击波进入皮肤。碎石当日早晨禁食，糖尿病患者早上不要吃降糖药，可自备糖块，防止术中发生低血糖。对于结石较小者或近日出现排石、肾绞痛患者，应在治疗前 1 天重新拍摄 KUB，观察结石位置有无移动。

二、适应证和禁忌证

（一）适应证

从广义上讲，除结石远端有器质性梗阻

外，肾、输尿管全段及尿道结石均可采用ESWL治疗。但应根据结石大小、结石性质和结石停留在输尿管原位时间的长短来选择碎石治疗。肾结石直径 <20 mm，输尿管结石直径 <10 mm、膀胱结石、尿道结石都是ESWL的适应证。ESWL前可以根据结石的CT值来判断碎石的效果。

（二）禁忌证（相对禁忌证、绝对禁忌证）

（1）全身出血性疾病患者不宜碎石，以避免由碎石造成严重的出血。

（2）新近发生的心、脑血管疾病，如严重的高血压、心力衰竭、脑出血、病态窦房结综合征、心律失常及严重肺功能障碍患者不宜碎石。

（3）传染病的活动期，如活动性肝炎、细菌性痢疾、非典型病原体肺炎及新型冠状病毒肺炎等患者不宜碎石。

（4）未控制稳定的糖尿病患者，在碎石前控制好血糖，以防碎石后发生难以控制的严重尿路感染。

（5）妊娠妇女为禁忌证，以避免X线或冲击波对胎儿产生潜在影响，妊娠期发生输尿管结石可留置输尿管支架管，防止疼痛引起胎儿发生意外，产后1个月再处理结石。

（6）患有精神疾病、癫痫和癔症者为相对禁忌证。在控制疾病发作期，待病情稳定后再考虑做碎石治疗。

（7）严重骨骼畸形和严重肥胖者需要术前定位评估。

（8）输尿管结石附近有动脉瘤者为绝对禁忌证。

（9）妇女经期不宜做碎石，避免抵抗力降低加重泌尿系感染及月经过多。

（10）腹主动脉内装有金属网状支架、输尿管内置有金属双J管（DJ管）的输尿管结石为禁忌证。

（11）心脏起搏器：装有心脏起搏器的患者一直是ESWL的禁忌证，2017年欧洲泌尿外科协会（European Association of Urology，EAU）年会有专家提出装有心脏起搏器患者可以碎石，同时也指出：为了安全起见，需要医生了解心脏起搏器的类型和功能；对起搏器重新编程后才能承受ESWL，ESWL前具备心脏起搏器技术的心脏内科医生应在场，以便发生问题时及时抢救。

三、泌尿系统情况

（1）结石以下尿路存在器质性梗阻：对于结石以下尿路有器质性梗阻患者，在未解除梗阻之前不宜碎石。因为输尿管结石致上尿路积水合并肾积水时，肾张力明显增加，特别是输尿管上段结石合并严重积水时，由于在碎石时患者呼吸幅度较大，肾的移动幅度较大，冲击波有可能会伤及已经积水的肾。此外，器质性梗阻未解除，即使结石被击碎也难以排出。

（2）肾功能状况：对于肾功能不全者，要区别导致肾功能不全的原因再分别处理。如为输尿管结石引起的尿路梗阻，则要积极碎石，尽早解除梗阻。

（3）尿路感染：在尿路急性炎症期间不宜碎石，否则易致炎症扩散甚至尿源性脓毒血症，需选用有效抗生素控制感染后再行碎石。

（4）无症状的肾下盏结石和肾盏憩室结石不宜碎石。

（5）当输尿管结石合并肾积水，同时又存在肾结石时，应先处理输尿管结石，待输尿管结石排净，肾积水好转后再考虑肾结石治疗。切记不可同时进行输尿管和肾结石的ESWL，以防肾严重损伤，引起肾被膜下血肿甚至肾破裂等严重并发症。

四、麻醉

20 世纪 80 年代初，国外体外冲击波碎石术常规是在全身麻醉后，方可进行 ESWL。1987 年初，中国引进第一台德国 Dornier HM3 型碎石机到北京大学第一医院后，笔者第一时间将全身麻醉改为硬膜外麻醉和脊椎麻醉。当时，患者需要进入碎石机的浴缸才能进行 ESWL，而浴缸里的水温是 37℃，这样也给麻醉医生带来了很高的要求，在碎石过程中要时刻观察患者的血压和脉搏，由于半身麻醉后会出现双下肢血管扩张，加之水温增高会发生患者血压下降和脉搏增快，需要进行积极地抢救治疗。另外，由于采取硬膜外麻醉和脊椎麻醉后，腰部的针孔需要用胶条封闭好，以防水进入腰部针孔引起感染。介于上述风险，1989 年初，笔者决定取消硬膜外麻醉和脊椎麻醉，改用静脉 - 吸入复合麻醉，用小剂量的芬太尼和哌替啶代替，使麻醉简单化且安全有效。随着经验的积累，1990 年，笔者再次将静脉 - 吸入复合麻醉改成在 ESWL 前 30 min 肌内注射哌替啶 50 mg，达到了很好的止痛效果。随着碎石机的不断改进，电磁波碎石机的增多及普及，临床上为达到冲击波碎石术的终极目标：无痛、安全、高效，1992 年 4 月，北京大学泌尿外科研究所、北京大学第一医院泌尿外科碎石中心正式告别麻醉时代，成人患者进行 ESWL 前不再用任何止痛药和麻醉药。使得术后患者可以立即行走活动，更加有利于术后排石，此项创举得到了国内同行专家和社会有识之士的高度认可（对于学龄前儿童可选择全身麻醉方法顺利完成 ESWL）。

目前，仅有少数国家使用麻醉方法。

五、ESWL 术中和术后并发症的预防和治疗

（一）血尿

几乎所有患者在碎石术后会出现不同程度的肉眼血尿和镜下血尿，肾结石患者更为明显。肉眼血尿一般在术后 1～2 次后自行消失，无需特殊治疗，而镜下血尿则持续到结石排净为止。当患者严重血尿不止时，应及时行 B 超或 CT 检查以确诊有无肾损害。如无明显肾实质损害，可卧床休息，对症处理，待血尿消失，如发现肾实质损伤，应视病情行保守或手术治疗。

（二）肾绞痛

肾结石碎石术后输尿管绞痛发生率不高，输尿管结石碎石术后绞痛的发生较肾结石更少。且绞痛发生一般不严重，给予镇痛、解痉药物或针灸均可缓解。绞痛的发生是由于碎石屑排出过程中刺激输尿管发生痉挛所致，故术后多饮水可减少绞痛的发生。

（三）发热

当 ESWL 术后出现低热（37～38 ℃）时，需用抗生素治疗至体温正常，当体温高于 39 ℃时多为伴有梗阻的严重尿路感染，甚至有发展至肾积脓的可能，多由感染性结石和石街形成所致，留置输尿管支架管或及时行经皮肾造口术，置管引流解除梗阻，并使用高效抗生素，可以很快控制感染。

（四）恶心、呕吐、食欲缺乏

ESWL 术后有少数患者出现恶心、呕吐和食欲缺乏，其为应用止痛药所致，一般在短时间内消失。另外，碎石术后碎石屑在排出过

程中亦可见上述症状，症状严重者可予静脉输液，每日总量 2000～2500 ml，以利于快速排出碎石屑，给予对症处理后可好转。

（五）皮肤损伤

皮肤损伤较少见且不严重，表现为皮下有少量数个散在的小瘀斑，面积为 1～2 cm^2，一般在 1～2 天内自愈，无需特殊处理；严重皮肤损伤多见于早期劣质的碎石机，可表现为较大片皮下瘀斑甚至皮肤表皮破损、出血，应予对症处理，局部涂抹抗炎药膏以防皮肤感染。

（六）咯血

咯血的发生极罕见，见于肾上盏结石，特别是小儿肾上盏结石，由于吸气时肺底下移，部分冲击波击中肺部所致，可表现为术后痰中带血丝，很少出现咯血，一般在 1～2 天内自愈，无需特殊处理。故在治疗小儿肾结石时应在背部加防护铅围裙，以预防术后咯血的发生。

（七）消化道出血

ESWL 治疗时若消化道内肠管积气过多，可致胃肠黏膜损伤，表现为少量呕吐或黑粪，并伴有腹部疼痛，症状多不严重，可采取进半流质饮食 3～5 天，对症处理。

（八）石街形成

石街多发生于较大肾结石碎石术后，可形成不同形状的石街（图 4-6），其可分为两种：①无症状石街：肾结石在碎石术后，结石碎屑沿输尿管堆积成串，但无发热、绞痛等不适症状，此时应定期拍摄 KUB，观察石街的排空情况。如 1 周内石街无明显变化，应重复 ESWL 治疗，由下而上轰击，对于石街中的大块结石，

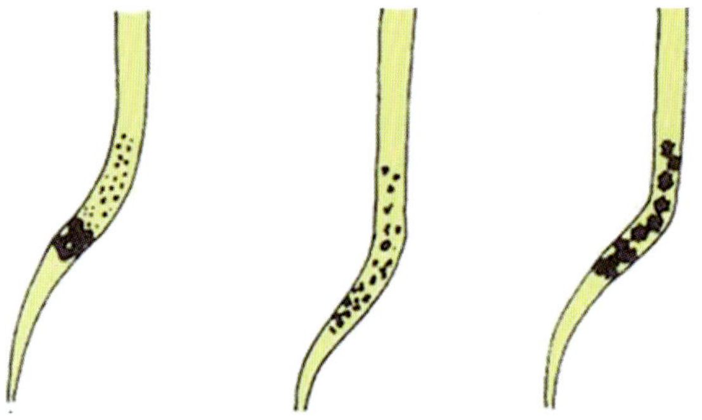

图 4-6　石街形成的不同类型

应重点轰击以疏通通道，经 ESWL 治疗后多可获得满意效果。②有症状石街：碎石术后可表现为输尿管绞痛、发热及患侧腰部胀痛等，一旦出现上述症状应立即拍摄 KUB 并进行 B 超以观察肾积水情况，必要时做 CT 平扫。如出现高热，应考虑石街梗阻合并感染，必须留置输尿管支架管或行经皮肾造口引流尿液，以解除梗阻控制感染，保护肾功能。

对于尚未造成严重梗阻的石街，可用药物治疗帮助排石，如阿托品、溴丙胺太林、山莨菪碱（654-2）、孕酮以及中药等。如石街已达膀胱壁段，女性可经直肠或阴道按摩以助排石，输尿管口狭窄者可经膀胱镜行输尿管口切开或行输尿管镜取石术。为预防石街的形成，较大肾结石可在 ESWL 后嘱患者取患侧卧位 48～72 h，有利于减慢碎石屑的排出速度，可有效减少长段石街的形成，如阴影淡的较大肾结石，可在治疗前放置输尿管支架管以预防石街梗阻。

（九）肾周血肿

ESWL 后少数可发生肾周血肿，国内外均有类似的报道，在高血压组 ESWL 肾周血肿发生率为血压正常组的 4～5 倍，故术前应强调控制血压至正常范围，术中如发现血压过高，应停止治疗，肝功能损伤者、未控制的出血性疾病患者禁用 ESWL 治疗。为防止肾周出血的发

生，治疗时应密切观察血压变化，严格掌握工作电压及冲击波次数范围，切忌盲目升高电压或增加冲击次数。ESWL 后一旦出现患侧腰部剧烈疼痛及严重血尿数天，可行 B 超检查，必要时做 CT 协助诊断。ESWL 后出现肾周血肿时（图 4-7），建议卧床休息 2～3 周及对症处理。

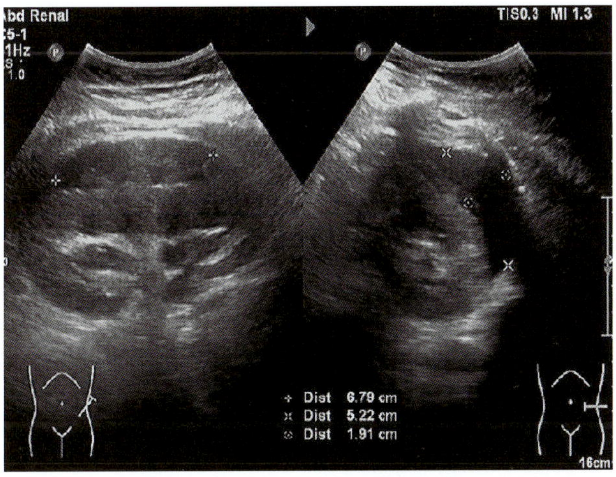

图 4-7 B 超示肾被膜下出血

（十）尿路感染

泌尿系结石与尿路感染相伴存在，出血丢肾、感染丢命，感染是泌尿外科结石永恒的话题。最新出版的《吴阶平泌尿外科学》将未控制的尿路感染列为 ESWL 的绝对禁忌证，说明尿路感染问题需要泌尿外科体外碎石医生的高度重视。在 ESWL 前一定要将尿路感染控制好，对有感染病史、特别是中老年女性有尿路感染史的患者，ESWL 术前需做尿液培养和药敏试验，以针对不同细菌给予合理的抗生素治疗，直至感染控制后，再慎行 ESWL 方法治疗。也可在 ESWL 前置入 DJ 管，从而有效防止严重尿路感染的发生。ESWL 后一旦出现结石梗阻伴发热等感染迹象，及时行经皮肾镜等方法解除梗阻，同时给予静脉输入抗生素以防尿源性脓毒血症的发生，确保肾功能。

第三节 肾结石的 ESWL 治疗

泌尿系结石大多原发于肾，绝大部分输尿管结石来自肾，近 30 多年来由于科技发展和碎石机型的改进，ESWL 已成为治疗各种肾结石包括部分复杂肾结石的首选方法。

一、适应证

1. 单纯性肾结石

直径 <2.0 cm 的肾盂结石 ESWL 粉碎率高，术后并发症少，除少数（如胱氨酸、一水草酸钙、磷酸氢钙结石）较难被冲击波粉碎外，大多数结石经 1～3 次治疗能成功粉碎。一般来说，直径 <2.0 cm 结石的粉碎成功率明显高于直径 ≥2.0 cm 者，其碎石成功率可达 90% 以上。

2. 复杂性肾结石

包括部分鹿角形肾结石及多发性肾结石等。

（1）巨大肾结石和鹿角形肾结石：结石直径 >2 cm 或鹿角形肾结石，单纯 ESWL 治疗有一定难度，其治疗时间长，并发症发生率高。鹿角形肾结石除少数由尿酸、胱氨酸成分组成外，大多以草酸钙、磷酸镁铵为主（感染性结石）。部分鹿角形肾结石可以先将肾盂处结石击碎排出体外后，再逐个将剩余的结石分次各个击碎。长期以来，鹿角形肾结石治疗是泌尿外科的一个重要课题，国内外学者对此进行了广泛、深入的研究，综合起来肾结石治疗有5种方法：①单一ESWL治疗；②单一经皮肾镜取石术(percutaneous nephrolithotomy, PCNL)治疗；③PCNL与ESWL联合治疗；④经输尿管镜碎石术(ureteroscopic lithotripsy, URSL)治疗(分为软镜和硬镜两种)；⑤开放手术治疗。

(2)多发性肾结石：多发性肾结石大多数需多次碎石，应向患者说明冲击波治疗的方案及难度，部分患者尚需先行PCNL或URSL或其他方法治疗，在内镜治疗后留有少许残余结石时再行ESWL治疗。

(3)肾盏结石：ESWL治疗无症状肾盏小结石文献报道较多。30年前，无梗阻症状的肾盏结石通常行保守治疗，但随访发现68%的患者其后合并尿路感染，51%的患者出现肾绞痛，约50%的肾盏结石可排入输尿管引起输尿管结石，并引起急性梗阻。通过CTU及IVU可以发现肾盏盏颈宽窄程度，如果盏颈宽可以早期行ESWL治疗，因其可预防结石排入输尿管后造成的急性肾绞痛及严重尿路梗阻。

ESWL治疗肾结石的疗效与结石大小、位置、成分以及尿路解剖和患者整体健康状况有关。结石排净率和残留率在肾盂结石的效果好于肾上盏和中盏结石，而下盏结石患者其结石残留率较高，且易复发。为提高ESWL治疗下盏结石的疗效，碎石后可采用体位排石法，有利于防止结石残留在肾下盏。

二、治疗体位

现代的碎石机治疗体位分为平卧位和俯卧位两种，髂骨缘以上输尿管结石采取平卧位治疗，髂骨缘以下输尿管结石采取俯卧位治疗。肾结石治疗时为平卧位，马蹄肾合并结石、移植肾结石和盆腔异位肾结石采用俯卧位，使冲击波避开盆腔骨骼的阻挡直达结石。

三、定位

1.X线定位

现绝大多数碎石机采用了单X线定位系统，寻找到结石影像后并将其移至“+”字线的中心，利用三维(X、Y、Z轴)定位，其方法简便，易于操作。若肾结石随呼吸幅度移动比较大，应以结石停留在呼气终末或吸气终末为定位点。

2.B超定位

肾结石的超声定位就是指显示肾的声像图，从肾声像图中搜寻结石的声像，再把结石调整到碎石机的第二焦点上。碎石时患者取仰卧位或斜仰卧位，经侧腰部或背部显示肾及结石图像清晰，无肠气干扰，所以超声定位肾结石一般无困难。B超探头放在结石的同侧。

四、治疗

当两个显示器上的结石影像都位于“+”字线的中心时，结石已准确定位在反射体的第二焦点，将工作电压调至最低电压即可以开始治疗(每种碎石机的电压均不同)，每轰击200次后透视1次，观察结石的粉碎情况及结石位置情况，如有移动则及时校正，以提高冲击波的碎石成功率。在治疗过程中，工作电压应逐渐提高。结石粉碎过程在荧光屏上表现为结石边缘变毛糙，阴影变大、碎石碎屑逸向肾盏等空隙处，犹如“砂粒造影”，可显示肾盏的轮廓。此时应仔细观察各个部分有无较大颗粒，如有应将其移至“+”字线中心，继续轰击将其彻底粉碎(图4-8)。

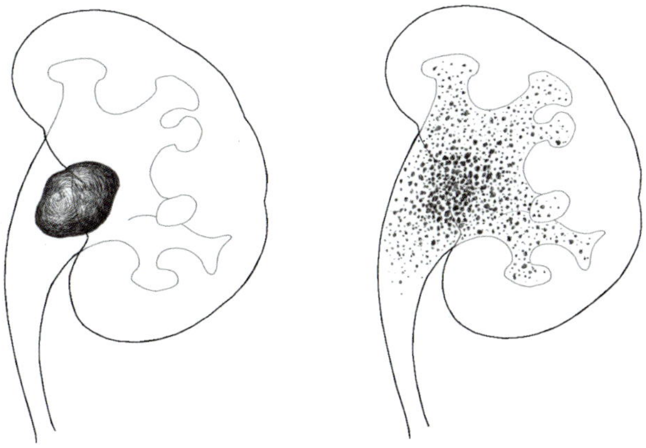

图 4-8　肾盂结石行体外碎石前、后对比模式图

（一）工作电压及轰击次数

治疗时的工作电压应随不同厂家的碎石机而定。Dornier HM3 型碎石机工作电压为 16～24 kV，轰击次数根据结石粉碎情况确定，若结石不能完全粉碎，其轰击总数不宜超过 2500 次，对于孤立肾结石，应适当调低工作电压和减少轰击次数，尽量减少其对肾的损害。而复式脉冲 HB-VG 型低强度碎石机的工作电压为 3～8 kV，轰击次数应为 2500 次。尤其对下盏结石的治疗要降低强度。

（二）耦合剂的应用

医用耦合剂要适量均匀涂抹在皮肤上，以防气泡影响碎石效果。

（三）治疗间隔时间

两次治疗间隔时间应大于 2 周，孤立肾结石、马蹄肾合并结石的治疗时间间隔也应大于 2 周。

（四）碎石后注意事项

肾结石碎石后患者需要避免重体力运动或活动，如散步、跳绳、快跑和短跑等，大于 2 cm 结石碎石后需要平卧 2～3 天，以减少大量碎石屑快速堆积输尿管形成“石街”，3 天后可以正常运动或活动。如果碎石后发生剧烈腰痛、血尿加重等情况，需减少活动，注意观察。肾下盏结石患者需要在碎石后 1 周再开始体位排石，高血压患者及颈椎病患者不宜做倒立动作，可改为胸膝卧位，在患侧腰部轻轻叩击，弯腰动作每天 3～4 次，每次数分钟，配合大量饮水，也可以促进结石尽快排出。

第四节　输尿管结石的 ESWL 治疗

输尿管结石大多源于肾，大部分输尿管结石为肾落入输尿管所致。而原发输尿管结石较为少见。

一、适应证

输尿管全长各部位的结石皆为 ESWL 治疗的适应证。按骨盆上下缘将输尿管分为上段、中段、下段。随着治疗经验的积累和碎石机的改进，目前输尿管任何部位的结石都可采用 ESWL 治疗（Riehle et al.，1986；Wolf et al.，1997）。ESWL 和各种体内碎石术的发展已使 95% 以上的输尿管结石免于开放手术。

二、术前准备

术前一般准备同肾结石的 ESWL 治疗。应在治疗前重新拍摄腹部 X 线片观察结石位置移动情况，对于结石过小或近日内有肾绞痛患者、影像欠清晰者可在治疗前行输尿管插管并拍摄 KUB 片，以利术中定位（ESWL 时可沿导管影寻找结石），如为阴性结石（上段结石和下段结石）可选用 B 超定位碎石机碎石或通过 IVU 显示结石的负影。若输尿管结石嵌顿时间过久，引起严重肾积水时，应先留置输尿管支架管，保证输尿管排泄畅通，改善肾功能，防止 ESWL 后引起尿源性脓毒血症。

三、治疗体位

1. 仰卧位

适用于髂骨缘以上的输尿管结石，冲击波从侧方进入，可避免椎体的阻挡，提高碎石疗效。当输尿管末端结石定位困难时（肥胖及小儿患者），可采用仰卧位治疗，冲击波从小骨盆内口进入直达结石。

2. 俯卧位

适用于髂骨缘以下的输尿管结石，这是碎石治疗中应掌握的基本原则。采用俯卧位治疗髂骨缘以下的输尿管结石，可以避开髂骨对冲击波的阻挡，冲击波直接通过腹部到达结石以利结石的粉碎，对于输尿管末端结石患者，应在耻骨缘以下加用铅围裙以保护外生殖器。

四、定位

1.X 线定位

定位方法较为简单，当 X、Y、Z 轴位均位于“+”字线的中心时，即可开始治疗，当定位困难时可插入输尿管导管帮助定位。输尿管结石影像也随呼吸运动而上下移动，上段更明显，应选择呼吸终末为定位点，下段结石移动范围较小，易于定位。

2.B 超定位

输尿管结石的超声定位有一些困难，定位前要充分准备，定位时要认真细致。寻找输尿管结石应先从上段开始，沿积水的输尿管逐步向下追寻；肾盂输尿管连接段为第一狭窄处，从侧腰部或背部扫查，一般在显示肾门后，再向下移动探头即可显示。输尿管跨越髂动脉为第二狭窄处。如有结石停留，可出现结石声影。输尿管膀胱开口为第三狭窄处，输尿管下段结石的探测要使膀胱中度充盈，在耻骨上缘横切，显示膀胱三角区，再不断调整探头的角度，显示左右输尿管在膀胱壁开口的部位。纵切与皮肤约呈 75° 角，可以看清对侧扩张的输尿管及结石。结石嵌顿时，该处黏膜水肿，呈水泡状隆起。

五、治疗方法

当结石位于反射体的第二焦点时可开始进行治疗，对于阳性结石近端积水明显者，先轰击结石近端积水处，当轰击数百次后，可见碎石屑向其上方逸散，继续治疗可见结石向下拉长，结石影变淡或消失，往往可以取得比较满意的效果。

每轰击数百次后观察结石移动情况以及时校正。电压可逐渐提高。对于阴性结石，通过输尿管插管注入造影剂后可见结石处呈杯口样改变。结石粉碎的标志是结石碎块与造影剂混同，杯口逐渐消失，造影剂通过（图 4-9）。

对于双侧输尿管结石，应以最后发作的输尿管结石先碎石为治疗原则，一侧结石排除后再行另外一侧的输尿管结石碎石术；输尿管多发性结石应以远端结石先开始轰击为原则，保证下尿路通畅（图 4-10）。

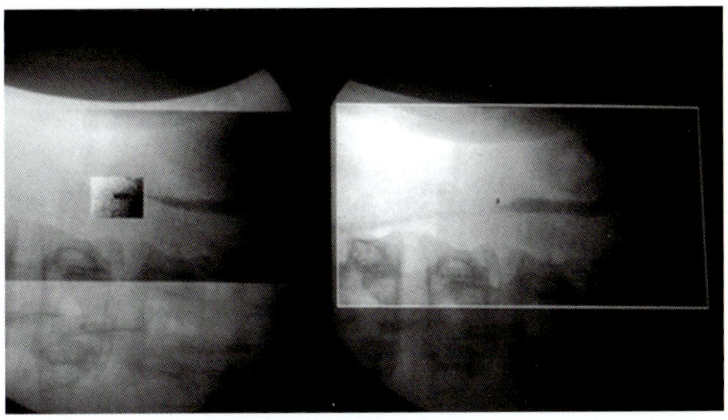

图 4-9　IVU 显示输尿管结石梗阻，ESWL 治疗中结石粉碎，照影剂通过

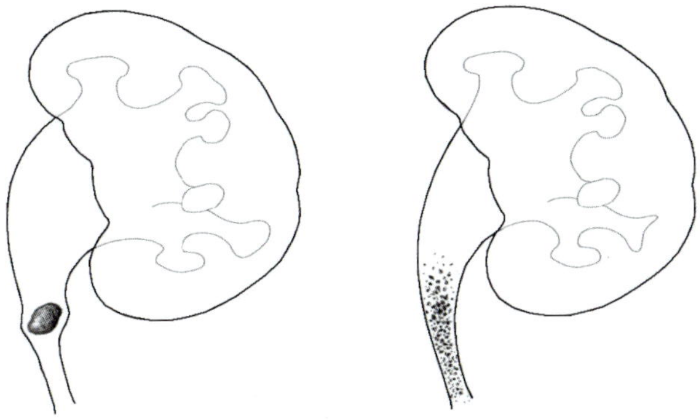

图 4-10　输尿管结石 ESWL 前、后对比示意图

（一）工作电压及轰击次数

由于输尿管较肾组织更耐受冲击波，且结石被输尿管包紧不易击碎，故治疗时可适当提高工作电压，以加速结石的粉碎过程。Dornier HM3 工作电压为 18 ~ 24 kV。为争取一次治疗成功，轰击次数可增加至 2700 次，如已轰击至 2700 次而结石仍没有明显变化时，则应暂时停止，改行下一次治疗。Dornier HM3 型碎石机工作电压为 16 ~ 24 kV；每次治疗次数在 2700 次；而 HB-VG 型低强度复式脉冲碎石机（3 ~ 9 kV），轰击次数不超过 3000 次。

（二）耦合剂的应用

耦合剂要适量均匀涂抹在皮肤和水囊上，以防产生气泡影响碎石的效果。

（三）治疗间隔时间

两次治疗间隔时间应大于 2 周。

（四）辅助治疗

对于与骨骼重叠处的输尿管小结石、结石影像淡而不清、输尿管阴性结石以及当输尿管下段结石同时伴有盆腔静脉石时，可插入输尿管导管帮助定位，亦能获得满意治疗效果。如选用 B 超定位碎石机则更为方便有效。

（五）术后注意事项

输尿管结石患者碎石后需要大量饮水，多运动，多上下台阶，如跳绳、跑步等运动都有利于排石。输尿管下段结石患者碎石后多有尿不尽感，应鼓励患者憋尿，使尿液足量而利于将碎石屑冲出。

第五节　膀胱结石的 ESWL 治疗

膀胱结石常继发于下尿路梗阻，如尿道狭窄、前列腺增生、神经源性膀胱等，结石亦可来自上尿路。患者常表现小腹部疼痛、肉眼血尿明显。

一、适应证

原则上直径＜2 cm 的膀胱结石可以选用 ESWL 治疗，直径＞2 cm 的结石和多发性膀胱结石应选用其他方法治疗。

二、术前准备

术前常规准备同肾结石的 ESWL 治疗。通常笔者主张排空尿液，使结石相对固定且易于定位，结石被击碎后有利碎石屑向四周散开（若采用 B 超定位碎石机则不用排空尿液）。

三、治疗体位

采用俯卧位，治疗时应对阴囊部做好防护措施，可用铅围裙遮挡。对于不能耐受俯卧位的老年患者可改为平卧位，使冲击波由骨盆下口进入人体，也可击碎结石。

四、定位

1.X 线定位

一般单发结石易于定位，当 X、Y、Z 轴位均位于“+”字线的中心时，即可开始治疗。

2.B 超定位

膀胱结石的声像图为膀胱内沉着于最低位的强回声光团，伴后方清晰的声影。体位改变时，光团呈钟摆样移动。膀胱结石碎石时，膀胱应中度充盈，取俯卧位或仰卧位（依碎石机型），B 超探头与皮肤呈 75°～80° 角。

五、治疗

当结石影像位于第二焦点时，即开始治疗，当轰击数百次后多可看到结石体积开始膨胀，边缘毛糙，继续轰击，结石阴影很快变淡，碎石屑向四周散开。一般直径 <2 cm 的膀胱结石轰击 1500～3500 次即可粉碎（图 4-11，图 4-12），但多发性结石应先轰击小的结石，

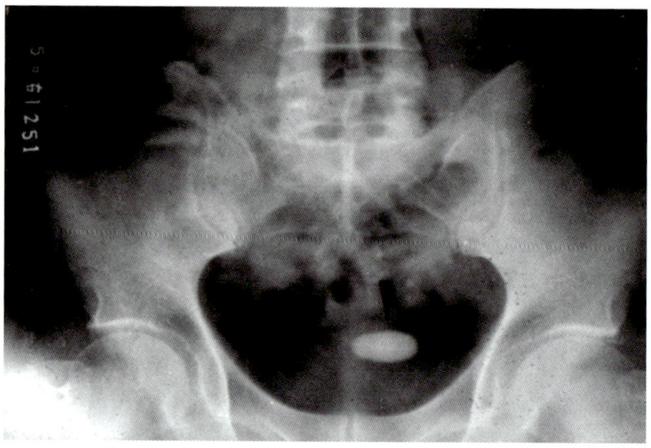

图 4-11　膀胱结石碎石术前盆腔正位 X 线片

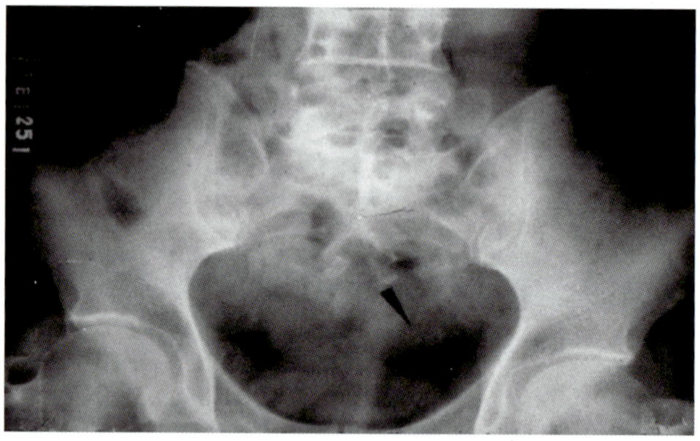

图 4-12　膀胱结石碎石术后盆腔正位 X 线示结石排空

后再轰击较大结石，逐个击碎，若一次治疗未能完全粉碎，可行第二次 ESWL 治疗。对于排出碎石可行结石分析（图 4-13）。

（一）工作电压及轰击次数

Dornier HM3 型机工作电压为 18～24 kV，工作电压以结石粉碎为度。轰击次数不宜超过 2700 次，HB-VG 型复式脉冲低强度碎石机工作电压为 3～9 kV，轰击次数不宜超过 3500 次。

（二）耦合剂的应用

膀胱结石在碎石前，要求提前一天将会阴部的阴毛刮干净，以利耦合剂均匀涂抹在皮肤和水囊上，使得皮肤和耦合剂紧密接触，以防

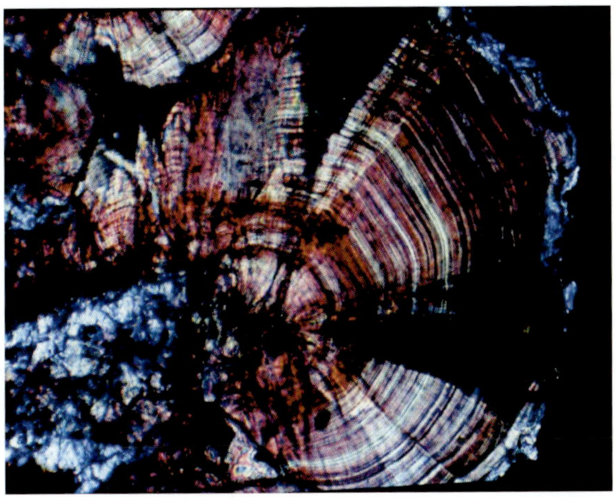

图 4-13　膀胱结石偏光显微镜结石分析：草酸钙和碳酸磷灰石

耦合剂气泡影响碎石的效果。

（三）治疗间隔时间

两次治疗间隔时间应大于 1 周。

（四）术后注意事项

膀胱结石碎石后主要嘱患者多饮水，每日总量 2000 ~ 2500 ml，每次患者排尿时需要延长憋尿时间，有利于碎石屑快速排出。

第六节　尿道结石的 ESWL 治疗

原发性尿道结石罕见。尿道结石常为膀胱结石进入尿道，停留在男性尿道膜部、球部、舟状窝等处。尿道结石的症状为突发性排尿困难、尿痛、尿线变细、尿流中断及血尿等症状，患者痛不欲生。传统的治疗方法是，后尿道结石常用尿道探子将其推回膀胱再用激光碎石方法将结石击碎取出；前尿道结石可经尿道外口注入润滑剂将结石挤出。

尿道结石分为前尿道结石和后尿道结石，ESWL 治疗尿道结石是安全有效的治疗方法之一。根据北京大学泌尿外科研究所的经验：采用骑跨半坐位体位 ESWL 治疗男性尿道结石，方法简单易行，能及时缓解患者痛苦和解除尿路梗阻，并迅速恢复肾功能，成功率高，副作用小，是一种安全、立竿见影的治疗方法（梁丽莉等，2014）。

一、适应证

ESWL 适用于直径 <1 cm 的前尿道和后尿道结石治疗，对于直径 >2 cm 结石及合并多发性膀胱结石应选用其他方法治疗。

二、术前准备

ESWL 前行盆腔正位 X 线片，可以清楚显示结石位于前尿道还是后尿道，而普通 KUB 检查往往看不到前尿道部位。盆腔正位 X 线片可以了解盆腔和全尿道部位的阳性结石，帮助快速诊断，以防漏诊。行 CT 平扫检查可见后尿道处结石（图 4-14）。

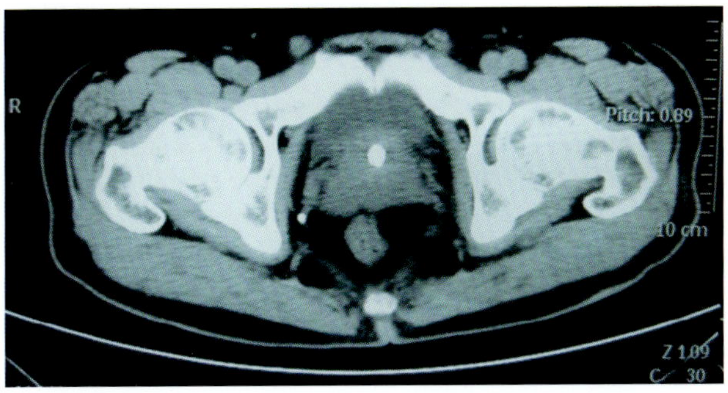

图 4-14　后尿道结石的横断位 CT 图像

三、治疗体位

采用骑跨半坐位（图 4-15，图 4-16），由于结石位于尿道膜部和尿道球部，结石距离会阴部很近，取半坐位，患者的两腿分开，会阴部紧贴于水囊，易于定位，而且定位时没有任何遮挡冲击波，碎石效果好，更有利于在碎石过程中观察结石的粉碎情况。

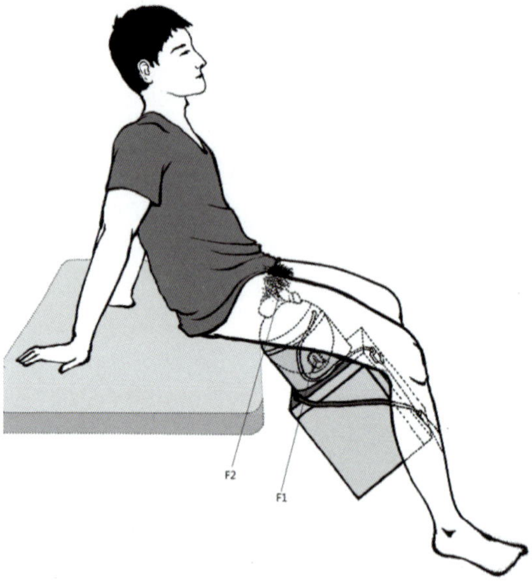

图 4-15　骑跨半坐位侧面

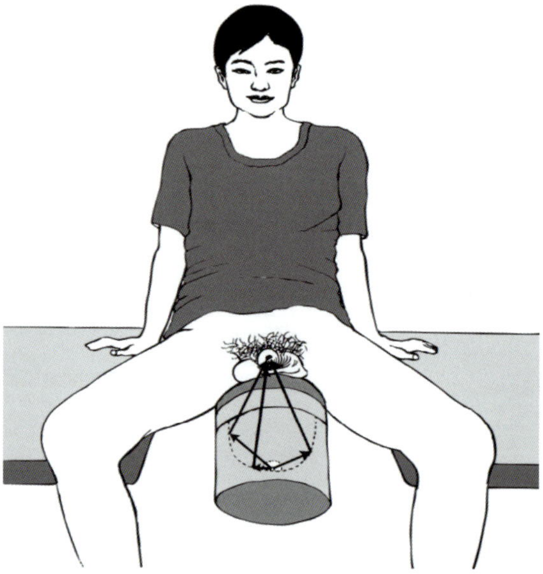

图 4-16　骑跨半坐位正面

四、定位

1. X 线定位

冲击波直达结石，易于定位，当 X、Y、Z 轴位均位于“+”字线的中心时，即可开始治疗。

2. B 超定位

尿道结石的声像图为强回声光团，伴后方清晰的声影（图 4-17）。

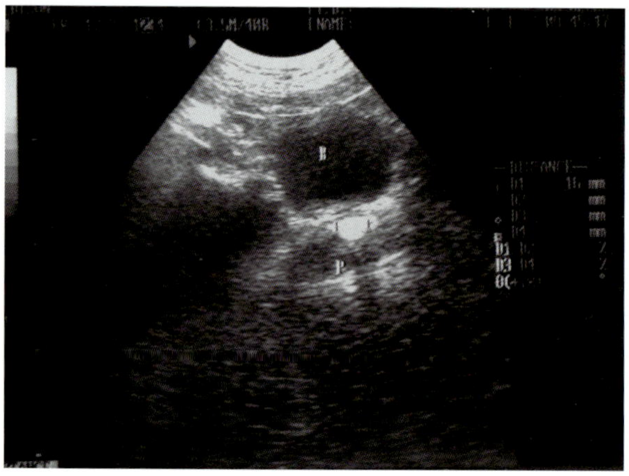

图 4-17　后尿道结石 B 超图像

五、治疗方法

当结石影像位于第二焦点时，即开始治疗，当轰击数百次后通过荧光屏实时观察结石的粉碎程度，可看到结石粉碎后结石拉长，继续轰击结石颜色很快变淡及消失。一般直径 <1 cm 的尿道结石轰击 1500 ~ 3500 次即可粉碎，但多发性结石应先轰击小的结石，然后再轰击较大结石，逐个击碎。耦合剂的应用：尿道结石碎石时，耦合剂均匀涂抹在皮肤上，皮肤和水囊

上耦合剂紧密接触，可提高碎石疗效。

HB-VG 型复式脉冲低强度碎石机工作电压为 3 ~ 9 kV，轰击次数以结石粉碎为度，一般轰击 1000 ~ 2500 次结石即可粉碎，轰击次数不宜超过 3000 次。

北京大学第一医院泌尿外科碎石中心于 2014 年首次采用“骑跨半坐位”治疗尿道结石 18 例，后尿道结石在 ESWL 中可见术前和术后的图像，结石经过冲击 2000 次后可见结石拉长（图 4-18，图 4-19）。值得提出的是 ESWL 后患者 1 h 之内结石立即排出体外，取得了立竿见影的效果（图 4-20，图 4-21）。治疗后应鼓励患者大量饮水，利于快速排石，碎石后首次或二次排尿时即可看见结石随尿液排

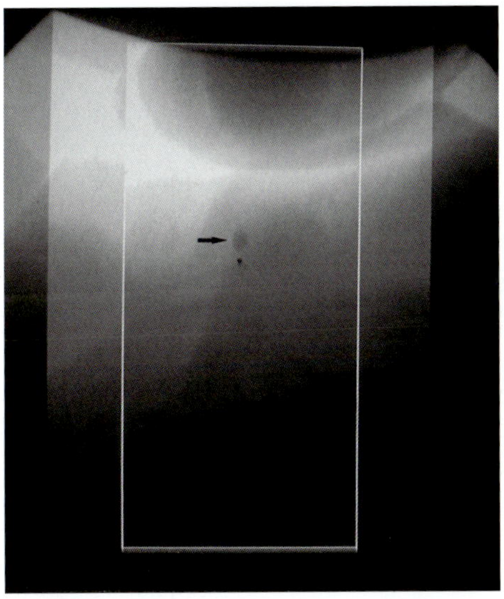

图 4-18 后尿道结石碎石术前

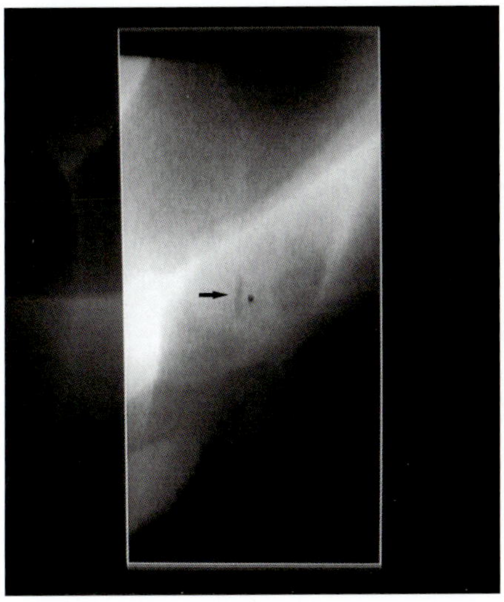

图 4-19 碎石术中可见尿道结石拉长

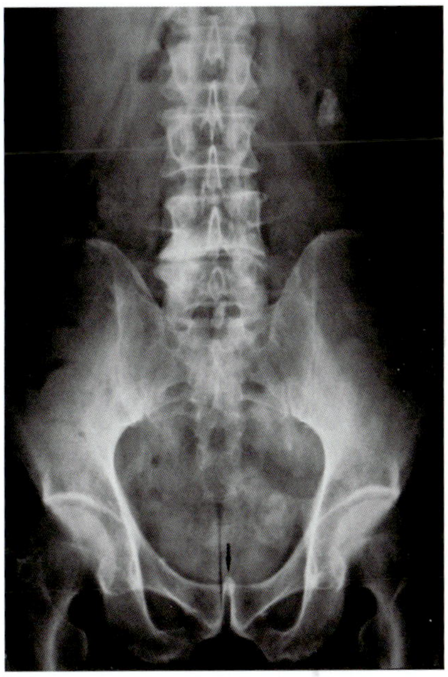

图 4-20 KUB 示后尿道结石

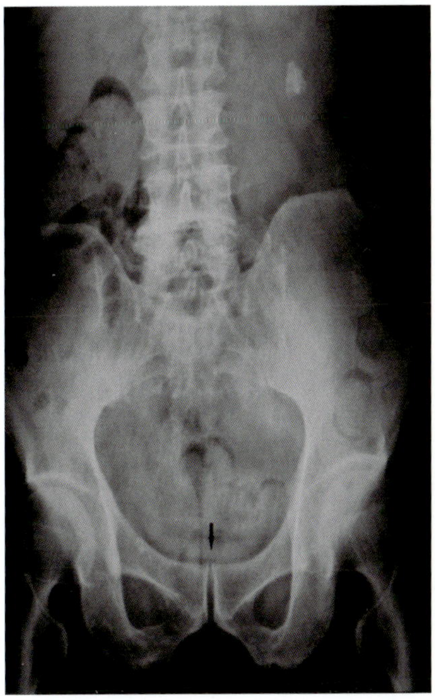

图 4-21 后尿道结石 ESWL 术后 KUB 示结石消失

出。前尿道结石用同样方法行碎石后结石立即排出，取得满意效果（图 4-22，图 4-23）。由于尿道结石患者因结石嵌顿、排尿疼痛多伴有尿路感染，术后常规口服抗生素 3 天。

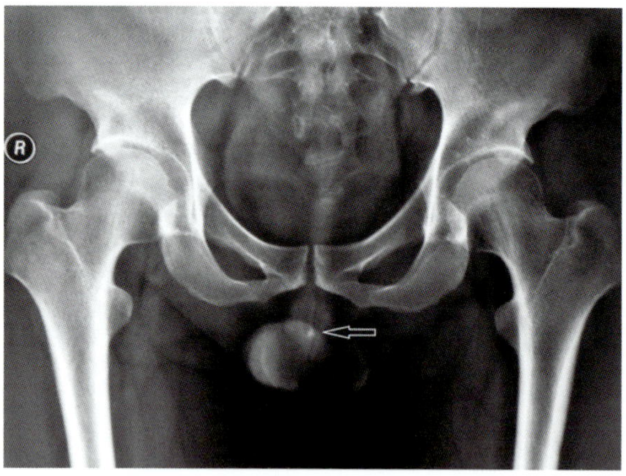

图 4-22　前尿道结石 ESWL 前 KUB 片

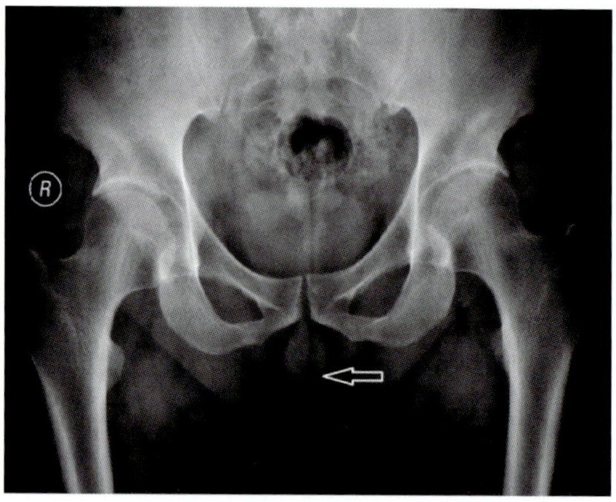

图 4-23　前尿道结石碎石术后 1 天，KUB 示结石排空

第七节　特殊情况和特殊疾患 ESWL 的临床应用

、儿童尿路结石的 ESWL 治疗

儿童尿路结石的发病率有逐年增高趋势，常继发于尿路先天性畸形和全身代谢性疾病。绝大多数儿童尿路结石都可采用 ESWL 治疗，该方法安全、有效、并发症少，目前已成为儿童尿路结石的首选方法。

几乎任何年龄的儿童都可能患尿路结石，但 2 岁以下的发生率较低。结石数目和形状可为单发或多发、不完全性和完全性鹿角形结石，与成年人没有明显差异。各部位及各类型结石，应用 ESWL 治疗与成人基本相同，但仍有其特点：①儿童结石形成时间较短，结构疏松，易于粉碎；②结石种类从碎石后收集的标本来看，主要有磷酸盐结石、磷酸钙结石、草酸钙结石和硅酸盐结石等；③儿童尿路顺应性很好，约有 50% 的患儿可自行排石。较大的结石碎渣也易于排出，即使是鹿角形结石也可经 1～2 次 ESWL 而治愈。因此，许多学者认为 ESWL 特别适用于儿童尿路结石。

（一）适应证与禁忌证

各部位和各类型儿童尿路结石均可行 ESWL 治疗。禁忌证同成人尿路结石，包括全身出血性疾病、肝功能异常等，尤其是结石远端尿路梗阻者禁用 ESWL 治疗。

（二）术前检查及术前准备

1. 术前检查

除了进行与成人相同的一般检查外，儿童尿路结石多继发于代谢异常、尿路畸形或尿路感染。治疗前应仔细了解结石的大小、部位、泌尿系统的形态和功能，以及钙磷代谢、嘌呤代谢、甲状旁腺功能、代谢性酸中毒等各项检验指标，充分估计术后碎石的排净能力和并发感染的可能性。

2. 术前准备

用厚胶海绵保护儿童肺部以免受到冲击波的损害；用铅围裙保护儿童生殖器以免受到X线辐射的损害；用耳罩保护儿童耳部以免听觉系统受到损害。根据碎石机不同机型，应使用相应的方法使受治婴幼儿得到妥善固定。最好有适于儿童的专用固定架，其余操作参照成人一般肾结石。

（三）治疗体位

2岁至学龄前儿童及部分无法配合治疗的儿童可采用静脉全身麻醉，效果可靠。2岁以下患儿必要时需行气管插管，同时采用气管内麻醉，确保呼吸道通畅。对学龄儿童中配合较好者，可给予麻醉性止痛药或不用麻醉药，一般可完成ESWL治疗。治疗时的体位应根据具体情况决定，肾结石和输尿管上段结石采用仰卧位，中下段输尿管结石、膀胱结石采用俯卧位或侧俯卧位。盆腔异位肾结石和少数马蹄肾下盏结石需采取俯卧位行ESWL治疗。

（四）定位

患儿需要在ESWL前到碎石中心定位。尤其是2岁以下的患儿，以防麻醉后无法定位给患儿带来损害以及造成不必要的麻烦。最好采用B超定位；或采用B超与X线定位相结合，即先用X线快速定位，然后B超实时跟踪，最后通过X线观察粉碎是否完全；对B超难以定位者，单独采用X线定位。

（五）工作电压及冲击次数

对于儿童Dornier Compact-S型碎石机工作电压和治疗次数要低于成人。HB-VG低强度碎石机工作电压及冲击次数均应较成人减少，工作电压宜3～7 kV，冲击次数≤2500次。

（六）术中注意事项

（1）应根据结石的部位采用适当体位，选择冲击波的方向，使结石定位于反射体第二焦点，再根据结石粉碎的难易程度调整工作电压。

（2）工作电压应逐步平稳地调高，切忌快速把工作电压调得过高。

（3）治疗过程中应跟踪观察结石情况，如出现大颗碎屑弹离焦区，应立刻跟踪将其击碎。

（4）术中应注意保护儿童肺部和生殖器，背部肋缘以上用防护铅围裙以保护肺组织，尽量减少冲击波和X线的损害。

（七）术后处理

合并尿路感染者，术后使用抗生素3～5天。术后收集尿液和结石标本做尿液培养和结石理化分析，针对病因治疗。术后7天复查KUB或泌尿系B超，了解结石粉碎及排泄情况，之后定期复查直至结石排净。术后应长期随访，了解结石复发情况并观察受治肾损害程度、发育情况以及是否继发高血压。注意纠正代谢异常，预防复发。两次治疗间隔时间应大于2周。

（八）并发症及处理

由于目前广泛采用低强度碎石技术以及严格控制冲击次数，术后并发症通常很少，即使有程度也较轻。

（1）血尿：镜下血尿发生率为100%，大部分患儿术后均出现短暂性肉眼血尿，不必常规使用止血药，可自行消失；血尿是ESWL后的正常表现，也常作为碎石成功的标志之一。

（2）疼痛：术后由于排石引起轻度腹痛较

多见，很少发生严重绞痛，口服适量止痛药多可缓解；充分粉碎结石及多饮水是预防疼痛发生的有效方法。

（3）咯血：特别是小儿肾上盏结石，由于吸气时肺底下移，对肺组织的保护不够，冲击波通过肺部造成肺组织损伤，进而导致术后咯血，可自行消退。表现为术后痰中带血丝，很少出现咯血，一般在1～2天内自愈，无需特殊处理，故在治疗小儿肾结石时应在背部加用铅围裙以保护肺组织，可预防术后咯血的发生。注意保护肺部一般不会出现咯血。

（4）石街：多因碎石术后碎石屑量较多或有较大碎屑快速堆积，引起输尿管梗阻所致，再次对石街行ESWL治疗多可奏效。控制每次碎石量和充分粉碎治疗区域结石是预防石街形成的有效方法；在笔者治疗儿童结石的ESWL中还没有发现形成石街的病例。

（5）肾损伤：术后肾及周围组织损害动物实验表明，高强度冲击波可造成动物肾损伤，如包膜下血肿，但在幼年期接受低强度冲击波后，其全身及肾的发育均不受影响。与动物实验研究结果相似，高强度冲击波对人类肾同样会产生不良反应。但根据目前的临床随访资料，ESWL后目前未发现肾生长障碍、肾功能持续降低和长期肾性高血压，没有证据支持引起远期副作用的假说。

有报道儿童体外碎石后的并发症发生率为：血尿100%；石街0.3%；梗阻1.3%；感染1.8%；疼痛4%；肾包膜下血肿0%。均无严重并发症。笔者临床经验也证实患儿在碎石后1～2天内结石均能顺利排出体外，治疗效果明显高于成人组（图4-24）。

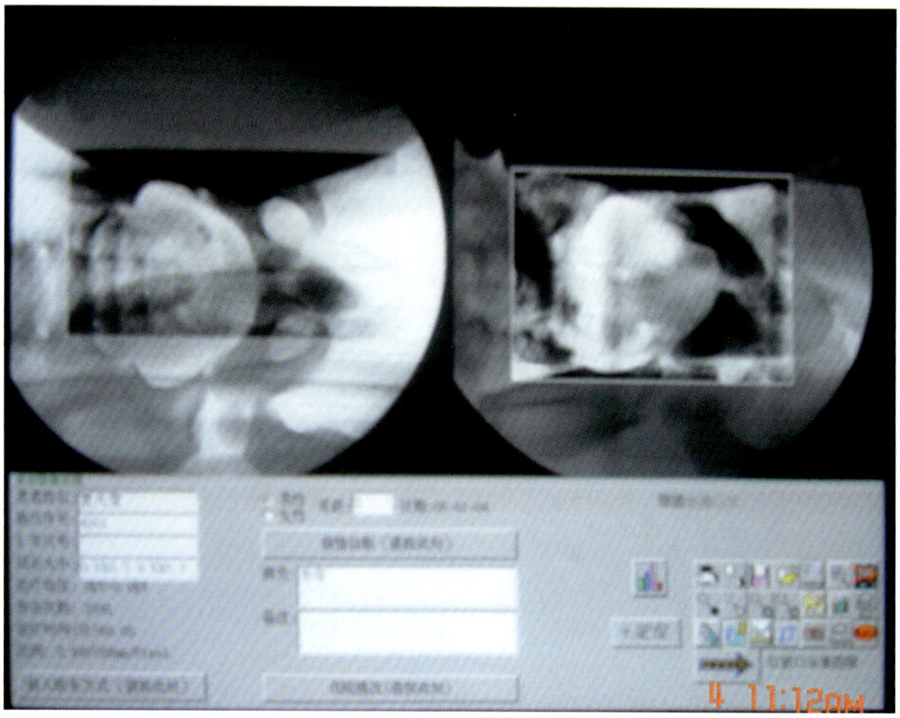

图4-24 小儿输尿管下段结石ESWL中可见结石完全粉碎

二、马蹄肾合并结石的 ESWL 治疗

马蹄肾也称蹄铁形肾，是先天性畸形肾中常见的一种。马蹄肾是指两侧肾的下极或上极相互融合，90% 以上在肾的下极融合，融合处称为峡部。此处多为结缔组织，肾盂、肾盏因受到融合的限制，旋转不良。输尿管较正常为短，越过峡部爬行而下，因而尿液引流不畅，容易并发感染，结石发生率亦较高。由于解剖学上的变异，肾下极和输尿管上段的位置较正常更靠近脊柱且更靠前。尿路造影可见 3 个特点：①双肾下极向内靠拢，肾轴呈倒“八”字形；②双输尿管跨越肾的前面下行至膀胱，下段常显影不佳；③肾盂、肾盏旋转不全。这些解剖异常是马蹄肾结石形成及治疗后易复发的原因之一。

（一）适应证

（1）马蹄肾肾盂结石者首选 ESWL 治疗，结石直径 ≤ 1.5 cm，无输尿管梗阻者为最佳适应证。

（2）如结石位于中上盏，则较容易排出；下盏结石较难排空，在碎石后需要体位排石。

（3）如为铸型结石，应考虑行 PCNL，对于不同类型的马蹄肾结石，应根据梗阻严重程度决定是否行 ESWL 治疗。对体积较大的结石可考虑采用联合治疗方案。

（二）禁忌证

对于输尿管结石下方有明显梗阻者不宜行 ESWL，应选用其他方法治疗。

（三）术前检查和术前准备

术前检查同正常肾结石。此类患者常伴有尿路感染，术前应予抗生素治疗 1 ~ 2 天。如果结石体积较大，术前宜预置双 J 管以防石街形成。余同一般肾结石。

（四）治疗体位

治疗体位以避开腰椎的阻挡为主，确保碎石的效果。马蹄肾结石位置不靠近脊柱，如肾上盏、肾中盏和肾盂结石采用仰卧位。大多数马蹄肾下盏和输尿管上端结石位置靠近脊柱，为防止骨骼对冲击波的阻挡，采用俯卧位进行碎石。

（五）工作电压及轰击次数

Dornier HM3 型碎石机的工作电压为 16 ~ 24 kV；每次治疗次数 ≤ 2500 次；复式脉冲 HB-VG 型低强度碎石机的工作电压为 3 ~ 9 kV，轰击次数应 ≤ 2500 次。尤其对下盏结石的治疗要降低强度。马蹄肾结石在治疗时对粉碎程度要求很高，结石粉碎程度越高，术后通过输尿管时越顺利，并能减轻排石引起的肾绞痛、痉挛等症状，避免因输尿管走行异常造成排石困难。

（六）术中及术后注意事项

每次治疗时应尽量将结石粉碎，不可残留 > 3 mm 的碎屑，以利于结石排出。由于输尿管需越过马蹄肾峡部，并在其前方爬行而下，此处会形成压迫狭窄，类似“控制阀”，大块碎石不易通过，因此可适当增加强度将结石粉末化以利排出。对于马蹄肾合并巨大鹿角形结石等体积较大的结石（直径 > 2.0 cm），宜预置双 J 管可有效防止石街形成。术后应注意排石体位，由于输尿管由峡部前面爬行而下，术后应嘱患者取俯卧位排石，有利于细小结石通过狭窄排出体外。因为双肾下盏较正常肾偏向内侧甚至在峡部，其与输尿管形成的夹角更小，盏内结石更难排出。所以除了采取卧

位外，必要时还需采取头低脚高位并轻叩患侧肾区，有助于碎石排出。

两次治疗间隔时间应大于 2 周。

（七）并发症防治

与各类型正常肾结石一样，并发症包括血尿、疼痛、膀胱刺激征、肾被膜下血肿等，尤其是疼痛症状明显，可口服止痛药缓解症状，具体参见各章节有关内容。

三、孤立肾合并结石的 ESWL 治疗

孤立肾是指人体仅存一个有功能的肾。其发生原因有：①先天性肾缺如：由于在胚胎时期，一侧的生肾组织或输尿管芽生长紊乱而不能发育，导致在对侧只有一孤立肾；②后天性肾缺如，因疾病使一侧肾功能完全丧失或被切除。孤立肾是维持患者生命的唯一泌尿器官，当其合并结石时，随时都有可能发生尿路梗阻，并且存在尿闭、肾功能衰竭的潜在风险，早期及时消除结石非常重要。治疗方案的制订以尽可能避免石街形成，保护肾功能为原则。一旦损伤或结石梗阻，可出现尿闭、肾功能衰竭而危及生命，应引起高度重视。

（一）适应证和禁忌证

单纯性或多发性肾结石，结石直径 <2 cm，无输尿管梗阻者为最佳适应证。禁忌证是体积较大的结石，如瘦小型、部分瘦小型鹿角形肾结石及巨大型、部分巨大型鹿角形肾结石，对于数目较多的阴性结石或密度很低的多发性肾结石，应慎用 ESWL 单独治疗，宜采用联合方案治疗。其余禁忌证同单纯性肾结石。

（二）术前检查与术前准备

术前检查与各类型肾结石相同。术前准备包括常规在术前 1 ~ 2 天使用无肾毒性等副作用的抗生素，术后继续用药至无感染时才可停药。结石体积较大（直径 ≥ 2 cm）或结石数目较多者，术前应预置双 J 管。结石直径 ≥ 2.5 cm 者，应联合 PCNL 等其他方法进行治疗。

（三）治疗体位

与一般肾结石相同，采用仰卧位。

（四）工作电压及轰击次数

Dornier HM3 型碎石机的工作电压为 16 ~ 24 kV；治疗次数应 ≤ 2500 次；复式脉冲 HB-VG 型低强度碎石机的工作电压为 3 ~ 9 kV，轰击次数应 ≤ 2500 次。尤其对孤立肾下盏结石的治疗要降低强度。

（五）术中及术后注意事项

由于孤立肾是患者唯一有功能的肾，如受损伤或梗阻，必将引起严重后果。故治疗时应遵循尽可能小的强度、尽可能少的次数这个原则。尽可能减少肾功能的损伤，两次治疗间隔时间应在 于2 周，使机体有足够的时间恢复。术后要严密观察患者的排石情况，一旦出现梗阻征象，应及时拍 KUB 复查以明确梗阻部位，及时处理。如出现石街梗阻，常规处理无效时，应及时行经皮肾造口术引流，待结石排尽后拔管；或者行输尿管镜取石术。对于已放置双 J 管者，出现梗阻征象时，应及时行 KUB 检查以明确系支架管滑出或脱落于膀胱，从而给予相应处理。

（六）并发症防治

（1）血尿、疼痛是常见症状，孤立肾结石患者碎石术后应多饮水，血尿症状可逐渐减轻，如果疼痛症状未缓解，可口服止痛药减轻疼痛。

（2）可有患侧腰痛伴发热症状，术后若出现腰部胀痛严重，甚至肾区皮肤拒绝触摸，同时伴有发热、呕吐、精神萎靡等症状，则很可能由石街梗阻甚至肾积脓所致，应立刻行 KUB 复查和 B 超或 CT，证实后及时留置输尿管支架管或行经皮肾造口术，引流尿液，解除梗阻，防止尿源性脓毒血症的发生。

（3）术后出现尿闭或尿量明显减少，应立刻复查 KUB 及 CT，明确堵塞原因和部位后，可行急诊 ESWL，如无效宜及时留置输尿管支架管或行经皮肾造口术，引流尿液，解除梗阻；亦可行输尿管镜取石术等。

（4）其余并发症与一般肾结石 ESWL 类似。

四、异位肾合并结石的 ESWL 治疗

临床上异位肾可见以下两种类型：①先天性异位肾，是由于胚胎时期反常血管阻碍肾上升至正常位置，以停留在本侧盆腔内为多见（图 4-25），横过异位或胸腔异位皆属罕见。先天性异位肾常伴有旋转不良，肾盂向前致尿液引流不畅且常伴感染是其发生结石的主要原因之一。②后天性异位肾，是由于肾本身病变需要做自体肾移植，将肾移植于本侧盆腔内，对侧肾位置多数正常；或者由于双肾功能丧失行异体肾移植，移植肾大多位于盆腔髂窝之中，注意这种情况同时亦是孤立肾；或者由于肾的支持组织松弛形成的肾下垂，称为获得性异位肾，这种情况常伴有输尿管扭曲致尿液引流不畅，是形成结石的主要原因之一。在临床上异位肾并不多见，发生结石更为罕见。异位肾结石的 ESWL 治疗与一般肾结石没有太大区别，各地偶有报道，治疗效果十分满意（图 4-26）。

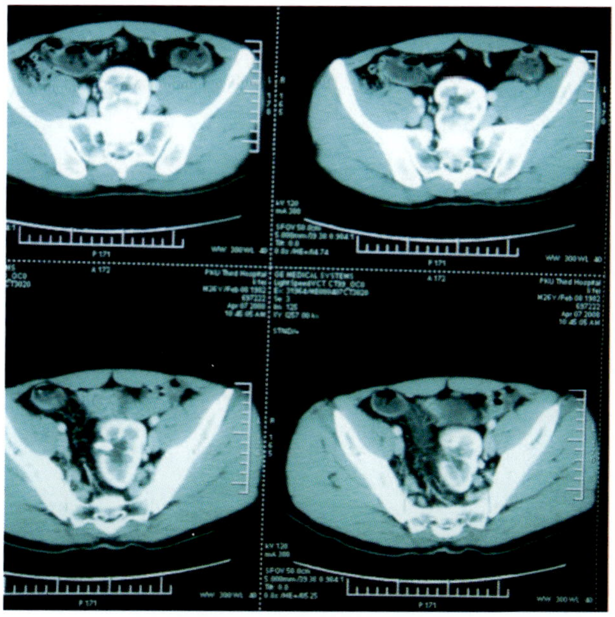

图 4-25　盆腔异位肾的 CT 示肾位于盆腔内

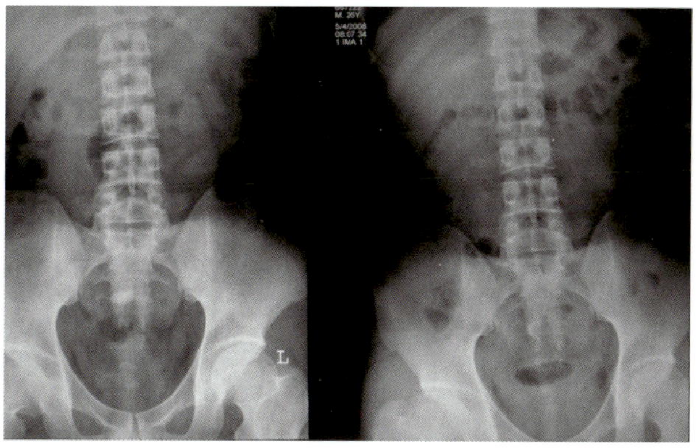

图 4-26　盆腔异位肾结石 ESWL 术前 KUB（左）及术后结石排空片（右）

（一）适应证和禁忌证

不论是先天性还是后天性异位肾结石，均可行 ESWL 治疗。禁忌证与一般肾结石 ESWL 相同。

（二）术前检查及术前准备

与一般肾结石基本相同，术前应做好肠道准备，术前 1 天可予缓泻剂口服。

（三）治疗体位

盆腔异位肾结石的治疗体位应采用俯卧位。

（四）工作电压及轰击次数

Dornier HM3 型碎石机的工作电压为 16～24 kV；每次治疗次数≤2500 次；复式脉冲 HB-VG 型低强度碎石机的工作电压为 3～9 kV，轰击次数应≤2500 次。尤其对孤立肾下盏结石的治疗要降低强度。

（五）治疗间隔时间

两次治疗间隔时间应大于 2 周。

（六）术中及术后注意事项

与一般肾结石相同。治疗体位需采用俯卧位，因冲击波经过肠管，故肠道准备甚为重要。移植肾合并结石是孤立肾的一种，宜采用低强度碎石，宜适当降低工作电压和减少冲击次数。考虑到肾的解剖异常并伴有不同程度的旋转不良，输尿管走行多位于肾的前方，术后为使碎石屑能顺利排出，碎石后应采用俯卧位，并轻叩腰部以利碎石排出。

（七）并发症防治

与一般肾结石 ESWL 治疗术后相同。

五、海绵肾合并结石的 ESWL 治疗

海绵肾是一种肾乳头管的先天性发育异常。乳头管进入肾小盏处类似括约肌的结构因肥厚、收缩，导致梗阻而出现乳头管和集合管小囊扩张。尿液滞留在扩张的小管内，可继发感染及微小结石形成。KUB 可见双肾髓质乳头部粟粒状多发结石，呈簇状或放射状排列；IVU 和 CT 可见肾锥体及肾小盏周围梭形小囊肿，排列成扇形或葡萄串样。根据 ESWL 治疗原则，结石远端有梗阻者不宜采用 ESWL 治疗。但鉴于 ESWL 有基本无损伤、无痛苦的优点，加之目前海绵肾结石尚无较好的治疗方法，国内已有碎石中心试用 ESWL 并治疗成功的报道。笔者认为，由于存在先天性乳头管梗阻，排泄不畅，采用 ESWL 治疗要求粉碎程度更细，以利排泄。试行 1 次治疗后，无结石排出者，则应放弃 ESWL 治疗。由于结石在扩张的集合管内生长，在没有掉入集合系统前，原则上不要轻易碎石。海绵肾合并肾盂结石或输尿管结石时，首选应是 ESWL。

（一）适应证与禁忌证

适应证为体积较小、容易粉碎的结石。禁忌证为体积较大、不易粉碎的结石。其余禁忌证和一般肾结石 ESWL 相同。

（二）术前检查与术前准备

与一般肾结石 ESWL 相同。

（三）治疗体位

与一般肾结石 ESWL 相同，采用仰卧位。

（四）工作电压及轰击次数

Dornier HM3 型碎石机的工作电压为 16～24 kV；复式脉冲 HB-VG 型低强度碎石机的工作电压为 3～9 kV，轰击次数均应≤2500 次。尤其对孤立肾下盏结石的治疗更要降低强度。

（五）术中及术后注意事项

与一般肾结石相同。主要是尽量将结石粉碎得更细，适当应用解痉、利尿治疗。两次治疗间隔时间应大于 2 周。

（六）并发症及防治

与一般肾结石 ESWL 治疗相同。

六、器官移植后合并尿路结石的ESWL治疗

(一)肾移植患者合并尿路结石

肾移植术后合并尿路结石可来自患肾原有结石，而多数为肾移植术后形成的结石，其发生率为0.23%～0.97%。移植肾尿路形成结石的危险因素包括环孢素A和糖皮质激素的应用以及免疫抑制剂增加了尿路感染的概率；同时移植肾位于髂窝，肾易受压，输尿管发生扭曲及膀胱吻合口发生狭窄等因素使排尿缓慢不畅，引发结石形成。

肾移植及全长输尿管移植后合并结石的临床症状：通常表现为血尿、腹部隐痛，时有恶心、尿少，B超可提示移植肾积水。血生化检查可发现肾功能损害。因此，一旦发现移植肾合并尿路结石，要引起高度重视，积极处理。根据笔者经验，采用ESWL可取得良好效果，并未发生严重并发症。

(二)心脏移植术后合并尿路结石

30多年来，笔者收治心脏移植术后合并肾结石和输尿管结石各1例。在国内外属罕见病例，2例均取得良好效果。

(三)ESWL治疗的注意事项

对于心脏移植、肾移植、肾及输尿管全长移植术后患者合并尿路结石的处理：对于器官移植后的结石患者，首先要进行体外碎石前的常规检查，特别要关注凝血功能，要与移植科医生进行良好的沟通，征得其同意，确定停用抗凝药物的时间和恢复给药的时间。根据笔者经验，心脏移植后的肾结石和输尿管结石、输尿管移植手术后合并输尿管结石患者在体外碎石术前常规停用抗凝药物5～7天；而移植肾合并肾结石术前停药时间为7天；体外碎石术后肉眼血尿停止后即可恢复抗凝药物；术后2周复查。嘱患者在此期间与移植科医生保持联系，特别是心脏移植术后的患者，一旦出现并发症应及时处理。

(四)ESWL治疗中的治疗电压与治疗次数

治疗电压要比正常电压低。复式脉冲HB-VG型低强度碎石机的工作电压为3～7 kV，对于肾结石，治疗次数≤2500次。对于输尿管结石，工作电压为3～8 kV，治疗次数≤3000次。

体外碎石术中的管理：严格进行心电图监测、血压和脉搏监测及血氧饱和度监测。

根据笔者经验，只要掌握好体外碎石术指征并与移植科医生保持良好的合作，碎石成功率及结石排空率可达100%，不会出现严重并发症。特别提示：移植患者进行体外冲击波碎石后，由于患者已经使用大量的排异药物，免疫力较低，一般选用对症处理；给予抗炎药3～4天，减少对肾有损害的药物，也不要用中药的排石药物；嘱患者平时多喝水、加强运动，结石很快可排出体外(图4-27，图4-28)。

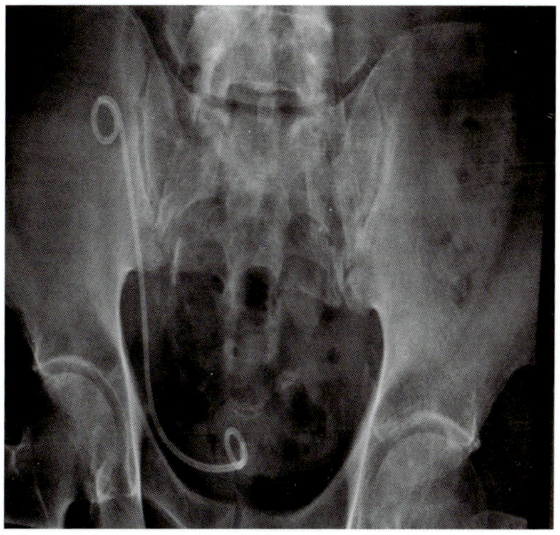

图4-27 肾移植及输尿管全长移植术后合并输尿管下段结石行ESWL前X线片

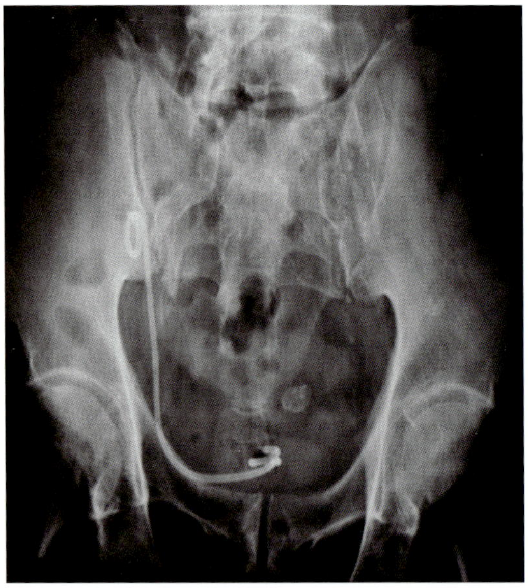

图 4-28 肾移植及输尿管全长移植术后合并输尿管下段结石 ESWL 术后结石排空片

七、双 J 管石垢形成致拔管困难的 ESWL 治疗

双 J 管（DJ 管）石垢形成致拔管困难在临床上并不少见。上尿路结石手术后留置 DJ 管是为了防止结石落入输尿管引起急性尿路梗阻，它具有良好的支撑和引流作用，可减轻肾积水，降低术后感染甚至尿源性脓毒血症等并发症的发生率。DJ 管留置时间过长容易在管周发生石垢，并嵌顿输尿管导致拔管困难。如果强行拔管，则可能出现 DJ 管断裂、输尿管损伤，严重时造成内膜剥脱等并发症。本组报道了 30 例 DJ 管石垢形成并嵌顿导致拔管困难，笔者采用 ESWL 治疗后均顺利拔管，得到了立竿见影的效果。

治疗经过：肾结石、输尿管上段结石采用仰卧位；输尿管中下段结石采用俯卧位。HB-VG 型低强度碎石机的治疗电压为 4～8 kV。治疗次数为 2000～3300 次。ESWL 术后即行拔管，全部一次顺利将 DJ 管拔出，无严重并发症出现。拔出 DJ 管后，患者排尿顺畅，尿中可见细沙样结石排出。

注意事项：仔细辨认图像。除可以看到分布于管壁周围的细小结石颗粒外，还要找到管壁的毛糙处，逐段冲击 300～500 次。对较大结石，尤其在 DJ 管头处结石应重点冲击，将其彻底击碎，更加利于结石屑的顺利排出。

为减少临床上“遗忘拔管”事件发生，留置 DJ 管时间要少于 3 个月或更短，置管后嘱患者多喝水、口服枸橼酸钾合剂，以预防 DJ 管周石垢形成，并有利于溶解管壁上结石屑，可以避免肾、输尿管手术后造成的拔管困难，从而减少病患痛苦。

通过 CT 检查及其 CT 值的量化（结石成分与 CT 值的关系）进行结石成分分析有助于为患者制订预防措施。结石成分也是预测和影响 ESWL 后结石清除率（stone-free rate，SFR）的重要因素。一水草酸钙、磷酸氢钙和胱氨酸结石难以击碎，而尿酸、磷酸镁铵、碳酸磷灰石和二水草酸钙相对易被击碎。目前可以通过双源 CT 帮助临床医生预测结石成分。结石 CT 值与结石成分的关系为 ESWL 术前更好地判断结石易碎程度并预判治疗次数及选择各种临床方案提供了良好的参考依据（郭晓健等，2014）（图 4-29）。

八、腰椎间盘突出症手术后带有钢板固定患者合并尿路结石的 ESWL 治疗

腰椎手术后的患者因长期卧床或术后很少运动，比较容易形成尿路结石。通常腰椎间盘手术的腰椎钢板固定于 L2～L5 椎体处。输尿管走行区的尿路结石常与其重叠。由于冲击波对钢性物质具有破坏性，所以要求对输尿管中段结石的体外碎石在定位时要远离钢板 2 cm 左右（图 4-30）。在合并肾结石和输尿管上段

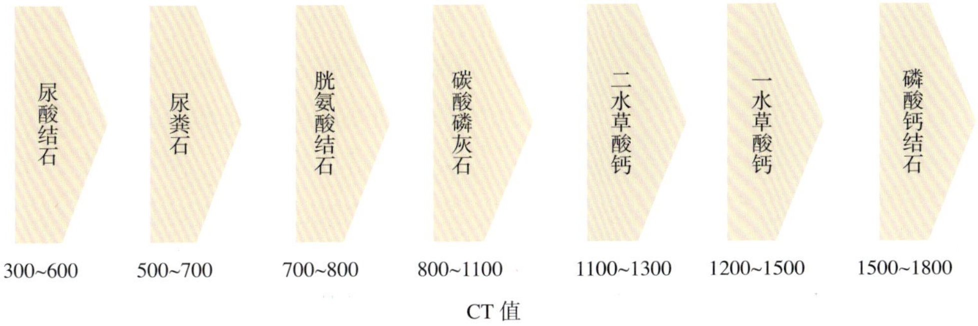

图 4-29　结石成分与 CT 值的关系

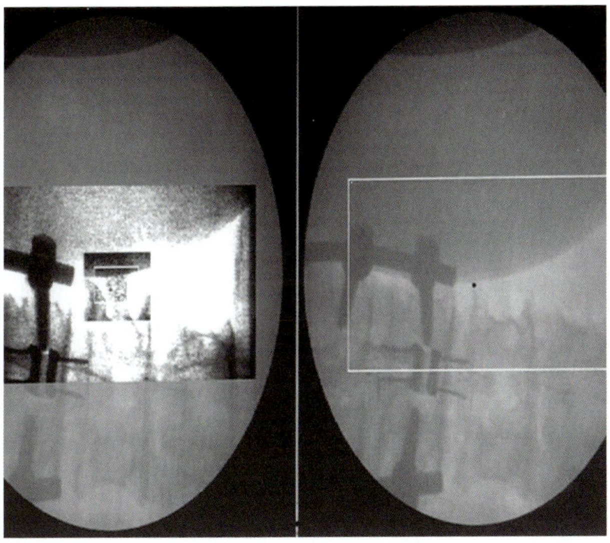

图 4-30　腰椎手术钢板固定后，在结石定位时要远离钢板 2 cm，在碎石过程中可见结石影变淡，结石已破碎并下移

结石时影响不大，特别是输尿管中段的结石常与钢板重叠，ESWL 术中一定要小心仔细观察结石的位置和术中结石的下移情况。

笔者对上百例腰椎间盘突出症手术后带有钢板固定患者合并尿路结石进行治疗，均在远离钢板 2 cm 处行 ESWL，并取得满意效果。

ESWL 术中注意事项：① B 超定位可以实时监测结石的移动情况，实时校准结石位置；X 线定位时，每冲击 200 次应跟踪观察一次。可以从结石的下方开始冲击，击碎程度越细越好，目的是防止结石在冲击的过程中，部分小块结石下移到与钢板位置重叠处。②如果结石较大，经过一次治疗后，部分小结石可能会下移与钢板位置重叠，可以嘱患者每天饮水 2500 ~ 3000 ml，多运动，观察 2 周左右，等待结石下移至输尿管下段，在远离钢板 2 cm 时，再次行 ESWL 治疗，方可取得满意的效果。

九、金属 DJ 管石垢形成致拔管困难是 ESWL 的禁忌证

重要提示：有 1 种金属 DJ 管已经问世，据说是一种可以防止结石的 DJ 管，其费用较高，可留置 1 年左右。但笔者遇到 1 例金属 DJ 管留置后半年来院就诊的患者。发现其肾已形成结石并围绕在 DJ 管头周围，并在输尿管上端可见较多小结石和石垢形成（图 4-31）。由于冲击波可对钢性物质造成破坏，为防冲击波将钢性物质打断造成更加严重的后果，如果临床遇到带有金属 DJ 管合并结石和石垢时，不可以强行拔管，应选用开放手术将金属 DJ 管和结石一并取出（笔者对该例患者行开放手术将结石取出并将金属 DJ 管顺利取出）。体内留有金属 DJ 管的结石患者，应列为体外冲击波碎石的禁忌证。

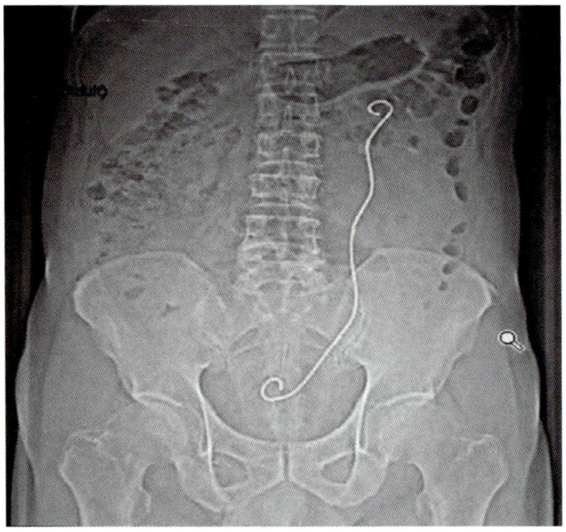

图 4-31 金属 DJ 管肾及输尿管上段结石形成、中段石垢形成

十、输尿管结石周围炎性病变经 ESWL 治疗后失败原因分析

笔者在 1987—1997 年采用 Dornier HM3 型碎石机治疗了 2600 例输尿管结石，其中 58 例未获成功，改行输尿管镜取石术和输尿管切开取石术。手术中发现结石已被冲击波粉碎或部分粉碎，但未能全部排出。58 例中，6 例因心脏等疾病终止体外 ESWL 治疗，其余 52 例中输尿管粘连狭窄 15 例，管壁增厚 12 例，息肉 11 例，肉芽组织包裹 9 例，结石嵌顿 4 例，输尿管扭曲畸形 1 例。本组 58 例经体外冲击波碎石治疗共 98 次。平均为 1.69 次。由于 20 世纪 80 年代和 90 年代初 CT 技术还不发达，基本采用 KUB、B 超和 IVU 进行临床判断，如今增加了 CT 检查，能非常清楚地展现泌尿系整体状况，可以帮助临床医生判断结石周围组织的病变情况，有利于医生做出正确诊治方案。

冲击波碎石治疗不是万能的，最重要的是了解病史、结石的大小及结石停留在原位的时间长短，后者是影响碎石成功率的直接因素之一（尤其是停留在输尿管原位 1 年甚至更长者）。患者常常无症状，在体检时发现输尿管结石同时伴有肾积水。由于输尿管结石长期滞留，刺激输尿管局部炎症、增生，结石与组织接触紧密形成息肉、肉芽包裹、形成结石嵌顿甚至肾功能已有损害，体外碎石的空化作用难以发挥，最终导致碎石治疗失败，应及时改用输尿管镜取石术等其他方法治疗（梁丽莉等，1997）。

十一、过度肥胖患者的 ESWL 治疗

肥胖是影响 ESWL 效果的重要因素。过度肥胖问题严重困扰着患者和医生，常因无法将结石置于结石焦点使其定位失败，从而放弃 ESWL 治疗。肥胖会导致冲击波能量损耗过大，复碎率增加。一般认为，冲击波源中心至结石焦点在 150 mm，国产碎石机约在 130 mm。目前有研究认为，皮肤结石距离（skin-to-stone distance，SSD）＞100 mm 时，ESWL 成功率会显著下降，因肥胖致使冲击波衰减，复碎率增高；而过度肥胖者碎石焦点不能够聚焦在结石上，故不要选择体外碎石，应选用其他腔镜方法治疗。

十二、安装心脏起搏器患者的 ESWL 治疗

对于安装心脏起搏器患者伴有尿石症的 ESWL 治疗一直存在争议，目前仍在探讨和探索中。

2001 年 5 月，英国曼彻斯特皇家医院（Manchester Royal Infirmary）、英国皇家利物浦暨布罗德格林大学医院 (Royal Liverpool and Broadgreen University Hospitals NHS Trust) 的专家为一位 43 岁装有 DDD 型心脏起搏器（全自动双腔起搏器）合并双肾结石患者共同讨论

ESWL 治疗，在 ESWL 前他们对患者心脏起搏器临时重新编程为每分钟 30 次搏动的单腔起搏模式，降低碎石术中的敏感度，术中未发生并发症，成功完成碎石治疗。

2017 年欧洲泌尿外科协会（European Association of Urology，EAU）年会上有专家提出装有心脏起搏器患者可以碎石，但需要采取必要的措施。为了安全，医生需要了解患者心脏病史及心脏起搏器的类型和功能；ESWL 前有心脏起搏器技术的心内科医生应在场，由心内科医生将双腔（DDD）和频率应答式起搏器暂时设定为 VVI 模式；应在心机兴奋的绝对不应期（R 波出现少于 10 ms）触发冲击波，可采用心电触发装置（目前国内的碎石机几乎没有 R 波触发装置）。Darch 等（Drach et al.，1990）统计了全球 196 个 ESWL 治疗中心数据，回顾 131 例人工心脏起搏器患者的临床资料，其中 4 例出现了心脏起搏器相关并发症，唯一并发症是起搏器程序紊乱，丧失起搏功能，经心内科的纠正后才恢复起搏器的正常功能。需要特别指出，如频率应答式单腔起搏器被植于腹部，不应行 ESWL 治疗，以避免造成压电晶体的毁坏，危及生命安全。总之，装有心脏起搏器的泌尿系结石患者应由心内科医生对起搏器重新编程后才能承受 ESWL，没有抢救条件的医院，不建议对装有心脏起搏器的泌尿系结石患者进行 ESWL 治疗（Kato et al.，2003）。

尿石症是泌尿系统的常见疾病，严重影响患者身心健康，20 世纪 80 年代初，体外碎石机的问世使得尿石症的治疗发生了革命性的变化，ESWL 治疗尿石症的方法已在世界上广泛应用，治疗效果满意，已经基本取代了传统的开放手术。1980 年 2 月，首先由 Chaussy 等在德国治疗肾结石成功，被誉为“肾结石治疗上的革命”；1987 年，我国郭应禄院士首次提出了俯卧位治疗输尿管中下段和膀胱结石，使得输尿管全长部位的结石均可行 ESWL 治疗，扩大了适应证，输尿管结石的治疗成功率达到了 95%；2014 年，北京大学第一医院梁丽莉教授首次提出了“骑跨半坐位体位行体外冲击波碎石术治疗男性尿道结石”，临床治疗满意，起到了立竿见影的效果。这两种 ESWL 体位的发明与创新，使得临床上对肾结石、输尿管结石和尿道结石都可以选用 EWSL 治疗，从而大大提高了尿石症的上尿路结石和下尿路结石的 ESWL 治疗水平，为广大患者解除了开刀之苦。微创外科已成为 21 世纪外科发展的热点，在泌尿外科的微创手术时代，我们称“体外冲击波碎石术”为“微微创”手术。

体外冲击波碎石的理论、机型、技术发生了重大变化和进步，所有的改进已被临床证实了可以增加碎石的成功率及结石排空率，各种机型的改进大大减少了副作用。新的理论和机型的产出，给临床上提供了更多的选择；低强度碎石、低频率碎石及逐级增能分步策略、充分耦合剂的应用规范显著增加了体外冲击波碎石的安全性和有效性。特别是在经过 30 多年的临床实践中，采用 ESWL 治疗了数亿例尿路结石患者，通过临床经验总结如下：ESWL 具有更多的适应证，其治疗更加安全、有效且经济；临床上应理性看待 ESWL 治疗尿路结石的重要性；正视 ESWL 的优缺点；灵活地看待和应用各种指南；根据患者制订治疗策略，一人一策；选择合适的病例，选用不同的方法处理结石，为患者造福，让体外冲击波碎石术再造辉煌！

（梁丽莉　郭晓健　杨丽珠　杨恺惟）

（绘图：马新颖）

参考文献

谷现恩,梁丽莉,2008. 尿石症的诊断与治疗. 北京:人民卫生出版社,261-269;300-318.

郭晓健, 杨丽珠, 梁丽莉, 等, 2014. 体外冲击波碎石术治疗双J管石垢致拔管困难者的疗效分析. 中华泌尿外科杂志, 35(11):53-55.

郭应禄,1995. 腔内泌尿外科学,第2版. 北京:人民军医出版社, 399-429.

梁丽莉, 郭晓健, 郭应禄, 等, 2014. 骑跨半坐位体位行体外冲击波碎石术治疗尿道结石的临床体会. 中华医学杂志, 94(6):452-454.

梁丽莉, 郭应禄, 汤慧娣, 等, 1997. 体外冲击波碎石治输尿管结石失败原因分析. 中华泌尿外科杂志, 18(5):273-274.

牛凤岐, 朱承纲, 程洋, 等, 2009. 医用超声耦合剂---超声科医生应该了解的知识和信息. 中国医学影像技术杂志, 25(4):715-717.

Drach GW, Weber C, Donovan JM, 1990. Treatment of pacemaker patients with extracorporeal shock wave lithotripsy: experience from 2 continents. J Urol, 143(5):895-896.

Eisenberger F, Schmidt A, 1993. ESWL and the future of stone management. World J Urol, 11(1):2-6.

Jain A, Shah TK, 2007. Effect of air bubbles in the coupling medium on efficacy of extracorporeal shock wave lithotripsy. Eur Urol, 51(6):1680-1686.

Kato Y, Hou K, Hori J, et al., 2003. [Extracorporeal shock wave lithotripsy for ureteral stone in patient with implanted cardiac pacemaker: a case report]. Nihon Hinyokika Gakkai Zasshi, 94(6):626-629.

Lingeman JE, McAteer JA, Gnessin E, et al., 2009. Shock wave lithotripsy: advances in technology and technique. Nat Rev Urol, 6(12):660-670.

Neucks JS, Pishchalnikov YA, Zancanaro AJ, et al., 2008. Improved acoustic coupling for shock wave lithotripsy. Urol Res, 36(1):61-66.

Pishchalnikov YA, Neucks JS, VonDerHaar RJ, et al., 2006. Air pockets trapped during routine coupling in dry head lithotripsy can significantly decrease the delivery of shock wave energy. J Urol, 176(6 Pt 1):2706-2710.

Riehle RA Jr, Fair WR, Vaughan ED Jr, 1986. Extracorporeal shock-wave lithotripsy for upper urinary tract calculi. JAMA, 255(15):2043-2048.

Wolf JS Jr, Bub WL, Endicott RC, et al., 1997. Use of intravenous contrast material during in situ extracorporeal shock wave lithotripsy of ureteral calculi. J Urol, 157(1):38-41.

第五章

治疗剂量学——超声波的共性问题和冲击波的特殊问题

第一节　超声治疗的剂量学问题

一、“超声治疗”的广义与狭义概念

正如第三章所论述，医用冲击波是超声波中一种特殊的脉冲形式。它具有超声波的通性，运用超声波的物理参数表征，采用超声波的测量方法和手段；但由于波形迥异于连续波、猝发声和普通脉冲，其特性、表征、测量都被赋予了个性色彩，尤其是医学临床应用的特殊性，故将医用超声波剂量学的共性问题和医用冲击波剂量学的特殊问题分别论述。

“超声治疗”概念有狭义和广义之分。按照狭义概念，只有采用能量辐射方式，即声源（波源）产生的超声波首先在水槽、水囊、耦合剂及人体组织中传播一段路程，而后到达并作用于体内目标，利用力、热、空化等一种或数种机制引发物理或（和）生物效应，使疾病或损伤得到治疗或缓解的，才称为超声治疗（ultrasonic therapy）。而采用带有刀具（变幅杆）的治疗头，以刀具侵入人体，直接接触目标部位，利用其尖端大振幅切割、粉碎、解剖人体软硬组织的，则称为超声外科（手术）（ultrasonic surgery）。国际治疗超声学会（International Society for Therapeutic Ultrasound, ISTU）历年发布的技术报告，国际电工委员会（International Electrotechnical Commission, IEC）制定的技术标准和发布的技术报告（technical report）、技术规格（technical specification），遵循的是狭义理解。

按照广义理解，凡是利用超声波照射或利用超声频振动原理治疗疾病或损伤的方法、手段、过程，无论如何施加于人体，都统称为超声治疗。美国超声医学会（American Institute of Ultrasound in Medicine, AIUM）遵循的是广义理解，表 5-1 是其下设的生物效应委员会对截至 2011 年获得美国 FDA 批准的超声治疗设备类别的汇总（Miller et al.，2012）。表 5-2 是 Speed 对冲击波治疗中产生的有益和有害作用可能机制的总结（Speed，2004）。

二、压力波治疗机制研究的重大进展

进入 21 世纪以来，在包括冲击波、低强度脉冲超声等在内的超声治疗领域，生物医学基础研究者们进行的主要工作是深入、细致地探究隐藏在疗效及副作用背后的微观机制和因果规律。他们发现，导致许多过去无法治疗或无法治愈的骨骼、软组织疾患等获得神

表 5-1 截至 2011 年美国 FDA 批准的超声治疗设备类别

治疗方法	临床作用	产生生物效应的作用机制	器械特性		
			治疗头	频率	提供形式
非聚焦声束（普通超声理疗）	使组织生热	加热	手持，便携式	1 ~ 3 MHz	连续波或重复猝发声
温热疗法	治疗癌症	局部加热	多元治疗头	1 ~ 3.4 MHz	1 h
高强度聚焦超声	消融子宫肌瘤	热损伤	计算机引导	0.5 ~ 2 MHz	长猝发声
高强度聚焦超声	缓解青光眼	增透	固定在水浴中	4.6 MHz	1 ~ 3 s
高强度聚焦超声	经腹腔镜消融组织	热损伤	手持	4 MHz	长猝发声
高强度聚焦超声	经腹腔镜消融组织或开放手术	热损伤	手持	3.8 ~ 6.4 MHz	长猝发声
聚焦超声	拉紧皮肤组织	热损伤	手持，成像 + 治疗	4.4 ~ 7.5 MHz	20 ~ 50 ms 猝发声
体外引发冲击波碎石	粉碎肾结石	机械应力，空化	主机 + 影像引导	≈ 150 kHz	冲击波
体内碎石	粉碎肾结石	机械应力，空化	穿皮治疗头	25 kHz	连续波
体外引发冲击波治疗	治疗跖筋膜炎、上髁炎	不明	主机 + 治疗头	≈ 150 kHz	冲击波
白内障乳化	摘除晶状体	振动，空化	发生器 + 治疗头	40 kHz	连续波
超声辅助吸脂	去除多余脂肪	脂肪液化，空化	发生器 + 治疗头	20 ~ 30 kHz	连续波
组织切割和血管封堵	腹腔镜或开放手术	热损伤，振动	手持	55.5 kHz	连续波
血管内超声	溶解血栓	不明，气体激活	经血管导管	2.2 MHz	连续波
皮肤增透	经皮给药	不明	手持	55 kHz	连续波
低强度脉冲超声	促进骨折愈合	不明	外挂治疗头	1.5 MHz	长猝发声

表 5-2 冲击波治疗产生的有益和有害作用的可能机制

可能机制	潜在的有害作用	期望的有益作用
直接的组织致伤和（或）空化	出血 产生自由基 施加剪切力 超破坏性损害	刺激组织愈合——机制不明 粉碎钙化灶 瞬间炎性反应
改变细胞膜通透性	细胞死亡	抑制疼痛传递 其他作用
直接作用于痛觉感受器		神经失去作用：抗神经痛
刺激周围神经	心律不齐，周围感觉异常	过度刺激，堵塞门控机构

奇疗效的共性原因，几乎都源于微弱机械力的刺激作用（mechanical force stimuli）。力学信号通过生物细胞固有的转导（transduction）功能转化为生物电和（或）生物化学信号，从而实现或促进细胞与组织的生长、重建、适应性变化和修复等生物学过程。这一过程和因果关系称为“机械力转导”或“力转导（mechanotransduction）”，是力学生物学的核心研究内容。

三、剂量依赖性和“剂量”概念

科学研究和临床实践证明，无论是利用药物，还是利用器械治疗疾病或损伤，其效果、速度都与剂量密切相关，但“剂量”究竟指什么，有的领域已有确定和公认定义，有的迄今未曾定义。已有定义者又随领域不同而异。在以能量辐射方式治疗疾病的技术方法中，迄今只有电离辐射剂量和热剂量具有国际公认的定义，并已应用于临床实践。

鉴于制定高强度治疗超声（HITU）系统国际标准和指导临床实践的迫切需求，Shaw 和 ter Haar 等一直在关注和推动超声治疗剂量学问题的研究解决。由于高强度聚集超声（HIFU）或 HITU 消融肿瘤依靠的是热机制，他们拟借用原本用于温热疗法的“累计等效分钟数”（cumulate equivalent minutes）和“热剂量”（thermal dose）概念。但由于有人质疑将原本针对几摄氏度温差的方法、公式改用于温差超过 20℃的系统是否适宜，相关的 IEC 文件至今未转化成为正式标准。对基于力机制（mechanical mechanism）的冲击波碎石和冲击波治疗设备，其治疗剂量的定义和表达尚无眉目。在个人研究方面，Duck 曾两次撰文（Duck, 2009；Duck, 2011），参照电离辐射剂量的定义，就声剂量和声剂量速率的定义提出建议。为从已有方法中得到启示乃至予以借鉴，或通过比较找到差异，以避免简单机械地生搬硬套，下面特予介绍。

（一）电离辐射及其剂量

1. 电离辐射（ionizing radiation）

能量源通过非接触方式向介质、物体中发射的能量统称为辐射。如太阳发出的热或光、微波炉发出的微波、X 射线管发出的 X 射线、辐射活性元件发出的 γ 射线等。具有足够的能量，与原子相互作用时能够将紧密束缚在原子轨道上的电子移去，从而使原子带电或发生电离的辐射，称为电离辐射。

电磁辐射有微波、射频波、红外光、可见光、紫外光、X 射线（伦琴射线）、γ 射线等多种形式。长波长、低频率的微波与射频波相比短波长、高频率的 X 射线与 γ 射线，前者携带的能量少。其中，只有 X 射线、γ 射线即频谱高的才是电离辐射。任何一种电离辐射，只有给予人体（被人体吸收）的那部分能量对人体健康有害。而要探寻生物效应，则必须知道：人体受到电离辐射作用的部分（或整体）每单位质量存蓄了多少能量。为便于界定和比较，于是提出了“吸收剂量”的概念。

2. 吸收剂量（absorbed dose）

受到电离辐射的介质每单位质量中存蓄（吸收）的能量，称为电离辐射的吸收剂量。吸收剂量的单位是格瑞（Gy）。1 格瑞等于每千克（kg）介质中存蓄 1 焦耳（J）的能量，即：1 Gy=1 J/kg。

3. 当量剂量（equivalent dose）

电离辐射能量被活物质吸收时，即可能观察到生物效应。但同等的吸收剂量并不一定产生同等的生物效应，其强弱还随辐射的类型和受到辐射的组织或器官的类型而异。例如，1 Gy 的 α 射线比 1 Gy 的 γ 射线对组织损害更严重。使产生不同生物效应的不同类型辐射在量值上相等的办法是利用辐射权重因子 W_R（radiation weighting factor）。加权后的吸收剂量称为当量剂量，单位是希沃特（sievert, Sv）。这就意味着，1 Sv 的 α 辐射与 1 Sv 的 β 辐射具有相同的生物效应。

由于相关工作人员和公众接触的剂量很低，剂量测量和报告中实际采用的不是希沃特（Sv），而是毫希沃特（mSv）和微希沃特

（μSv），即 1 希沃特（Sv）的千分之一和百万分之一。这些更小的希沃特单位在实际中应用更为方便。为求得当量剂量，需将吸收剂量乘以指定的权重因子（W_R）。当量剂量为不同类型电离辐射有害程度的表达提供了统一的计量单位。

4. 有效剂量（effective dose）

不同组织和器官具有不同的辐射敏感度。例如，骨髓比肌肉或神经组织的辐射敏感度高得多。为了能取得反映照射对总体健康影响程度的指标，可以将当量剂量乘以与对特定组织或器官风险有关的因子，从而求得人体吸收的有效剂量。有效剂量的单位也是希沃特（Sv）。

5. 吸收剂量率（absorbed dose rate）

受到电离辐射的介质每单位质量在单位时间内蓄积（吸收）的能量，称为电离辐射的吸收剂量率。需要说明的是，英文词汇 rate 对应汉语中的“比率”和“速率”两个词汇。“比率”是指同种事物的数量之比或百分比（百分数），而此处应理解为“速率”，指过程进行、事物发展变化的快慢，或单位时间内的变化、增减量，是区别于“距离除以通过该距离所需时间”的另一种“速度”概念。吸收剂量速率的单位是拉德 / 分（rad/min）。

（二）温热治疗与热剂量

1. 温热治疗（hyperthermia treatment）

Hyperthermia 的原意是发热（发烧）。温热疗法的原理是，通过提高人体局部或全身的温度，并在指定温度下维持适当时间，达到阈值剂量，利用热能的细胞毒性使肿瘤细胞凋亡（apoptosis）。

2. 热剂量（thermal dose）

与其他能量形式不同，表达热剂量的物理量既不是能量，也不是能量与时间因素的某种组合，而是在指定温度下，达到某种生物学效果（outcome）或终点（endpoint）所需时间的长短。研究和实验表明：包括细胞、组织和整个器官在内的绝大部分生物体系，源于热机制的风险与作用时间的长短呈线性关系，与温升呈对数关系，其生物学响应大多在 43℃附近发生改变。用公式表示即为：

$$t_1/t_2 = R^{(T_2-T_1)} \quad (5\text{-}1\text{-}1)$$

式中：

t_1、t_2 为温度分别恒定在 T_1（℃）和 T_2（℃）时，引起热致生物学响应所需要的最短时间（min）；

R 是与所在温度区段相关的常数，$T>43$℃时，$R=2$；$T\leqslant 43$℃时，$R=4$。

以温度恒定在 43℃时达到某一生物学效果所需要的最短时间 t（min）为基准，当温度恒定在 T（℃）时，达到同一生物学效果所需要的时间称为累计等效分钟数（cumulate equivalent minutes, CEM），公式表示即为：

$$CEM\ 43℃ = tR^{(43-T)} \quad (5\text{-}1\text{-}2)$$

（三）声剂量和声剂量速率

1. 声剂量（acoustic dose）

按照 Duck 的建议，声剂量是指承载声波的介质每单位质量蓄积的能量（the energy deposited per unit mass of a medium supporting an acoustic wave）。声剂量以符号 Φ 表示，其单位为焦耳 / 千克（J/kg）。

2. 声剂量速率（acoustic dose rate）

Duck 于 2009 年所提建议，声剂量速率是指承载声波的介质每单位质量在每单位时间内蓄积的能量（the temporal rate of deposition of energy per unit mass of a medium supporting an acoustic wave）”，用符号 Q_m 表示。声剂量速率的单位是瓦 / 千克（W/kg）。

3. 声剂量、声剂量速率与相关因素的关系

（1）吸收特性均匀的介质——平面行波稳

定辐照：此种条件下的声剂量速率和声剂量分别为：

$$Q_m = 2\alpha_a I/\rho_0 \quad (5\text{-}1\text{-}3)$$

$$\Phi = 2\alpha_a It/\rho_0 \quad (5\text{-}1\text{-}4)$$

式中：

ρ_0 为介质密度；

α_a 为介质的吸收衰减系数（声衰减系数中的吸收部分）；

I 为介质中的时间平均声强；

t 为辐照持续时间。

（2）不随时间变化的均匀介质——随时间变化的辐照：此种条件下，由 t_1 时刻到 t_2 时刻，整个时段的声剂量 Φ 为：

$$\Phi = (2\alpha_a/\rho_0)\int_{t_1}^{t_2} i\mathrm{d}t \quad (5\text{-}1\text{-}5)$$

由 t_1 时刻到 t_2 时刻，整个时段的平均声剂量速率 Φ_m 为：

$$\Phi_m = 2\alpha_a\int_{t_1}^{t_2} i\mathrm{d}t/[\rho_0(t_2-t_1)] \quad (5\text{-}1\text{-}6)$$

上述两式中，i 是瞬时声强，当它与时间的关系不能用显函数式表达时，对时间的积分只能在实测获得的声压 - 时间波形上进行。

（3）宽频带超声波辐照：包括人体组织在内，所有介质的声衰减系数都是频率的函数。人体组织的一个重要特点是，衰减系数与超声波频率的关系可以概括为如下的指数式：

$$\alpha_a = \alpha_{a0} f^n \quad (5\text{-}1\text{-}7)$$

式中 n 为频率的指数。典型组织的声衰减系数 - 频率关系表达式见第二章表 2-1。不难发现，该指数大多接近于 1。式（5-1-3）至式（5-1-6）中的声剂量和声剂量速率表达式，仅是采用单频超声波辐照时的形式。在采用宽频带超声波时，其中的吸收衰减系数 α_a 均需改为式（5-1-7）的指数函数形式。

（4）随时间变化的介质：在临床实践中，尤其是以热机制为主的超声治疗中，被辐照组织的总衰减系数、吸收衰减系数及其与频率的关系都会随温度变化，而温度又往往随时间变化，在计算热剂量和热剂量速率时，须作为时间的函数代入。

四、剂量的等效、折算概念及其实践意义

超声治疗的理论探讨和技术设备研发、制造及应用的活跃，是 20 世纪 90 年代以来医疗器械和医学领域的一个新气象。由于超声波频率、波形、幅度及辐照方式的多样性，治疗部位、对象、预期效果的多样性，面对各种设备的超声波输出功率、声压及其时空分布已有成熟方法或手段予以测量，声强、声能量密度、声脉冲能量、声输出指数等都能通过数学公式由测量数据一步步导出，基于上述现实，为了给临床实践开辟更广阔的选择空间，一些人士，尤其是医学临床工作者提出了这样的疑问：对于同一疾患、同一治疗目的（预期效果），可否在剂量相等的前提下，将此疗法更换为彼疗法，并按照折算概念，将此疗法的技术参数设置更换为彼疗法的技术参数设置？

应该承认，这一设想是具有积极意义的，如能成立和实现，不但能够为临床实践提供更多的选项，而且可以省却针对临床试验的大量投入和浩繁程序。然而，超声治疗是极其复杂的物理 - 化学和生物学过程，不是简单的数字运算。在数学上，只要有通用于各种情况的剂量计算式，且治疗效果是辐照剂量的单变量函数，则将此方法的技术参数设置折算成彼方法的技术参数设置并不困难。但在物理 - 化学层面上，这一设想未必行得通。例如，同样多的电能，既可以经由电炉、电磁炉转换成热能煮饭，也可经由电动机转换成机械力开动电车。但给车轮加热无法使其旋转，对饭锅施力无法将米煮熟。在生物医学层面，这种不可置换性

更为突出，因为基本原理和临床实践都表明，对于指定组织、指定疾患、指定治疗目的和治愈标志，适用、有效的辐照方式和作用机制往往只有一种选择，改换为另一种辐照方式和作用机制，很可能效果大减、完全无效甚至造成伤害。以粉碎肾结石和消融肿瘤为例，对于前者，最有效的是高强度的冲击波，主要作用机制是声空化，对于后者，最有效的是高声强的猝发声脉冲，主要作用机制是瞬间生热导致的高温。如果在等量耗能的前提下将二者互换，即用高温烧烤结石，或者用空化气泡成块地杀灭肿瘤细胞，并能够达到同样效果，是难以想象的。

五、治疗用超声波的阈值

现已知，与纯水在标准大气压下100℃沸腾、0℃结冰相似，对于指定的治疗对象和预期效果，超声辐照也存在阈值，但体现阈值的物理参数未必是Duck建议的声剂量和声剂量速率。在临床实践中，对于同一目标区域或病灶，有的是“单点一次辐照”，然后换至邻位，通过由点到线，由线到面，由面到体，蚂蚁啃骨头的累计，最终完成对一个完整块状病灶（立体区域）的处理，如HIFU消融肿瘤；有的则必须重复多次，让病灶“一次有感，多次致命”，如ESWL。按照英文文献中的叫法，超声波发射一次称为一枪（a shot）。于是在讨论超声治疗的剂量学问题时，就引出了单枪阈值、累计阈值和单枪剂量、累计剂量，以及剂量可否折算和折算有无意义的问题。

关于剂量阈值还需提出另一个问题：对于诊断用超声波，人们担心的是过高声输出带来的安全风险，故只关心声输出参数、指数的上限；而对于治疗用超声波，人们既担心因辐照不足导致治疗无效，又担心辐照过强危及途经或毗邻组织，因而辐照参数的上下限均应考虑。

（一）有启发作用的生活实例

1．烧水

烧水用火有大有小。人们从实践中体验到：无论是燃用柴草、煤炭，抑或煤气、天然气，还是用电，都必须把火开得足够大（旺），才能将水烧开（煮沸）；如果用火过小（微），则水一直不开。按照热学原理，在既定的起始温度下，欲将水烧开，只要给予其足够热量即可。给予速度可快可慢，“快”即单位时间给予的热量较多，“慢”即单位时间给予的热量较少。按照简单折算，只要单位时间所给予的热量与时间的乘积相等，累积了所需要的热量总值，则无论快慢都能把水烧开。而微火无法把水烧开的原因在于：烧水的工具和环境都不是绝热系统，水在吸热的同时也在散热，只有在吸热多于散热时，才能使所吸热量达到将水烧开所需的热量总值。

2．钉钉子

用锤子往木头上钉钉子，用力有大有小。人们从实践中体会到：锤子的力度必须足够大，超过木头对钉子的阻力，其尖端才能进入，随后的几锤也必须有足够的力度，才能使其步步深入，最终达到所需深度。按照力学原理，捶打即做功，只要做功总量相等，无论用力大小都能将钉子钉好。但事实是，如果每次的用力不能超过木头的夹持和摩擦阻力，则钉子永远钉不进木头。

3．炖（烧）肉

经验表明，利用急火短时间炖肉，既不易烂，又味道不足；而用慢火煨炖，既软烂，又入味。这说明，肉质细胞对温度和调料味道的响应需要一定的时间。由此推想，在超声治疗所用能量总量相同的情况下，低剂量速率配以长作用时间，与高剂量速率配以短作用时间，所得效果是否相同，是一个值得考虑的问题。

（二）超声辐照的阈值概念

超声治疗也存在与上述生活实例相似的情况。例如，在 ESWL 中，未脱靶的冲击波，只有当单次的作用力接近和超过结石的结构强度时，才有可能将其粉碎；反之，如果按照做功总量相等和简单的数学折算概念，改用低于甚至远低于其结构强度的作用力轻轻敲打，则结石始终安然无恙。再如用 HIFU 消融肿瘤，按照国际上的研究结果，一般肿瘤细胞的热凝固坏死温度阈值为 56℃，只有当靶区的空间峰值时间平均声强（I_{spta}）的空间平均值达到足够高，使该处肿瘤细胞吸热后瞬间达到和超过这一温度时，才能实现有效治疗。“瞬间”的长短，可以通过焦域的大小和单次发射的电 - 声功率掌控。由这两个典型例证不难悟出：超声治疗所用的声压、声强参数存在“单次阈值”，只有达到和超过各自的单次阈值时，才有可能实现有效治疗。但同时应该指出：所谓“单次阈值”，不应仅指焦点一处的量值，而应是整个焦域中的平均水平。在目标（如结石或肿瘤）尺寸小于焦域的情况下，至少是辐照到目标上的那部分焦域满足这样的要求。另外，对于采用非聚焦声场和较低声输出的超声理疗术，应该同样存在这样的下限声压、声强值。为实现有效治疗，研制者、生产者、使用者都应该明了和正确使用这样的“单次阈值”。

由超声治疗的临床实践看，对于实现有效治疗，还存在累计阈值。如在 ESWL 中，对于同一结石，每一部位均需击打多次，故应存在一个总能量累计值。但这个累计也不应仅指焦点一处，而应是辐照到目标上的整个或部分焦域上，对每一冲击脉冲的时间波形和次数进行统计，即其时间、空间积分的次数累计。

六、超声治疗剂量学研究的“集体行动”

为了推进超声治疗剂量学的研究并借此推动相关问题的解决，从而更切实地保证临床超声治疗的安全有效，欧盟制定了名为“超声治疗剂量学”（EMRP Project HLT03 DUTy）的研究计划，预计三年完成。“DUTy”是该项目英文名称“Dosimetry for Ultrasound Therapy”的缩写。计划的目标和口号是“给每位患者以恰当（适度）的剂量”（the right dose for every patient）。作为活动的第一阶段，2012 年 6 月 14 日至 15 日，由德国联邦物理技术研究院（PTB）组织，在德国海德堡举行了一次关于 DUTy 计划的研讨会。有来自 9 个国家 27 个单位的 39 位专家出席，就统一超声治疗剂量概念的有关问题进行了研讨。与会者包括研究人员、医用超声标准化 - 计量工作者、监管人员、临床医生、制造商及其他方面人士。应会议要求，与会者就辐照、剂量定义的选择标准、项目研究内容和路径发表了 12 篇意见书（position paper）。下面介绍的是项目组于 2013 年 1 月间发布的“可公开发表的联合研究计划总结报告”中的主要内容和所展现的视角。

（一）超声剂量学问题研究、解决的紧迫性

在医用超声学的发展史上，治疗先于诊断出现。但由于种种原因，在很长的一段时间内，诊断技术的发展速度、应用的广度和深度远超过治疗技术，并在四大医学影像技术中占据首位。在冷寂了多年之后，超声治疗技术又于 20 世纪 90 年代开始逐步兴旺起来，有多种治疗技术形成了产品，经主管部门批准销售和临床应用，显示出良好的效果和优势，更有多个新课题在研究探索中。

面对这一兴旺局面，患者和医生们几乎都普遍认为，超声治疗与放射治疗、激光治疗相似，也是建立在已清楚了解组织中所需剂量的基础上的。但事实上，目前并不存在这样一种剂量架构。因此，可靠、恰当的剂量参数定义，关于这些物理量的可以溯源的测定方法，对于确保按计划施治并使治疗效益最大化至关重要。然而，可用于医学超声领域（包括治疗和诊断）、标准化且可溯源的表达剂量的物理量，迄今为止尚未形成。这就意味着，某一次具体的超声治疗所需要的剂量无法计算；实际给予的剂量也无法量化。由于根本没有可以溯源的剂量学架构，因而不可能测定出剂量 - 响应曲线，也不可能设计出切实可行的个性化治疗方案。如此，一方面，可能导致治疗过度或治疗不足，贻害患者；另一方面，一些有价值的新兴治疗技术，也会由于在剂量学上的莫衷一是而不被采信。针对这一情况，关于超声治疗剂量学的欧盟联合研究计划，就是要发展相关的剂量学，使辐照和剂量成为可以溯源的物理量，从而改善患者的生存品质，提振医疗器械制造业，并使医疗的提供者获得优化治疗计划的方法。

（二）项目计划的主要内容

关于超声治疗剂量学的欧盟联合研究计划，旨在制订一个支撑超声治疗所用剂量的技术指标体系，能够用以进行治疗计划制订和风险评估的剂量架构（包括定义、经过验证的测量、建模方法）。其中的研究工作分为 6 个子课题，各自的具体任务如表 5-3 所列。

表 5-3 超声治疗剂量学联合研究计划（DUTy）子课题及任务内容

序号	题目	任务
1	量和定义	广泛回顾文献上建议的描述剂量和辐照的物理量，并提出在必要时的替代者
2	实验室剂量标准	制订对应热和非热治疗剂量参数的实验室标准
3	剂量建模与验证	制订理论和计算机建模步骤，以便以明确的不确定度计算各个声学和热学的剂量值
4	方法比较	对所提出的各种方法和模型进行正式评价，比较各自的结果
5	剂量传递标准	研制评估临床用超声设备以及将实验室标准传递到临床医院等终端用户所需要的体模和测试系统
6	用于临床治疗	以改进治疗计划的制订作为长远目标，在所提出的方法与治疗超声的临床应用之间建立直接的链接

第二节 医用冲击波的剂量学问题

一、患者因素对医用冲击波的影响

在实际的碎石和治疗案例中，与患者有关的参数起着显著作用。按照 Ueberle（Ueberle，2003）的归纳，这些因素包括：组织吸收作用导致的声衰减，能量耗散和非线性损失，组织界面（皮肤、脂肪、肌肉、肾超声剂量学问题研究、尿道等）的声反射，骨结构（肋骨、椎骨、髋骨）的遮挡，含气（如大肠中的气体）

结构的遮挡，泥沙（以往粉碎的结石碎渣）的遮挡，折射在边界处引起的相差，周围介质（组织、尿液、胆汁等）对空化成长的影响，冲击波传播路径上的气泡（如橡胶囊与患者之间的耦合剂），结石成分的差异，定位误差造成的错位，呼吸导致的肾和结石移动，患者移动导致的错位等。

这些影响因素叠加可产生巨大作用：一次肾结石治疗所用的冲击次数（每次治疗1000～5000次以上冲击，复治率在10%～40%以上），比在理想实验室条件下，除气水浴中，粉碎一定体积仿结石材料所需要的冲击次数（例如，粉碎0.9 ml结石，可能需要50～500次冲击）高10倍以上。

二、冲击波声场、声输出参数与临床效果的关联

医用冲击波文献中所称的“剂量”，有的是指正峰值压力（声压），有的是指焦点的能量密度，也有的是指正峰值压力（或能量密度）、脉冲重复频率（冲击波发射速率）和一个疗程中冲击总次数三者的组合，均系作者的个人理解和偏好，并非任何权威机构的明文界定。值得关注的是，Duck借鉴电离辐射的做法，基于组织吸收辐照声能的概念提出的“声剂量”和“声剂量速率”定义，虽然能否套用于冲击波尚待证明，但这一情况表明，在超声波获得医学应用的半个多世纪，冲击波用于粉碎结石和治疗肌肉骨骼疾病近30年，尤其近10年来超声治疗技术研究、开发和应用的空前活跃，已经使一些业内人士意识到：医疗器械的创新、发展，应该包括把安全有效性建立在更加科学、精准、量化的基础上，而剂量学或许是开启医用超声新阶段和新高度的钥匙之一。当然，由于其固有的难度，这个目标将不会是一蹴而就的。对于医用冲击波，第一步应是考察主要技术参数与临床安全有效性的相关度，为统一临床实践中的剂量表达提供依据。在这一方面，Ueberle的研究（Ueberle，2003）很有参考价值（表5-4）。

正如Ueberle总结（Ueberle，2003），在利用压力脉冲成功粉碎体内结石几十年后，许多问题依然待解。新的治疗模式创造了新的机会，也带来了新的问题。在疼痛治疗方面，人们特别关心的是找到所期望的治疗作用与副作用之间的界限。对此，声能量和声强是最重要的参数。测量技术也在进步。光纤水听器的发明打开了洞见负声压部分的窗口。测量标准IEC61846则使人们得以对测量结果进行更好的比较。”

三、临床条件设置的剂量表达

关于临床研究和实践中的剂量表达，Speed曾经做过下述总结（Speed，2004）：“针对每一个体的治疗，通常以冲击波的次数、脉冲重复频率和能量水平三个参数描述条件设置。”参阅近十多年的国外文献可知，大多数作者是这样做的。其中的“能量水平”是指能量强度，它与一个疗程中发射的冲击波次数的乘积，称为“总能量”。值得注意的是，冲击波的脉冲重复频率虽不参与能量计算，但对临床效果具有明显影响，在考虑能量的可比性时，也是一个不可忽视的因素。另外，既然研究结果已经证明，目标的声脉冲能量与临床效果的相关度最高，那么设法获取这一数值，并在治疗条件设置中用以代替能量强度参数，应该是值得研究和致力解决的。

在临床上使用能量强度参数的前提是，其数值必须已知。但在目前情况下，其测量、计算不可能由医院自己解决，只能依靠制造商的

表 5-4 冲击波声场、声输出参数与临床效果及副作用用的相关性

符号	参数名称	典型值范围	重要性（相关系数）	建议
p+	正峰值压力（声压）	ESWT：7 ~ 80 MPa ESWL：20 ~ 100 MPa	与碎石效果相关度低；文献载相关系数：0.704，0.54	
p-	负峰值压力（声压）	-15 ~ -3 MPa	与碎石效果相关度不明；文献载相关系数：0.394	对建立瞬态空化重要
Tr	上升时间	5 ~ 500 ns	与碎石效果相关度低；文献载相关系数：0.006	
Tw	脉冲宽度	150 ~ 500 ns	对决定 *PII* 的积分限和能量参数重要	在聚焦声场侧向有显著变化
pII+	正压力部分的脉冲声强积分	ESWT：0.02 ~ 0.8 mJ/mm^2； ESWL：0.1 ~ 1.2 mJ/mm^2	与对细胞的影响和结石材料中的裂纹深度都有关	*pII*+ 的侧向分布与 *p*+ 的侧向分布有关
pII	整个波形（直至小于峰值幅度的 10%）的脉冲声强积分	ESWT：0.03 ~ 1.0 mJ/mm^2； ESWL：0.1 ~ 1.2 mJ/mm^2	与对细胞的影响和结石材料中的裂纹深度（0.99）都密切相关，与侵蚀体积的关系中等；相关系数：0.801，0.75	*pII* 的侧向分布与 *p*+ 有关
wx *wy* *wz*	相对于正压力的 -6 dB 焦域尺寸	侧向：2 ~ 8 mm； 轴向：15 ~ 100 mm	与结石粉碎的相关度低	经常被误以为对波源的碎石能力很重要
Vf	焦域体积	100 ~ 1000 mm^3	与碎石的关系不明	经常被误以为对碎石能力很重要，对目标对位不准很敏感
E+ *E*	将 *pII* 的横向分布积分到 *wx*、*wy* 求得的焦域能量	E+：0.5 ~ 180 mJ； E：1.5 ~ 230 mJ	与碎石的相关度低；相关系数：0.442，0.62	如压力脉冲源的焦域宽度 *wx*、*wy* 不同，切勿将这两个参数用于波源之间的比较
Eeff+ *Eeff*	给予直径 12 mm 目标的有效声脉冲能量	E+12 mm：0.5 ~ 65 mJ； E12 mm：1.5 ~ 80 mJ	是所有能量参数中与结石粉碎量相关度最高者；相关系数：0.98，0.97	对结石粉碎起决定作用的最重要参数

随机文件和提供的专门资料。为解决急需，有人想到了图 5-1（ISLAM et al.，2011），试图利用图 5-1 中的数值，由制造商提供的正峰值压力计算出能量强度值。但这样做是错误的。原因是，该图表达的是冲击波不同用途的兴起年代和辐照水平，并不是峰值压力与能量强度值之间的对照换算关系。唯一可行和标准化的办法，是遵照国际标准 IEC 61846 或国家标准 GB/T 16407 中的规定，首先利用标准水听器在水中测得关注点、关注区域的冲击波波形，然后再对这些波形做脉冲声强时间积分。离开具体的波形，仅通过峰值压力，无法算出能量强度。另外，该图中的压力单位不用 MPa，而用 Bar，也不符合关于法定计量单位的规定。

四、医用冲击波辐照剂量的分级和阈值

（一）冲击波辐照剂量的分级

在医用冲击波的实验研究和临床实践中，

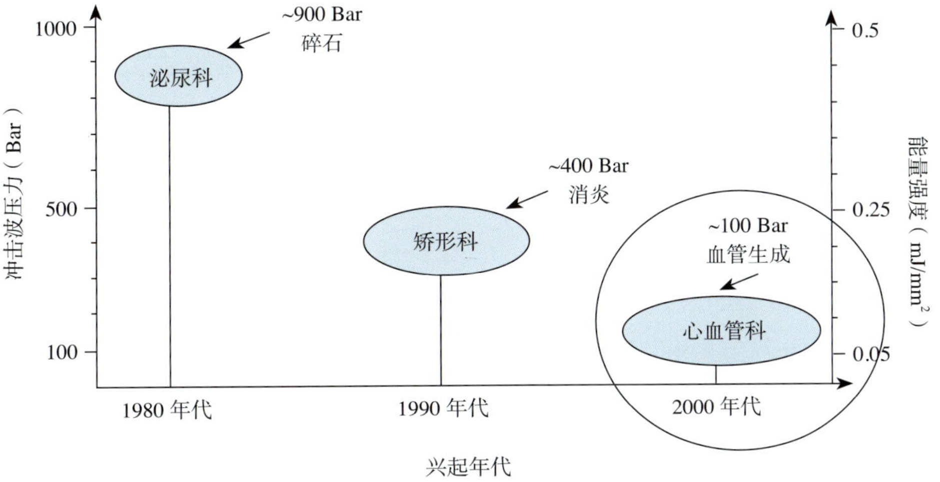

图 5-1　冲击波几大用途的兴起年代和辐照水平

依照能量强度（脉冲声强时间积分）数值将其划分为不同级别的做法，始于 20 世纪 90 年代末。迄今为止，载于专业文献和被实际采用的，有“两级制”和“三级制”两种（Speed，2004；Watson，2012）。“两级制”是划分为高能量（强度）、低能量（强度）两个等级；“三级制”是划分为高能量（强度）、中能量（强度）、低能量（强度）三个等级。具体界线和各种级别下的临床特征，如表 5-5 所。其中的“能量”（energy）一词，有些文献中使用的术语是“剂量”（dose）。两种划分方法分别由 Mainz 和 Kassel 作为个人建议提出，并非国际电工委员会（IEC）、世界超声医学与生物学联合会（WFUMB）、国际医学治疗超声学会（ISTU）、国际冲击波治疗学会（ISMST）等国际组织的规定或建议。对于这种划分角度、两种量值界限各自的科学合理性及二者之间的可比性，迄今未见任何学术团体和官方机构予以评论或表示态度，也未见专业圈就此进行专题研讨以寻求共识。但一个明显的迹象是，相关的研究工作很多已经依循这种思路，在著述和报告中注明焦点能量强度条件已渐成界内惯例。

对于医用冲击波技术及其临床效果，世界上以美国官方机构、民间团体发表的技术和管理文件资料最多。值得注意的是，这些资料中采用的能量强度分级，都是以 0.12 mJ/mm² 为

表 5-5　关于冲击波辐照水平的建议分级

提出者	级别	能量强度范围（mJ/mm²）	临床特征
Mainz	低	0.08 ~ 0.27	影像和流行病学检查证明，辐照部位组织无可见变化
	中	0.28 ~ 0.59	辐照部位组织产生可逆、可恢复的变化
	高	＞0.60	辐照部位组织产生不可逆、不可恢复的损伤
Kassel	低	＜0.12	所用能量密度较低，患者无痛感，不需要实施麻醉，但需每周至每个月治疗一次，历经多次完成
	高	＞0.12	所用能量强度足够高，能够一次完成治疗，但患者会有痛感，需实施局部麻醉

界的“两级制”。在其他国家专业人士的著述中，也极少采用“三级制”。

需要指出的是，虽然现有的能量级别概念和划分方法，尤其是其中的“两级制”，已被界内广泛接受和采用，但还存在着如下几个不可忽视的问题：

（1）大多数冲击波设备的声输出水平是固定不变的，即使是可作调节的机型，也不可能实现密集的多值设定，故依据实验结果得出的能量强度界线是很粗略的，并非严格的临界值；

（2）焦点处能量强度、脉冲重复频率、一个疗程中的冲击次数，三者组合起来，才是关于冲击波剂量的准确、全面表达；现行的能量级别划分界线，只是在保持脉冲重复频率、一个疗程中的冲击波总数不变，而仅改变和比较焦点处能量强度的情况下得出的结论。在偏离提出者所用的实验条件，即前提不具有可比性的情况下，引用现有的能量强度划分界线是不严谨的；

（3）既然已经证明，与生物效应和治疗效果相关度最高的物理参数是目标的声脉冲能量，理应采取适当措施，逐步以它取代目前所用的焦点处能量强度作为治疗剂量分级参数，而分界的具体量值则应通过研究、实践取得共识后确定。

（二）冲击波辐照剂量的阈值

在利用物理动因（physical agent）治病的研究和实践中，“阈值”也是一个经常用到的术语。在汉语中，“阈”指门槛。物理学中的“阈值”译自外语，尤其是英文词汇“threshold”，系指物质发生结构和性状转折或突变所依赖的物理、化学、生物学等影响因素的临界值。如：在标准大气压下，纯水于温度降至0℃时结冰，升至100℃时沸腾；在温热疗法中，肿瘤细胞在43℃温度条件下持续30 min可发生凋亡；在热消融术中，肿瘤细胞于温度升至56℃时发生瞬间凝固性坏死。

科学研究和临床实践一再证明，医用冲击波的有益效果和副作用都呈现剂量依赖性，而且都存在着阈值现象。为了将临床应用的安全有效性建立在更加主动和切实的基础上，必须厘清这些依赖性各自的具体规律，找到可以测量、估算而且可以溯源的剂量阈值。值得注意的是：剂量依赖性的具体表现和阈值，既涉及冲击波的特性，也涉及人体作用目标的特性，既涉及有效性，也涉及安全性，必须综合考虑。

1. 冲击波碎石的剂量阈值

在冲击波碎石技术中，作为治疗、处理对象的是部位、形状、尺寸、成分不同的结石，作为保护对象的是冲击波途经以及与结石毗邻的人体软组织。自20世纪80年代至今，尚无任何权威部门发布过分别针对它们的有效、安全剂量阈值，只有个别作者的研究结果。其中，按照研究者总结，碎石用冲击波的能量强度大体在低于1 mJ/mm^{2}到高于3 mJ/mm^{2}范围内。关于对软组织的影响，Ueberle在其文章（Ueberle，2003）中引述Miller等的研究结果（Miller，1995）：据评价，导致老鼠皮肤组织损伤的压力阈值为0.6～1.6 MPa，导致肠出血的压力阈值为1.6～4 MPa。由于碎石用的冲击波不会使组织明显生热，这些损伤最大可能是由空化作用所致。按照研究者的看法，与老鼠的肠系比较，腹部的血液和其他组织对空化作用的易感性要小得多。经计算，这些实验中采用的能量强度值在0.007～0.045 mJ/mm^2。表5-6所列为影响人脐带模型中各种细胞的能量强度阈值（Ueberle, 2003）。表5-7所列为若干石质材料的力学、声学特性和碎石数据（Ueberle, 2003）。

表 5-6 某些细胞产生生物效应的压力脉冲能量强度极限

能量强度（mJ/mm^2）	实验所见	可能造成的活体损害
0.30	在压力脉冲进入人体的一侧，内皮细胞完全脱落，很可能由正压力所致	形成血栓，血管闭塞
0.22	附着于内皮的细胞中线粒体肿胀	
0.10	黏附的内皮中形成应力纤维，似对空化力的反应	对剪切力产生反应

表 5-7 一些材料的力学、声学特性和粉碎参数

材料	抗压强度（MPa）	抗拉强度（MPa）	维氏硬度（kg/mm^2）	纵波声速（m/s）	声特性阻抗（10^6 Pa·s/m）	粉碎用能量（mJ/cm^3）
含 10% 玻璃微珠的腻子球	11	1.4	18.8	2096 ~ 3195	2.4 ~ 3.7	1599 ~ 1764
方解石						5800
石墨						22 500
云母						67 000
玻璃						1500
玻璃大理石						3669
煤渣砖						620 ~ 670
胆结石	2.2 ~ 3.2	0.4 ~ 1.0		1700 ~ 2100	1.9 ~ 3.1	8050（4336 ~ 17 850）
肾结石				2600 ~ 3800	4.8 ~ 7.8	
磷酸镁铵	8	0.6	22 ~ 40	2050 ~ 2800	3.6 ~ 4.4	
三磷酸钙	4.8	0.6	73 ~ 76	3660 ~ 3930	6.2 ~ 8.5	
尿酸		1.8	31 ~ 42	3318 ~ 3471	5.4 ~ 6.2	
草酸钙		1.1	98 ~ 125	2903 ~ 4535	5.0 ~ 9.2	
多氧化钙、磷灰石、磷酸镁铵混合物	2.0 ~ 17.6	0.1 ~ 3.4		1875 ~ 3390		

2．冲击波治疗的剂量阈值

与冲击波碎石一样，迄今为止，关于冲击波治疗剂量阈值的资料仅见于个别作者的著述。其中，Speed 依据文献资料（Speed, 2004）所做的归纳是：由于自由基的产生，冲击波可能对细胞造成严重破坏，但细胞间对于破坏作用的易感性似乎并不相同。受到冲击的绝大部分细胞都继续发挥功能并正常分裂，与细胞周期是否处在辐照时刻无关。不过，在电子显微镜下曾经观察到超结构变化，包括细胞质和线粒体中的变化，绝大部分都需要能量强度达到 0.5 mJ/mm^2。而包括通透性在内的细胞膜变化，则发生在 0.12 mJ/mm^2 的较低能量强度水平。

迄今为止，在受到冲击波作用时观察到的绝大部分变化，都是在检查非肌腱类软组织尤其是肾时发现的。关于冲击波对肌腱类软组织影响的资料，绝大部分来自动物实验。其中，家兔筋腱发生瞬间炎性反应和肿胀的条件为 1000 次脉冲、0.28 mJ/mm^2 的较高能量强度，而非 0.08 mJ/mm^2 的较低能量强度。纤维蛋白样坏死、腱周组织纤维化和显著的炎性变化，则见于 0.60 mJ/mm^2 的高能量强度。

3. 医用冲击波临床剂量设置规范化的途径

由前面所述可见，医用冲击波的剂量设置，对确保冲击波碎石和治疗的安全有效性至关重要。但令界内所有人士困惑的是，如此重要的技术参数究竟应该由谁和由何种组织、机构解决和提供。一些人士认为，虽然国内外尚无针对冲击波治疗设备的技术标准，但针对碎石机的既有国际标准，又有国家标准和行业标准，安全有效性剂量标准应该由标准化机构确认和提供。一些专家还准备将自己通过动物实验获得的冲击波正压力“安全阈值”上报国家，希望据以制定冲击波碎石的“临床安全标准”。但这些认识都属于误解。

不可否认，国际上的确有国际电工委员会（IEC），尤其是其下属的第 62 医用电器技术委员会（IEC/TC62）和第 87 超声技术委员会（IEC/TC87），负责制定相关产品的国际标准；国内有全国医用电器标准化技术委员会，尤其是其下属的医用超声设备分技术委员会，负责制定相关产品的国家标准和行业标准。但这些机构制定的技术标准，只是从物理原理和工程技术层面，对与产品安全和性能相关的技术参数所做的统一规定。其中，有些有量化限制，有些则是定性要求，或只要求公布而不做限制。与诊断设备相比，对治疗设备的量化要求更少，其原因是：面对千差万别的患者和病例，无法就仪器调节的具体数值做出统一规定，而只能要求它们提供可作调节的范围和手段。而针对具体患者、具体病种、具体病历、具体治疗目的仪器参数调节，只能由临床医生或其他具有资质者依据知识、经验等进行“个性化处理”。对于统一的标准及要求，如针对不同部位、不同结石类型的冲击波碎石，不同类型筋腱和骨骼疾病的冲击波治疗，所用的最低压力或最低强度、脉冲能量数值等，只能由相关主管部门和医学专业学术机构，组织多中心、大样本的临床研究、统计，按照循证医学（evidence-based medicine，译为“据证医学”或许更为准确）的原则得出，并在临床界制定和发布施行后成为界内遵循。

五、医用冲击波能量强度值的获取方法

（一）严格求解

依靠仪器完成的导出脉冲声强积分（能量强度）严格求解。

按照相关标准中的定义，冲击波声场中任一点的导出脉冲声强时间积分公式为：

$$ED=pII=(1/Z)\int p^2(t)\mathrm{d}t \qquad (5\text{-}2\text{-}1)$$

其中：

$ED(=pII)$ 为能量强度（脉冲声强积分），单位为焦耳每平方米，J/m^2；

Z 为冲击波所在介质的声特性阻抗（声速、密度乘积），单位为帕秒每米，Pa · s/m；

p 为冲击波声场中某点的瞬时声压，单位为帕，Pa；

t 为时间，单位为秒，s。

该式的积分限有两种。其中，正时间积分限 T_p，是指正脉冲声压第一次超过最大值的 10% 到第一次低于最大值的 10% 相隔的时间；总时间积分限 T_T，是指完整声压脉冲波形绝对值第一次超过最大值的 10% 到最后一次低于最大值的 10% 相隔的时间。需要说明的是，界内习惯使用的能量强度单位是 mJ/mm^2，换算关系为：$1\ J/m^2=10^3\ mJ/10^6\ mm^2=10^{-3}\ mJ/mm^2$。但由于冲击波脉冲波形瞬时声压随时间的变化不存在基于现有理论的显函数关系，上述积分的严格计算只能依靠科学仪器完成。

图 5-2 所示是利用存储示波器对冲击波波形进行的脉冲声强积分运算过程（Speed，2004）。在该项实验中，声压测量采用的是能

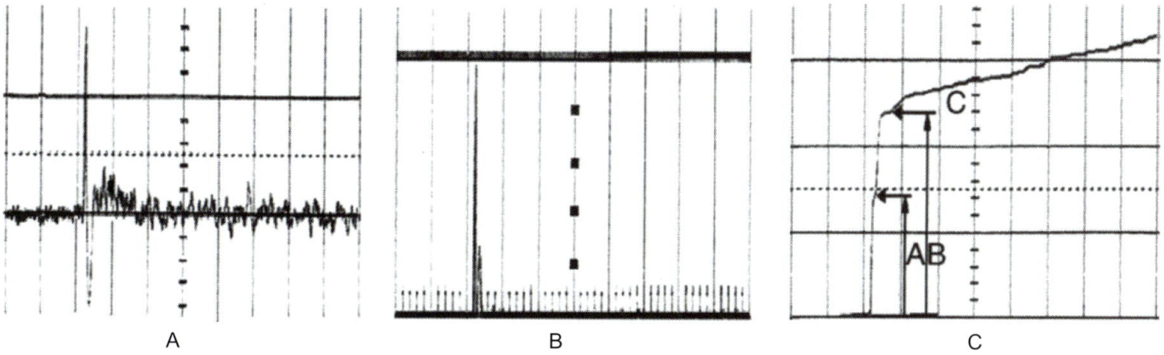

图 5-2　利用存储示波器进行的脉冲声强积分（能量强度）运算过程

足够真实地复现负压部分的光纤水听器。其中，图 A 是实测声压波形；图 B 是取平方后的波形，其中第一个峰展现的是正压力部分，第二个峰展现的是负压力部分；图 C 是对压力平方积分后的波形，其中 A 是 *pII* +（正压力波形声强积分），B 是 *pII*（完整波形声强积分），C 是因噪声引起、必须舍弃的逾量部分。

（二）近似估算

利用具有适当功能的存储示波器，在原始波形上进行平方和积分运算以求得能量强度，既准确又快速，是最为理想的。但问题在于，国内外均未制定关于冲击波治疗设备的技术标准；国内仅有的冲击波碎石机行业标准 YY 0001，既未引用国际标准 IEC 61846，也未引用等同采用 IEC 61846 的国家标准 GB/T 16407；既未包含导出脉冲声强积分（能量强度）的定义，也未要求制造商测量、提供该参数的量值，仅要求制造商自测正负压力峰值，和限定压力脉冲上升时间不大于 0.5 μs，半高宽不大于 1 μs（但未说明是正压力、负压力峰还是整个脉冲，也未要求提供具体数值）。上述情况严重影响了国内的相关科学研究、临床实践和著述发表。医用冲击波专业人员非常希望有某种可以由制造商和临床医生自己操作的焦点能量强度估算方法。

如前所述，在技术层面上，由波形参数导出能量强度的障碍在于，冲击波压力幅度与时间的关系不存在基于现有理论的解析公式，必须另辟蹊径。值得庆幸的是，这个“蹊径”已经找到，它就是冲击波正压力波形近似三角形的特征、负压力波形近似三角形或近似梯形的特征。下面推荐的，就是基于压力波形三角形近似的一种焦点能量强度估算方法，可称为“基于压力波形三角形近似的冲击波能量强度估算法”，简称“三角形近似估算法”。

1. 前提条件

采用近似估算法的前提有两种情况。一种是，已获得带有幅度、时间标尺的压力 - 时间波形和焦点处的正负压力峰值 p_+、p_-。另一种是，已知正负压力波形的半高宽 t_{FWHMP+}、和 t_{FWHMP-}，正负压力的峰值 p_+、p_-。

2. 基于三角形近似的正压力波形压力－时间关系式和脉冲声强积分式

正压力波形非常近似三角形的两个斜边。将它们的逼近直线与时间轴相交，两交点之间的线段即为三角形的底边，正压力峰值即为三角形的高。按照定义，该三角形两个斜边中点之间的连线即半高宽，它与波形的上半部分构成一个较小的三角形。按照相似三角形原理，正压力波形近似三角形的底边长度，当恒等于半高宽的 2 倍。

将近似三角形分割为以峰值压力为共用直角边的两个直角三角形。设左边三角形底边长度为 t_z，右边三角形底边长度为 t_y，当有：

$$t_z+t_y=2\,t_{FWHMP+} \qquad (5\text{-}2\text{-}2)$$

在左边三角形中，压力 p 与时间 t 的关系为 $p=p_+t/t_z$，$p^2=(p_+/t_z)^2t^2$，积分限为 0.1 t_z 至 t_z，该部分对能量强度的贡献为：

$$ED_Z=(1/Z)\int(p_+t/t_z)^2dt=(p_+^2/t_z^2Z)\int t^2dt$$
$$=0.999(p_+^2t_z/3Z) \qquad (5\text{-}2\text{-}3)$$

在右边三角形中，压力 p 与时间 t 的关系为 $p=p_+(1-t/t_y)$，$p^2=(p_+/t_y)^2(t_y-t)^2$，积分限为 0 至 0.9 t_y。该部分对能量强度的贡献为：

$$ED_y=(p_+^2/Z)\int(1-t/t_y)^2dt=(p_+^2/t_y^2Z)\int(t-t_y)^2dt$$
$$=0.999(p_+^2t_y/3Z) \qquad (5\text{-}2\text{-}4)$$

将左右两个三角形的积分结果相加可得：

$$ED^+=ED_Z+ED_y$$
$$=0.999(p_+^2t_z/3Z)+0.999(p_+^2t_y/3Z)$$
$$=0.999[p_+^2(t_z+t_y)/3Z]$$
$$=0.999(p_+^2/Z)(2t_{FWHMP+}/3)$$
$$\approx(p_+^2/Z)(2t_{FWHMP+}/3) \qquad (5\text{-}2\text{-}5)$$

按照定义，p_+^2/Z 系正压力峰值对应的声强。故该式可以概括为：正压力波形对应的能量强度值，近似等于其对应的声强乘以 2/3 倍的半高宽。

3．负压力波形的处理

在可以适用三角形近似的情况下，采用同样方法可求得负压力峰值对应的能量强度为：

$$ED^- \approx (p_-^2/Z)(2t_{FWHMP-}/3) \qquad (5\text{-}2\text{-}6)$$

即负压力波形对应的能量强度值，近似等于其对应的声强乘以 2/3 倍的半高宽。如负压力波形与三角形差异较大，可以改用梯形近似。

4．压力波形半高宽的读取

在获有带标尺的压力波形和正负压力峰值的情况下，为实现能量强度的近似估算，必须从记录图上量取半高宽。具体做法是：

（1）从示波器屏幕上量取：以正压力波形为例，第一步，调节幅度调节键钮，使正压力波形占据屏幕的大部分；第二步，读取该压力波形所占幅度的格数；第三步，操纵有关键钮，沿纵向移动该波形，使其半值处对准某一横格线；第四步，调出时间测量游标，测量波形上升段和下降段各自与横格线交点之间的时间，即为该波形的半高宽 t_{FWHMP+}。

（2）从纸质记录资料上量取：仍以正压力波形为例，第一步，读取该压力波形幅度所占的格数；第二步，用直尺在其半值处画横线，与波形的上升段和下降段分别相交；第三步，用直尺过两个交点画垂线，使二者与带刻度的横格线相交；第四步，读取后两个交点之间所占的格数，并依据记录资料的时间标尺，换算出对应的时间长度，此即该波形的半高宽 t_{FWHMP+}。

5．示例

图 5-3 所示为冲击波碎石机电磁式波源产生的压力脉冲波形照片。

制造商已经由示波器所示的电压参数和所用水听器的灵敏度求得正压力峰值为 24 MPa＝24×10^6 Pa，负压力峰值为

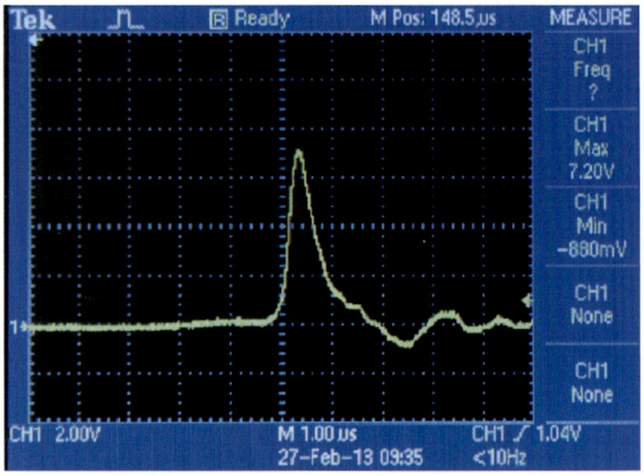

图 5-3 示波器记录的带有标尺的冲击波波形

2.99 MPa=10^6 Pa。从图上看，正压力波形的峰值占有 3.6 格。在其半值即 1.8 格处画横线与波形相交，形成两个交点。过这两个交点作垂线与带刻度的横格线相交，所形成的两个交点相距 0.5 格。该幅画面记录资料的时间标尺为每格 1.00 μs，0.5 格即 0.5 μs=0.5×10^{-6} s。测量所在介质水的声特性阻抗取 1.5×10^6 Pa · s/m。于是，焦点处正压力波形对应的能量强度为：

$$ED^+=[(24\times10^6)^2/1.5\times10^6]\times[2\times0.5\times10^{-6}/3]=0.128\ \text{mJ/mm}^2 \quad (5\text{-}2\text{-}7)$$

采用同样的思路和方法，算出正压力波形右下角部分和第一个负压力波形各自对应的能量强度值分别为 3.4×10^{-3} mJ/mm² 和 8.9×10^{-3} mJ/mm²。三项相加得出，焦点能量强度为 0.14 mJ/mm²。该值在“两级制”中属于高强度。

（牛凤岐　吴祈耀）

参考文献

Duck F, 2009. Acoustic dose and acoustic dose-rate. Ultrasound Med Biol, 35(10): 1679-1685.

Duck F, 2011. A new definition for acoustic dose. J.phys.conf, 279: 012006.

Miller DL, Smith NB, Bailey MR, et al., 2012. Overview of therapeutic ultrasound applications and safety considerations. J Ultrasound Med, 31(4): 623-634.

Miller DL, Thomas RM, 1995. Thresholds for hemorrhages in mouse skin and intestine induced by lithotripter shock waves. Ultrasound Med Biol, 21(2): 249-257.

Monwarul IA, Aas M, 2011. Extracorporeal Shockwave Therapy in Cardiology: Current Status and Future Perspectives. Cardiovasc J, 4(1): 80-87.

Speed CA, 2004. Extracorporeal shock-wave therapy in the management of chronic soft-tissue conditions. J Bone Joint Surg Br, 86(2): 165-171.

Ueberle F, 2003. Pressure Pulses in Extracorporeal Shock Wave Lithotripsy and Extracorporeal Shock Wave Pain Therapy.//Kazuyoshi T. Shock Focussing Effect in Medical Science and Sonoluminescence. Heidelberg: Springer-Verlag, 179-210.

下　篇

近 20 年来，冲击波技术发展迅速，体外冲击波治疗（extracorporeal shock wave therapy，ESWT）日益受到国内外医学界的重视，特别是在泌尿系结石和骨科疾病治疗两大领域获得显著成效。其中体外冲击波碎石技术已较成熟，疗效确切肯定；在骨科疾病治疗方面，临床治疗肌腱、骨骼、软组织疾病等也已取得较好疗效（但至今在骨科学和创伤学中体外冲击波尚未达到成熟的治疗水准，其治疗机制还有待进一步研究和明确）。此外，冲击波技术目前在组织修复、慢性疼痛、男科病、心血管疾病等方面的临床研究上也取得不少进展，特别是北京大学泌尿外科研究所利用低强度冲击波在治疗男性前列腺炎、阴茎硬结症及阳痿的病例中取得可喜结果。这些情况均已展现出体外冲击波治疗技术的良好发展前景。

应用于医学的治疗设备按其波源的不同一般分为液电式、电磁式、压电式冲击波治疗机和气压弹道式径向压力波治疗机四种，每种均有其独特的原理。压电式和电磁式系统冲击波的正向压力波上升较慢，传送的能量较低；而液电式系统正向压力波上升较快，产生能量较大。凹透声镜可将冲击波聚焦并导入需治疗的局部区域。气压弹道系统自 20 世纪 90 年代开始应用，是利用压缩气体产生能量驱动手柄内子弹体，使子弹体脉冲式冲击产生径向压力波。由于同样是基于细胞机械转导的原理，作用于生物组织时，径向压力波与低强度冲击波在很多疾病的治疗上，有一致的效果。

医用冲击波治疗作用的主要物理机制有以下方面。

一、空化效应

空化效应是指在液体中由热、声或机械机制所致的气泡形成过程及其活性作用。人的体液中存在着很多气体分子形成的空化反应核（微小气泡），在碎石机产生的 100 MPa 冲击波的 -16 MPa 的负压作用下，1 ~ 10 μm 的空化反应核能膨胀形成超过它的初始体积 100 倍的气泡。气泡不断膨胀，往往在几微秒后发生崩溃，气泡在崩溃时可产生高速微喷射现象，当气泡直径为 500 ~ 600 μm 时，微喷射速率可达 400 ~ 800 m/s，这比气泡崩溃更具破坏性。研究表明，气泡崩溃和微喷射现象是冲击波与微小气泡相互作用的结果，而正压脉冲是其动力所在，冲击波不仅可在体外，也能在体内产生空化效应，它是冲击波致损伤的主要因素之一。

二、应力效应

物理学研究表明，冲击波在不同介质中播散时能产生压应力和张应力梯度，在物体内部产生剪切力，从而导致物体破坏。这可能是冲击波引起组织损伤的机制之一。然而目前尚无直接证据证明这种应力效应产生的生物学效应的存在。

三、自由基

自由基是一组具有单个不配对电子的原子、原子团或分子，具有很强的脂质氧化作用，能和细胞的各种成分发生反应，造成细胞损伤和死亡。自由基或其他活性氧分子具有非特异性损伤作用，可能参与冲击波对细胞的损伤过程。

本篇将主要结合临床，进一步系统阐明和探讨低强度冲击波治疗的作用机制、原理和临床应用效果，并对国内体外冲击波治疗技术临床研究和应用情况做概要介绍和客观评价。

第六章

低强度冲击波的细胞学与分子生物学研究

第一节　低强度冲击波与细胞机械力转导

细胞机械力转导（mechanotransduction），是指细胞通过某种方式将机械刺激转化成为电化学活动（Biswas et al.，2015）。人体内很多感官或者生理活动，包括肌肉运动知觉、触觉、平衡感和听觉等，都与这种转导形式密切相关（Tavernarakis et al.，1997）。机械力转导的本质就是将机械或者其他物理信号转化成为电信号或者化学信号。在这个过程中，机械门控离子通道可以使声音、压力或者肌肉运动引起特定感觉细胞和感觉神经元兴奋性的改变（Gillespie et al.，2001）。机械感受器的刺激会引起对其敏感的离子通道开放并产生可以改变细胞膜电位的转导电流。一般来说，机械刺激在到达站点之前的传输介质传输过程中会与人体有一定的相互作用和影响。针对各种机械刺激，细胞会产生不同的反应，引起一系列的变化，如细胞膜分子的重新排列（Lau et al.，2016）（图 6-1）。

蛋白质和 DNA 的单分子生物力学研究以及分子马达中机械化学耦连已经证明分子力学作为生物工程和生命科学领域的一个前沿学科有着至关重要的意义。蛋白结构域之间在蛋白质结构动力学的基础上，通过内在的、无序的柔性连接结构连接，形成远距离结合。由此而产生的动态模式通常不能从整个蛋白质或者单个结构域的静态结构来预测。然而，可以通过比较蛋白质的不同结构来推断（如分子运动数据库），也可以通过广泛的分子运动学轨迹或（和）主成分分析中的取样发现（Potestio et al.，2009），或者可以使用通过中子自旋回波光谱

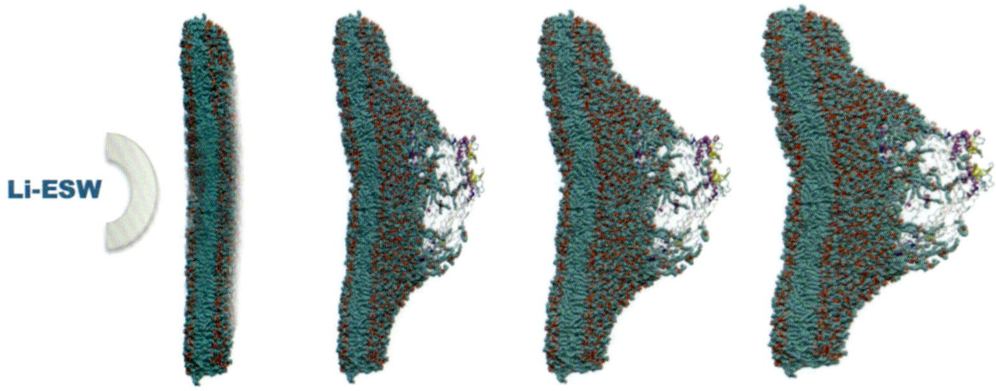

图 6-1　低强度冲击波引起细胞膜分子的重新排列

学测量的光谱直接观察（Farago et al.，2010）。目前的研究结果表明，细胞中的机械力转导通道是一个复杂的“生物机器”。而且机械力转导还包括利用化学能做机械功。

机械力转导在人体骨骼肌肉中应用十分广泛。例如，关节软骨由于处于关节表面，经常受到各种静态或者动态力的刺激。这些机械负荷被软骨的细胞外基质吸收，然后传递到软骨细胞。软骨细胞感应并转换接收到的机械信号为生化信号，随后介导合成代谢和分解代谢过程，而这些过程由基质蛋白、蛋白酶、蛋白酶抑制剂、转录因子、细胞因子和生长因子等联合完成（Fitzgerald et al.，2006）。

尽管机械力转导广泛存在于绝大多数生物组织中，但是其机制仍然在探索中。一般认为，当给予细胞机械刺激，这种刺激通过感受器转导进入细胞内并转换成生化信号（DuFort et al.，2011）。这种刺激可以激活机械力转导感受蛋白，从而重组细胞骨架结构和介导基因表达。总之，机械力转导刺激可以转换成各种细胞生理过程，例如黏着斑（focal adhesion，FA），细胞骨架重塑和增殖等（Beurg et al.，2010；Anwar et al.，2012）。黏着斑激酶（focal adhesion kinase，FAK），是黏着斑复合物中的一种细胞骨架相关蛋白，与将机械信号转化成为生化信号有着密切的联系。当FA感受到机械刺激，FAK的Y576和Y577位点被磷酸化，FAK被激活然后催化它的下游蛋白（Zebda et al.，2012）。在细胞机械刺激转导通路上，FAK是发挥着调节细胞骨架重组，调控细胞迁移和增殖等重要的作用的关键分子。到目前为止，暂时没有一种完美的设备能提供可控的可以诱发细胞机械力转导的机械刺激。之前有研究人员报道低强度冲击波刺激可以通过瞬时压力激活细胞机械刺激转导通路（Peshkovsky et al.，2008）。生理上，低强度冲击波是一种声波，可以穿透人体组织作用于细胞（Sun et al.，2011）。低强度冲击波的原理也使其以压力的形式作用于组织。这种压力作用于细胞上，可以触发细胞机械力转导通路（Olsen et al.，2011）。研究人员已经报道低强度冲击波诱发的机械刺激转导与抗炎、激活细胞增殖和诱导血管生成有关（Hofmann et al.，2008；Kearney et al.，2011）。但是，关于低强度冲击波和机械力转导以及之后的FAK信号通路之间仍然处于探索阶段。

研究人员首先使用细胞微丝和微管解聚方法作用于FAK，发现没有效果。然后研究人员使用不同能量等级的低强度冲击波作用于干细胞（0.1 mJ/mm^2，0.11 mJ/mm^2，0.12 mJ/mm^2，0.13 mJ/mm^2，0.14 mJ/mm^2，0.15 mJ/mm^2），并且在作用后设置了不同的时间点来观察低强度冲击波的效果。他们发现使用0.12 mJ/mm^2 FAK的磷酸化程度最高，而且在作用后9～12小时，FAK的磷酸化程度最高。在确定了低强度冲击波的合适参数和最佳时间之后，研究人员继续探索了FAK上游的3个分子（GSK-3β、Akt和mTORC1）的变化，发现只有mTORC1的抑制剂雷帕霉素可以抑制低强度冲击波诱导的FAK磷酸化；而且，mTORC1和其相关的S6K分子均可以通过低强度冲击波诱导激活，这说明低强度冲击波通过诱导mTORC1激活来增强FAK的磷酸化。另外，mTORC1和FAK都是调控细胞增殖的重要蛋白，研究人员也检测了之后细胞增殖的变化，发现细胞增殖能力得到加强。总之，低强度冲击波可以对细胞进行机械刺激，激活其中的mTORC1-FAK信号通路，促进细胞骨架重构和加强细胞增殖能力。

关于低强度冲击波和细胞机械刺激的联系以及其中的机制，这些研究也只是揭开了冰山一角。但是，这有限的研究业已显示了低强度冲击波在细胞机械刺激方面极大的应用价值。在未来的研究中，应更好地理解生物力学和细胞机械力转导，更好地利用低强度冲击波干预细胞机械力转导途径，从而实现临床应用的最终目的。

（崔　凯　刘天枢　吕福泰）

第二节　低强度冲击波对基因转录、翻译、蛋白修饰的影响

一、概论

在遗传密码破译及转录和翻译的基本规律获得突破之后，细胞内外信号如何调节基因表达，从而控制细胞的分化、增殖与发育就成为分子生物学的重要课题。一切生物体都具有内在的调节机制，可将细胞外的信号，通过跨膜信号转导，介导为胞内信号，经分子级联诱导基因表达或生理生化反应。冲击波是一种细胞外物理信号，可在组织细胞表面产生拉应力、张应力及压应力。现认为，骨骼变形产生的组织内压力梯度可形成骨骼细胞外的体液流动，产生流体剪切应力（flow shear stress，FSS）刺激，FSS 是骨骼细胞感知的最主要的力学刺激信号。利用体外冲击波对生物组织进行冲击后，机械应力刺激转换为细胞内外的生化分子信号，其中许多第二信使发挥着重要的作用，这些第二信使包括 cAMP、cGMP、Ca^{2+}，甘油二酯、三磷酸盐和 N_2O 等，它们将信号中包含的信息传递至细胞核，从而影响一系列生长因子基因水平的转录及翻译，或影响蛋白水平的修饰，产生一系列的生物反应。

二、体外冲击波对生长因子的影响

Hofmann 等（Hofmann et al.，2008）曾利用冲击波作用于人成骨细胞，基因芯片分析结果显示有高达 94 种与骨形成和分化有关的基因表达上升，例如甲状旁腺激素相关蛋白（PTHrP）、前列腺素 E2 受体（EP3）、骨形态发生蛋白（BMP）、软骨寡聚基质蛋白等。另外与血管生成相关的基因，例如 ELR-CXC 趋化因子（CXCL1、CXCL2、CXCL5）、CC 趋化因子（CCL2、CCL3、CCL4）、细胞因子（IL-1、IL-6、G-CSF、VEGF-A）、基质金属蛋白酶（MMP3、MMP9、MMP13）、缺氧诱导因子 -1（HIF-1）和血管重塑激酶 Mst1，其基因表达水平可以被冲击波提高。这提示冲击波发挥治疗作用与相关基因的表达量上升有关。近年来在冲击波基础研究中发现了多种与治疗骨骼肌肉疾病有关的生长因子，我们在此对几种热点的生长因子进行归纳，总结冲击波对其基因表达或蛋白修饰的影响。

（一）转化生长因子 β

转化生长因子 β（transforming growth factor-β，TGF-β）具有广泛的生物学活性，可调控成骨细胞分泌细胞因子、细胞外基质的生成及细胞成熟，并且还是强有力的成骨细胞趋化因子。已有文献报道，机械牵张等力学刺激的早期大鼠成骨细胞中出现 TGF-β1 基因的表达高峰，直至固定期 4 周后才降至正常水平。然而，也有人认为 TGF-β1 对细胞的增殖无作用，甚至会抑制细胞的增殖和成骨分化。

Chen 等（Chen et al.，2004）用冲击波

（0.16 mJ/mm^2，500 次）作用于大鼠股骨干缺损部位，随后在不同时期（3 天、7 天、14 天、28 天）观察骨缺损区的组织及细胞形态学变化，并检测 TGF-β1 的表达。结果显示冲击波作用后的最初几天里 TGF-β1 的 mRNA 表达明显增加，随后 TGF-β1 的高表达迅速减弱。另外，冲击波可以促进骨髓间充质干细胞（bone marrow mesenchymal stem cell，BMMSC）分泌 TGF-β1，在 TGF-β1 诱导下，BMMSC 生长加快，并向成骨细胞分化。可见，在冲击波促进成骨过程中，TGF-β1 可能起着趋化和加速 BMMSC 有丝分裂的作用。然而 TGF-β1 是影响 BMMSC 增殖的主要因子，可能是分化活动的起始因子，因为在对照组正常生长的 BMMSC 增殖晚期，TGF-β1 呈弱阳性表达，由于缺乏有效的诱导因素，细胞走向衰老、凋亡，没有出现 TGF-β1 的强阳性表达。邢更彦等人也观察到冲击波可使 BMMSC 中 TGF-β1 的阳性表达增加，但是出现较晚。在第 5 代实验组 BMMSC 中仅见个别细胞呈弱阳性，当第 7 代细胞表现出成骨分化趋向时，BMMSC 胞质中出现均匀、淡染的黄色颗粒，到第 9 代 TGF-β1 蛋白表达最多（72.2%），随后阳性率开始降低。可见，在冲击波干预晚期，TGF-β1 出现并参与诱导了 BMMSC 分化过程，但其持续时间非常短。

因此，TGF-β1 在正常 BMMSC 增殖过程中的作用尚待确定，具有活性的 TGF-β1 是在冲击波干预 BMMSC 后较晚合成和分泌的，对 BMMSC 分化过程起开关作用，并不伴随成骨的全过程。TGF-β1 可能出现在骨发生之前的诱导成骨过程中，BMMSC 最终是否分化成骨需要有效的刺激或与特殊蛋白质协同表达。

（二）血管内皮生长因子

血管内皮生长因子（vascular endothelial growth factor，VEGF）的缺乏不仅会影响到骨组织的血管生成，还会使成骨细胞、软骨细胞和破骨细胞的分化受阻。迄今为止，已经有多项实验研究指出冲击波可以促进 VEGF mRNA 的表达。冲击波可以使成骨细胞中 Ras 诱导、ERK（胞外信号调节激酶）依赖的缺氧诱导因子 -1（hypoxia-inducible factor-1，HIF-1） 和 VEGF-A 的分泌水平升高，而且 VEGF 与 HIF-1α 的表达呈正相关。在用冲击波治疗腱鞘炎动物模型的实验中，结果显示冲击波治疗后新生血管的数目及增殖细胞核抗原（proliferating cell nuclear antigen，PCNA）、VEGF 和内皮型一氧化氮合酶（endothelial nitric oxide synthase，eNOS）的表达明显高于对照组。eNOS 和 VEGF 从治疗 1 周后就开始增加，直到 12 周后才逐渐减少，而新生血管和 PCNA 从冲击波作用后第 4 周开始增加，并持续至第 12 周。VEGF 的表达还可能与细胞信号调控有关，如 Smad 介导的 TGF-β 通路等，有待进一步研究。

（三）骨形态发生蛋白质

骨形态发生蛋白质也称骨形成蛋白（bone morphogenetic protein，BMP），是 TGF-β 超家族成员中的一员，在骨形成和骨折愈合中起着重要作用，并且它是目前为止已知的唯一能促使 BMMSC 向骨或软骨细胞分化的生长因子。Wang 等（Wang et al.，2002b）用冲击波（0.16 mJ/mm^2，500 次）治疗大鼠股骨干骨缺损，结果显示在治疗后不同的时间点（1 周、2 周、4 周、8 周），骨痂中 4 种 BMP 蛋白分子（BMP-2、BMP-3、BMP-4、BMP-7）的 mRNA 表达均增高。经免疫组织化学染色，在骨髓间充质细胞和未成熟软骨细胞中观察到 BMP-2、BMP-3、BMP-4 的强阳性表达，BMP-7 在软骨化骨连接处的成骨细胞中明显表达，说明 BMP 在冲击波促进成骨细胞增殖和骨再生的活动中发挥重要作用。Chen 等（Chen et al.，2004）的动物实验也表明：冲击波（0.16 mJ/mm^2，500 次）能增加骨缺损部位骨痂和密质骨的形成量，并能提高骨密度，进而促进骨形成，而且随着密质骨形成的增加，TGF-β 和 BMP-2 的表达也随之增多。并且通过测定骨痂中 g^{32} 磷酸转移酶活性证实 ERK 和 P^{38} 被激活，密质骨的形成与 ERK 和 P^{38} 的磷酸化成正比；而且新生骨的骨髓和骨皮质中磷酸化 ERK 持续存在，活化的 P^{38} 在软骨细胞增殖期中明显表达活跃。可见，在冲击波诱导成骨的过程中 BMP 的功能十分活跃。

（四）核心结合因子 α1

核心结合因子 α1（core binding factor-α1，CBF-α1）是一种转录编码基因，在成骨细胞系中特异表达，是成骨细胞分化不可缺少的激活因子。CBF-α1 还是成骨细胞分化及功能调控的核心因子，是成骨细胞分化过程出现最早、且最具特异性的标志。冲击波的机械应力可能通过 MAPK（丝裂原激活蛋白激酶）途径的激活来实现其对 CBF-α1 转录功能的调节，这种作用表现为既能增强 CBF-α1 基因的表达，又能提高 CBF-α1 蛋白与 DNA 的结合力。

动物实验发现冲击波（0.16 mJ/mm^2，500 次）可以提高 ERK/MAPK 活性和成骨细胞的分化；用超氧化酶清除 O^{2-} 和 MAPK 通路抑制剂后，特异性成骨转录因子 CBF-α1 和 TGF-β1 的表达降低。因此，冲击波可以激活酪氨酸激酶介导的 MAPK 通路，致使 O^{2-} 产生和 CBF-α1 活化，进而促进成骨细胞的生长和成熟。并且研究发现冲击波直接冲击 BMMSC 后，30 min 内 Ras 系统被激活，2 小时后细胞开始增殖，6 天后碱性磷酸酶（alkaline phosphatase，ALP）升高，12 天后出现 CBF-α1 的 mRNA 阳性表达。特异性成骨转录因子 CBF-α1 的阳性表达将冲击波与生物膜介导的 Ras 系统联系起来。因此，CBF-α1 可能在冲击波促进骨折愈合、减轻骨坏死及治疗骨关节慢性损伤过程中起着关键性作用。

（五）一氧化氮与一氧化氮合酶

一氧化氮（nitric oxide，NO）具有许多生物学活性，如调节免疫、神经传递、调控血压和抑制血小板凝聚等生理功能。NO 的生物学效应主要是通过一氧化氮 - 鸟苷酸环化酶 - 环磷酸鸟苷通路实现的。其作为一种气体信使，既具有第一信使又有第二信使特性，可以激活细胞质内游离的鸟苷酸环化酶，作用于蛋白激酶 G（PKG）、cGMP 调控的离子通道和 cGMP 调节的磷酸二酯酶（PDE），导致不同的生物效应。迄今为止所分离到的一氧化氮合酶（nitric oxide synthase，NOS）亚型可分为三大类：内皮型一氧化氮合酶（eNOS），神经型一氧化氮合酶（neuronal nitric oxide synthase，nNOS）和诱导型一氧化氮合酶（inducible nitric oxide synthase，iNOS）。许多研究发现骨组织中的血管内皮细胞存在 NO 介导的自我调节机制。NO 主要通过增加血管平滑肌内 cGMP 水平，使骨折部位的血管扩张来增加骨折端血流量，同时 NO 也调节骨髓的血液供应，加速血细胞的生成。Corbett 等（Corbett et al.，1999）在断裂的骨组织匀浆中发现 eNOS 的表达明显上调，同时骨折愈合早期局部血流的改变与骨皮质内正常血管的 eNOS 含量增加有关，这种 NO 依赖性的血管反应符合骨折修复的自然过程。

动物实验发现 BMMSC 被冲击波干预后，1 小时后 O^{2-}、NO_3^- 明显增高，而 NO 的含量却降低。当加入过氧化物酶清除 O^{2-}，将 NO 水平升至正常后，冲击波促进成骨细胞生长和成熟的作用受到了抑制，然而，用尿酸盐抑制 NO_3^-

或用NO竞争性抑制剂抑制NO后，均不会影响冲击波诱导成骨的作用，这表明NO可能是冲击波刺激成骨过程中的早期信号。而且，冲击波可能调节细胞的氧化–还原反应，并且影响着以NO为信使的cGMP信号转导。冲击波机械应力刺激骨折愈合的信号转导途径是通过NO实现的，NO抑制剂能明显抑制冲击波诱导的骨形成。机械应力可提高成骨细胞和骨细胞中NOS的活性，使前列腺素含量升高，从而抑制骨吸收。

（六）胰岛素样生长因子

胰岛素样生长因子（insulin-like growth factor，IGF）是骨生长的必需因子，它是一种既有胰岛素样合成作用又有生长促进作用的多肽，包括IGF-Ⅰ和IGF-Ⅱ。IGF-Ⅰ主要作用是增强成骨细胞活性，促进成骨细胞合成Ⅰ型胶原蛋白及抑制胶原酶基因的转录，而对成骨细胞的增殖作用较弱。IGF-Ⅱ的主要功能是促进成骨细胞的增殖、分化和募集。

利用冲击波冲击BMMSC后，结果发现实验组的IGF-Ⅰ阳性率明显高于对照组。内源性IGF-Ⅰ的表达出现较早，冲击后2周的BMMSC细胞质及细胞核中即出现大量棕黄色颗粒，IGF-Ⅰ阳性表达明显，并呈现逐步升高趋势，在干预后的第9代IGF-Ⅰ阳性率高达88.2%。这与Schumacher等（Schumacher et al.，1996）报道的牵张成骨过程中IGF-Ⅰ水平相近，其检测发现牵张早期兔骨膜中IGF-Ⅰ增高明显，仅有少量矿化骨质形成，牵张结束后IGF-Ⅰ恢复到正常水平。所以IGF-Ⅰ仅出现在成骨的早期阶段，并可能与其他生长因子有着密切的协同或拮抗关系。

（七）成纤维细胞生长因子

在骨折愈合过程中，成纤维细胞生长因子（fibroblast growth factor，FGF）起着重要的作用。有研究发现FGF具有明显的促进骨折愈合的作用。有研究显示在骨折后1～3周内FGF持续存在于骨折部位，从骨折后第4天开始，骨缺损区近髓腔侧少量编织骨成骨细胞中FGF的mRNA强表达；2周后，仅缺损区的编织骨成骨细胞中FGF mRNA表达阳性；3周后，剩余少量的编织骨成骨细胞中FGF有弱表达或不表达，这表明FGF与骨折不愈合的发生及发展密切相关。

体外冲击波可以促进软骨细胞分泌FGF，细胞的增殖分化加快，而且这种作用是双向的，即低剂量可促进成骨细胞的增殖，而高剂量则无此作用，甚至抑制其增殖。

（八）血小板源性生长因子

血小板源性生长因子（platelet-derived growth factor，PDGF）是一种多功能的细胞生长因子，它通过自分泌和旁分泌的方式，经膜受体信号转导途径调控细胞的增殖与分化，在许多生理和病理过程中有着重要的作用。PDGF既可以通过加速细胞周期、诱导静止期细胞进入增殖阶段而促进骨及软骨细胞分裂增殖和胶原蛋白的合成，又可以调节破骨细胞的骨吸收速度而参与骨重建过程。

在动物实验中，利用低强度的冲击波冲击动物肌腱，结果显示实验组干预3天后PDGF表达开始增加，在7天时达到高峰，其上升程度和峰值都明显高于对照组，之后缓慢降低持续至3周，而后迅速降低，至8周时降低至实验前水平。因此，PDGF的表达增高主要发生在损伤早中期，而且冲击波能增加PDGF早中期的基因表达，使其峰值更高，高表达持续时间更长。

（九）表皮生长因子

表皮生长因子（epidermal growth factor, EGF）是一种强有力的细胞分裂促进因子，能刺激细胞的分裂和增殖，其生物效应的发挥是通过位于细胞膜上的特异性受体 EGFR（表皮生长因子受体）而完成的，具有促进胚胎发育、参与肿瘤生长、抑制胃酸分泌、加速烧伤创面修复及肝细胞坏死后再生等生物学作用。关于低强度冲击波对 EGF 的研究较少。有研究人员观察到体外冲击波碎石术后，患者尿液中 EGF 的含量在第 1 天就达到高峰，维持高水平 3 天后下降。这说明 EGF 的基因表达对冲击波的力学效应有高度的敏感性，然而冲击波对 EGF 水平的中远期影响还有待于进一步观察。

（十）结缔组织生长因子

结缔组织生长因子（connective tissue growth factor, CTGF）是一种软骨特异性基因表达产物，在促进软骨细胞的增殖、分化，以及促进骨骼的生长、改建（重建）方面发挥重要作用。研究人员利用冲击波冲击兔关节软骨细胞，RT-PCR 结果示软骨细胞中 CTGF mRNA 的表达较对照组明显增加。

三、体外冲击波对其他基因的影响

除可以提高多种生长因子的基因表达水平外，冲击波还可以影响其他多种基因的表达。例如 Sansone 等利用基质胶构建了一种人微血管内皮细胞的三维培养系统，在利用冲击波干预后，结果发现实验组中的血管样结构较对照组明显增多，并且发现与凋亡有关的基因（例如 *BAX*、*BCL2LI*、*GADD45A*、*PRKCA*）表达受抑制，与细胞周期有关的基因（例如 *CDKN2C*、*CEBPB*、*HK2*、*IRF1*、*PRKCA*）表达受抑制，致癌相关基因（*JUN*、*WNT1*）表达受抑制，细胞黏附相关基因（例如 *ICAM-1*）表达受抑制，蛋白水解相关基因（例如 *CTSD*、*KLK2*、*MMP10*）表达受抑制。这些基因表达受抑制可能是人微血管内皮细胞对冲击波力学刺激的早期反应。因此，冲击波对基因层面的影响是双向的，对相关生长因子的基因（我们且称之为正面基因）表达具有促进作用，对凋亡相关基因、致癌相关基因等（我们且称之为负面基因）表达具有抑制作用。

四、利用冲击波进行基因改造

利用冲击波进行基因改造的基本原理是，利用冲击波将 DNA/ 药物质粒转移入生物细胞中，通过改变一个细胞的蛋白表达谱和遗传标记加入一个细胞系来生产蛋白质。基于冲击波的 DNA/ 药物的定向转运技术，已用于向活体细胞内转运液态 DNA。将待转运的液态 DNA 以小液滴的形态放置于一张薄铝箔上，铝箔的后表面采用 Nd:YAG 激光发生器进行烧灼。烧灼器发射出一束冲击波穿过铝箔，一部分的冲击波透射到了小液滴上，而另一部分以膨胀波的方式被反射回铝箔。冲击波驱使药物小液滴加速，并使其在前进方向上获得足够高的速率。一部分受驱动的 DNA 小液滴在与柔软表面碰撞的过程中进入靶细胞，并完成药物的转运过程。该技术已应用于转运 DNA pUC119 质粒进入大肠埃希菌的实验中，结果表明有一些大肠埃希菌菌落实现了转运。

（张海洋　吕福泰）

第三节 低强度冲击波对细胞信号通路的调控

一、概论

自 20 世纪 90 年代初期，低强度冲击波开始在临床上广泛应用，包括骨科对疼痛、关节炎、骨不连的治疗等。近年来，低强度冲击波已经延伸到心脏病的预防和治疗中，尤其是从 2012 年开始，埃及泌尿外科医生 Yoram Vardi 将该技术应用到男性勃起功能障碍的治疗中，取得较为振奋的效果（Abu-Ghanem et al., 2014）。在此基础上，美国加利福尼亚大学旧金山分校泌尿外科吕福泰教授等对其作用机制进行了深入研究，证实该技术可以招募干细胞到靶器官，提高靶器官的组织因子的分泌和释放，提高局部的血管再生、神经再生等，而且最新的研究表明，该技术可以激活组织内源性干细胞，促进组织器官修复再生（Xin et al., 2016b）。

目前认为，低强度冲击波主要通过以下三个途径发挥其生物学效应：机械力生物信号作用，空化效应作用和生物热效应原理。而低强度冲击波的机械力生物学信号被公认为是其主要的作用机制。低强度冲击波作为一个机械力生物信号，对细胞的信号转导进行调控，同时影响细胞内蛋白的转录和修饰，通过对细胞核内 DNA 结构和相关蛋白的调控，影响转录因子的结合与功能达到调控基因转录的目的。

研究表明，低强度冲击波可以激活 FAK、ERK、Wnt、ATP/P2X7、PERK/ATF、BDNF 等信号通路（Liu et al., 2019）（图 6-2）。

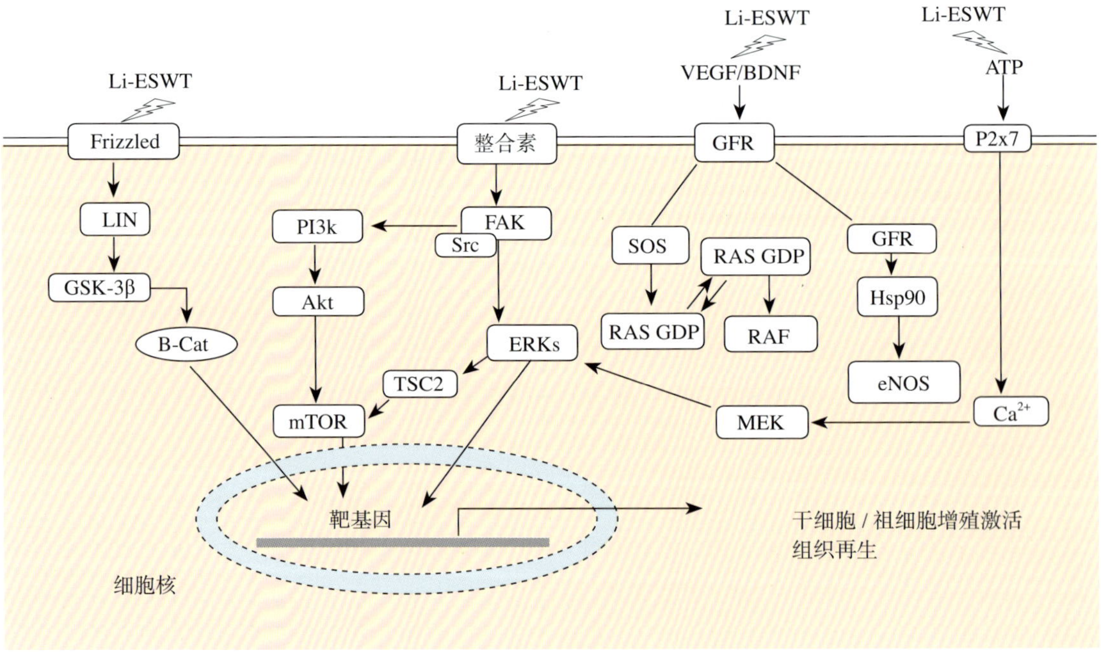

图 6-2 低强度冲击波调控细胞信号通路

二、机械力生物信号与转导

各种生物组织，如肌腱、软骨、骨骼肌、结缔组织、内皮或上皮细胞等拥有能够感知的各种生物应力的模式。这些生物结构可以监管、处理并维持接受多种直接或间接刺激。其中包括重要的生物学刺激和激素刺激，如炎症刺激、代谢刺激、机械刺激等。近年来关于机械刺激如何转化为生物学信号的研究得到了广泛重视，其中包括：①机械刺激与氧化还原信号之间的联系；②与机械刺激信号转导相关的遗传调控。机械力转导是描述外部的感测和传输引起的机械力转导网络系统。Jaalouk（Jaalouk，2009）将机械信号转导定义为："是一个将机械信号转化为细胞生物学信号，从而使细胞能适应物理环境的过程"。根据这个定义的描述，机械刺激诱导两个具有时间性的生物学反应。一方面机械刺激产生急性功能性反应影响组织或细胞，导致快速的蛋白质构象变化，包括防御后修饰，如磷酸化、乙酰或甲基化等。另一方面，机械刺激可以施加一个较长时间信号来影响组织或细胞之间的长期调控，以便适应周围环境。

细胞的机械信号转导包括以下不同的阶段，第一阶段被称为信号转导阶段，该阶段是一个高度复杂多样现象，然后切换到细胞的第二阶段称为信号传播阶段，这是一个至关重要的部分，一些特殊的转录因子被激活并进入细胞核，诱导和调节一些特异基因的转录。这是一个尤其复杂、相互作用的转导网络。机械信号在细胞内转导成激活下游连接信号传输的生物化学信号，包括调节钙依赖途径、有丝分裂原活化蛋白激酶、第二信使系统等特信号传播阶段。最后是第三阶段，即细胞反应阶段。

生物细胞感知局部微环境变化是通过细胞表面受体完成的，除了可溶性化学信号外，细胞也对细胞间质的刚性、几何形状或局部曲率的变化、施加的应力或应变等发生应答。这些物理信号是一个细胞行为中不可分割的组成部分，在细胞增殖与分化、疾病的发生发展中发挥重要作用。众所周知，细胞骨架是维持细胞正常形态的一个关键因素，新兴证据表明，它同时在细胞信号的发生与转导中发挥重要作用，它可以将机械信号转导到细胞核。这样的激活途径可以将机械信号转化为调节基因转录的信号，如 NF-κB 在细胞核内的转运与激活。这些物理信号在细胞内可活跃传输，并调控细胞核内染色质的组装。

三、低强度冲击波对 FAK 信号通路的调控

自 20 世纪 90 年代，冲击波已被用于治疗肌肉骨骼系统疾病，尤其是骨折延迟愈合和骨不连。低强度体外冲击波治疗（low-intensity extracorporeal shock wave therapy，Li-ESWT）作为一种非侵入性的治疗方法，在骨科与心脏疾病的临床治疗中展现出独特的疗效。作为一种前景良好、有效的治疗骨折的方法，它在延迟愈合或不愈合中也具有显著效果，临床报告治愈率为 75% ~91%。Li-ESW 治疗所用的液电冲击波发生器可以产生声波，通过集中在一个填充液体的硅酮型膜的探头，发送到特定的靶点。骨折愈合是一个复杂的生理过程，需要协调参与该活动的一系列细胞，其中成骨细胞在这个过程中发挥了至关重要的作用。对于骨形成，成骨细胞前体细胞必须从骨髓迁移到骨折创面，分化和沉积形成骨基质。无论是在体外或体内，Li-ESWT 经过短暂的或长期的治疗，成骨细胞的增殖和分化都得到明显的提高。促进成骨细胞增殖和分化的作用是通过众

多细胞因子的诱导完成的，如骨形态发生蛋白（BMP）、转化生长因子 1（TGF1）血管内皮生长因子（VEGF）以及骨钙素等。成骨细胞发挥核心作用，通过合成多个骨形成的作用骨基质蛋白而分化成骨。体外冲击波治疗后，细胞黏附率明显提高。成骨细胞的迁移活动也显著增强。运用干扰小 RNA（siRNA）技术，研究者发现下调整合素 α5 和 β1 可以抑制粘连以及 Li-ESW 治疗诱导的细胞迁移（Lee et al., 2017）（图 6-3）。

研究表明，普遍存在的细胞黏附不单纯是机械连接，它涉及广泛和复杂细胞信号转导。在研究细胞表面黏附分子种类、结构及可能作用的基础上，探讨这些黏附分子所介导的信号转导过程已成为信息传递领域的新热点。整合素是广泛存在于各种哺乳类动物细胞的主要黏附分子之一，它引起细胞与基质成分黏附而介导的信号转导，特别是胞内第一个信号分子——黏着斑激酶（focal adhesion kinase，FAK）的研究倍受重视，现已初步了解整合素介导信号转导的主要信号分子及其网络结构，特别是 FAK 的分子结构。最新的研究表明，低强度冲击波在抵达组织与靶细胞时，首先影响整合素并激活与之相连的 FAK，从而激活 FAK 信号通路，并引发一系列的细胞信号转导和相关的生物学变化。

FAK 信号通路是由胞质非受体蛋白酪氨酸激酶介导的广泛存在的细胞信号转导系统，是黏着斑复合物家族（focal adhesion complex family）的一员。自 20 世纪 90 年代早期，Kanner 等（Kanner et al., 1991）在 v-src 转染鸡胚成纤维细胞后，发现有许多蛋白分子与

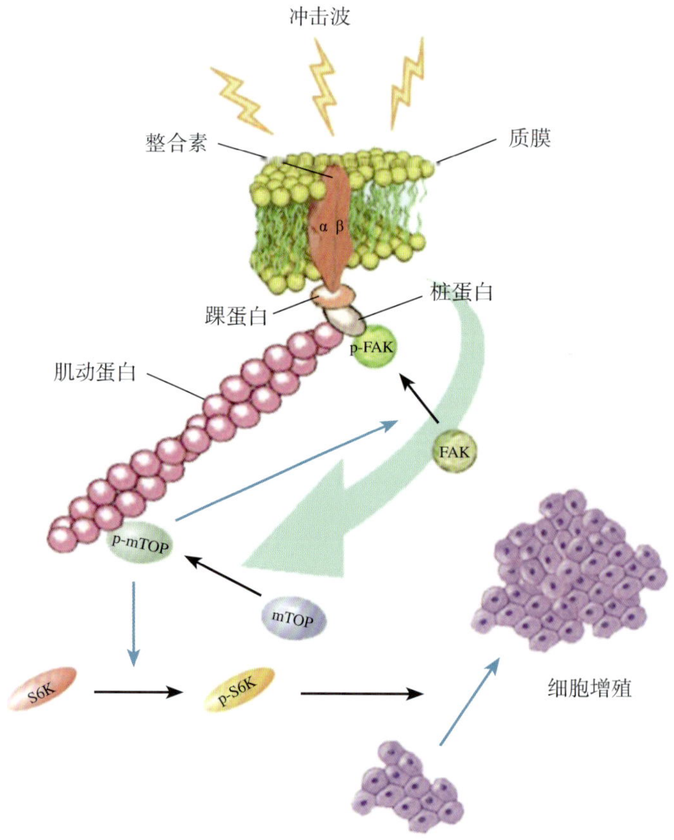

图 6-3　低强度冲击波对 FAK 信号通路的调控

pp60src结合形成复合体，其中有一个120 kD的分子，具有酪氨酸激酶活性，在受到原癌基因产物和胞外基质整合素的刺激后发生磷酸化激活。其位于细胞的黏着斑，因而被命名为黏着斑激酶。

FAK信号通路参与了多条细胞信号通路，它是胞内外信号转导的中枢。它可以整合来自胞外的营养、压力、细胞黏附等方面的信号，调节下游分子的活性，控制细胞的代谢、增殖，甚至是细胞的衰亡。目前，已经证明FAK在大脑等多种成体组织中都有表达并且具有重要的生理功能，同时影响胚胎发育。在整个胚胎发育过程中都有FAK表达，缺失*FAK*基因的小鼠在早期胚胎时便可致死。近年的研究表明FAK可以调控细胞的生长、锚定、迁移、恶变和凋亡等过程，与肿瘤的发生密切相关。在细胞黏着连接的形成过程中，FAK一直处于活化状态，因此它可能发挥了起始作用，在细胞黏着连接的装配和分解过程中都起着重要的作用。FAK-/-的中胚层细胞的迁移速率只有正常胚胎细胞的一半。因此，对FAK及其信号通路的深入研究有助于对细胞生长、分化和凋亡机制的了解。

（一）FAK的分子生物学

目前已克隆得到人、大鼠、小鼠、牛、鸡、非洲爪蟾和虾等物种的*FAK*基因，其核苷酸序列和氨基酸序列的同源性在90%～99%，高度的保守性间接反映了*FAK*在细胞生命活动中的重要作用。人*FAK*基因的CDS为3159 bp，编码1 052个氨基酸，分子量为125 kD，缺乏跨膜区，包含SH2和SH3结合序列。克隆了内蒙古白绒山羊*FAK*基因编码区5' 端416 bp的cDNA片段并对其表达模式进行了初步研究。结果表明，绒山羊*FAK*基因的核苷酸序列与其他物种的同源性在91%～99%，*FAK*基因在脾、睾丸和肌肉中都有表达，以睾丸组织中较强。

尽管各物种间FAK的氨基酸组成具有差别，但都具有4个主要的结构域。以人为例，*FAK*基因编码的这条多肽链可以分为4个主要结构域。其中N端的约370个氨基酸为FERM结构域，它是整合素和生长因子受体的作用位点。当黏附信号将整合素激活后，整合素β亚基的胞内部分与其结合，进而通过Src、PI3K等通路将胞外基质的信号导入胞内，引发某些基因的表达、肌动蛋白的聚合、细胞的增殖和迁移等。中段的激酶结构域（PTK）是FAK激活下游通路的区域，因此FAK也属于蛋白酪氨酸激酶类（PTKs）。人FAK含有6个可以被磷酸化的酪氨酸，分别为Tyr397、Tyr407、Tyr576、Tyr577、Tyr861和Tyr925，其中Tyr397为主要的磷酸化部位。Tyr397磷酸化后，可以与Src的SH2结构域结合，激活下游通路。Tyr576和Tyr577是两个加强激酶活性的氨基酸，它们的磷酸化对于FAK的活性至关重要。FAK的C末端约100个氨基酸为其黏着斑靶向定位结构域（focal adhesion targeting, FAT）。FAT对于FAK靶向黏着斑复合物是必需的。它可以与桩蛋白（paxillin）和踝蛋白（talin）结合，并引起α-actinin的磷酸化与肌动蛋白（actin）的聚合。踝蛋白的头部也有FERM结构域，并通过FERM与FAK的FAT相连，调节肌动蛋白的聚合。在PTK与FAT之间是一段富含蛋白相互作用位点的结构域，其中有两个脯氨酸基序。靠近N末端的基序1能够与Cas的SH3结构域结合，调节多条信号通路。靠近C末端的基序2能与两类GTP酶（GTPase）调节因子结合，一个为Rho-GTP酶激活蛋白GRAF，另一个为Arf1和Arf6的GTP酶激活蛋白ASAP。GRAF/ASAP与FAK的结合调节Rho和Arf家族的小GTP结合蛋白的活性，进而使细胞骨架发生改变。在发现 FAK 以后，又有一些序列与 FAK 高度相似的蛋白相继被发现，现在称为 FAK 亚家族。1995 年发现的 PYK2 是 FAK 亚家族的第二位成员。细胞黏着斑激酶 β（cell adhesion kinase beta, CAK-β）是 FAK 家族的另一位成员，大鼠 CAK-β 的分子量为 115.7 kD。在 N 端、PTK 和 C 端结构域，CAK-β 与 FAK 的同源性分别为 42%、61% 和 36%。CAK-β 的自磷酸化位点为 Tyr404, 含有一个与 FAK 相同的 Tyr-Ala-Glu-Ile 保守序列。在 C 端结构域，CAK-β 也具有一个与桩蛋白结合的 FAT 结构域，与 FAK 的同源性为 61%。此外，相关黏着斑酪氨酸激酶（related adhesion focal tyrosine kinase, RAFTK）以及钙依赖性酪氨酸激酶（calcium dependent tyrosine kinase, CADTK）也相继被发现。目前，FAK 家族至少有以上 5 位成员。

（二）FAK 信号通路与发育的关系

FAK 与动物的生长发育密切相关。FAK 在胚胎干细胞以及整个胚胎发育期间有表达。在整个发育过程中 FAK 呈高度磷酸化，处于一个将各种细胞活动会合的位点。在新生大鼠的下丘脑中，FAK 在雌性鼠中的表达量要大于雄性鼠，而在其他部位并没有性别差异。控制雌二醇的量可以降低下丘脑中 FAK 的表达量，抑制芳香化酶则升高桩蛋白的表达量。有机体可能通过性激素降低 FAK 和桩蛋白的表达量，进而诱导大脑性别分化。这可能与甾体类激素控制的大脑性别分化有关。FAK 在眼球晶状体的形态发生与分化过程中发挥着重要作用。在晶状体形态发生的早期，FAK 在大多数眼组织都广泛表达，尤其在进行形态发生和分化的组织中大量表达。在视杯分化为神经视网膜的过程中，也有 FAK 的表达。在胚胎期小鼠晶状体上皮细胞中，Y397 磷酸化的 FAK 主要分布在细胞质中，偶尔也有少量的 FAK 与细胞核结合。在晶状体过渡区（transitional zone）细胞中，Y397 磷酸化的 FAK 主要结合在细胞膜部位。但在分化纤维细胞中，FAK 的 N 端结构域（包括磷酸化的 Y397）会插入细胞核内。随着晶状体的成熟，FAK 的表达量也开始下降。体外培养晶状体上皮细胞发现，生长因子 FGF2 会刺激 FAK 的表达，刺激细胞的迁移与分化。同样 TGF-β 也会改变 FAK 的活性，如果 TGF-β 受体发生突变，则 FAK 的活性下降。生长因子通过 FAK 信号通路调节晶状体的发育和分化。

FAK 在许多成体组织器官中有表达，如大脑、骨髓、肝、肺、肾等，它可以调控成体组织细胞的生长、迁移等，还可以调节软骨细胞的功能，控制Ⅱ型胶原的合成，促进软骨细胞的增殖。在体外诱导软骨细胞脱分化时，FAK 的表达逐渐降低；当诱导软骨细胞再分化时，FAK 可以调控某些基因的表达，促进细胞分化。FAK 对于心血管的功能有着重要作用，在心肌、血管内皮细胞等部位都有 FAK 的表达并发挥功能。FAK 可以调节心肌细胞的生长，控制血管发生。FAK 在正常心肌细胞的表达量很高，但活性却相对较低。当心肌细胞受到拉伸刺激时，FAK 的活性大大增加，使得新生大鼠的心室肌细胞过度生长。FAK 可以整合各种信号，包括纤维连接蛋白、血管紧张素、生长因子与胞外基质等，进而促进或抑制血管内皮和血管平滑肌细胞的增殖、迁移。

（三）FAK 信号通路与其他信号通路的铰链

FAK 可以整合许多细胞外信号，如整合素、生长因子、机械牵拉等。上游分子主要与 FAK 的 N 端结合，使得 Tyr397 快速磷酸化，激活 FAK。激活的 FAK 与多种下游分子结合，使其磷酸化，激活下游通路，参与多条信号转导通路。目前，研究较多的通路主要有5条。FAK可以接收受体蛋白质酪氨酸激酶（protein tyrosine kinase，PTK）胞内部分的刺激，并结合下游的桩蛋白、踝蛋白，调节肌动蛋白的聚合，控制黏着斑的定位及细胞的迁移。FAK还可接收UV、活性氧、蛋白聚糖的信号并调节细胞活动。细胞内还存在许多抑制FAK活性或降解FAK的通路。FIP200（focal adhesion kinase family interacting protein of 200 kD）可以与FAK特异结合并抑制其活性；Shp2也可以通过抑制FAK活性来控制心肌细胞生长；caspase3可以将FAK降解，并能诱导细胞凋亡。

1．FAK/PI3K 通路

FAK接收来自整合素、纤维连接蛋白（fibronectin, FN）等的信号激活PI3K/Akt通路。FAK被激活后，与Src形成复合体，其Tyr397可通过PI3K的SH2结构域直接与之结合，活化PI3K。活化的PI3K激活Akt，一方面通过TSC-mTOR-S6K途径调节细胞的生长、基因表达；另一方面PI3K还可以参与Rac-JNK通路，调节基因表达。FAK/PI3K通路与细胞生长调控密切相关。

2．FAK/MAPK 通路

二型胶原蛋白（type Ⅱ collagen）、层粘连蛋白5（laminin 5）以及通过生长素受体传递的胞外信号等可以激活FAK/MAPK通路。胞外信号通过跨膜蛋白与FERM的结合激活FAK，Cas和Grb2分别通过脯氨酸基序和Tyr925与活化的FAK结合并激活Ras/MAPK通路。活化的FAK一方面通过Ras-Raf-MAPK途径控制细胞增殖，另一方面通过Ras-Raf-ERK活化ERK1/2，活化的ERK1/2可以通过抑制TSC2和诱导cyclinD1与Cdk的表达分别参与mTOR信号通路和细胞周期调控。FAK/MAPK通路参与了细胞周期和细胞增殖的调控。

3．FAK/GTPase 通路

包括胰岛素在内的多种生长因子可以通过质膜上的相应受体激活该通路。GRAF和ASAP都可以与活化的FAK的脯氨酸基序2结合，进而活化Rho-GTP酶。GTP酶参与多种细胞活动，可以调节肌动蛋白的装配，进而调控细胞形态、控制细胞迁移等，具体调节机制目前还不清楚。

4．FAK/p53 通路

FAK能通过其N末端的FERM结构域与p53结合，进而抑制p53激活其下游基因的转录，包括p21、Mdm2等，而这些基因的产物正是p53诱导的细胞凋亡的重要调节蛋白。FERM介导FAK向核内转运并与p53结合，进而与Mdm2结合，使得p53通过泛素化途径降解并阻止细胞凋亡。因此，FAK可以通过非激酶依赖性途径调节细胞的存活。

（四）FAK和细胞凋亡

尽管FAK的确切功能尚不清楚，但若干实验均提示FAK可能有两个作用，一是在细胞铺展和移动时，FAK参与黏着斑形成和调节；二是FAK参与信号转导过程，以告知细胞核其细胞已锚定。近年有关FAK在细胞凋亡中的作用也得到肯定。细胞黏附阻止凋亡，细胞凋亡时出现诸如细胞皱缩、染色质固缩并产生细胞与细胞外基质（extracellular matrix，ECM）或细胞间黏附的解离等生物学特性变化，同样破坏ECM、减少细胞表面黏附分子或解除细胞粘附，都可引起不同程度细胞凋亡，这被称为失巢凋亡（anoikis），充分说明细胞黏附可阻止细胞凋亡。可见许多细胞生物学特性的呈现是以细胞锚定依赖（anchorage dependent）为基础的。去除细胞黏附可间接抑制FAK活性，进而诱导细胞凋亡。最近应用阻断FAK参与黏着斑作用方法，直接证明了FAK参与抑制细胞凋亡。按 FAK 分子中一段能与整合素 β1 亚基 C 端结合的顺序，人工合成一个竞争性多肽，或制备抗 FAK 分子中 FAT 序列的单抗，分别将二者用微注射技术引入成纤维细胞，即竞争性多肽占领整合素 β1 亚基 C 端，FAK 不能参与下游信号转导，最终导致细胞凋亡。这说明即使细胞发生黏附，黏着斑也存在，只要胞内 FAK 功能被阻断，细胞同样发生凋亡。此外用转染技术使细胞过表达 FAK，也直接证明了 FAK 可抑制细胞凋亡。总之，细胞锚定依赖是细胞生存并逃逸凋亡的条件之一，其中包括细胞黏附、黏着斑形成、FAK 激活、FAK 下游信号进一步转导直至细胞核等一系列复杂过程。

整合素家族是由 α 亚单位的异二聚体和 β 亚单位构成的跨膜细胞表面受体。它们主要是调节细胞的黏附和迁移，并参与细胞增殖、细胞程序死亡和分化等。研究表明，细胞经过超声处理 10 分钟，在 125 mW/cm^2 的能级，整合素 α5 和 β1 的表达瞬时增加。整合素 α5 β 1 是经典纤连蛋白受体，介导成骨细胞和细胞间的相互作用。整合素是细胞表面重要的跨膜蛋白，其与细胞外基质（ECM）有着密切联系并相互作用。这些整合素由 α 和 β 单元组成。许多研究表示，整合素 β1 是成骨细胞的主要亚基。一旦细胞连接建立，整合素还参与整合与 ECM 的信号传递，包括 ECM 细胞内的传递和从内向外的传递。基于流式细胞仪分析，超声波刺激时，整合素 α5 和 β1 亚基在细胞膜瞬时表达增加。在该过程中，黏着斑激酶（FAK），已被确立为一个关键信号，调控整合的表达。研究发现，成骨细胞的生存率在低强度冲击波（500 次）并没有受到影响，而在高强度冲击波治疗时，细胞的生存率显著降低。通过细胞增殖实验观察冲击波对成骨细胞增殖的影响发现，在冲击波治疗 24 小时后，实验组与对照组间细胞数量没有统计学差异（$P>0.05$）。在冲击波治疗 48 小时后实验组与对照组间细胞数量有显著差异（$P<0.05$），这些研究结果表明，冲击波造成的成骨细胞生存和生长变化具有剂量依赖效应。研究也对细胞的迁移能力以及成骨细胞转化能力进行了探讨。

Li-ESW 诱导由整合素 α5 和 β1 介导的 FAK 磷酸化。Li-ESW 作用于成骨细胞，在 0.5 小时、1 小时、2 小时、4 小时、8 小时后，测定 FAK 的磷酸化水平，结果发现，在 Tyr397 位置的磷酸化峰值出现在 2 小时，4 小时达到高峰，大约增加 5 倍；而且 FAK 在 Tyr925 位点上磷酸化还略有增加，2 h 后大约增加 2 倍；但是，Li-ESW 并不能影响 FAK 在 Tyr576/577 位点上的磷酸化。此外，为了探讨 FAK 激活是否与整合素 α5 和 β1 蛋白质增多有关，实验给予最佳剂量的体外冲击波 4 小时后，在整合素 siRNA 处理的细胞中，Tyr397 磷酸化下降。尤其是在诱导由整合素 α5 和 β1 siRNA 共同处理的细胞中，跌幅最显著。为探讨该作用是否与其他信号通路有关，研究者使用不同的 ERK1/2 或者 P38、JNK、PKA 信号抑制因子，结果发现，无论是 50 μmol/L 的 PD98059 和 20 μmol/L 的 U0126（MEK1/2 抑制剂）都可以显著抑制 Li-ESW 诱导在 tyrosine397 位点的磷酸化，大约 2 倍。但是 p38 的抑制因子 SB203580 和 JNK 的抑制因子 SP600125 在 FAK 激活中都没有任何作用。同样，PKA 抑制剂 AG490（JAK 抑制剂）也对 FAK 的磷酸化没有影响。这些结果表明，ERK1/2 的活化是 Li-ESW 激活 FAK 所必不可少的。

四、低强度冲击波对 ERK 信号通路的调控

已经有大量的研究表明，低强度体外冲击

波可以提高 VEGF 的表达和分泌。进一步的研究表明，该生物学作用与冲击波对 ERK 信号通路的调控有关。蛋白质印迹法（Western blotting）表明，冲击波作用后 1 小时激活 ERK，可增加其磷酸化水平。但是，冲击波并没有影响 p38 的磷酸化水平，包括在整个研究期间的磷酸化。此外，冲击波增加细胞核内 HIF-1 的磷酸化，并通过凝胶电泳技术证明了该磷酸化的 HIF-1 在 3 小时后与 VEGF-A 的启动子结合。非常有意思的是，该作用可以被 SOD 和 PD98059 所抑制，因为 PD98059 是 ERK 的特异抑制因子，因此进一步证明了低强度冲击波对 ERK 信号通路的激活作用。

胞外信号调节激酶（extracellular signal-regulated kinase，ERK）是 MAPK 家族的一员，它的信号传递途径是涉及调节细胞生长、发育及分裂的信号网络的核心，其基本的信号传递步骤已明了，遵循 MAPK 的三级酶促级联反应，即上游激活蛋白→ MAPK 激酶的激酶（MAPKKK）→ MAPK 激酶（MAPKK）→ MAPK。在 ERK 的传递途径中 Ras 作为上游激活蛋白，Raf 作为 MAPKKK，MAPK/ERK 激酶（MEK）作为 MAPKK，ERK 即 MAPK，即 Ras-Raf-MEK-ERK 途径。但对于该途径的上游蛋白及各激酶的激活机制，以及该途径与多种疾病的关系仍需进一步研究阐明。ERK 是 20 世纪 80 年代末期发现的一类丝氨酸 / 苏氨酸蛋白激酶，是传递丝裂原信号的信号转导蛋白。它正常定位于胞质，当激活后转位至胞核，调节转录因子活性，产生细胞效应。经人工克隆和序列测定分析，已知 ERK 家族有 5 个亚族，包括 ERK1 至 ERK5。ERK1 和 ERK2 途径是 ERK 家族中研究最彻底的，它们表达广泛，涉及对不同细胞内包括减数分裂、有丝分裂、有丝分裂后期的功能等一系列生理过程的调节。多种刺激因子如生长因子、细胞因子、病毒、G 蛋白偶联受体的配体以及癌基因等都可激活这两条途径。

Ras 蛋白作为 Raf-MEK-ERK 途径的上游蛋白，是最早发现的小 G 蛋白，为癌基因 *Ras* 的产物，具有活化态的 GTP 结合构象与失活态的 GDP 结合构象。两种构象可以相互转变，在信号转导过程中发挥开关作用。Ras 受许多刺激因子的激活，如 EGF、TNF、PKC 的激活物及 SRC 家族成员等。当胞外信号与受体结合后，生长因子受体结合蛋白 2（GRB2），作为接头分子，与激活的受体结合，再与 SOS（son of seven-less）的 C 端富于脯氨酸的序列相互作用形成受体 -GRB2-SOS 复合物。SOS 与受体或受体底物蛋白上的 Tyr 磷酸化位点结合导致胞质蛋白 SOS 向膜转位，并在 Ras 附近形成高浓度的 SOS，SOS 与 Ras-GDP 结合，促使 GTP 取代 Ras 上的 GDP，使 Ras 由失活态转变为活化态，激活 Ras，启动 Ras 通路。

Raf 是 40 ~ 75 kD 的 Ser/Thr 蛋白激酶，它有 3 种类型：Raf-1、A-Raf、B-Raf，其中 Raf-1 是研究最广泛也是功能最多的激酶。Ras 作为其上游激活蛋白，利用高亲和力和 Raf-1N- 端的两个区域（RBD 和 CRD）结合后，将 Raf 从胞质转移到胞膜，在胞膜上 Raf 被激活，但 Raf 的激活机制现在仍不清楚，只知与 Raf 的丝氨酸 / 苏氨酸的磷酸化有关。例如，Ras 通过激活磷脂酰肌醇 3- 激酶 PI3K），它的磷脂化产物又能激活 Rac 蛋白（一种小 G 蛋白），Rac 再连接和激活 PAK（P21CDC42/Rac1 激活的丝氨酸 / 苏氨酸激酶），PAK-3 使 Raf-1 上第 338 位的丝氨酸磷酸化，而这个位点的丝氨酸磷酸化是 Raf-1 活化所必需的。又如 SRC 家族激酶通过使 TYR341 磷酸化而激活 Raf；AB1 和 JAK 家族酪氨酸激酶也通过使 TYR 磷酸化诱导 RAF-1 的活性，但是这一作用的 Tyr 位点并不清楚。许多证据均显示磷酸化可能是 Raf

的激活机制之一。

MEK（MAPK/ERK 激酶）分为分子量 44 kD 和 45 kD 的 MEK1 和 MEK2 两种。Raf 被激活后，它的 C 端催化区能与 MEK 结合，并使其催化区第Ⅷ亚区中两个 Ser 磷酸化，从而使 MEK 激活。MEK 属于少有的双重特异性激酶，使 Tyr 和 Thr 两个调节位点磷酸化而激活 ERK。但 MEK 如何兼具 Tyr 和 Thr 双特异性磷酸化活性目前尚不清楚，不过 MEK 对 ERK 的 Tyr/Thr 双特异性磷酸化具有重要的生理意义，因为 ERK 信号通路在细胞信号转导网络中处于枢纽地位，任何错误的活化都会对细胞生命活动产生深远的影响，而这种双特异性的识别和激活机制，大大提高了信号转导的准确性，防止了 ERK 的错误激活。

MAPK/ERK 是一种 Ser/Thr 蛋白激酶。多种激酶作用于 MEK 时，活化的 MEK 通过其 N 端区域与 ERK 直接连接，催化 ERK 的亚功能区 8“TEY 盒”中的 Tyr 和 Thr 残基双特异性磷酸化，激活 ERK。MEK 不仅是 ERK 的激活物，还可能是 ERK 在细胞质中的锚定器，当信号通路无活性时，它就将 ERK 固定在细胞质中，一旦有信号刺激 ERK 磷酸化及二聚体化，它就激活 ERK 并将其转移到细胞核或其他活化位点，再进一步磷酸化下游底物。Khokhlatchev 等（Khokhlatchev et al.，1998）研究 ERK2 磷酸化后转位入核的过程，发现 ERK2 是通过磷酸化的 ERK2 和磷酸化或未磷酸化的 ERK2 形成同源二聚体转位入核，说明同源二聚体的形成是 ERK 核转位所必需的。

五、低强度冲击波对 ATP/P2X7 信号通路的调控

近年来的研究表明，嘌呤能信号可通过细胞释放 ATP 以旁分泌和自分泌的方式激活 P2 嘌呤 ATP 受体，从而调节许多生理过程。P2 受体家族成员包括七个结构相关 P2X 受体亚型和八个 P2Y 受体亚型，为 G 蛋白偶联受体。P2X 受体能促进细胞外 Ca^{2+} 内流，激活细胞的增殖和分化。已有研究表明，成骨细胞表达几种 P2 受体亚型，ATP 可以激活 P2 在成骨细胞的受体，从而增加细胞内 Ca^{2+} 浓度，同时，P2 信号可调节 ERK 1/2 和 P38 MAPK 信号通路的活性和 c-fos 在成骨细胞中的表达。刺激 P2X7 受体的激活可以导致成骨细胞分化并增强细胞功能。P2X7 受体是表达最丰富的离子型亚型，越来越多的证据的表明人成骨细胞以及几个骨源性细胞中表达功能性的 P2X7 受体。基于这方面的证据，有研究者证实冲击波可能导致 ATP/P2X7 受体的释放和激活，这个嘌呤信号转导过程可能有利于诱导人骨髓间充质干细胞（hMSC）的成骨。另外 ATP 可以激活 p38/MAPK。在调控人骨髓间充质干细胞的分化细胞向成骨细胞分化的过程，激活的 p38 蛋白起着重要的作用，并已证明其诱导 c-fos 和 c-jun 的表达。研究也发现，冲击波治疗 T 细胞引起的机械生物学信号，刺激细胞并迅速释放细胞内 ATP，并激活嘌呤信号促进 T 细胞的活化。

冲击波治疗对细胞的存活并没有明显抑制，研究表明在受到 <200 次冲击波冲击时，细胞存活率维持在 >95%。然而，细胞暴露于 200 次冲击波冲击时细胞开始释放较多的 ATP，并呈明显剂量依赖性的 ATP 释放。许多类型的细胞表面 ATP 酶和 5' 端核苷酸酶类（5'-nucleotidases）能迅速水解细胞外的 ATP，为了检测这些释放的 ATP，需要抑制这些酶。当溶液中舒拉明浓度达到 100 μmol/L 时，就可以阻断 ATP 的水解。研究结果显示冲击波诱导活化 p38 MAPK，部分是由于细胞内 ATP 释放。P2X7 受体介导冲击波 ATP 诱导活化 p38 MAPK，而这些激活作用，可以被腺苷三磷酸

双磷酸酶（Apyrase）、磷酸吡哆醛（pyridoxal phosphate, PPADS）、P2X7 受体的 siRNA、KN-62 等显著抑制。

采用实时定量 PCR（RT-PCR）法检测 c-Fos 和 c-Jun 的 mRNA 转录在 hMSC 中受到冲击波治疗的影响。冲击波治疗强度为 0.18 mJ/mm^2，100 次冲击，0、15、30、45 和 60 分钟后，c-Fos 和 c-Jun 的 mRNA 表达的水平明显提高，峰值的 mRNA 在细胞刺激后 45 分钟内出现。研究还发现，P2X7 受体沉默（P2X7 受体阻断剂 KN-62 或 PPADS），或 p38 MAPK 的激活被抑制（SB203580）可大大降低冲击波诱导的 c-Fos 和 c-Jun 的转录。结果再次表明，冲击波治疗后 P2X7 受体激活、p38MAPK 活化，可诱导 c-Fos 和 c-Jun 的表达增加。另外，细胞内 ATP 释放到细胞外，在培养基上清液中的平均浓度为 3~7.5 nmol/L。冲击波治疗后可达到较高的 ATP 释放浓度（可达 6.9 μmol/L），而这些浓度足以激活 P2X7 受体和 p38 MAPK 信号，导致成骨分化。

另有实验证明，当 hMSC 受到冲击波治疗或外源性 ATP 刺激时，P2X7 受体诱导使 p38 MAPK 激活，p38 MAPK 活化，导致 c-Jun 和 c-Fos 的表达，c-Jun 和 c-Fos 的表达增加进一步导致 AP-1 的表达增加。

六、低强度冲击波对 Wnt 信号通路的调控

Wnt/β-catenin（β- 联蛋白）是与细胞增殖和分化密切相关的信号通路，最新研究表明，Li-ESW 可增强 Wnt/β-catenin 的激活。通过蛋白质印迹法，研究者检测了 Li-ESW 对 β- 联蛋白磷酸化的影响。结果表明，Li-ESW 可显著增加 β- 联蛋白的活化，证明 β- 联蛋白磷酸化在体外冲击波 3 小时后达到高峰，上升约 5 倍。在整合素 siRNA 处理过的细胞中，Li-ESW 导致的 β- 联蛋白磷酸化显著减少。同时，U0126 并没有影响 Li-ESW 激活 β- 联蛋白。因此，Wnt/β-catenin 激活可能是 Li-ESW 的另一个作用机制。下面就该信号通路进行阐述，以便更好地理解 Li-ESW 的生物学作用。

Nusse 等自小鼠乳腺癌中克隆出一种原癌基因，称为 *int* 基因（小鼠的 *int1* 和 *int3*），进一步的研究发现小鼠 *int* 基因与果蝇的 *wingless*（*wg*）基因属同源基因（orthologous），因而将二者合并称为 *Wnt* 基因。以后又发现与小鼠 *Wnt1* 基因同源的人、果蝇及蛙的基因，并利用这些 *Wnt* 基因中保守性序列作为引物运用 PCR 技术克隆了大量 *Wnt* 基因家族成员。虽然自脊椎动物到线虫的许多物种中都有 *Wnt* 基因家族成员的存在，但是否这些物种的所有种类的 *Wnt* 基因都已被发现仍不清楚。*Wnt* 基因具有高度的保守性：这主要表现在 Wnt 蛋白的结构及功能方面。*Wnt* 基因全序列的开放读码框架预示了 Wnt 蛋白是一种分泌型的蛋白质，并且具有一个或多个 N 端糖基化位点，在平行的位置有 23 或 24 个保守的半胱氨酸残基。大多数蛋白由 350 ~ 380 个氨基酸组成，在整个序列中平均分配着 100 多个保守的序列。一些 *Wnt* 基因有着附带的细胞内氨基末端或羧基末端的功能区。多数情况下，比较同一个物种的两种 Wnt 蛋白或两个物种的同一种 Wnt 蛋白，其氨基酸序列都具有 30% ~ 60% 的同源性。因此，*Wnt* 基因在漫长的生物进化过程中，氨基酸的替换过程是十分缓慢的。Wnt 蛋白含有一段疏水的信号肽，其后是一个可被信号肽酶识别的位点，不含跨膜功能区，富含可交联形成二硫键的半胱氨酸残基，并带有四个与 N 端相连的糖基化位点。

对 Wnt 的受体研究始于 1996 年，首先克隆了 Frizzled 家族，进一步发现了许多分泌

性 Frizzled 相关蛋白（secreted frizzled-related protein, SFRP）；HeXi 等发现了 Frizzled 的协同受体，包括低密度脂蛋白受体相关蛋白（LRP6）和类肝素硫酸糖蛋白（HSPD）等。

1996 年，Wnt 信号的膜受体 *Frizzled* 基因及其同源基因被成功克隆，对 Frizzled 家族有了进一步的认识。Frizzled 属于 7 次跨膜受体，分为膜外区、跨膜区和胞内区。研究表明，Wnt 信号通路必须有赖于功能完善的 Frizzled。目前已分离出了 Frizzled 的同源蛋白 Frizb，它具有 Frizzled 的同源序列，属于 SFRP 家族的一员，故可与 Wnt 蛋白特异结合，调节 Wnt 信号的转导。后来采用随机 cDNA 测序及变性 PCR 扩增等方法克隆出 10 余个新的 Frizzled 同源基因，这些基因均与决定果蝇极性的 Frizzled 基因有相似的结构。Bhanot 等的实验证明 D-Frizzled2 是果蝇 Wg 的受体。以脊椎动物蛙胚为研究对象，发现 Wnt-1/Wg 可引起蛙胚体轴的复制。而 Wnt5A 无此作用，一旦将人的 *Frizzled5* 基因转入蛙胚中，当 Wnt5A 同时表达时，即可诱导体轴的复制及异位组织原的形成。而糖原合成酶激酶 3（glycogen synthase kinase-3, GSK-3）及破坏了穿膜功能区的 Frizzled5 的转入可拮抗 Wnt5A/hFrizzled5 的信号转导通路，由此可以证明 Wnt/Frizzled 转导通路的存在，且 Frizzled 被公认为 Wnt 的受体。该家族基因所编码的蛋白属于蛇根碱蛋白，目前从无脊椎动物到脊椎动物包括 10 个家族成员，属于 7 次跨膜蛋白。这些蛋白质都有一个信号序列，即由 120 个保守氨基酸组成的细胞外功能区，含有 10 个不变的半胱氨酸残基（富含半胱氨酸结构域，cysteine-rich domain, CRD），其中包括有一个由 40～100 个氨基酸组成的高变区，七个穿膜功能区及一个短的胞质内功能区。Frizzled 作为受体在 Wnt 信号通路中起到承接外源信号、转导进入细胞和调控细胞发育分化的功能。

Dishevelled（Dsh）是 Wnt 信号通路的必须信号分子，位于细胞质内，具有抑制糖原合成酶激酶 3β（GSK-3β）活性的功能。Dsh 家族成员具有三个高度保守区域：① N 末端的 DIX 域；② PDZ 域；③ DEP 域。其中 PDZ 域是 β- 联蛋白稳定性所必需的，Frizzled 激活 Dsh 后使其 DIX 域与 GSK-3β 结合，抑制其活性，阻止其与 β- 联蛋白的结合与磷酸化，而 Dsh 的 DEP 域可抑制小 GTP 酶（small GTPase），从而启动 JNK/MAPK 信号通路。在 Wnt/Frizzled 信号通路中，Dsh 有其竞争性抑制因子：轴蛋白 Axin 和类轴蛋白 Axil。

Dsh 是果蝇细胞质内的一种蛋白质，几乎没有同源蛋白质。目前，有人在蛙和小鼠的细胞中也发现了 Dsh 同源蛋白的存在，它在 Wg（Wnt）作用下磷酸化并且与细胞膜相连。Dsh 含有的 PDZ 域，而 Frizzled 家族的蛋白质在 C 端的相同位置都含有刚好能与 PDZ 域相连接的 SXV 序列，这使 Dsh 与 Frizzled 在细胞膜处直接相互作用成为可能。

GSK-3 是一种丝氨酸 / 苏氨酸激酶。目前对该激酶在肿瘤发生中作用的研究还很少，GSK-3 的底物可能是一种蛋白质，该种蛋白一经去磷酸化即可阻断 Wnt 的信号传递过程，但目前还没有确切的实验来证明是哪种蛋白。

Kishida 等通过酵母双杂交的方法克隆了一种被称为轴蛋白（Axin）的蛋白质，它是 β- 联蛋白复合物的重要组成成分。研究发现 Axin 能使 GSK、APC 及联蛋白形成的复合物更加稳定，使 β- 联蛋白的磷酸化降解过程顺利进行，保持 Wnt 信号转导通路的正常工作。如果没有 Axin 的存在，GSK、APC 及联蛋白无法形成复合物，且 Wnt 信号转导通路发生失调而导致正常生物学性状发生改变。如 Axin 发生突变的小鼠胚胎会形成 2 个体轴。

β- 联蛋白既参与 Wnt/Frizzled 信号通路的转导，又参与细胞间的黏附，是 Wnt/Frizzled 信号通路最为重要的分子之一。Armadillo 是哺乳动物联蛋白的同源物，联蛋白是能与钙黏着蛋白（cadherin）胞质内功能区相结合的一种蛋白质。钙黏着蛋白是细胞相互作用的受体并且是细胞间黏着连接（adherens junction）的构成部分。最早是在研究上皮钙黏素（E-cadherin）的结合物时由 Vcsteuebei 发现的，将其命名为 β- 联蛋白。近年来，人们发现联蛋白不仅在细胞间黏附作用中有重要意义，而且在 Wnt 信号转导过程中也有重要作用。

β- 联蛋白的基因 *CTNNB1* 位于第 3 染色体短臂 3p21，长度为 2.5 kb，含有 4 个外显子，具有高度的保守性，种属间基本无差异。其蛋白质由 781 个氨基酸组成，分子量为 92 kD，含有 13 个重复侧翼及独特的 N 末端和 C 末端结构，这些结构是与其他蛋白相互作用的位点。β 联蛋白可以分为三个功能域：①由 130 个氨基酸构成的 N 末端；② 12 个各由 42 个氨基酸组成的 Aramdillo 重复区域；③由 100 个氨基酸组成的 C 末端。各个区域均与不同的相互作用分子相结合。

β- 联蛋白在细胞内具有双重作用，即细胞间黏附作用与 Wnt 信号转导作用。对于这两种作用是相互联系还是相对独立，人们做了大量研究，Peifer 等最新的研究结果表明，两种作用是相对独立的。β- 联蛋白在细胞内具有 3 个相对独立的池，分别为胞质池、连接池和胞核池。当 β- 联蛋白与黏附蛋白作用的 C 末端因突变而丢失时，只影响细胞间的黏附作用，而对 Wnt 信号的转导无影响。当 β- 联蛋白的 mRNA 发生影响信号转导的删除突变时，对细胞间黏着连接并无多大影响。

正常细胞内，β- 联蛋白的生成与降解处于一种动态平衡状态，β- 联蛋白的生成增加或降解减慢都可能增加细胞内 β- 联蛋白的含量。当 Wnt 信号存在时，GSK-3β 不能使 APC 磷酸化，β- 联蛋白也就不能水解，细胞内则出现 β- 联蛋白增加。增加的 β- 联蛋白呈单聚体游离状态，与 TCF/LEF 结合进入细胞核内，引起靶基因的转录，完成信号的转导。APC 发生突变时 β- 联蛋白也不能被降解，因为在 APC 的结构中含有 7 个由 20 个氨基酸组成的重复序列，与 β- 联蛋白结合仅需要一个重复序列，而降解则最少需要 3 个重复序列同时存在，且必须包括高活性的第 2 个重复序列。如果在第 2 个重复序列中的 3 个保守色氨酸残基发生突变，则大大地降低了 APC 降解 β- 联蛋白的能力；如果 APC 的删除突变使其重复序列丢失 4 个以上时，也就失去了降解能力，从而导致细胞内 β- 联蛋白的增加。β- 联蛋白本身的突变也可增加其稳定性，避免被降解。但其突变发生率较低，多发生在第 37 位和第 45 位氨基酸，这两个部位的氨基酸可能与 β- 联蛋白的磷酸化或与 APC 的结合有关。突变以后可以使其不被磷酸化或不能与 APC 结合，从而增加其稳定性，引起细胞内聚集。

T 细胞因子（T cell factor，TCF）虽然是以淋巴细胞转录因子被首先克隆的，但近来的研究表明其家族成员是许多发育过程的关键激活因子或抑制因子。TCF 与 Wnt/β-catenin 结合发挥其转录激活功能，而与 Groucho、CBP 及 CtBP 结合之后发挥转录抑制功能。

（刘天枢 林桂亭 吕福泰）

第四节 低强度体外冲击波对细胞形态学的影响

一、作用原理

细胞形态学是研究细胞及各组成部分的显微结构和亚显微结构，包括表现细胞生命现象的生物大分子结构的科学。

所有生物都由细胞组成，只是不同的生物体细胞的大小和形状有所不同。有的细胞肉眼可见，如鸟类的蛋，最大的直径近 10 cm（鸵鸟蛋）。有的细胞直径只有 0.1 μm，要用高倍显微镜才能看到，如原始的细菌。大多数细胞的直径是 10～100 μm，用低倍显微镜就能看到。细胞大小即使在同一生物体的相同组织中也不一样。同一个细胞，处在不同发育阶段，它的大小也会改变。

细胞的形状多种多样，有球体、多面体、纺锤体和柱状体等。细胞内在的结构、自身表面张力以及外部的机械压力，使得各种细胞总是保持特定形状。细胞的形状和功能之间有密切关系。例如，神经细胞可伸展达 1 米，这是因为伸长的神经细胞有利于传导外界的刺激信息。

细胞形态与细胞骨架有关，细胞骨架主要有三种纤维：微管（microtubule），微丝（microfilament），中间丝（intermediate filament，IF）。研究比较多的是微管和微丝，微管的单体是 α 微管蛋白（α-tubulin）、β 微管蛋白（β-tubulin），中心体上还有 γ 微管蛋白（γ-tubulin），它是中空的圆筒状结构，直径为 18～25 nm，长度变化很大，可达数微米以上。构成微管的主要成分是微管蛋白。这种蛋白既具有运动功能又具有 ATP 酶的作用，可使 ATP 水解，获得运动所需的能量。这种蛋白有两个亚基，即 α、β 亚基（两种蛋白）它们呈螺旋形排列。微管不稳定，易在某些因子作用下加聚和解聚。除了独立存在于细胞质中的微管外，纤毛、鞭毛、中心粒等基本上也是由许多微管聚集而成，细胞分裂时出现的纺锤丝也是由微管组成。此外，微管常分布在细胞的外线，起细胞骨架的作用。微管的功能在不同类型的细胞内并不完全相同，组成纤毛、鞭毛的微管主要与运动有关，而神经细胞中的微管可能与支持和神经递质的运输有关。

微丝是原生质中一种细小的纤丝，直径为 50～60 nm，常呈网状排列在细胞膜之下，在光镜下看不见，但如果微丝集合成束，则可在光镜下看到。微丝的成分是肌动蛋白和肌球蛋白，这是肌纤维的运动蛋白。由此可知，它有运动功能，细胞质的流动、变形运动等都与微丝的活动有关。动物细胞在进行分裂时，细胞中央发生横缢，将细胞分成两个，也必须由微丝收缩而产生。

微管和微丝是细胞之间以及细胞和细胞外基质之间连接的主要执行者，对于维持细胞的刚性和弹性、细胞形态以及细胞膜的表面张力起到了非常重要的作用，比如神经细胞的轴突就含有一束非常长的微管，运动能力强的细胞的微丝通常很发达。

中间丝的粗细介于微管和微丝之间，也是由蛋白质组成。不同组织中，中间丝的蛋白质成分有明显的差异。中间丝与微管、微丝一起形成一个完整的骨架体系，对细胞起支撑作用。同时参与桥粒的形成。它外连细胞膜，内与核内的核纤层相通，它在细胞内信息传递过程中可能起重要作用。

在植物细胞和细菌细胞中，细胞壁也起到了维持细胞形态的作用。细胞形态还与细胞质的渗透压与外界环境的渗透压之差有关，这涉及细胞的吸水和失水。冲击波与有机细胞的作用可以追溯到地球刚刚形成时。在约 46 亿年前，地核和地幔形成，地壳初步分异。原始地壳比较薄弱，而地球内部温度又很高，因此，火山频繁活动，从火山喷出的许多气体，构成原始大气，如 CH_4、NH_3、H_2、H_2O（水蒸气）、H_2S、HCH 等，但无游离的氧（现在大气中的氧是光合生物蓝藻和绿色植物出现后长期积累形成的）。这种还原性大气在闪电、紫外线、冲击波、射线等能源下，形成一系列有机小分子化合物，有氨基酸、核苷酸等（通过模拟雷鸣闪电的火花放电装置使无机物合成有机物的实验可以证实，该实验由美国科学家米勒设计）。这些有机小分子化合物或直接落入原始海洋，或经由湖泊、河流汇集到原始海洋，在海洋中层长期积累、相互作用，在适当条件下，进一步缩合成结构原始、功能不专一的蛋白质或核酸等生物大分子，这些生物大分子在原始海洋中积累，浓度不断增加，凝聚成小滴状，形成多分子体系。在一定的进化概率和适宜的环境条件下，再经过长期不断进化，大约在 35 亿年前终于形成了具有新陈代谢和自我繁殖能力的原始生命体。此为生命演化的第一阶段，即非细胞生命阶段，实现了从非生命到生命转变的过程。其中，冲击波与有机体的形成和分化发育有着重要的关系。

冲击波是压力急剧变化的产物，能在几纳秒内达到它的压力最大值。冲击波的负相波段可引起空化反应。冲击波产生的快速上升的正相压力波和空化反应引起的微泡爆炸喷射会促使被作用物体表面张力增加。一定的张力作用可使物体发生破裂。该过程引起细胞形态和体积的变化，低强度冲击波的正相波可导致细胞体积缩小 2%，而负相波可引起细胞体积增大 10%（Li et al.，2018a）（图 6-4）。

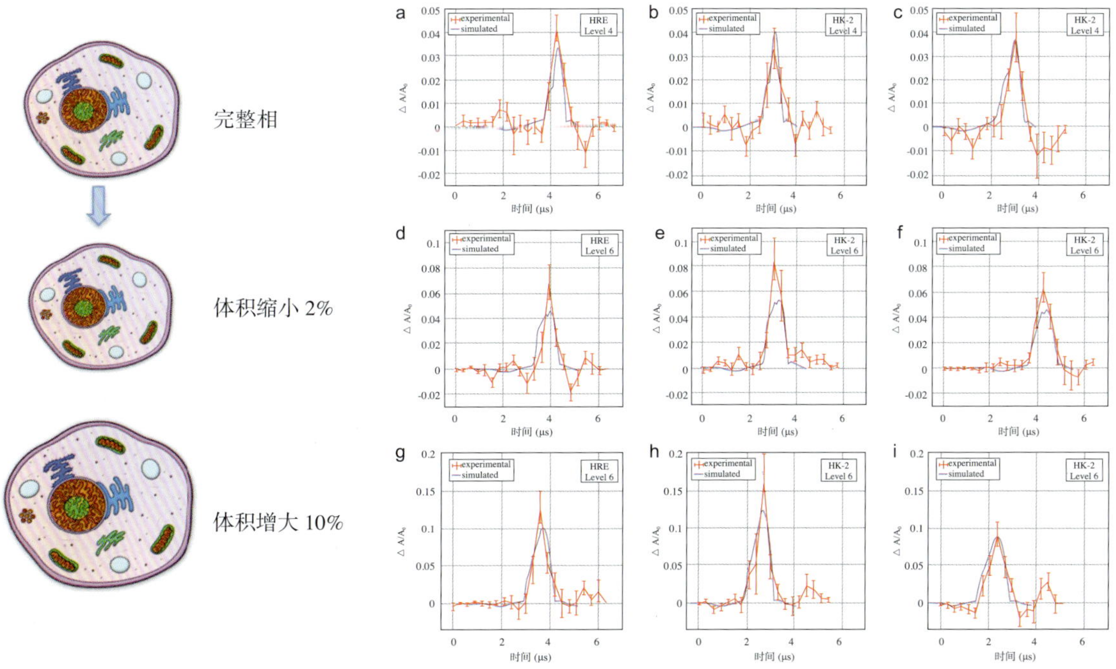

图 6-4 低强度冲击波 引起细胞变形和体积变化

冲击波引起细胞形态变化的主要机制包括基础的机械作用力，腔内微喷射流，局部热效应以及冲击波引发的自由基。

二、对不同种类细胞形态的影响

（一）干细胞

干细胞是原始且未特异化的细胞，具有自我复制能力，在一定条件下，可再生分化为多种功能细胞。干细胞在形态上具有共性，通常呈圆形或椭圆形，细胞体积小，细胞核相对较大，细胞核多为常染色质，并具有较高的端粒酶活性。干细胞可分为胚胎干细胞和成体干细胞。干细胞的发育受多种内在机制和微环境因素的影响。冲击波对干细胞的影响也主要集中在这两方面。体外冲击波可通过多种方式作用于干细胞，如促进 ATP 释放引起骨髓间充质干细胞向功能性干细胞的分化。

骨髓干细胞（bone marrow stem cell, BMSC）有分化成为多种间质细胞的潜力，包括脂肪细胞、软骨细胞及成骨细胞，而且，BMSC 能够在体外培养，具有内源激活活性，能够系统化移植，具有极强的自我修复增殖能力，正因为如此，它在干细胞研究领域有巨大的潜在研究价值。但是由于移植后在受体内存活困难，很快就会消失，这也使得 BMSC 的移植效果不太理想。为了提高 BMSC 到达病灶处的效率，以及促进它们对有需要部位的反应，科学家们尝试了很多种不改变基因前提下的新方法，其中效果比较好的就包括体外冲击波疗法。许多研究表明，BMSC分化过程所涉及的信号通路中，有多种蛋白的表达都会受机械刺激的影响。

Frank 等在 2012 年的研究表明，体外冲击波对体外培养的 BMSC 增殖有促进作用，细胞生物学上所受的影响与冲击波的剂量呈相关性，并且在冲击波治疗后，BMSC 仍旧保留分化潜能。冲击波不但促进了 BMSC 的增殖，还促进了 BMSC 的迁移，这与冲击波能引起细胞骨架中肌动蛋白的表达有重要关系（Ziadloo et al.，2012）。另外，冲击波还降低了 BMSC 的凋亡率，从而延长了 BMSC 的存活率。

研究人员曾用抗体标记 RP59（可以分化为成骨细胞的骨髓细胞呈阳性）以识别骨髓间充质干细胞，经过冲击波处理后，RP59 阳性细胞明显增多，这些细胞在外观形态上以圆形及立方形居多，且在冲击波处理的中心部位富集。这些聚集的细胞与周围纺锤形的成纤维细胞界线明显，表明干细胞正在向成纤维细胞分化。

（二）肌腱细胞和肌细胞

实验证明，体外冲击波作用于肌腱组织中的腱细胞后，可解除疼痛和改善功能，这是因为冲击波影响了疼痛感受器，抑制其发出高频脉冲，从而不能传导疼痛信号。另外，冲击波也可引起细胞周围自由基的改变而释放抑制疼痛物质。但目前的研究中采用冲击波治疗的肌腱疾病远不止这些，还有髌骨周围肌腱炎、转子滑囊炎、阿斯肌腱炎、肩部钙化性肌膜炎、跟骨骨质增生等。这些疾病都有一个共同特点，即肌腱钙化或局部软组织钙化。冲击波治疗这些疾病的原理是利用冲击波的空化效应，使钙化组织中沉积的钙盐崩解，而且冲击波对组织产生的压缩、拉伸应力，使钙化的组织松解，即“松则不痛”的原理。

冲击波已经被用于治疗肌肉过度紧张症，缓解肌张力，这种病症多是由于中枢神经元障碍所致。另外 Trompetto 等在 2009 年对 3 名肌无力患者进行冲击波治疗后，患者的肌张力明显提高。在体外细胞培养中的研究也证实，冲击波能促进骨骼肌和平滑肌中肌动蛋白的表达（Trompetto et al.，2009）。

（三）肿瘤细胞

Berens 等早在 1989 年的研究表明，声学冲击波对人类肿瘤细胞的生存能力、集落形成能力以及对化疗药物的敏感性有影响。不同剂量的聚焦冲击波处理对肿瘤细胞的生存能力作用较小，但通过对肿瘤细胞在琼脂糖培养基上的克隆形成实验观察发现，冲击波能够抑制肿瘤细胞的增殖，且与剂量呈相关性。冲击波处理后的肿瘤细胞对不同的化疗药物（如顺铂、阿霉素、环膦酰胺等）变得更加敏感，药物对肿瘤细胞的抑制作用加强了 3～10 倍。因此，Berens 的研究小组认为，低强度冲击波可以作为治疗肿瘤的一种独立手段，或与化疗药物联合应用抑制肿瘤细胞生长（Berens et al.，1989）。

Oosterhof 等在 1989 年曾用高强度冲击波处理大鼠前列腺癌细胞系（Dunning R-3327 PAT-2）后，将细胞置于琼脂糖培养基上继续培养，细胞的生存曲线表明癌细胞的增殖受到抑制（Oosterhof et al.，1989）。

Takayama 等在 2006 年将肾癌细胞系置于盖玻片上单层贴壁培养，然后用液相聚焦冲击波处理 10 个脉冲，焦点处能量强度峰值可达 16 MPa（Moosavi-Nejad et al.，2006）。冲击波处理后，根据细胞形态变化程度可将玻片上单层细胞分为三个形态区域：焦点区、边缘区和未受影响区。细胞骨架的变形是由胞内支架微丝结构瓦解变化所致。对三个形态区域内与细胞形态有关的蛋白也都分别做了研究。三种主要的细胞骨架相关蛋白：肌动蛋白（actin）、肌球蛋白（myosin），波形蛋白（vimentin）中，只有肌动蛋白和肌球蛋白受到冲击波的影响。受冲击波影响变形的细胞在 3 个小时内以类似正常对照细胞中的模式重新排列细胞骨架网，说明冲击波对细胞形态的影响在活体细胞中具有短暂性的特征。此外，在盖玻片上还能观察到断裂的肌动蛋白微丝，证实了冲击波对细胞骨架纤维有剪切应力作用。

（四）神经细胞

神经元细胞：施万细胞沿神经元的突起分布。施万细胞包裹在神经纤维上，这种神经纤维称为有髓神经纤维。有髓神经纤维和无髓神经纤维的施万细胞的形态和功能有所差异，施万细胞的外表面有基膜，能分泌神经营养因子，促进受损神经元的存活及其轴突的再生。施万细胞的胞核呈长卵圆形，其长轴与轴突平行，核周有少量胞质。由于施万细胞包在轴突的外面，故又称神经膜细胞（neurilemmal cell），它的外面包有一层基膜。施万细胞最外面的一层胞膜与基膜一起又称神经膜（neurilemma），光镜下可见此膜。

（五）骨细胞

骨膜对骨骼的形成至关重要，通常骨膜由两层细胞组成，内层为成骨细胞层，外层为成纤维细胞层，骨膜细胞的成骨作用对于生理状态下的生长发育，及骨折愈合过程中的骨痂形成起重要作用。

许多临床研究把骨膜细胞作为组织重建中干细胞的重要来源，并且把研究方向聚焦于如何增加这些细胞的数量。传统的研究方法包括把 TGF-β1 注射入骨膜内，或者通过外科手术途径打开骨膜，促进骨膜细胞增殖及成骨作用。在体外冲击波应用于大鼠及兔模型的实验中证实，冲击波能够促进成骨细胞的成骨作用。Kearney 等（Kearney et al.，2011）用冲击波处理大鼠模型后发现，骨膜细胞中的成骨细胞层变厚，这使得成骨作用增强，还可以为组织工程提供更多的成骨细胞。

体外冲击波能够增加骨痂中骨形态发生蛋

白（BMP）的表达，加强诱导成骨作用，促进骨痂形成，加速骨折愈合。还能促进骨不连处的骨膜下发生血肿，从而刺激骨痂生长，促进钙盐沉积。

（六）淋巴细胞

1989年，德国的研究小组发现小鼠白血病细胞系（L1210）在经过冲击波处理后受到了严重损伤，除了细胞碎片和残骸外，残存的细胞形态变异，细胞质内空泡形成，核周潴泡形成，线粒体结构肿胀及微结构破裂，细胞膜的通透性增加。悬浮培养的HeLa细胞及ENT6/Ro细胞经过500次冲击波脉冲处理后，细胞团外层细胞破碎缺失，次外层细胞也受到严重损伤，有的细胞团甚至受到冲击而破裂。但是如果把细胞置于明胶培养基内，这种作用则大大减弱。说明明胶可以有效地保护悬浮细胞免受冲击波机械作用力引起的液相微喷射流影响。

（张晓宇　刘天枢　吕福泰）

第五节　低强度冲击波对线粒体的影响

一、概述

线粒体（mitochondrion），是一种存在于大多数真核细胞中的由两层膜包被的细胞器，直径为0.5～10 μm，在光学显微镜下可见。在动物细胞中，线粒体大小受细胞代谢水平限制。线粒体一般呈短棒状或圆球状，但因生物种类和生理状态而异，还可呈环状、线状、哑铃状、分叉状、扁盘状或其他形状。不同生物的不同组织中线粒体数量的差异是巨大的。有许多细胞拥有多达数千个的线粒体（如肝细胞中有1000～2000个线粒体，而一些细胞则只有一个线粒体（如酵母细胞的大型分支线粒体）。线粒体的化学组分主要包括水、蛋白质和脂质，此外还含有少量的辅酶等小分子及核酸。线粒体由外至内可划分为线粒体外膜（OMM）、线粒体膜间隙、线粒体内膜（IMM）和线粒体基质四个功能区。处于线粒体外侧的膜彼此平行，都是典型的单位膜。其中，线粒体外膜较光滑，起细胞器界膜的作用；线粒体内膜则向内皱褶形成线粒体嵴，可产生更多的生化反应。这两层膜将线粒体分成两个区室，位于两层线粒体膜之间的是线粒体膜间隙，被线粒体内膜包裹的是线粒体基质。

线粒体拥有自身的遗传物质和遗传体系，但因其基因组大小有限，所以线粒体是一种半自主细胞器。现在已知线粒体的基因组至少含有如下基因。转移RNA（tRNA）基因：在啤酒酵母线粒体DNA（mtDNA）中有24个tRNA基因，粗链孢霉菌的mtDNA中有40个tRNA基因，而人类mtDNA中有22个tRNA基因。核糖体RNA（rRNA）基因：在人类mtDNA中有一个拷贝的*16S*及*12SrRNA*基因。细胞色素氧化酶基因：细胞色素氧化酶有7个亚基，其中3个亚基mtDNA编码，4个亚基由细胞核DNA编码。ATP酶基因：ATP酶分子量为340 kD，含有10个亚基，其中4个由mtDNA编码。细胞色素还原酶（b，c复制物）基因：此酶有7个亚基，其中1个由

mtDNA 编码。另外，还有一些抗药性基因也在 mtDNA 上。

二、线粒体的功能

线粒体的重要功能之一是能量转化。线粒体是真核生物进行氧化代谢的部位，是糖类、脂肪和氨基酸最终氧化释放能量的场所。线粒体负责的最终氧化的共同途径是三羧酸循环与氧化磷酸化，分别对应有氧呼吸的第二、三阶段。细胞质基质中完成的糖酵解和在线粒体基质中完成的三羧酸循环可产生还原型烟酰胺腺嘌呤二核苷酸（reduced nicotinamide adenine dinucleotide，NADH）和还原型黄素腺嘌呤二核苷酸（reduced flavin adenosine dinucleotide，FADH2）等高能分子，而氧化磷酸化这一步骤的作用则是利用这些物质还原氧气释放能量合成 ATP。

线粒体的另外一个重要功能是储存钙离子。线粒体可以储存钙离子，可以和内质网、细胞外基质等结构协同作用，从而控制细胞中的钙离子浓度的动态平衡。线粒体迅速吸收钙离子的能力使其成为细胞中钙离子的缓冲区。线粒体也参与细胞凋亡时的钙离子信号转导。

除了上述主要功能外，线粒体还承担了许多其他生理功能。其中包括调节膜电位并控制细胞程序性死亡，细胞增殖与细胞代谢的调控，合成胆固醇及某些血红素。

三、线粒体功能障碍与疾病

正常细胞含数个至千余个相同的线粒体。研究证实，对于老年人，其身体细胞内线粒体的数目明显减少。线粒体为细胞的活动提供能量，在线粒体合成 ATP 的过程中，需要动用电子传递链。如果线粒体没有正确捕捉到电子，逸出的电子会与氧分子结合形成超氧自由基，这些自由基很容易破坏碱基而造成线粒体 DNA 突变，进而累积一些细胞的衰老或疾病因子，引起很多疾病，如糖尿病、心脏病、关节炎等。另外，由于线粒体遗传缺陷而致使 ATP 合成障碍也可以导致一系列病变，如：线粒体肌病，即线粒体病变时引起骨骼肌方面的疾病；线粒体脑病，即线粒体的病变引起中枢神经系统的病变；线粒体脑肌病，即线粒体的病变同时影响到骨骼肌和神经系统的功能。

四、冲击波对线粒体的影响

冲击波分为高强度冲击波和低强度冲击波，其形成过程是利用高电压、大电容在水中电极瞬间放电而产生的一种波。高强度冲击波通常被用于治疗肾结石，低强度冲击波已经在临床上被用于治疗痉挛、跖筋膜炎、终末期冠状动脉疾病、缺血性心肌以及顽固性心绞痛，临床上也用于治疗 ED。另外，低强度冲击波也可用于治疗糖尿病并发症，如后期感染、肌肉、股骨头坏死等。因为线粒体是大多数真核细胞中重要的细胞器，负责为机体细胞功能的发挥提供能量，并具有储存钙离子的作用，并且还对细胞增殖、分化以及凋亡起重要的调节作用，因此，冲击波对线粒体的作用直接影响了机体的功能发挥，是一个不容忽视的过程。有研究报道，高强度冲击波可以引起线粒体肿胀，导致线粒体的嵴变平展，增加了线粒体膜的通透性，因此降低了线粒体储存钙离子的能力，导致细胞内游离的钙离子浓度升高，最后引起细胞坏死（Suhr et al.，1996）。这方面的研究工作主要集中在冲击波对肿瘤细胞的研究中。虽然高强度冲击波和低强度冲击波具有相同的激发原理，但是由于最终作用到细胞上的机械力不同，因此对细胞造成的生物学效应也不同。就像人体被重力击打和接受轻力按摩一样，虽然都是机械力，但是由于力度不同，所引发的生物学效应是完全不一样的。冲击波由于强度不同，对线粒体的影响结果也迥异。有研究表明，低强度冲击波可以引起细胞内线粒体释放更多的ATP，为细胞提供能量，从而促进细胞增殖（Norris et al.，2010）。鉴于冲击波施加到细胞上的最终作用力为一种机械力（mechanical force），而有大量的研究表明机械力可以直接影响线粒体在活体细胞内的运动和定位及其基因的表达和功能的发挥，笔者认为低强度冲击波会对细胞中线粒体产生重要影响，包括线粒体的结构、数量，对钙离子的缓冲储存能力，并且对合成ATP的酶的表达也会产生影响。

五、展望

线粒体为真核细胞中极为重要的细胞器，起着为细胞提供能量的动力工厂的作用，同时，线粒体还可以储存钙离子，对细胞中钙离子的浓度起到重要的缓冲作用。除此之外，线粒体还对细胞凋亡、细胞增殖、细胞代谢具有重要的调控作用。鉴于低强度冲击波对很多疾病都具有治疗和缓解功能，因此低强度冲击波对线粒体具有重要的影响作用，包括对线粒体结构的影响，数目的影响，大小以及线粒体相关基因表达的影响，尤其是对于ATP合成过程中相关基因的影响。鉴于目前相关研究较少，对于低强度冲击波对线粒体的影响是未来重要且有价值的研究方向。

（宁红秀　吕福泰）

第六节　低强度冲击波对ATP的影响

一、概述

腺苷三磷酸（adenosine triphosphate, ATP），是一种核苷酸，由腺苷和三个磷酸基组成。它在生物体细胞内肩负着储存和传递化学能的作用，同时，ATP在核酸合成中也具有重要的作用：它是RNA序列中的鸟嘌呤二核苷酸，在DNA进行转录或者复制时可作为替补。

在生物体细胞中的ATP摩尔浓度通常为1～10 mmol/L，它可以通过多种细胞途径产生。在动物体中最典型的途径是线粒体中通过氧化磷酸化由ATP合酶合成。另外，脂肪酸氧化分解和无氧分解也可以用于产生ATP。人体每天之所以能够进行宏观活动（如走路、呼吸、运动）和微观活动（如细胞运动、DNA的复制及翻译等），正是因为人体内ATP的存在。人体每天所需能量需要水解100～150 mol ATP，但是人体中总ATP数量只有大约0.1 mol，这意味着每个ATP分子几乎每天都要被重复利用1000～1500次。总之，ATP与人体内发生的一切活动密切相关。

自低强度冲击波问世以来，已经被广泛应用到临床上各种疾病的治疗中，包括肾结石、肥胖（Ferraro et al.，2012），烧伤（Goertz et al.，2012）、肿瘤（Catalano et al.，2007）以及多种骨科疾病，包括肌腱炎、股骨头坏死和骨不连等（Ko et al.，2001），并且取得了令人满意的效果。然而，冲击波发挥治疗作用的具体机制依然在探索中，而将 ATP 这一与人体内各种过程息息相关的重要蛋白作为研究低强度冲击波治疗作用的切入点，无疑是较新颖且具有很好前景的。

二、低强度冲击波通过 ATP 影响脂肪干细胞

在过去数十年里，基于自体脂肪干细胞的细胞疗法在临床治疗中展现出了极强的应用潜力。在软组织疾病（Rigotti et al.，2007）、骨与软骨疾病（Lendeckel et al.，2004）、胃肠道损伤（Cho et al.，2015）、免疫功能紊乱（Ra et al.，2011）、神经性损伤（Riordan et al.，2009）和心血管疾病（Bura et al.，2014）等方面均证明了脂肪干细胞的治疗潜力。但是，一直以来制约着脂肪干细胞应用的主要因素就是分离出脂肪干细胞的纯度和分化潜能。不同的分离方法以及不同的脂肪干细胞供体组织都会带来分离后细胞种类的多样性，使脂肪干细胞的纯度不足或其分化能力不足，达不到临床应用的要求。

为了提高细胞的分化能力，研究人员已经尝试了很多手段，包括低强度激光疗法（Park et al.，2015），光生物激发（Tzouvelekis et al.，2011）和无线电不对称输送（Maioli et al.，2014）等，但是效果不太理想。Priglinger 等（Priglinger et al.，2017）为了提高脂肪干细胞的分化能力，在脂肪干细胞分离过程中，给予新鲜脂肪组织提取物以低强度冲击波处理：0.09 mJ/mm^2，3 Hz，200 次。研究发现给予低强度冲击波可以增加细胞内 ATP 含量，而自体细胞治疗是否可以应用依赖于患者细胞本身的能量水平。因此，使用低强度冲击波处理可以提高从患者身上提取的组织细胞内 ATP 的含量，从而使更多的患者可以应用自身脂肪干细胞治疗。

三、低强度冲击波通过 ATP 影响伤口愈合

伤口是身体中组织的功能及完整性分裂，而伤口愈合是一个复杂的修复过程。伤口愈合一般包括四个过程：止血、炎症、增生和组织重塑，而这些过程中又包含着类似细胞吞噬、血管增生和胶原合成等一系列复杂的细胞生理过程。首先是止血和炎性期。在这个阶段，伤口局部表现为温度增加、发红、肿胀。血管收缩持续 5 ~ 10 min，血液内的血小板及纤维蛋白沉淀形成局部血凝块并止血。其结果导致组织缺氧及酸中毒，激发炎性过程。炎性过程中，血管的渗透性增加，正常血管腔内的液体、蛋白及酶经血管壁漏入细胞外间隙引起水肿、发红。之后的增生阶段开始于创伤后约 48 h，以成纤维细胞活动为主要特征，巨噬细胞及血小板刺激成纤维细胞产生，加速胶原蛋白合成。最后一个阶段为组织重塑，在伤后约 21 大开始。在该阶段，成纤维细胞减少，而胶原蛋白继续黏着，形成瘢痕。

对于肌肉骨骼或软组织损伤等组织愈合修复类疾病，包括褥疮、烧伤和糖尿病性溃疡等，低强度冲击波是一种新颖且有效的治疗方法（Mittermayr et al.，2012）。低强度冲击波除了可以加速修复过程以外，而且是一种无创和性价比较高的治疗方式。尽管低强度冲击波的治疗效果已经在动物实验和临床试验上得到了证明，但是治疗的具体机制依旧不甚清晰，仍处于探索中。

最近有报道低强度冲击波可以通过激活嘌

呤能信号通路和 p38MAPK，从而增加 ATP 的释放（Yu et al.，2010），而且嘌呤能信号通路与伤口愈合密切相关。因此，低强度冲击波通过 ATP 作用于伤口愈合便有了合理性的基础。Wehis 等通过体内和体外实验发现，低强度冲击波可以增强细胞或者组织释放 ATP，然后细胞外 ATP 可以与细胞膜上的嘌呤能受体 P2Y 结合，进入细胞内以后增强 p38MAPK 的活性和 MEK1/2-ERK1/2 信号通路活性，最终增强细胞增殖能力和加速伤口愈合与修复。Wehis 的研究反映了低强度冲击波可以通过加强 ATP 的释放在伤口愈合过程中发挥积极的作用（Weihs et al.，2014）。

四、低强度冲击波通过 ATP 影响肿瘤细胞

骨肉瘤是一种恶性程度较高的原发性肿瘤，其特点是瘤细胞直接形成骨样组织，故也称为骨肉瘤。该肿瘤多发生在股骨下端及胫骨上端，多数为溶骨性，也有少数为成骨性。该肿瘤在小儿骨恶性肿瘤中最为多见，约占小儿肿瘤的 5%。该肿瘤恶性程度较高，预后较差，并且可在数月内出现肺部转移，截肢后 3 ~ 5 年存活率仅为 5% ~ 20%。

对于骨肉瘤，传统的临床化疗仍是最主要的治疗方法。但是，高剂量的具有细胞毒性的化疗药可以引起包括心脏毒性和肾毒性在内的危及生命的副作用。在保证效果和减少剂量之间选择最合适的化疗药物浓度是骨肉瘤治疗的一大挑战。最近有研究报道低强度冲击波可以增强骨肉瘤细胞对阿霉素和氨甲蝶呤等化疗药物的敏感性（Palmero et al.，2006），但是其中的机制仍然有待研究。

Qi 等（Qi et al.，2016）利用低强度冲击波处理骨肉瘤细胞系 U2OS 细胞，使用两个不同的能量级别，并给予 0 次（对照组）、50 次、100 次、150 次、200 次、250 次、300 次、350 次、400 次、450 次、500 次、1000 次和 1500 次冲击。观察处理后的结果，验证了低强度冲击波可以促进 U2OS 细胞吞噬氨甲蝶呤并增强该细胞对氨甲蝶呤的敏感性，然后发现低强度冲击波可以增加细胞外 ATP 的浓度，然后通过 ATP/PaX7 信号通路促进氨甲蝶呤的内吞并增强氨甲蝶呤的细胞毒性，从而顺利杀死骨肉瘤细胞。这个发现揭示了低强度冲击波与 ATP 之间的关系，并且解释了低强度冲击波促进肿瘤细胞对化疗药物敏感性的潜在机制。使用低强度冲击波配合化疗药物联合治疗骨肉瘤的方法，在保证疗效的基础上可减少化疗药物的剂量，降低了副作用，具有较为可观的临床应用前景。

（崔　凯　吕福泰）

第七节 体外冲击波与细胞凋亡

一、概论

冲击波是一种非线性、不连续、振幅巨大的声波脉冲。在产生过程中，冲击波的压力能在极短时间内迅速上升到 100 MPa，紧接着冲击波压力迅速下降，在高压之后立即产生一个负压。由于体外冲击波（extracorporeal shock wave, ESW）这种独有的特征，ESW 被应用到多个医疗领域。自 1980 年首次应用于医疗领域以来，ESW 在全世界范围内造福了成千上万的患者。ESW 主要用于治疗结石，包括肾结石、胆囊结石、胆管结石、胰腺结石以及唾液腺结石等。其中 ESW 用于泌尿系统结石的治疗最为成功，其快捷、经济、微创的特点使 ESW 成为泌尿系统结石治疗的重要手段之一。正是由于 ESW 的普遍开展，使得大部分泌尿系统结石患者在门诊即可完成治疗，大大减轻了患者住院及手术的负担和痛苦。

20 世纪 90 年代，ESW 开始应用于许多骨关节疾病的治疗。在促进骨组织形成及愈合，治疗股骨头坏死、股骨外上髁炎、跖筋膜炎、钙化性肌腱炎方面，ESW 取得了令人振奋的成果。近年来，许多研究机构还开展了 ESW 促进局部微环境改善的实验研究，ESW 能够促进局部血管再生，改善局部血液循环及灌注，对于治疗缺血性心脏病、慢性肢体缺血等多种缺血性疾病效果明显。这些临床前期研究成果展示了 ESW 巨大的临床应用前景，为许多疾病的治疗提供了新的手段。

尽管医用 ESW 的副作用较少，但仍有一些关于 ESW 副作用的报道。最常见的副作用主要包括继发于血管损伤的出血、假性动脉瘤形成、动脉撕裂、静脉血栓形成及疼痛等。这些相关的组织、细胞损伤给 ESW 的临床应用提出了警示。不难想象，ESW 就像一把双刃剑，一方面它能够治疗疾病，另一方面又会造成局部组织损伤。那么对于如何处理这种利害关系，充分发挥其优势，尽量避免副作用，本节将具体阐述 ESW 与细胞凋亡及组织损伤的关系。

二、高强度、大剂量 ESW 可导致局部细胞凋亡及组织损伤

体外冲击波碎石术（extracorporeal shock wave lithotripsy, ESWL）是治疗泌尿系统结石的主要方法之一。ESW 是一种高强度的冲击波，其由一组连续的短暂声波组成，这种峰值压力高（正压 100 MPa，负压 10 MPa）、压力上升快（<10 ns）、传导速度快、周期短（10 μs）的声波可直接作用于目标组织，在局部产生 0.003～0.089 mJ/mm^2 的能量分布，以达到将结石击碎的目的。ESW 还可能对肾周围邻近脏器造成不同程度的组织损伤，主要包括以下器官。

（一）肺

尽管关于 ESW 造成肺损伤的临床研究比较少，但是一些案例报道及动物研究表明 ESW 能够导致严重的肺损伤。ESW 导致的肺损伤主要表现为严重的肺气肿、出血、淤血、炎症、

水肿，正常组织结构缺失及肺泡上皮细胞脱落等。碎石过程中，ESW以水为传导介质，肾及周围脏器的声波阻抗和水的阻抗相似，但是肺组织中含有大量的肺泡组织，当ESW进入组织-空气交界时，ESW的声波阻抗发生剧烈变化，ESW就会释放出能量造成肺组织损伤。这一原理恰好是ESW用于碎石的原理。

（二）输尿管

ESW造成输尿管的损伤主要表现为输尿管水肿，显微观察显示输尿管肌层和浆膜层水肿、肌细胞呈空泡化改变、线粒体肿胀、线粒体嵴破坏等。ESW对输尿管的结构损伤还表现为输尿管收缩功能一过性下降。

（三）肝、胆囊、肠道

ESWL用于肾结石或胆囊结石时，ESW会经过肝及胆囊，有可能造成组织损伤。ESW造成的肝损伤主要表现为肝局部血肿形成、血管壁损伤及静脉血栓形成等。胆囊对于ESW同样敏感，ESW除可造成胆囊壁出血外，还能造成胆囊黏膜上皮坏死，甚至胆囊壁撕裂。邻近肾组织的结肠和小肠由于是充气器官，与肺组织相似，易发生空化效应，造成损伤。ESW造成的肠损伤主要表现为浆膜和黏膜的出血。

（四）卵巢

卵巢对于ESW的耐受似乎更好，动物实验表明，ESW作用于卵巢后并没有出现明显的水肿、出血等病理变化，但是ESW可造成卵巢组织中卵泡及颗粒细胞出现大量的细胞凋亡。同样，卵巢的腱鞘层，黄体及间质细胞中也出现了一定的凋亡细胞。说明ESW虽不会在急性期造成卵巢组织明显的结构改变，却可诱导大量的细胞凋亡。

（五）膈肌和肾上腺

ESW同样还能造成肾上腺及膈肌组织细胞凋亡的发生，有研究表明，在ESW作用后，邻近部位的肾上腺组织和膈肌组织中会发生不同程度的细胞凋亡。

目前关于ESW造成组织损伤的原理并不十分清楚，许多学者提出了诸多假说，主要包括：

1．物理因素

主要包括空化效应、应力效应。我们知道空化效应（cavitation effect）是ESWL导致结石破碎的主要机制，它的产生有赖于气泡的存在及冲击波气泡的相互作用。超声检查可以在肾等实质性器官组织中检查到ESW产生的短暂的气泡形成的高回声区，当ESW发生频率或电压升高时，回声增强更为明显，表明空化效应强度增加。有学者曾在冲击的同时向体内注射气泡，结果发现组织损伤明显增加，损伤范围也明显扩大。ESW的空化效应可以增加细胞膜的通透性，亦可使细胞即可溶解或延迟性死亡，这可能是高能量、大剂量ESW导致组织细胞损伤的机制之一。ESW在非均一性物质中传导时，因传导介质声波阻抗的不同和机械特征性的差异，ESW会形成拉力梯度，在传导介质内部产生应力（stress）。我们知道，人体内的组织属于非均一的传导媒介，ESW在人体内传导时势必会产生应力，这种应力效应能够导致基因表达的改变甚至破坏组织和细胞，是高能量、大剂量ESW导致组织细胞损伤发生的又一可能机制。

2．生化因素

研究表明，ESWL后肾组织内氧自由基（free radical）含量明显增加。高强度的ESW能在组织中产生一定的热能，即ESW的热效应（thermal effects），这种能量有可能会导致一系列生化反应和分子结构改变，进而导致氧自由基的产生和堆积。ESWL 后肾短暂的缺血再灌注（ischemia reperfusion）损伤也可能是 ESWL 后氧自由基产生并堆积的原因。组织氧化应激（oxidative stress）下产生的氧自由基能够与细胞膜脂质结合，降解细胞及亚细胞膜结构，是 ESWL 后导致组织细胞损伤发生的重要机制之一。体外实验证实自由基清除剂能够增加受冲击细胞的存活率，而体内实验也进一步证实抗氧化药物（如褪黑素等）能够减轻 ESWL 造成的组织损伤。这些信息从另一个角度证明 ESWL 后产生的氧自由基是导致细胞凋亡及组织损伤的重要因素之一。

凋亡（apoptosis）是一种主动的、由内在基因调控的不同于坏死的细胞死亡形式。细胞凋亡在生命过程中具有重要的生物学意义，它严格控制着细胞死亡和增殖的平衡。其形态学表现过程为有完整的细胞膜、细胞体积缩小、细胞核固缩、凋亡小体形成，但线粒体和酶原颗粒完整。因此，凋亡与坏死的最大本质区别是前者不引起或很少引起炎症反应。Bcl-2 相关蛋白是调控细胞凋亡的重要蛋白家族，对于细胞凋亡的调控发挥重要作用。胱天蛋白酶（caspase）是一种细胞内半胱氨酸蛋白酶，能够激活细胞凋亡，在细胞凋亡的过程中发挥了核心作用。

动物实验表明，ESWL 作用后肾局部组织尤其是集中作用的部位可出现细胞凋亡现象，凋亡细胞主要集中在肾小管上皮细胞中，这种细胞凋亡甚至在 ESWL 干预后 4 周仍然存在。细胞凋亡则可能是高能量、大剂量 ESWL 造成组织损伤的又一可能机制。细胞凋亡是许多疾病的病理基础，就肾病而言，肾小管上皮细胞及间质细胞的凋亡是慢性梗阻性肾病、糖尿病肾病、高草酸尿症、局灶节段性肾小球硬化等多种肾病的病理基础。

高强度、大剂量的 ESW 能够降低双侧肾的血流，由于肾灌注减少造成肾组织一过性缺血。而缺血是肾组织细胞凋亡的诱发因素，这可能是 ESWL 后导致肾组织细胞凋亡的原因之一。当然，ESWL 后局部组织氧自由基堆积会降低组织细胞对于凋亡的耐受性。细胞凋亡可能与 ESWL 导致的慢性损伤有密切关联。除急性损伤外，ESWL 还可能导致肾组织慢性、不可逆损伤，研究表明，ESWL 后 1 个月，F2（第二焦点）区域及附近会出现一些永久性病变，如弥漫性肾间质纤维化、肾局灶性钙化、肾单位缺失、无细胞性瘢痕化、球膜增厚等变化。20 世纪 90 年代初，国内一组研究资料表明，肾结石患者 ESWL 后 2 年行显微镜检查，肾组织中仍有小管细胞变性及间质炎症细胞浸润等病理改变。这些病理改变可能与 ESWL 导致的急性期细胞凋亡有关。与 ESW 造成的组织损伤一样，ESW 导致细胞凋亡也与 ESW 的强度及剂量大小有关，有研究表明，随着 ESWL 剂量的增加，细胞凋亡数量也相应增加。

由此可见，ESW 有可能造成组织损伤，这种组织损伤呈剂量依赖性，也就是说强度越高，剂量越大越容易造成组织损伤。高强度、大剂量的 ESW 可造成组织细胞凋亡，是 ESW 造成组织损伤的重要机制之一。

三、低强度、小剂量 ESW 未引起组织细胞凋亡

ESW 传导至阻抗变化边界时，声波能量转化为机械能量，其中空化效应是这种机械能量的主要表现形式。正是这种空化效应产生的机械能量可将结石击碎，达到治疗结石性疾病的目的。ESW 治疗骨不愈合也是利用这一原理，空化效应能导致骨组织局部的微骨折（microfracture），进而刺激不愈合的骨组织进

一步愈合。换言之，我们能够利用 ESW 的“破坏能力”为人类造福。近年来，研究者不断开发 ESW 在医疗领域中的作用，其用于多种疾病治疗的研究不断涌现。尤其是对于治疗缺血性心脏病、慢性肢体末端缺血及缺血皮瓣等展示出了令人惊喜的结果。最新研究表明，低强度、小剂量的 ESW 能够促进局部组织血管内皮生长因子（vascular endothelial growth factor, VEGF）的表达，促进局部新生血管再生，调节局部炎症因子的表达，还能动员自身内皮祖细胞（endothelial progenitor cell, EPC）向受损组织归巢。这些都让我们看到了 ESW 这一微创治疗手段的巨大前景，但是在大规模用于临床治疗之前，对其安全性的评估十分重要，因为在促进组织愈合的同时，有可能因为其自身特性导致目标组织甚至周围组织损伤。

在治疗组织损伤中使用的是低强度、小剂量 ESW，给予损伤部位冲击波的数量远远小于临床上用于治疗结石的数量，但是与高强度、大剂量 ESW 相比，低强度、小剂量 ESW 其物理本质是相似的。所以利用后者治疗组织损伤时，必须评估其安全性。鉴于细胞凋亡在许多疾病尤其是组织损伤的发生、发展过程中的重要作用，它也是评估 ESW 安全性的重要指标，许多动物实验都使用细胞凋亡相关的参数作为衡量。

有研究者给予正常动物心脏低强度、小剂量 ESW 治疗，结果发现无论是近期（1 个月）还是远期（3 个月），ESW 对于动物左心室射血分数、缩短分数都没有明显的影响。组织学方面，ESW 也没有引起心脏组织的胶原沉积和纤维化形成。研究者还测定了心肌细胞中的凋亡情况，结果表明，ESW 并没有引起明显的细胞凋亡发生。有学者还研究了低强度、小剂量 ESW 对于骨骼肌的影响，ESW 治疗后 HE 染色及凋亡细胞检测并未发现缺血骨骼肌出现明显的结构变化及凋亡细胞数量增加，排除了低强度、小剂量 ESW 对组织损伤的影响。

低强度、小剂量 ESW 对于正常组织是相对安全的，没有引起组织细胞凋亡的发生。有一些研究还发现其能够抑制细胞凋亡的发生。有研究者给予移植皮瓣以低强度、小剂量的 ESW 治疗，结果显示，治疗组皮瓣坏死面积较对照组明显减小，组织学结果表明，治疗组凋亡细胞数量明显减少，这一结果间接说明 ESW 具有抑制细胞凋亡的作用。类似情况在兔骨性关节炎动物模型中得到了进一步验证，低强度 ESW 治疗不仅没有引起关节软骨及软骨细胞损伤，而且能明显减少骨性关节炎膝关节软骨中凋亡细胞的数量。

这些研究结果揭示了低强度、小剂量 ESW 抑制细胞凋亡发生的潜能，但是其具体机制并不十分明了，可能与 ESW 作用后局部组织微环境改变有关。体内及体外实验都表明持续低强度 ESW 作用能够上调 VEGF 的表达水平，VEGF 是一种特异性作用于血管内皮细胞的生长因子。VEGF 能够促进内皮细胞生长，诱导新生血管形成，对于改善组织血供及组织重塑作用明确。VEGF 除了能够促进新生血管再生外，还具有较强的抗凋亡作用，其能够调节 Bcl/Bax 的表达，抑制细胞凋亡的发生。ESW 还具有调节局部炎症的能力，一些研究表明其能够抑制局部炎症因子的表达。ESW 能够抑制 NF-κB 的活化及 NF-κB 依赖的基因表达。另外，ESW 还能降低细胞内肿瘤坏死因子 α（TNF-α），和白介素 -10（IL-10）的表达，这些都充分说明 ESW 在调节炎症因子表达方面的作用。细胞凋亡主要受基因调控，但在众多研究中也发现组织损伤时释放的一些无机小分子、细胞因子、炎症介质及毒性物质作用均会影响细胞的凋亡。这些细胞活性分子及一些应激因素参与细胞的凋亡过程，在引导细胞凋亡的基因调控方面具有重要意义，起到间接调控作用。ESW 调控炎症反应，抑制炎症因子表达的作用可能是其抑制细胞凋亡的可能机制之一。ESW 除了能上调局部组织 VEGF 的表达，还能上调局部组织中基质细胞衍生因子（stromal cell-derived factor-1，SDF-1）的表达。SDF-1 是一种强烈的趋化因子，通过与配体 CXCR4 作用，SDF-1 能够趋化内皮祖细胞向目标组织归巢。内皮祖细胞是血管内皮细胞的前体细胞，在生理或病理因素刺激下，可从骨髓动员到外周血参与损伤血管的修复。在局部内皮祖细胞能够分泌诸如 VEGF、肝细胞生长因子（hepatocyte growth factor，HGF）、胰岛素样生长因子（insulin-like growth factor-1，IGF-1）、转化生长因子 β（transforming growth factor-β, TGF-β）等多种生长因子，这些生物活性因子能够在局部发挥抑制细胞凋亡的作用。

由此可见，相比于 ESWL 应用的高强度、大剂量的 ESW，低强度、小剂量 ESW 用于治疗组织损伤是相对安全的，这一观点在许多动物实验中得到了充分证实。低强度、小剂量的 ESW 不仅不会造成组织细胞凋亡的发生，还能抑制细胞凋亡的发生。

综上所述，作为一种简单、快捷、无创的治疗手段，ESW 向我们展示了巨大的医用前景，但高强度、大剂量的 ESW 有可能造成细胞凋亡甚至组织损伤，而低强度、小剂量的 ESW 则是一种相对安全的干预手段。不同的组织对于 ESW 的敏感性和耐受性是不一样的，而且不同的 ESW 发生器的工作效能也不一样，所以高与低、大与小只是相对而言的概念。具体有效、安全的强度与剂量标准还需要在将来的临床前期和临床试验中不断总结和评估。只要充分利用 ESW 的治疗作用，避免其损伤效应，就能为更多的患者造福，推动现代医疗事业的发展。

（邱雪峰 吕福泰）

第八节 低强度冲击波对血管生成的影响

伤口愈合是一个复杂的修复过程。一般认为伤口愈合可以分为 3 个主要阶段：①机体对伤口的反应及调整愈合活动过程的炎性阶段；②产生组织再生的增生阶段；③修复形成瘢痕组织的变异阶段。而本节我们所要讨论的血管生成便属于增生阶段中极为重要的一环。

在伤口愈合的增生阶段，如压缩性溃疡等，要求有滋养新生组织的血管床结构，这个过程便是血管生成。巨噬细胞、由单核粒细胞产生的细胞与多形核粒细胞最初进入伤口，从存在的血管中激活毛细血管床的生成。这些毛细血管芽生长，并与其他的毛细血管床结合形成丰富的毯状毛细血管，即称为肉芽组织。伤口中出现的肉芽是鲜红色的，上皮细胞必须在这些血管床上生长。当增生期结束后，这些血管床完成功能后开始萎缩。可以说，血管生成在减少组织坏死和加速伤口愈合的过程中发挥着不可或缺的作用。

随着低强度冲击波在临床治疗上得到广泛应用，它在各方面的用途和效果也被越来越多的医学研究人员发现。Merier 等（Meirer et al.，2007a）早在十余年前便已经探索了低强度冲击波对于血管的影响。他将 30 只大鼠分为 3 组：对照组、低强度冲击波治疗组和血管内皮生长因子（VEGF）治疗组。通过手术处理在腹部得到一个皮瓣，然后通过观察皮瓣状态了解供血情况。低强度冲击波治疗组治疗方式为 0.15 mJ/mm^2，冲击 2500 次。在手术 7 天后检测皮瓣情况，发现手术组皮瓣坏死面积达到 17.4%，而冲击波治疗组和 VEGF 治疗组则分别为 2.23% 和 9.25%。由此可见，低强度冲击波可以有效改善皮瓣供血，减少坏死程度，是一种针对局部缺血组织极为有效的治疗方式。

Merier 等（Meirer et al.，2007b）的初步研究发现了低强度冲击波的效果，但是缺少了对其中机制的探究。他通过动物实验进一步探索了低强度冲击波治疗的机制。将 20 只大鼠分为对照组和治疗组，与之前相同，术后 7 天检测皮瓣情况，发现对照组坏死面积为 18.3%，而治疗组为 4.2%，这与初步研究的结果一致。然后他检测了血管生成过程中发挥着重要作用的 VEGF 的含量，发现低强度冲击波可以明显增强 VEGF 的表达，促进血管生成。这与之前关于冲击波可以刺激内源性生长因子表达的结果一致。

Hayashi 等（Hayashi et al.，2012）针对低强度冲击波在糖尿病小鼠皮肤伤口愈合方面的效果进行了探索。他们的切入点是低强度冲击波对内皮型一氧化氮合酶（eNOS）的影响。eNOS 主要存在于血管，在氧气和其他辅助因素包括烟酰胺腺嘌呤二核苷酸（NADPH）、黄素腺嘌呤二核苷酸（FAD）、黄素单核苷酸（FMN）、原血红素和四氢生物蝶呤（BH4）的存在下可将氮原子合成一氧化氮，调节血管功能。他们通过给小鼠注射链脲佐菌素造成 1 型糖尿病模型，然后给予各组中每只小鼠相同位置、相同深度的伤口，在不同时间点观察伤口情况并取伤口组织做进一步检测。

研究发现在 eNOS 敲除后的小鼠中，低强度冲击波治疗组和对照组伤口大小几乎无差异，而在正常小鼠中，低强度冲击波治疗组的伤口明显小于对照组，这说明 eNOS 在低强度冲击波促进伤口愈合方面发挥着重要作用。在对伤口组织进行取材检测后，发现在野生小鼠中，低强度冲击波治疗组可以明显增加 VEGF 和 eNOS 的表达水平，而在 eNOS 敲除鼠中，这种效果则不存在。另外，通过检测组织中血管表面抗原 CD31 和 CD34 分子的表达，发现在野生小鼠中，低强度冲击波可以明显增强 CD31 和 CD34 的表达，这也确认了低强度冲击波促进血管生成的结论。该研究进一步解释了低强度冲击波促进血管生成和伤口愈合的机制。

低强度冲击波针对男性勃起功能障碍的治疗效果已经得到广泛认可，但是其治疗作用的机制仍然在探索中。Ortaç 等（Ortaç et al.，2017）在此基础上，选取了 30 只大鼠，分为对照组、糖尿病组和低强度冲击波治疗组，对低强度冲击波的机制进行了研究。低强度冲击波的强度选择为 0.1 mJ/mm^2，冲击 300 次，120 Hz，每周 2 次。研究发现，糖尿病大鼠阴茎组织中 VEGF 和 eNOS 表达明显降低，而低强度冲击波可以在糖尿病大鼠阴茎中增强其表达，加速阴茎组织中血管和肌肉的增殖，从而恢复勃起功能。

总之，根据现有的研究结论，低强度冲击波可以通过改善组织中一些血管生成因子包括 eNOS、VEGF 等的表达，从而增强血管生成能力及其他生物学效应。

（崔　凯　林桂亭）

第九节　低强度冲击波与组织纤维化

纤维化可以发生于人体多种器官和组织中，其主要病理改变为器官内纤维结缔组织增多，实质细胞减少，持续进展可导致器官结构破坏和功能减退乃至衰竭，严重威胁人类健康和生命。

机体器官由实质和间质两部分构成。实质是指器官的主要结构和功能细胞（如肝的实质细胞就是肝细胞）；而间质是由间质细胞和细胞外基质（主要有胶原蛋白、蛋白聚糖、糖胺聚糖、糖蛋白和弹性蛋白）构成，分布在实质细胞之间，主要起机械支撑和连接作用。此外，细胞外基质构成维持细胞生理活动的微环境，是细胞之间信号转导的桥梁，参与了多种生理病理过程，在组织创伤修复和纤维化过程中起重要作用。

任何引起组织细胞损伤的原因，均可以导致组织变性、坏死和炎症反应。如果损伤很小，损伤细胞将进行增生修复，完全恢复正常的结构和功能；如果损伤超过实质细胞的再生能力，间质纤维结缔组织（细胞外基质）将大量增生，达到对损伤组织的修复效果，即发生纤维化的病理改变。因此，纤维化是组织遭受损伤后的修复反应，以保护组织器官的相对完整性。增生的纤维结缔组织虽然修复了缺损，但是却并不具备原来实质细胞的结构和功能。而且，如果这种修复反应过强，就会引起器官的纤维化，导致器官功能下降。

组织纤维化是许多疾病致残、致死的主要原因。例如，烧伤后瘢痕增生就是烧伤后创面在愈合过程中发生纤维化的病理改变，形成严重的后遗症。烧伤瘢痕本质上是一种不具备正常皮肤组织结构及生理功能、失去正常组织活力、异常且不健全的透明胶原蛋白束。它可以在功能方面导致关节变形，症状上有瘙痒和疼痛，而且严重影响人们的生活质量。烧伤瘢痕多以增生性为主（Gauglitz et al.，2011）。增生性瘢痕的形成是伤口愈合过程中增生过度的结果（Aarabi et al.，2007）。各种细胞包括巨噬细胞、成纤维细胞和角质细胞，还有细胞因子和生长因子均参与了该过程。过度激活的T细胞、巨噬细胞和朗格汉斯细胞干扰了正常的伤口愈合和组织重塑，导致细胞外基质的异常沉积。

在分子机制方面，已有研究报道，转化生长因子β_1（TGF-β_1）可能影响细胞外基质蛋白的合成以及成纤维细胞的增殖和分化（Armour et al.，2007）。而且烧伤后患者血清中TGF-β的水平相对于其他患者升高明显，其受体在成纤维细胞中也是过度表达状态（Schmid et al.，1998）。另外，已有研究显示，在烧伤后增生性瘢痕组织中检测发现，纤维化相关的标志物，包括Ⅰ型胶原蛋白（type Ⅰ collagen）、α平滑肌肌动蛋白（α-SMA），波形蛋白（vimentin）、成纤维细胞特异性蛋白1（FSP-1）和神经钙黏素（N-cadherin）均表达升高，而上皮标志物上皮钙黏素（E-cadherin）表达下降。这证明在伤口愈合的纤维化过程中发生了上皮-间充质转化这一病理过程（Weber et al.，2012）。

上皮-间充质转化（epithelial-mesenchymal transition，EMT）是指上皮细胞失去其细胞极性和细胞之间的黏附，并获得迁移和侵袭性成为间充质细胞。而上皮钙黏素的表达下降被认为是 EMT 中的一个基本事件。在 EMT 过程中，上皮细胞失去细胞间连接和表面标志物减少，例如上皮钙黏素，而间充质标志物包括 α-SMA、神经钙黏素和纤维连接蛋白（fibronectin, FN）增加，表现为细胞迁移性增强。

冲击波作为一种无创治疗手段，最初用于肾结石的治疗（Notarnicola et al.，2012）。随着科学技术的发展，现已被美国食品药物监督管理局（FDA）批准作为跖筋膜炎等一系列骨骼肌肉疾病的治疗手段（Wang，2012）。而且低强度冲击波已经被证实可以介导血管生成和一些生长因子如 eNOS、VEGF、PCNA 的表达，从而改善模型动物的血供并促进肌腱再生（Wang et al.，2003）。另外，临床试验已证明其在改善伤口恢复方面的显著效果。但是，低强度冲击波对伤口恢复中的纤维化过程的影响尚处于探索阶段。

为了研究低强度冲击波对纤维化的影响，研究人员首先检测了人正常组织和瘢痕组织的差异。结果证实了在瘢痕组织中高表达的一系列纤维化标志物，以及低表达的上皮标志物。之后研究人员利用低强度冲击波治疗，设定参数为 0.03 mJ/mm^2、0.1 mJ/mm^2 和 0.3 mJ/mm^2，1000 次，4 Hz。结果发现低强度冲击波治疗后 72 小时可以降低瘢痕组织细胞中 TGF-β_1、α-SMA 和波形蛋白的表达，从而抑制由 TGF-β_1 诱导的上皮 - 间充质转化途径，发挥抗增生性瘢痕形成的效果。其次，Ⅰ型胶原蛋白和 FN 的表达下降，表明低强度冲击波还可以减少相关的细胞外基质沉积。另外，低强度冲击波治疗后神经钙黏素表达降低和上皮钙黏素表达升高也验证了细胞迁移性的下降，证明细胞间充质转化途径被抑制。最后，研究人员还检测了低强度冲击波对细胞凋亡的影响，发现细胞凋亡相关蛋白 BAX 和 BCL-2 均未发生改变，说明低强度冲击波并非通过加强细胞凋亡来达到抑制增生性瘢痕形成的目的。总之，低强度冲击波可以通过抑制 EMT 途径的活性发挥抗增生性瘢痕形成的效果，并且有望成为一种烧伤后瘢痕治疗的新手段。

（崔　凯　林桂亭）

第十节　低强度冲击波对内源性干细胞的激活及其临床意义

一、概述

干细胞（stem cell，SC）是近代医学生物学研究的热点，因其自我更新和定向分化的能力，在再生医学的研究中有广阔的应用前景。按照干细胞来源可将其分为胚胎干细胞（embryonic stem cell，ESC）和成体干细胞（adult stem cell，ASC）两类。一般认为，ESC 可分化成人体内的所有细胞类型，而 ASC 只能分化为某一特定胚层的细胞类型。然而，越来越多的研究发现 ASC 还可以分化为其组织来源之外的细胞类型。根据分化潜能可将干细胞分为全能干细胞（totipotent stem cell，TSC）、多能干细胞（pluripotent stem cell，PSC）、单能干细胞（unipotent stem cell）。ESC 的分离需要破坏人类胚胎，因此 ESC 的研究受到了伦理和法律的严格限制。这些限制促使研究人员转而寻找干细胞的替代来源，如胎儿组织、单性生殖、羊水干细胞和 ASC。由于 ASC 具备比预期更大的分化潜能，因此愈加广泛应用于研究中。干细胞治疗研究已进行多年，可是效果并不理想，重要原因之一是移植的干细胞只有很少一部分能够到达并停留在靶点器官。

在 20 世纪 80 年代，体外冲击波治疗（ESWT）被描述为“机械疗法”，用于泌尿系统碎石术。最近，它已成功应用于再生医学。尽管低强度体外冲击波（Li-ESW）的作用机制还未被完全阐明，广泛的基础科学研究表明，Li-ESW 通过“机械转导”与不同的生物反应途径相关联，进而产生一系列生物学效应，而不会引起组织和细胞的机械破坏。作为一种非侵入性的治疗方法，Li-ESW 因其副作用小，可重复性好，耐受性及依从性良好，可作为激活 SC 的一种重要方法。近年来，大量研究证明可通过多个途径影响干细胞的激活、维持、增殖、分化以及迁徙等生物学活动。因此，近年来，有学者提出将低强度体外冲击波治疗和干细胞治疗结合，以期提高干细胞治疗的临床疗效。

近年研究表明，使用外源性 SC 治疗相关疾病如勃起功能障碍（ED）存在明显的局限性：包括对组织的侵袭性、复杂的分离技术、移植后靶组织 SC 留存少以及移植的 SC 可增强恶性肿瘤生长倾向。因此，活化体内局部内源性 SC 是较为理想的方法。可以避免上述使用外源性 SC 的限制，Li-ESW 治疗作为一种非侵入性的治疗方法，非常值得进一步深入研究，其可以作为机械刺激，调控干细胞的分化和增殖。

二、低强度体外冲击波对干细胞增殖与分化的影响

Raabe 等（Raabe et al.，2013）在体外采用 Li-ESW 对脂肪干细胞的影响进行了详细研究，包括形态学、基因表达和细胞信号通路等。作者按照常规方法分离得到脂肪干细胞，培养至 1～4 代用于 Li-ESW 治疗，治疗剂量为 1000 次、9 Hz（EG1000/9 组）和 2000 次、3 Hz（EG2000/3 组）。治疗后对脂肪干细胞的细胞形态、细胞增殖、细胞凋亡及分化能力等做了相关研究。

研究结果表明，Li-ESW 治疗对细胞形态并无明显影响。通过 MTT 检测发现，不同剂量的 Li-ESW 治疗均能明显提高脂肪干细胞的增殖，从对照组的 25.01％ +2.5％提升到 33.08％ +2.4％（EG1000/9 组）和 40.95％ + 4.3％（EG2000/3 组）。同时，研究采用 PI 染色法检测细胞凋亡，发现不同剂量的 Li-ESW 治疗均能增加细胞凋亡，但是由于该作者并非通过公认的 TUNEL 技术检测细胞凋亡，其结论值得进一步探讨。研究表明 Li-ESW 治疗对干细胞的分化功能有明显影响，可以明显提高脂肪干细胞向脂肪细胞、骨细胞和软骨细胞的分化。有趣的是，作者通过对细胞通路的研究表明，小剂量的 Li-ESW 可以显著提高脂肪干细胞中的 ERK1/2 磷酸化水平，可能是其影响干细胞的作用机制之一。

值得注意的是，研究表明过高的 Li-ESW 可以引起细胞凋亡，甚至坏死，这和其他一些研究是吻合的。因此，其在细胞治疗上对生物学方面的影响是一把双刃剑，不仅能促进干细胞的增殖，过大的剂量也能导致干细胞凋亡，甚至坏死。因此，在今后的研究中不仅需要明确 Li-ESW 治疗的作用机制，还需要找到其“治疗窗口”，以保证治疗的有效性及安全性。

三、低强度体外冲击波对干细胞迁移的影响

干细胞疗法作为一种改善缺血组织的新方

法具有广泛的应用前景。目前许多Ⅱ期和Ⅲ期临床试验取得了令人鼓舞的效果。但是，将干细胞有效地、选择性地灌注和移动到特定非缺血器官非常困难，这是因为干细胞的迁移需要基质细胞衍生因子-1（stromal cell-derived factor 1, SDF-1）的参与。Alexandra 等（Aicher et al.，2006）使用 0.005 mJ/mm^2 的冲击波作用于肌肉，发现 1000 次和 2000 次的冲击均可以引起局部组织分泌大量的 SDF-1，从而影响干细胞的迁移，尤其是 1000 次时效果更加明显。最新的临床研究证明，低强度冲击波可以有效改善心肌缺血和临床症状，这是与 VEGF 的显著升高有明显关系。

四、低强度体外冲击波对干细胞的激活

众所周知，成体组织，如骨髓、皮肤、肌肉和脂肪组织均含有干（祖）细胞，这些内源性干细胞具有显著的增殖能力和分化潜能。找到一种安全有效的方法刺激内源性干细胞的激活和增殖，在将来可作为许多疾病（例如 ED）的治疗方法。笔者通过 EdU 等标志物已定位了阴茎祖细胞，积极开发了一种非侵入性的治疗方法来原位激活内源性阴茎祖细胞，从而改善阴茎功能（Lin et al.，2015）。

利用 30 只雄性 Sprague-Dawley（SD）大鼠（12 周和 36 周龄）评估 Li-ESW 对体内的生物学效应，分别选用极低（0.02 mJ/mm^2，300 次，3 Hz）及较低（0.05 mJ/mm^2，500 次，3 Hz）强度的体外冲击波治疗大鼠 48 小时或 1 周后，收集阴茎组织进行组织学研究，应用 EdU 来研究阴茎祖细胞的变化。并通过 SD 大鼠坐骨神经分离得到施万细胞，给予极低（0.02 mJ/mm^2，300 次，3 Hz）强度体外冲击波治疗，通过 MTT 检测来测量治疗后 24 h、48 h、72 h 和 96 h 的细胞数量变化，研究其生长曲线并检测细胞通路 ERK1/2 在细胞内的磷酸化水平变化。

研究结果表明，Li-ESW 可明显增加幼鼠（12 周）和中年大鼠（36 周）的阴茎勃起组织内的 EdU（+）细胞，较低强度组的增加更为明显，这表明阴茎祖细胞可以被适当水平的 Li-ESW“活化”，其活化程度与冲击波剂量也有一定相关性。同时发现，中年大鼠和幼鼠对 Li-ESW 的反应也存在明显差异：在中年大鼠中 Li-ESW 激活的阴茎祖细胞更少。有趣的是，在低强度组中年大鼠中，Li-ESW 治疗后 1 周，激活的 EdU（+）细胞明显减少，这可能表明一些活化的 EdU（+）细胞增殖并成为终末分化细胞，从而失去 EdU 标记（Lin et al.，2017）（图 6-5）。

阴茎祖细胞存在于阴茎内的两个部位：亚下部和旁窦区域，在所有组织样本中研究了 EdU（+）细胞在 Li-ESW 治疗后的位置发现，70%～80% 的 EdU（+）细胞位于阴茎白膜下间隙中，10%～19% 位于海绵体旁窦区域，阴茎神经中的比例为 1.9%～5.3%，阴茎血管中为 3.8%～6.7%。有趣的是，与较低强度组相比，极低强度组在阴茎神经和血管中激活了更多的祖细胞（$P<0.01$）。此外，在阴茎背神经内存在一些 EdU（+）细胞，这意味着施万细胞被 Li-ESW 激活，在包括毛细血管、小动脉和小静脉的小血管中也观察到 EdU（+）细胞，这意味着内皮细胞也被 Li-ESW 激活。为了证实这种效应，笔者分离并在体外培养施万细胞，发现在用 Li-ESW 处理后 48 小时施万细胞增殖明显增加，且该作用持续 96 小时。为了探索这种激活的潜在机制，笔者在那些细胞中检查了 ERK1/2 途径的磷酸化水平，发现 Li-ESW 能显著增加 ERK1/2 磷酸化并且激活的 ERK1/2 易位至细胞核中，这个信号通路的激活可能是 Li-ESW 促进施万细胞增殖的重要机

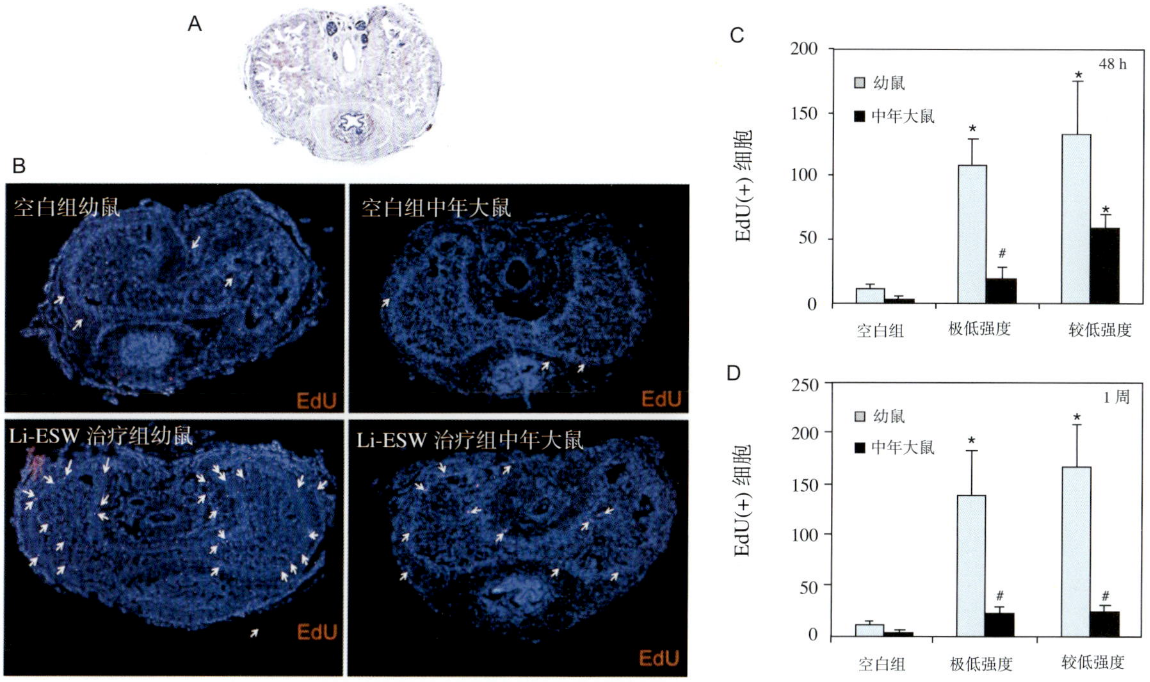

图 6-5 Li-ESW 对阴茎干细胞的激活作用

制之一。同时，Li-ESW 还可以激活内皮细胞并促进血管生成：据报道，Li-ESW 主要通过增强血管内皮生长因子（VEGF）的表达来促进血管生成。在 Li-ESW 治疗后，人脐静脉内皮细胞（HUVEC）在接种后 6 小时内形成了强大的血管网。与对照组相比，管长和分支点分别增加约 42% 和 43%。

尽管相关机制暂未完全阐明，但目前大量研究已充分证明 Li-ESW 能显著地改善勃起功能，笔者发现 Li-ESW 对局部阴茎祖细胞的活化可能是其改善 ED 的机制之一。正如笔者 2015 年的研究所示，阴茎中有许多种细胞，包括终末分化的细胞、干细胞和祖细胞。大多数阴茎平滑肌细胞和成纤维细胞是终末分化的，不能被激活以增殖。相比之下，阴茎祖细胞（包括亚伞状阴茎祖细胞、旁窦型阴茎祖细胞、施万细胞祖细胞和内皮祖细胞）可以被活化以重新进入细胞周期，增殖并分化为成熟阴茎细胞。在目前研究中发现，Li-ESW 可激活这些细胞并诱导它们重新进入细胞周期。同时，在阴茎中，70%～80% 的被激活细胞与笔者先前报告中的位置相同，这进一步证实当前研究中 Li-ESW 激活的 EdU（+）细胞是原位激活的干细胞，而不是从其他位置迁移的细胞。

自 2004 年首次报道使用干细胞（SC）治疗 ED 以来，基于 SC 的治疗已经在 ED 治疗中得到了广泛研究，目的是完全替代丢失或受损的细胞。然而，使用外源性 SC 治疗 ED 的巨大局限性阻碍了其发展。因此，活化阴茎局部的内源性 SC 是避免上述限制的理想方法。Li-ESW 可显著激活阴茎内源性干 / 祖细胞，促进阴茎勃起组织的修复，达到改善、修复阴茎勃起功能的治疗目的。在未来的研究中，进一步阐明 Li-ESW 原位激活干细胞的机制，探索出针对不同人群的最佳治疗条件，显得尤为重要。

（乔 梁 彭东毅 吕福泰）

第十一节　低强度体外冲击波治疗促进阴茎和周围神经再生的分子机制

一、概述

由于周围神经易受挤压、拉伸、压迫、撕脱等损伤，且损伤后神经在功能上的修复难以达到满意效果，往往伴随着长期的发病率、致残率和经济成本，是临床工作中面临的一个巨大挑战。周围神经损伤的原因包括交通事故、肿瘤损伤、病毒感染、神经外科手术的副作用等。周围神经损伤在临床上常有发生，如：前列腺癌手术经常损伤阴茎海绵体神经，即使使用神经保留技术，最终也会导致勃起功能障碍（erectile dysfunction, ED）。根治性前列腺切除术是早期前列腺癌治疗的金标准，但它也是导致 ED 的最常见原因。研究表明，根治性前列腺切除术后神经损伤引起 ED 的发病率为 14%～90%（Salonia et al.，2015）。

由于外周神经系统具有再生能力，损伤一旦发生，周围神经可以通过受损神经残端之间的自身吻合而进行一期修复。但在大多数情况下，神经回缩断端往往难以达到无张力吻合，使神经再生存在许多困难。在这种情况下，常需要使用人工导管插入或自体神经移植来重建受损神经。因此，在外周神经损伤时，受损神经残端与神经需到达的终末器官之间的距离以及轴突再生的缓慢就成为限制损伤后神经再支配的关键因素。然而，如果在根治性前列腺切除术中损伤海绵体神经，则术后对神经修复的治疗选择仍然有限，这类患者大多对磷酸二酯酶Ⅴ型抑制剂（phosphodiesterase type 5 inhibitor, PDE5I）不敏感，一般预后较差。鉴于此，可通过加速神经损伤后的再生病理过程来促进受损周围神经的再生。

由于轴突的缓慢再生是限制神经手术后功能恢复的关键问题，许多研究对各种方法，包括物理方法，如电刺激（Elzinga et al.，2015）、磁场刺激（Rusovan et al.，1992）和激光刺激（Sene et al.，2013），以有生物疗法，如神经营养因子（Ma et al.，2014）、维生素（Montava et al.，2015）和促进神经再生的药物（Wang et al.，2013），在外周神经再生方面进行了研究，均表现出一定的作用，但这些治疗方法由于自身缺陷而难以在临床广泛使用。因此，需要一种新的安全、有效且易于被患者接受的治疗方法来刺激神经再生，修复受损神经，恢复功能。

低强度体外冲击波治疗（low-intensity extracorporeal shock wave therapy, Li-ESWT）最初作为泌尿系统碎石方法被引入医学领域，近年来已成功应用于再生医学领域（Huang et al.，2013）。在临床前和临床试验中，Li-ESWT 目前广泛应用于伤口愈合（Zhang et al.，2017b）、肌肉骨骼疾病（Ioppolo et al.，2014）、骨愈合障碍（Wang et al.，2005；Cacchio et al.，2009）、瘢痕疼痛（Arnó et al.，2010）、痉挛性肌张力增高（Lee et al.，2014）、缺血性心脏病（Ito et al.，2011）等多个领域。近年来，一些研究集中于 ESWT 对周围神经的影响，证明 Li-ESWT 能促进损伤后周围神经的再生（Hausner et al.，2012；Hausner et al.，2013）。

虽然目前还没有临床研究的支持，但已经有一些实验研究探索了 Li-ESWT 作为促进周围神经修复的治疗方法，并取得了不错的结果。本节系统回顾了 Li-ESWT 对阴茎和周围神经再生方面的影响及其潜在临床应用的临床前文献。

(一)神经损伤与再生的发病机制

周围神经特别容易受到伤害，但与无法再生的中枢神经系统神经相反，周围神经系统具有一定的再生、修复能力。目前，人们对周围神经损伤的病理生理学和损伤后神经自发再生所涉及的相关机制已经有了较充分了解，有证据表明，周围神经的损伤或病变可引发周围神经自发性再生的生理过程（Hoffman，2010）。周围神经的自发性再生往往可以恢复受损部位结构的连续性，但功能恢复通常并不完全。

当外周神经损伤（如完整的神经横断）后，作为机体对损伤产生的最初应答，自发性神经再生的过程便开始了（Hanz et al.，2006）。神经横断后远端神经末梢会发生独特的结构形式的轴突变性，称为沃勒变性（Stoll et al.，1989）。首先，发生沃勒变性的神经轴突变性产生髓磷脂碎片，然后在神经组织中驻留巨噬细胞，分化为活化的巨噬细胞，吞噬细胞碎片。在近端轴突残端中，mRNA 翻译被激活，从而刺激相应蛋白复合物的形成，新形成的蛋白复合物由动力蛋白逆向运输到神经元的细胞体，以通知神经元轴突损伤（Yudin et al.，2008）。然后，神经元的胞体通过向外扩张并溶解尼氏体，从而促进蛋白质合成（Hanz et al.，2006；Jones et al.，2016）。在神经损伤后的几个小时内，不断增长的轴突末端扩展形成丝状伪足，丝状伪足最初没有明确的目标，是随机定向的，但在接下来的修复过程中，神经轴突残端近端在新生轴突向外生长的过程中会根据周围环境中神经营养因子的分布，并以此为指引，获得单向性生长，而外周环境中的这些引导因子会引导轴突朝向正确的目标生长（Marx，1995；Geuna et al.，2009；Lee et al.，2000）。

损伤后周围神经的再生不仅依赖于受损神经元轴突的再生，同时也依赖于非神经元细胞的支持，包括：施万细胞（Schwann cell，SC）、神经内膜成纤维细胞和巨噬细胞等；这些细胞能发挥协同作用创造出支持神经细胞轴突再生的微环境，使受损的神经细胞轴突成功再生（Caillaud et al.，2019）。当周围神经损伤后，SC 通过去分化、增殖以及再分化，在神经再生的过程中发挥极为重要的作用。SC 可以分泌趋向因子（如单核细胞趋化蛋白 -1），这些因子可招募循环系统中的巨噬细胞到神经损伤部位清除髓磷脂和轴突碎片，为神经轴突的再生扫清障碍（Toews et al.，1998；Klein et al.，2016）。SC 还可以产生并分泌多种促进神经细胞生长的相关蛋白（如纤维连接蛋白、层粘连蛋白、肌腱蛋白、硫酸肝素和胶原蛋白），这些蛋白可在局部微环境中取代因神经损伤引起的细胞外基质积累，为神经再生创造有利环境（Fu et al.，1997）。此外，增殖的 SC 可排列成柱状并形成“Bungner 带”，可以为神经元轴突的再生提供物理导向和生长方向，引导新生神经轴突的生长（Burnett et al.，2004；Gaudet et al.，2011）。SC 表达的细胞黏附分子在与基质蛋白的相互作用中很重要，而基质蛋白将调节轴突的生长和方向（Höpker et al.，1999；Madl et al.，2015）。SC 还可表达各种神经营养因子，如脑源性神经营养因子（brain-derived neurotrophic factor, BDNF）、胶质细胞源性神经营养因子（glial cell derived neurotrophic factor, GDNF）、神经生长因子（nerve growth factor, NGF）等，这些神经营养因子能增加神经细胞存活率，促进神经细胞活性，加速神经再生。此外，最近有报道称，SC可以通过分泌外泌体来调节周围神经的再生（Qing et al.，2018）。

（二）冲击波的物理性质

冲击波是一种声波脉冲，在初始阶段会到达高峰压力，高达 100 MPa，持续约 10 ns，然后跌至 5 ~ 10 MPa 的负压，持续约 5 μs，普遍认为冲击波是通过初始高压力、拉伸力和机械刺激引起生物反应目标组织的相关生物学反应（Ogden et al.，2001）。按强度级别，冲击波可分为高强度冲击波（high-intensity extracorporeal shock wave，Hi-ESW）和低强度冲击波（Li-ESW）两类。虽然两种治疗方式都具有治疗作用，但 Hi-ESW 通常用于破坏组织内外的固体聚集物（Albert et al.，2007；Verstraelen et al.，2014），Li-ESW 用于组织修复和再生（Mittermayr et al.，2012）。

冲击波作为一种治疗方法而存在的历史相对较短。在 20 世纪 80 年代（Chaussy et al.，1982），冲击波首次被用于肾结石等泌尿系结石的碎石治疗。近年来，Li-ESW 已成为再生医学中广泛应用的治疗工具之一。Li-ESW 对周围神经的影响也有报道，结果显示 Li-ESW 对周围神经再生有积极的促进作用（Murata et al.，2006；Lee et al.，2015），相反，Hi-ESW 可在马和狗中引起髓鞘组织学损伤以及功能损伤（Wang et al.，2002a；Bolt et al.，2004）。

值得注意的是，近年来 Li-ESW 在非神经源性 ED 中显示了肯定的治疗效果（Vardi et al.，2010；Goyal et al.，2012；Gruenwald et al.，2012；Lu et al.，2017），而对于神经源性 ED，如根治性前列腺切除术（radical prostatectomy，RP）后由于神经损伤引起的 ED，在应用上还值得商榷。然而，一些研究表明 Li-ESW 应用于阴茎组织可能增加其血流速度和神经组织再生（Qiu et al.，2013），最终对神经损伤导致的神经源性 ED（如 RP 术后 ED）起到积极治疗作用（Frey et al.，2016；Zou et al.，2018）。然而，Li-ESW 产生这些生物学效应的潜在机制尚不清楚，有待进一步研究。

二、ESW 对周围神经再生的作用

（一）ESW 对周围神经的强度 – 效应关系

如前所述，不同强度水平的 ESW 有不同的治疗效果。在关注 ESW 对周围神经的作用时，一些研究发现 ESW 可能对外周神经造成损伤，进而对 ESW 治疗神经损伤的安全性提出了挑战。Wang 等（Wang et al.，2002a）发现 Hi-ESW（0.47 mJ/mm^2）主要导致神经损伤，并可导致犬股神经束轻度肿胀。Wu 等（Wu et al.，2008）采用大鼠坐骨神经研究不同强度的 ESW 对周围神经的影响，发现经各强度级别的 ESW 治疗后，大直径有髓纤维运动神经传导速度（motor nerve conduction velocity，MNCV）出现中度下降，并伴有髓鞘损伤。相比较而言，高强度组造成的影响更大，持续时间更长，但所有变化都是可逆的。

综上所述，除了治疗效果外，有证据表明 ESW 可对周围神经以强度依赖的方式造成可逆性损伤，同时，Li-ESW 是一种安全的神经治疗方法。因此，我们重点研究 Li-ESW 对周围神经再生的影响。

（二）ESW 对周围神经的剂量 – 效应关系

从 ESW 与周围神经的剂量 – 效应关系来看，大量证据表明，脉冲次数小于 900 次，强度低于 0.08 mJ/mm^2 的 Li-ESW 治疗是安全的，而大于 900 次脉冲则可能会对周围神经造成损伤。

Ohtori 等（Ohtori et al.，2001）发现 1000 次脉冲（0.08 mJ/mm^2，2.4 Hz）的冲击波可导

致感觉神经纤维和末梢变性，进而影响皮肤区域的神经再支配。Takahashi 等（Takahashi et al.，2006）发现，第二次同样剂量的 Li-ESW 治疗对已治疗的神经有累积效应，可导致神经再植延迟，可在 2 周内恢复。Wu 等（Wu et al.，2007；Wu et al.，2008）研究表明，2000 次脉冲 Li-ESW（0.08 mJ/mm^2）对大鼠坐骨神经电生理传导会产生损伤作用，但可在 1 周内得到扭转。Hausner 等（Hausner et al.，2012）发现不同剂量的 Li-ESW（0.1 mJ/mm^2）对大鼠坐骨神经有不同的作用。结果表明，在 ESW 治疗 1 周后，300 次脉冲组未导致坐骨神经的轴突退变，而 900 ~ 1500 次脉冲组则导致中度和严重的轴突退变。虽然与 Hi-ESW 相比，Li-ESW 在神经治疗方面更安全，但也应注意控制治疗剂量，避免对神经产生损伤。

（三）Li-ESW 促进周围神经的再生

尽管 Li-ESW 对多种细胞和组织（包括周围神经）的相关作用是众所周知的，但它对完整或受损的神经组织的作用，即对神经再生的影响，直到最近才为人们所重视。有一些研究开始探讨 Li-ESW 是否能影响受损周围神经的再生及其相关机制。

Hausner 等（Hausner et al.，2012）采用右侧坐骨神经（8 mm）反向自体移植大鼠模型来探讨 Li-ESW（0.1 mJ/mm^2，300 次，3 Hz）对神经再生的影响。他们发现，手术后 3 周，形态学变化数据显示 Li-ESW 治疗组中坐骨神经有髓轴突比对照组生长更快，而且再生的有髓神经纤维也更多。同时，Li-ESW 治疗组的坐骨神经 3 周时能诱发具有相当振幅的神经动作电位，而对照组神经则不能。在再生神经到达周围目标（如骨骼肌）后，再对其进行神经再生，然后在术后 6 ~ 8 周产生功能性神经再生。总之，Li-ESW 可以改善大鼠坐骨神经损伤后再生初期的功能恢复。另外，他们认为 Li-ESW 可以更快地清除损伤局部组织碎片，同时更少的成纤维细胞和内壁胶原组织可降低内壁瘢痕，达到改善损伤神经的重构的作用。

Lee 等（Lee et al.，2013）利用大鼠坐骨神经挤压损伤模型探讨 Li-ESW（0.09 mJ/mm^2，300 次，3 Hz）对肌肉重量和功能的影响。他们发现，与对照组相比，Li-ESW 治疗组大鼠术后 14 天坐骨功能指数（SFI）评分显著提高，肌肉萎缩程度降低。他们认为，Li-ESW 一方面可刺激损伤神经的再生和重新排序，进而激活肌肉和神经元的连接及其功能；另一方面，Li-ESW 可以抵消神经损伤导致的变化（包括抑制肌肉收缩和减少蛋白质合成）而减少肌肉萎缩。

Lee 等（Lee et al.，2015）运用大鼠模型探讨 Li-ESW（0.09 mJ/mm^2，300 次，3 Hz）对坐骨神经挤压损伤后脊髓功能恢复和神经营养因子 -3（neurotrophin-3, NT-3）表达的影响。他们发现 Li-ESW 治疗组与对照组相比可以促进 NT-3 的表达，促进巨噬细胞和施万细胞的活性，进而影响神经元的存活和再生。最后，与对照组相比，Li-ESW 治疗组的功能性活动持续增加，且有统计学意义。

三、Li-ESW 对神经源性 ED 的影响

近年来，Li-ESW 的研究主要集中在对非神经源性 ED 的治疗效果上，治疗的机制主要包括刺激细胞增殖、组织再生和血管生成等方面。但仍有一些研究在探索 Li-ESW 在神经源性 ED（例如 RP 术后）中的治疗作用，并表现出可观的应用前景（Frey et al.，2016；Zou et al.，2018）。

Frey 等（Frey et al.，2016）进行了一项纳入 16 名患者的初步研究，这些患者都接受

了机器人辅助的双侧神经保留 RP，并在术后发生了程度轻微到严重的 ED，且持续时间超过一年，受试者每隔一周接受两次 Li-ESW 治疗，持续 6 周。每次治疗由 3000 次频率为 5 Hz、不同强度的冲击波组成，分别作用于阴茎根部、阴茎干和阴茎头近几毫米处。他们发现 Li-ESW 可能改善勃起功能，在治疗后 1 个月和 1 年，国际勃起功能指数（IIEF）得分的中位数有显著改善。但是，大多数患者的改善并未达到无辅助勃起性交的程度。

Li 等（Li et al.，2016）建立了大鼠盆腔神经血管损伤相关 ED 模型，研究 Li-ESW（0.06 mJ/mm^2，300 次，3 Hz）对神经源性 ED 的治疗作用。采用双侧海绵体神经和阴部内束损伤（PVNI）建立盆腔神经血管损伤模型。他们发现，与对照组相比，Li-ESW 可以显著改善术后勃起功能和阴茎主要神经再生，包括表达 nNOS 阳性的神经纤维。他们还发现 Li-ESW 可以促进施万细胞的去分化和增殖，而形成更好地适应神经再生的微环境。因此，他们认为 Li-ESW 通过激活施万细胞，促进神经再生，而对神经源性 ED 产生治疗作用。

我们建立了一个体外神经节——盆神经节（major pelvic ganglion，MPG）培养系统，用以研究微能量对阴茎损伤后神经再生的影响。该实验证明微能脉冲波促进盆腔神经再生与治疗剂量密切相关。培养 72 小时后，给予 25、50、100 和 200 次脉冲处理的 MPG，与对照组相比均有显著的神经突生长（峰值为 0.033 mJ/mm^2，1 Hz，100 次脉冲）。然而，300 次脉冲微能治疗的 MPG 与对照组相比没有差异。这表明，微能脉冲波可以促进神经再生，且在 50~100 次脉冲到达峰值，超过此剂量效果下降（图 6-6）。

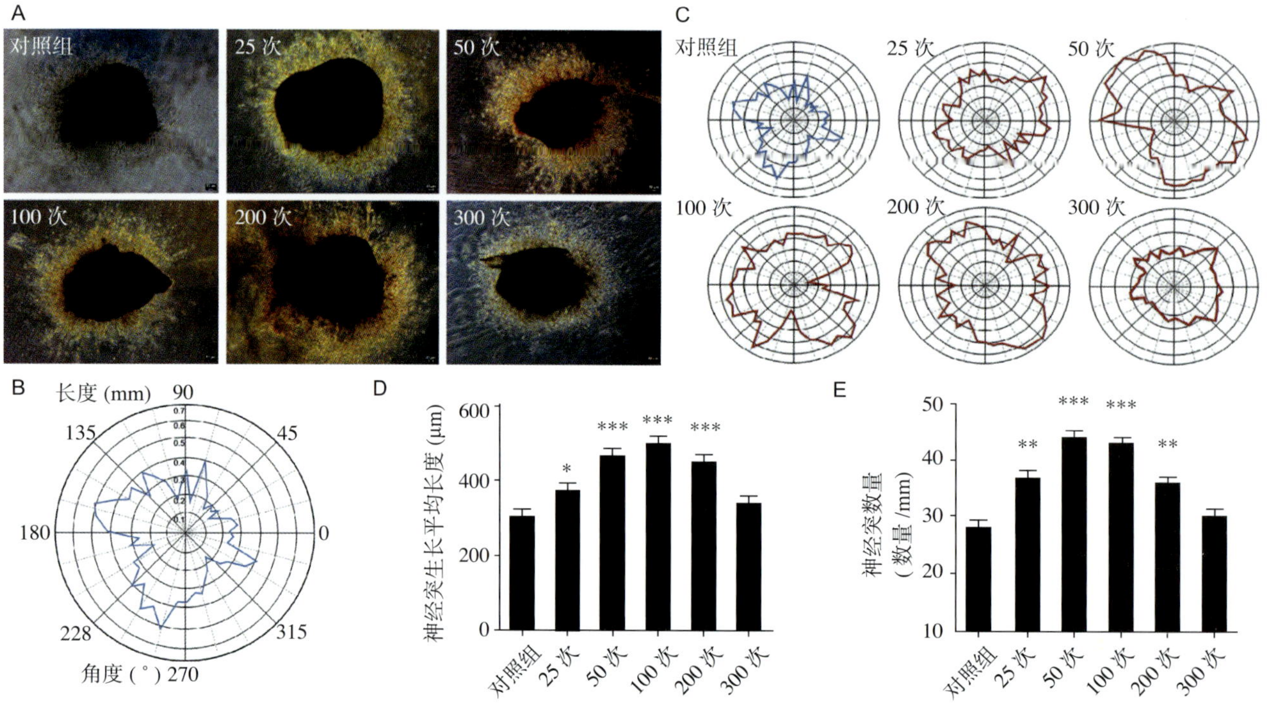

图 6-6　微能量治疗在体外以剂量反应方式增强 MPG 的突起生长

A. 不同剂量脉冲波（0.033 mJ/mm^2, 1 Hz, 25、50、100、200、300 次脉冲）治疗后，MPG 产生神经突（放大倍数 ×50）；B. 极坐标图用来表示从 MPG 中生长出的神经突的平均形状；C. 所有组的极坐标图；D. 微能量脉冲波以剂量反应方式促进 MPG 神经突的生长，神经突生长在 100 次脉冲时达到峰值（n=6，误差条代表 SD，*P<0.05，***P<0.001）；E. 微能量脉冲波以剂量反应方式促进 MPG 神经突纤维数量增加，神经突生长在 50 次脉冲时达到峰值（n=6，误差条代表 SD，*P<0.05，***P<0.001）。

四、Li-ESW 激活施万细胞

由于施万细胞在周围神经再生过程中起着十分重要的作用（Reichert et al.，1994；Rath et al.，1995；Ronchi et al.，2009；Vrbova et al.，2009），许多学者将目光集中在 Li-ESW 对施万细胞的作用上（包括体内及体外两个层面）来探索其促进神经再生的可能机制，并且也取得了一些可喜的成果。在体内研究方面，Li 等（Li et al.，2016）采用大鼠盆腔神经血管损伤相关 ED 模型，研究 Li- ESW（0.06 mJ/mm^2，300 次，3 Hz）在体内对施万细胞的激活作用。他们发现，在 Li-ESW 治疗后，蛋白质印迹法检查显示大鼠阴茎组织中 p75 和 p-ERK1/2 的表达均显著增加。提示 Li-ESW 能激活 ERK/MAPK 和 p75，诱导受损神经中的施万细胞去分化和增殖。同时，免疫荧光染色发现与对照组相比，Li-ESW 治疗组动物的受损阴茎背神经中有更多成熟的施万细胞（S-100 阳性的施万细胞）。他们推测 Li-ESW 可以通过激活 ERK/MAPK 和 p75 刺激受损神经中的施万细胞去分化和增殖，使施万细胞更成熟，进而促进神经再生。

Li-ESW 在体内可激活施万细胞，被认为是促进神经再生的可能机制之一，许多研究小组正在体外层面研究 Li-ESW 对施万细胞的作用。Schuh 等（Schuh et al.，2016）利用大鼠坐骨神经探索 Li-ESW（0.10 mJ/mm^2，300 次，3 Hz）对施万细胞分离和培养的影响。他们在解剖得到坐骨神经后用 Li-ESW 进行处理并分离施万细胞培养 15 代，结果表明，Li-ESW 组施万细胞的培养质量，包括纯度、增殖率和再生表型相关标记的表达均有显著提高。与之相反，对照组则呈现出增殖减少、特异性标记丢失、P16INK4A 表达增加等逐渐衰老的表现。Li 等（Li et al.，2016）用 Li-ESW 处理培养的大鼠施万细胞。结果显示，蛋白质印迹法检测显示 Li-ESW 治疗后的施万细胞中 p-ERK1/2 和 p75 的表达明显升高，免疫荧光染色显示 Li-ESW 治疗后的施万细胞中 p-ERK1/2 更倾向于在细胞核中积累，提示 Li-ESW 触发了施万细胞中 p-ERK1/2 介导的下游通路的启动。此外，他们发现，与未处理细胞相比，Li-ESW 处理的施万细胞中处于 S 期及 G2/M 期的占比更高。总的来说，这些数据表明 Li-ESW 对施万细胞有促进生长的作用。Wang 等（Wang et al.，2017）用 Li-ESW（0.01 mJ/mm^2，3 Hz，不同脉冲次数）处理 RT4-D6P2T 细胞（大鼠施万细胞）。他们发现 Li-ESW 可以激活 RNA 依赖的蛋白激酶 R 样内质网激酶（PRKR-like endoplasmic reticulum kinase，PERK）通路，并以强度依赖的方式增强转录激活因子 4（activating transcription factor 4，ATF4），从而导致脑源性神经营养因子（BDNF）表达增加，而这些可能对神经再生产生有利的影响。

总的来说，有很多证据证明 Li-ESW 在体内和体外都能激活和促进施万细胞的增殖，进而对神经再生产生巨大的促进作用。这可能是 Li-ESW 促进损伤后周围神经再生的机制之一。

五、Li-ESW 促进神经营养因子分泌

神经营养因子是一类生长因子的统称，在中枢神经系统和周围神经系统的发育和分化过程中起着至关重要的作用，是在脊椎动物神经系统发育过程中调节分化和支持生长的一类分泌蛋白。神经营养因子家族包括神经生长因子（NGF）、脑源性神经营养因子（BDNF）、神经营养因子 -3（NT-3）和神经营养因子 -4（NT-4）等（Weissmiller et al.，2012）。自 20 世纪 50 年代 Levi-Montalcini（Levi-Montalcini et al.，1951）发现神经营养因子以来，大量实验数据已经指

出了神经营养因子的多重作用。大量体外和体内动物实验阐明了神经营养因子可以诱发存活信号通路，促进损伤时神经细胞存活的能力。神经损伤后，神经营养因子对于控制参与神经再生的神经细胞和非神经细胞的存活、增殖和分化起着至关重要的调节作用。

（一）脑源性神经营养因子

作为神经营养因子家族的一员，脑源性神经营养因子（BDNF）是中枢神经系统中占主导地位的神经营养因子，但其在周围神经系统中也有着广泛的分布。BDNF 对现有神经元的存活和新生神经元的分化起着重要作用（Acheson et al.，1995）。BDNF 与轴突再生、有髓鞘神经纤维的髓鞘生成和神经损伤修复过程中施万细胞的再生有着密切关联（Alrashdan et al.，2011），BDNF 这些作用使其成为神经再生修复中的具有肯定治疗作用的分子（Yi et al.，2016）。在 ED 治疗领域，BDNF 已被证实能促进神经元型一氧化氮合酶（nNOS）的再生和勃起功能的恢复（Bakircioglu et al.，2001；Hsieh et al.，2003）。Wang 等（Wang et al.，2017）发现 Li-ESW 在体内和体外均能促进 BDNF 的表达。在体内试验部分，研究者一周两次用 Li-ESW（0.06 mJ/mm^2，500 次，3 Hz）治疗双侧海绵体神经损伤（BCNI）大鼠，发现 Li-ESW 在 RNA 水平上能显著促进阴茎组织中 BDNF 的表达。Li-ESW 治疗后，阴茎组织 BDNF 表达水平在损伤后 3 天就有明显升高，并在损伤后 26 天保持稳定水平。在体外试验部分，他们用 Li-ESW（0.01 mJ/mm^2，3 Hz，不同次数）处理 RT4-D6P2T 细胞（大鼠施万细胞），发现 Li-ESW 可以在 RNA 水平上增加 BDNF 的表达。进一步的蛋白质印迹法结果显示 Li-ESW 通过激活 PERK/ATF4 信号通路而促进 BDNF 的表达。总之，Li-ESW 在体内和体外均能促进 BDNF 的分泌，BDNF 的增加可能对神经损伤后的神经再生和神经源性 ED 的治疗有促进作用。

（二）神经营养因子 -3

神经营养因子 -3（NT-3）是周围神经系统中一个关键的神经营养因子，是神经存活、发育、功能和分化的重要调节剂（McAllister et al.，1995）。在缺乏轴突的情况下，NT-3 也是支持施万细胞存活和分化的重要自分泌因子（McAllister et al.，1999）。研究表明，NT-3 对神经轴突的生长有强烈的刺激作用，施万细胞可以在神经损伤部位诱导神经元形成新的轴突，过表达 NT-3 的施万细胞这一作用更加明显，可以显著增加神经元新形成的轴突数量（Li et al.，2006）。Lee 等（Lee et al.，2015）利用大鼠模型探讨 Li-ESW（0.09 mJ/mm^2，300 次，3 Hz）对坐骨神经挤压损伤后脊髓 NT-3 表达的影响。与假手术组和对照组相比，Li-ESW 组在神经挤压伤后第 1 天 NT-3 的表达显著提高，并在 14 天内保持稳定水平。他们认为 Li-ESW 治疗促进了 NT-3 的表达，NT-3 可促进巨噬细胞和施万细胞的活性，进而促进神经元的存活和再生。

六、Li-ESW 对细胞信号通路及其激活的影响

Li-ESW 是一种对组织特别是细胞产生刺激作用的机械力。机械力转化为生化信号的过程称为机械力转导。虽然 Li-ESW 在靶细胞中诱导的机械力转导机制尚不清楚，但最近很多学者对这些机械力引起的一些不同的生物学反应的相关通路进行了研究。Li-ESW 对神经再生的影响是通过多种机制实现的。

（一）细胞外信号调节蛋白激酶信号通路

Weihs 等（Weihs et al.，2014）在研究中阐明，ESW 可以在几种细胞类型（如间充

质干细胞）中激活细胞外信号调节蛋白激酶（extracellular signal-regulated kinase，ERK）通路，从而促进细胞增殖。Schuh 等（Schuh et al.，2016）在施万细胞提取前，用 Li-ESW 治疗分离得到的坐骨神经，发现 Li-ESW 能提高细胞外 ATP 水平，ATP 可以激活嘌呤代谢型 P2Y 受体进而激活下游 ERK1/2 信号转导，最终增强细胞增殖。Li 等（Li et al.，2016）也发现 Li-ESW 可以激活大鼠施万细胞的 ERK1/2 信号通路，蛋白质印迹法结果显示 p-ERK1/2 在蛋白水平上表达明显升高，而免疫荧光染色证明 p-ERK1/2 倾向于在细胞核中积累。Zhao 等（Zhao et al.，2016）发现在培养的 PC12 细胞中激活 ERK1/2 可以磷酸化 CREB（CAMP 反应元件结合蛋白），进而促进 Trx-1 的表达。Trx-1 具有多种生物活性，包括抗氧化作用、神经营养辅助因子、促进细胞生长和抑制细胞凋亡。

（二）蛋白激酶 R 样内质网激酶信号通路

Wang 等（Wang et al.，2017）发现 Li-ESW 可激活蛋白激酶 R 样内质网激酶（protein kinase R-like endoplasmic reticulum kinase，PERK）信号通路，促进 ATF4 表达，最终增加大鼠施万细胞 BDNF 表达。PERK/ATF4 通路是未折叠蛋白反应（unfolded protein response，UPR）机制的一个分支，它可以减轻错误折叠蛋白的超载，从而缓解内质网应激。研究发现 Li-ESW 可通过增加 PERK 和 eIF2 的磷酸化水平激活 PERK 通路，并以强度依赖的方式增强 ATF4 的表达，最终导致 BDNF 表达增加。

（三）酪氨酸激酶受体 B 信号通路

如前所述，Li-ESW 可促进 BDNF 和 NT-3 的表达，NT-3 可通过其高亲和力酪氨酸激酶受体 B（tyrosine kinase receptor B，TrkB）受体介导其作用。Su 等（Su et al.，2017）发现 BDNF 蛋白表达的增加可激活 TrkB，触发下游 PI3K/Akt 信号通路及增加 CREB 的磷酸化（Jeon et al.，2011）（图 6-7）。

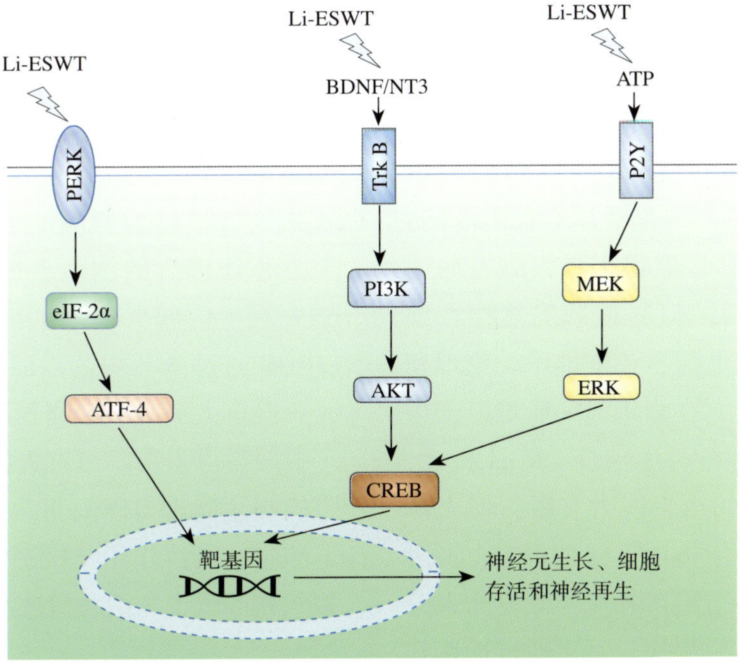

图 6-7　用于周围神经再生的低强度体外冲击波疗法调节的细胞信号通路

七、小结

总的来说，有明显证据表明 Li-ESW 在神经手术后的应用可以促进神经再生和改善最终的功能结果。Li-ESW 对周围神经再生和神经源性 ED 的益处可能是通过促进神经营养因子表达、施万细胞激活、细胞信号通路激活及有丝分裂的激活而实现的。在没有任何副作用的情况下，鉴于 Li-ESW 在临床前研究中所起到的疗效，应进一步在人体进行临床研究，以期成为神经外科手术后的一种安全有效的辅助治疗方式。

（彭东毅　吕福泰）

第十二节　低强度脉冲超声对干细胞的作用及相关生物学机制

一、概述

与传统疗法相比，微能量疗法更加安全，不会产生药物相关副作用和手术相关并发症。再生医学（regenerative medicine, RM）是生命科学和工程学中一个新兴的跨学科领域，致力于修复、替换或再生受伤的组织和器官，以恢复任何原因引起的受损功能（Mao et al., 2015）。与 RM 相关的技术和方法包括但不限于干细胞治疗、体外器官重建等（Jacques et al., 2020）。干细胞治疗在 RM 中的应用包括外源细胞移植和内源干细胞活化（Trohatou et al., 2017）。干细胞移植取得了令人瞩目的成就，得到了广泛应用，但移植后仍然存在细胞存活率和再生能力下降、免疫排斥、伦理和致瘤性等问题。因此，在临床上一般难以安全地使用干细胞移植进行再生治疗（Rota et al., 2019）。尽管成年人的再生能力有限，但人体的先天治愈反应也可能被用于促进再生。许多哺乳动物器官包含参与组织补充和修复的未分化静止干细胞的亚群，例如，可以通过迁移到受伤区域的成熟血管壁驻留内皮基底细胞（干细胞）修复血管内皮。在某种程度上，组织驻留干细胞即所谓的内源性干细胞。由于没有免疫排斥和细胞逃逸等问题，内源性干细胞近年来引起人们很多关注（Stenudd et al., 2015）。但是，仍然存在诸如体内数量少、细胞增殖和分化缓慢的问题。而 Li-ESW 和低强度脉冲超声波（LIPUS）可以促进不同来源干细胞的迁移、增殖和分化，刺激细胞分泌细胞因子并调节免疫进程，从而解决上述问题。因此，Li-ESW 和 LIPUS 已广泛应用于干细胞治疗和研究领域。但目前关于 Li-ESW 和 LIPUS 对干细胞生物学行为影响的研究大多停留在组织阶段和处理后的细胞表征阶段。LIPUS 较 Li-ESW 研究时间更短，近年来中国学者进行有关 LIPUS 通过激活阴茎内源干细胞治疗 ED 的研究获得重大突破，获得医疗器械发明专利，并在中国得以上市。但有关 LIPUS 激活内源干细胞机制还尚未得以阐明。为了进一步了解其对干细胞的调控作用及机制，本文就近年来的相关研究进行了归纳和概述。

二、LIPUS 及其生物学效应

超声是一种机械振动的能量传递形式，当其在生物体中传播时，一定剂量的超声波会引起生物体功能和结构的变化，这就是超声波的生物学效应。通过调整相关参数，学者发现可以将强度为 0.05 ~ 0.50 W/cm^2 的超声用于医学影像学，将强度为 0.03 ~ 1000 W/cm^2 的超声用于外科手术和治疗（Xin et al.，2016a）。最早 LIPUS 研究尝试以脉冲波（100 ~ 1000 Hz）的模式发射低强度超声（<3 W/cm^2）进行基础研究和临床治疗，发现其具有组织穿透性、机械效应，但较高的能量强度会导致较高热效应和空化效应，对组织和细胞具有明显损伤。因此，安全有效的 LIPUS 治疗强度参数引发人们关注和深入研究。

生物学研究发现，使用强度 <300 mW/cm^2 的 LIPUS 其热效应和空化效应显著降低，对细胞和组织损伤作用基本可忽略，同时对多种干细胞的调节作用明显，进而可修复受损组织病理变化，所以上述强度范围是目前较为公认的安全有效强度，但不同细胞对于能量强度的耐受差异较大，对于最适参数的研究还应更为深入。同时 LIPUS 作用具有能量累积效应，因此除能量强度外，LIPUS 的作用时间、频率和占空比等参数研究均需深入开展。在 1994 年和 2000 年，美国 FDA 批准 LIPUS 作为治疗新鲜骨折愈合和骨不连的安全、无创方法（Ebrahim et al.，2014）。此外，LIPUS 还可以有效促进成纤维细胞分化，软骨组织、韧带、肌腱修复和其他治疗。运动医学研究发现，LIPUS 有助于局部药物通过皮肤渗透至受伤部位，从而缩短运动员的康复时间（Tsukada et al.，2019）。

LIPUS 可以通过调节细胞周期和促进相关基因的表达来改善干细胞的增殖、自我更新和其他生物学行为（Zhang et al.，2018；Xie et al.，2019）。LIPUS 治疗可显著增加间充质干细胞分化相关基因（如骨钙蛋白）的表达，并促进其成骨分化。同时，与 LIPUS 联合使用的内皮分化诱导剂比单独使用更能促进血管性假血友病因子（von Willebrand factor，vWF）的表达和血运重建（He et al.，2019）。结果不仅证明了 LIPUS 可促进干细胞的分化，而且还表明 LIPUS 与其他干细胞分化诱导因子的结合可以提高干细胞的多向分化能力。LIPUS 可在体内和体外通过重新排列细胞骨架并表达与细胞迁移相关的基因（如 ITGA8）来调节间充质干细胞向治疗部位的迁移。同时，还可通过募集干细胞并促进细胞活性因子的分泌，如神经生长因子（NGF）和血管内皮生长因子（VEGF），以促进受损神经和血管的修复（Jin et al.，2017；Chen et al.，2019）。在一定范围内，LIPUS 对干细胞的生物学效应随与其能量强度呈剂量相关。学者通过研究不同频率（500 kHz、1 MHz、3 MHz 和 5 MHz）和不同强度（250 mW/cm^2、500 mW/cm^2、1 W/cm^2）的可精细控制且可重复的低强度脉冲超声暴露对 C2C12 成肌细胞的影响，发现以 1 W/cm^2 的强度进行 3 MHz 刺激可使细胞增殖最大化。而通过在 500 mW/cm^2 的强度下进行 1 MHz 刺激，可以使细胞分化和随后形成的多核肌管最大化（Salgarella et al.，2017）。但是能量强度超过阈值会导致一些负面结果，如细胞凋亡（Hochstrasser et al.，2016；Zhang et al.，2017a），对于不同细胞和组织，该阈值范围差异可能较大，例如，有研究发现，对人脐静脉内皮细胞（HUVEC）和人微血管内皮细胞（HMEC）用 LIPUS（0.5 MHz，210 mW/cm^2）处理 1 min，并培养 24 h 后，流式细胞仪和 CCK-8 试剂盒（Cell Counting Kit-8）分析表明，以此剂量进行 LIPUS 处理可促进细胞凋亡，并降低 HUVEC

和 HMEC 的生存能力，学者认为该强度 LIPUS 对 HUVEC 和 HMEC 的影响可能是未来抑制肿瘤发展的新方法（Su et al.，2019）。LIPUS 可提高外源性干细胞跨系统分化的潜力和自我更新能力，具有巨大的医学潜力，但是由于伦理和安全性等问题，很难用于临床治疗。因此，研究人员逐渐关注内源性干细胞，但仍然存在一些问题，如细胞数量少、细胞活化滞后和分化过程缓慢。这是目前 LIPUS 对内源性干细胞影响相关研究不断增加的重要原因。

由于肌肉组织相对统一的结构和简单的细胞组成，使追踪 LIPUS 对肌源性干细胞及其生物学行为的影响变得更加容易。同时，内源性干细胞在修复肌肉组织方面是安全可靠的，并且其行为可以通过微能量治疗来调节。Yang 等（Yang et al.，2019）使用了 LIPUS[强度 0、100 mW/cm^2、200 mW/cm^2 和 300 mW/cm^2，在 1000 Hz 脉冲频率和 1.7 MHz 频率，脉冲开 / 关时间比为 1∶4（200 μs∶800 μs），每次 3 分钟，每 2 天处理 1 次，共 7 次] 治疗压力性尿失禁（SUI）大鼠。结果表明，以 200 mW/cm^2 LIPUS 处理大鼠，膀胱容量（BC）和漏尿点压（LPP）可恢复到正常水平，发现 200 mW/cm^2 LIPUS 可促进横纹肌再生（$P<0.05$），在尿失禁功能中起重要作用。通过实验进一步研究发现，上述作用很可能与 200 mW/cm^2 LIPUS 增强卫星细胞成肌分化并参与修复受损组织有关。Kang 等（Kang et al.，2019）还发现，与未经治疗的肥胖型 Zucker 大鼠相比，经 LIPUS 处理（0.033 mJ/mm^2，3 Hz，500 个脉冲，每周 2 次，连续 2 周）大鼠盆底肌肉和尿道中 H3P+ 细胞增加（$P<0.01$）。此外，LIPUS 还可促进干细胞分化为大鼠盆底肌肉和尿道中的横纹肌。另外关于 LIPUS 激活施万细胞、内皮细胞、脂肪干细胞、骨髓间充质干细胞等研究结果显示，LIPUS 对于不同来源干细胞的增殖、分化、迁移均有显著影响（An et al.，2018；Zhang et al.，2018b；Wang et al.，2019），甚至还能通过一系列抗炎、抑制氧化应激等作用保护细胞和组织（Li et al.，2018b）。

三、LIPUS 激活内源性干细胞的可能机制

超声波和冲击波可通过机械波振动产生热，尽管合适的热能可调节细胞相关因子的表达和生物学行为，如细胞代谢等，但 LIPUS 的热效应较为微弱。而目前众多学者将机械效应视为 LIPUS 对干细胞最重要的生物学作用。研究发现，干细胞某些细胞膜蛋白或细胞结构可识别机械信号，并激活细胞内相关的蛋白途径，从而导致关键蛋白的功能和基因表达发生变化。细胞接收机械信号激活细胞信号转导途径以及不同细胞之间的转导的过程可以分为三个阶段，包括：机械耦合阶段、生化耦合阶段和信号传输阶段（Huang et al.，2013）。细胞如何将机械力转化为生化刺激尚未完全了解。目前，通常认为参与机械力转导的细胞结构包括整合素、离子通道、特异性细胞骨架蛋白、细胞连接分子和某些机械敏感性蛋白复合物等。在这些结构中，整合素、机械敏感性离子通道得到了更广泛的研究。在对机械信号激活机械敏感 Ca^{2+} 通道的研究中，发现以适当强度刺激机械力会导致细胞骨架蛋白拉动离子通道，从而导致通道开放和 Ca^{2+} 大量涌入（Takahashi et al.，2019）。Gao 等（Gao et al.，2017）发现牙髓干细胞（DPSC）具有膜离子通道 Piezo1，参与了由 LIPUS 介导的 DPSC 增殖。Zhao 等（Zhao et al.，2018）揭示了 Piezo1 通道是一个三叶螺旋桨状的三聚体结构，由中心的离子传导孔和外围的桨叶状结构组成。当 Piezo1 受到机械力刺激时，其外围桨叶状结构和连接结构

的远侧部分发生显著变化，而中心孔区域和梁的中心部分仅出现很小的位移，这些压电结构的变化符合杠杆原理。结合先前的研究，他们提出了压电机械敏感性机制的假设，即跨膜螺旋单元（THU），外围桨叶状结构单元和连接结构梁分别被用作机械力传感器和机械传动装置，以调节通道的打开或关闭，引起细胞内阳离子浓度（尤其是 Ca^{2+}）的变化，从而调节细胞行为。而随后研究发现适宜强度和频率超声（43 MHz，50 ~ 90 W/cm^2）的机械力刺激可激活 Piezo1 通道（Prieto et al.，2018）。细胞内 Ca^{2+} 的增加可通过调节 Ca^{2+} 依赖性酶的活性并激活下游信号通路来影响细胞生长因子的合成和基因表达（Yoon et al.，2018）。其他对机械敏感性离子通道还包括 MscL、YAP 等（Walton et al.，2015；Puts et al.，2018）。

研究发现，LIPUS 促进干细胞增殖和分化的作用与细胞膜中的整合素密切相关（Zhang et al.，2017c）。在失活状态下，整合素构象通常处于折叠状态，并对配体结合表现出低亲和力。当细胞遇到某些激活信号时，细胞中的相关调节蛋白（如 talin 蛋白和 kinlin 蛋白）被诱导与细胞骨架蛋白和整联蛋白的胞内区域结合，从而诱导整联蛋白构象从折叠状态变为延伸状态，增加整合素 - 配体亲和力（Pérez et al.，1992；Neuman et al.，2011）。与整联蛋白结合的配体（如纤维蛋白、层粘连蛋白、玻璃蛋白）还可进一步诱导构象变化和整联蛋白在细胞膜表面上的聚集（Wang et al.，1992），从而激活结合整合素细胞内区域的多种蛋白激酶和磷酸酶。这些大分子蛋白质复合物包含黏着斑激酶（FAK），Src 激酶，整联蛋白连接激酶（ILK）等。大多数研究集中在 FAK 和 FAK 介导的下游途径上，包括 FAK-Ras-MAPK、FAK-PI3K-AKT/PKB、FAK-STA T1、FAK-GTPase 等（Vitillo et al.，2017）。FAK 构象变化导致其自身磷酸化，从而使下游 MAP3Ks、Ras 磷酸化，然后激活 MAPK 和 PI3KAKT 途径。作为参与成肌细胞分化的一种细胞内信号通路，活化的 P38 MAPK 可促进 MyoD 家族的转录因子的活性，并参与肌肉调节相关染色质的重塑（Keren et al.，2006），还可磷酸化 E47，从而促进 E47 的异源二聚化。MyoD-E47 异二聚化可激活肌肉特异性转录（Lluís et al.，2005）。此外，PI3K/AKT 信号通路在干细胞多能性和分化的控制中发挥作用。活性 PI3K 将磷脂酰肌醇 -4,5- 双磷酸酯（PIP2）磷酸化为磷脂酰肌醇 -3,4,5- 三磷酸酯（PIP3），然后募集并磷酸化 AKT，激活 mTORC2（Yu et al.，2016）。活化的 AKT 可以改善 mTORC1 的活化，从而调节细胞周期的蛋白表达并促进细胞周期从 G0 转变为 G Alert。静态干细胞向 G Alert 功能的转变使干细胞在受伤和压力条件下快速响应，从而为进入细胞周期做好准备（Rodgers et al.，2014）。同时，mTORC1 还可以增加干细胞活性并促进细胞增殖（Zhou et al.，2019）。此外，mTORC2 还能维持细胞存活和新陈代谢（Zou et al.，2015）。其他通过微能量处理激活的途径包括：JNK、Wnt、PERK/ATF、ATP/P2X7、Notch（Liu et al.，2019）。许多重要途径尚未发现。超声波微气泡超过一定阈值，会引起“声孔效应”，即导致细胞膜表面暂时破裂，引起细胞生物学行为的改变（López-Marín et al.，2018）。这种作用可用于细胞转染和药物输注等实验研究，但声孔效应需要较高的能量强度，而对细胞具有损伤作用，其相关副作用还有待研究，也因此不提倡采用过高强度 LIPUS 进行临床试验。

四、小结

有关 LIPUS 对干细胞生物学作用的相关

研究证明，其是治疗某些疾病安全、有效的方法。同时，由于外源性干细胞移植的众多不可克服的风险，内源性干细胞微能量治疗可能是疾病康复治疗的重要目标。LIPSU 主要通过其机械作用调节干细胞。干细胞通过专门的细胞结构将细胞表面机械力信号识别并转导为细胞内生化信号，并进一步激活大量下游信号通路，从而实现对细胞生物学行为（如增殖和分化）的调节。整合素、阳离子通道等作为重要的细胞膜机械敏感性蛋白，在上述机械力转导过程中起着关键作用。同时，近年来其他可能的机械力转导途径和细胞内相关的下游信号转导途径也得到深入和广泛研究。因此，现有研究提出 LIPUS 治疗参与组织和器官损伤修复的可能机制，也为将来的研究提出了可能的方向和挑战。总之，生命科学、物理学和工程学的整合将极大促进 LIPUS 在疾病治疗和机制研究中的发展，并为人类健康带来利好消息。

（潘建成　辛钟成）

第十三节　低强度脉冲超声治疗慢性前列腺炎 / 慢性盆腔疼痛综合征的作用及机制

一、概述

慢性前列腺炎（chronic prostatitis，CP）是泌尿外科的常见病之一。大多数患者表现为慢性盆腔疼痛，没有任何感染迹象，被定义为慢性前列腺炎 / 慢性盆腔疼痛综合征（CP/CPPS）。然而，CP/CPPS 相关的病因和发病机制目前尚不清楚，也没有有效的治疗方法。近年来，低强度脉冲超声（LIPUS）已成功用于促进组织愈合（Khanna et al.，2009；Ying et al.，2012）、抑制炎症和疼痛（Nakao et al.，2014）、干细胞分化（Lv et al.，2013）和神经成肌肉的再生（Lv et al.，2015），并且在其他领域，LIPUS 可用于促进心脏血管生成（Hanawa et al.，2014）。自从 1977 年 Karpukhin 等（Karpukhin et al.，1977）将超声用于 CP 的临床应用以来，LIPUS 在随机、双盲、多中心临床试验（Li et al.，2013）中被证明是一种有效的 CP/CPPS 治疗方法。同时，经过良好的实验证明，LIPUS 具有多种生物学效应，如调节环氧合酶 -2（COX-2）和单核细胞趋化蛋白 1（MCP-1）等，这些作用为 LIPUS 在 CP/CPPS（Omi et al.，2008）治疗中的应用提供了基础支持。

二、慢性前列腺炎 / 慢性盆腔疼痛综合征

根据美国国立卫生研究院（National Institutes of Health, NIH）对前列腺炎的分类，可分为四种临床类别：①Ⅰ型：急性细菌性前列腺炎；②Ⅱ型：慢性细菌性前列腺炎；③Ⅲ型：慢性前列腺炎 / 慢性盆腔疼痛综合征（CP/CPPS）；④Ⅳ型：无症状性前列腺炎。值得注意的是，大多数 CP 患者为Ⅲ型（90%～95%），无感染证据，但伴有慢性盆腔疼痛。在临床上，这种类型的前列腺炎被定义为慢性盆腔疼痛症

状，持续至少 3～6 个月，没有与尿道感染或其他疾病相关的原因，如恶性肿瘤疾病。它可能伴有尿路症状或性功能障碍，但器官或形态的局部改变并不能解释这些 CP 患者的慢性疼痛。一般而言，CP/CPPS 与许多症状相关，如盆腔疼痛、刺激性和阻塞性排尿症状以及性功能障碍。在世界范围内，2%～14% 的男性可能有 CP/CPPS 症状（Jia et al.，2015）。

已报道 CP/CPPS 有多种生物学机制，如感染、免疫异常、神经功能障碍、社会心理问题和内分泌紊乱等。然而，对 CP/CPPS 的病因和发病机制仍了解很少。值得注意的是，器官或形态病理学不能解释慢性盆腔疼痛，而慢性盆腔疼痛是 CP/CPPS 患者的主要主诉。最近，有报道称中枢敏感化（central sensitization, CS）也与 CP/CPPS 有关，这可能是慢性疼痛的原因。CS 被定义为中枢皮质神经元对单模态和多模态受体输入的响应性增强。Korkmaz 等（Korkmaz et al.，2015）对 17 名诊断为 CP/CPPS 的男性患者和 17 名健康男性对照组进行了临床试验，证明 CS 可能是导致这些患者痛觉的病因。在研究中，电刺激与阴茎环电极用于体感诱发电位的记录，N50 潜伏期被定义为 w 形平均皮质波形的第二次负（向上）偏转。结果显示，与健康对照组相比，CP/CPPS 患者组的 N50 延迟显著缩短（$P<0.001$）。因此，传播的正常化可能是治疗 CP/CPPS 患者疼痛的一个重要步骤。最新研究证实，LIPUS 可促进体内（Lv et al.，2015）神经再生。

重要的是，除了主要的慢性盆腔疼痛症状外，CP/CPPS 还会在勃起功能等方面对男性的生活质量产生负面影响。在临床上，勃起功能障碍（ED）是 CP/CPPS 患者的另一个主要问题。勃起功能障碍的定义是持续无法达到和维持阴茎勃起，以达到满意的性行为（Chen et al.，2015）。虽然其潜在机制尚不清楚，但最近的研究表明，CP/CPPS 与 ED 之间存在的联系，与动脉硬化或内皮功能障碍以及压力、抑郁和焦虑等心理因素有关。

值得注意的是，CP/CPPS 是一种复杂的临床疾病，标准广泛，缺乏有效的诊断性生物标志物（Krieger et al.，1999）。一些生物标志物，包括白介素 -8（IL-8）、单核细胞趋化蛋白 -1（MCP-1）和巨噬细胞炎症蛋白 -1α（MIP-1α），已被证明与 CP/CPPS 强烈相关。IL-8 与多种疾病相关，如腹主动脉瘤、类风湿关节炎、炎症性肠病、胃炎、肺部疾病等（Hochreiter et al.，2000；Mazzoli et al.，2007）。有报道 IL-8 值与 CP/CPPS 有很强的相关性（$P<0.001$）；症状最严重的患者 IL-8 水平较高。同时，MCP-1 和 MIP-1α 招募单核细胞和巨噬细胞，这可能也造成 CP 患者的 MCP-1 和 MIP-1α 水平高于对照组或良性前列腺增生的患者。

虽然已经提出了几种 CP/CPPS 的病因和机制，但真正的病因仍不清楚，有效的治疗方法也尚未确定。因此，现有的 CP/CPPS 治疗方案对医生和患者来说都远远不能令人满意。迫切需要一种新颖、有效的治疗方法。

三、LIPUS 的治疗应用

超声在医学上的应用主要有两方面发展：一是作为诊断成像方法，二是作为治疗方法，将能量注入靶器官和组织，产生可被临床识别的生物学效应。近年来，超声科学的发展促进了后者的应用，使超声成为治疗各种疾病的可能手段。

超声波是一种高频波，频率通常为 1～12 MHz。超声波通过身体组织传播，引起分子振动和碰撞，从而在细胞和分子水平上引起生物学反应。根据超声能量强度水平，治疗性超声可分为两类：峰值为 5000 ~ 15 000 W/cm^2 的高强度超声及 0.5 ~ 3000 mW/cm^2 的低强度超声。

近年来，低强度（ <0.1 W/cm^2 ）、恒定频率（ 1 ~ 1.5 MHz ）的 LIPUS 可显著减少热效应，已经被广泛应用于促进组织愈合、抑制炎症和疼痛、治疗 CP/CPPS、激活干细胞、神经和肌肉再生、促进心血管生成等方面。然而，产生上述生物学效应的潜在机制尚不清楚，正在进一步研究中。

四、LIPUS 对 CP/CPPS 的治疗

Li 等（ Li et al., 2013 ）通过分析美国国立卫生研究院慢性前列腺炎症状指数（ NIH-CPSI ）评分，结合前列腺常规检查及前列腺液检测评估，评价了治疗性超声设备（ GR-QLX，北京国瑞辉煌医疗器械公司）经会阴超声治疗慢性前列腺炎的临床疗效和安全性。他们对 96 名 CP 患者进行了随机、双盲、多中心试验。将患者分为 A 组（试验组）和 B 组（对照组），两组人数相同；前者用经会阴 LIPUS 治疗，后者用同样的机器但没有超声波。治疗方案为每天 10 分钟，连续两周。通过 NIH-CPSI 评分和计数，比较治疗前后两组前列腺液中的白细胞（ WBC ）和卵磷脂微粒（ LC ），评价治疗效果和安全性。结果显示，A 组总有效率为 70.83%，B 组总有效率为 25%（ $P < 0.01$ ）。A 组患者前列腺疼痛、尿路症状、生活质量、NIH-CPSI 总评分较治疗前明显改善（ $P<0.05$ ），B 组患者前列腺疼痛、NIH-CPSI 总评分较治疗前明显改善（ $P<0.05$ ）。统计上观察到两组之间在治疗后前列腺疼痛、泌尿系统症状得分和总 NIH-CPSI 评分上存在显著差异（ $P<0.05$ ），两组之间在 WBC 和 LC 计数上没有显著差异。

结果表明经会阴超声治疗前列腺炎疗效显著，尤其对缓解前列腺疼痛有显著疗效。由于其安全、易操作、可接受性高等优点，被推荐用于更广泛的临床应用。经直肠 LIPUS 在改善 CP/CPPS 的临床症状方面也有报道。

（一）LIPUS 应用于 CP/CPPS 的物理机制

当 LIPUS 用于治疗用途时，超声波能量以不同的速率被吸收，这取决于超声波通过的组织密度。超声潜在的生物作用通过两种主要的物理机制产生，即热效应和非热效应，后者包括声空化和传质强化。

1．热效应

在使用 LIPUS 的过程中，超声波在体内传播，超声能量根据所经过组织的密度和目标组织的密度被吸收。一般来说，超声信号的吸收会导致目标组织的温度升高。虽然 LIPUS 的这种热效应相当小，但是一些酶（如 MMP-1 和胶原酶）是极其敏感的，即使是非常微小的温度变化（ Welgus et al., 1981 ），也会对其功能产生影响。热失活是 LIPUS 引起酶变性的重要机制之一。

2．空化

超声能量对靶组织的非热效应主要表现为空化现象（ Doktycz et al., 1990 ）。声空化有两种不同的类型：稳态空化和瞬态空化。一方面，稳态空化会产生气泡，这些气泡会出现大量的声学循环，并且每个气泡的半径都接近平衡值。另一方面，瞬态空化也可形成气泡，气泡以不稳定的方式振荡，膨胀到共振大小的 2 ~ 3 倍，然后剧烈地坍塌。这两种空化作用都被认为是对靶组织产生生物学效应的主要机制，而瞬态空化作用则是对完整细胞的损伤。

3．传质强化

众所周知，超声可增强液体介质的运动，

促进传质和反应速度，这也出现在经过 LIPUS 治疗后的目标组织和细胞中。一般来说，这发生在三个主要区域，包括细胞膜、细胞质和边界层。振动气泡产生一个围绕声场的微流，将试剂引向酶的活性位点或细胞。同时，生物制品被释放到介质中，产生生物效应。

（二）LIPUS 应用于 CP/CPPS 的生物和分子机制

广泛的研究表明，LIPUS 在靶组织内可导致热量和其他生物信号。因此，LIPUS 可能在前列腺组织愈合区（Fontes-Pereira et al., 2013）重建或使有效代谢温度正常化。虽然这种影响是微小的，但它的生物学影响可能是深远的。此外，在不同密度的界面，LIPUS 的能量被反映出来，并通过组织产生复杂的渐变声压和生物反应。LIPUS 可刺激许多生物效应，这可能有益于 CP/CPPS 治疗，包括基因表达、细胞信号转导、酶活性、细胞增殖和分化、细胞因子分泌、血管生成、抗炎和止痛效果以及干细胞分化（图 6-8）。

1．Rho A/ROCK/ERK 通路的激活

Zhou 等（Zhou et al., 2004）将 LIPUS 应用于原代人包皮成纤维细胞，研究在 0.03 W/cm^2 强度下 LIPUS 的作用。他们注意到，LIPUS 激活了 RHO 相关含卷曲螺旋结合蛋白激酶（ROCK）依赖的通路。此外，每天接触 LIPUS 会导致胞外信号调节激酶（ERK）1/2 活化增加两倍，并触发细胞增殖。实际上，RhoA/ROCK 是 LIPUS 诱导 ERK 通路的上游调节因子。LIPUS 也触发 Src，进一步调节 ERK 级联。

2．激活 FAK/PI3K/Akt 通路

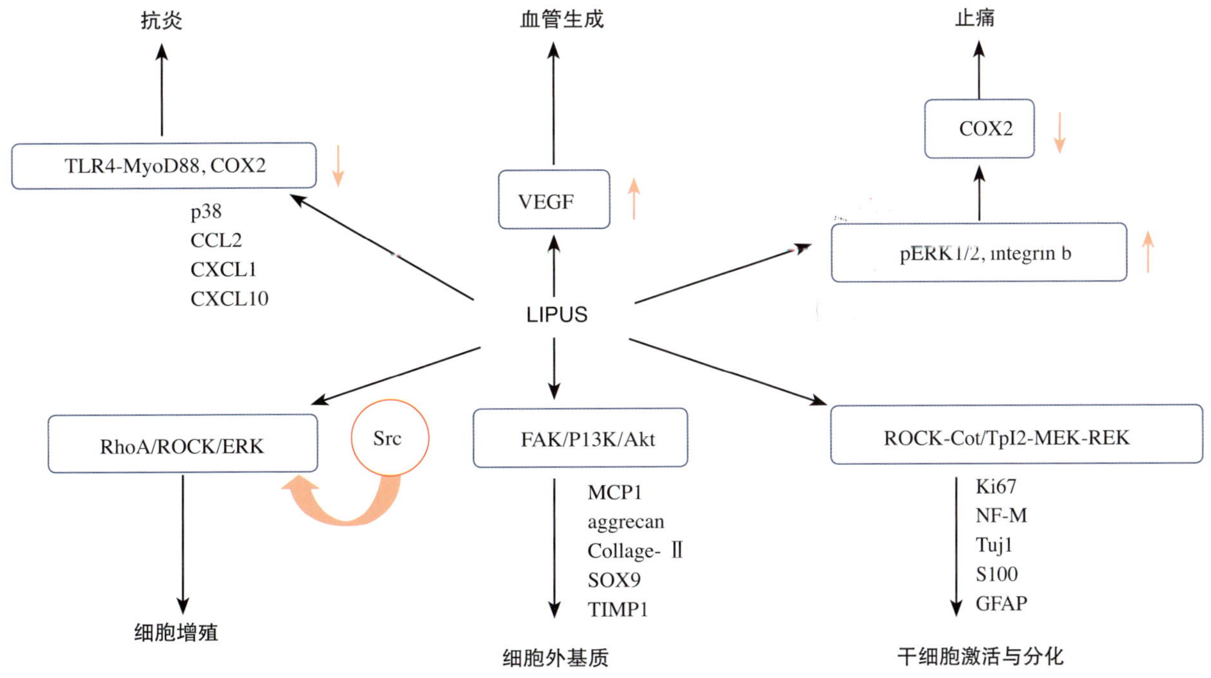

图 6-8　低强度脉冲超声（LIPUS）治疗慢性前列腺炎 / 慢性盆腔疼痛综合征（CP/CPPS）的生物学和分子机制

图中 ↑ 为增加，↓ 为减少。

众所周知，细胞外基质对于维持器官和组织的正常形态和功能非常重要，尤其是前列腺。Zhang 等（Zhang et al.，2016）探讨了 LIPUS 对另一种细胞类型人髓核细胞的影响，证实 LIPUS 较对照组显著上调了蛋白聚糖、Ⅱ型胶原、SOX-9 和金属蛋白酶组织抑制物 -1（TIMP-1）的表达，但抑制了基质金属蛋白酶 -3（MMP-3）的分泌。研究进一步证明，蛋白聚糖、Ⅱ型胶原、SOX-9 的上调与 LIPUS 引起的 FAK/PI3K/Akt 通路的激活有关。PI3K/Akt 的抑制显著抑制了激活的特殊生物学效应（Zhang et al.，2016）。

这一效应也被 Cheng 等（Cheng et al.，2014）证实。他们通过调节整合素 /FAK/PI3K/Akt 通路，证明了 LIPUS 对细胞外基质（ECM）产生的影响。研究表明，LIPUS 可能影响整合素 /FAK/PI3K/Akt 的机械化学转导并改变 ECM 的产生。

（三）LIPUS 对潜在基因的影响

利用高流通量微阵列平台，对受 LIPUS 影响的基因进行了广泛的研究。在 LIPUS 治疗后的细胞中，有 38 个基因上调和 37 个基因下调 1.5 倍以上。报道了 17 个基因经实时定量 PCR 验证。除上调基因外，许多下调基因也受到 LIPUS 的影响。有趣的是，该网络中含有分化抑制因子（Id）基因，包括 Id1、Id2 和 Id3，它们属于螺旋 - 环 - 螺旋（HLH）转录因子，可以在 HLH 的基本转录因子间形成异二聚体。这些基因可能参与了由 LIPUS 诱导的组织愈合加速。Kobayashi 等（Kobayashi et al.，2009）还在体外应用 cDNA 芯片来评估受 LIPUS 影响的基因。cDNA 数组结果证实 LIPUS 可有效刺激生长因子的表达，包括 BMP2、FGF7、TGFβR1、EGFRF1 和 VEGF 及其受体。Omi 等（Omi et al.，2008）报道，LIPUS 可刺激细胞增殖和蛋白聚糖的产生，促进巨噬细胞分泌 MCP-1。然而，他们没有评估剂量反应。根据这些生物学效应，可以利用 LIPUS 进行生物修复，但其作用机制尚不清楚。因此，在评价 LIPUS 刺激对细胞因子产生的影响的实验中，我们对髓核细胞和巨噬细胞进行了体外培养研究。在 LIPUS 上培养和刺激 7 天后，用细胞因子芯片、RT-PCR、ELISA 对培养基和细胞进行分析。结果显示，与对照组相比，LIPUS 刺激可显著上调巨噬细胞中的髓核 TIMP-1 和 MCP-1。结果经 RT-PCR 和 ELISA 定量鉴定。

（四）LIPUS 通过 VEGF 促进血管生成

有报道称，LIPUS 有血管生成的作用，可以促进患者症状的缓解。为了找出这种生物效应的机制，Hanawa 等（Hanawa et al.，2014）检测 VEGF 在人脐静脉内皮细胞（HUVEC）中的表达。他们证实，在培养的 HUVEC 中，LIPUS 显著上调 VEGF 的 mRNA 表达，这种作用取决于超声周期和每个脉冲的超声波数。峰值出现在第 32 个周期。他们还研究了 LIPUS 对猪模型慢性心肌缺血、左心室射血分数（LVEF）降低情况下的效果。结果表明，与对照组相比，LIPUS 组心肌缺血区毛细血管密度明显改善。

（五）LIPUS 对干细胞体外分化的影响

Lv 等（Lv et al.，2013）通过检测诱导多能干细胞来源的神经嵴干细胞（iPSC-NCSC）的细胞增殖、细胞活力和分化，探讨了 LIPUS 对 iPSC-NCSC 的影响。结果表明，在强度为 500 mW/cm^2，经过 2 天的 LIPUS 后，iPSC-NCSC 的生存能力和增殖能力增强，4

天后上调了 iPSC-NCSC 中 GFAP、S100β、Tuj1、NF-M 的表达。在 LIPUS 的第 7 天，只有 GFAP、NF-M、S100β 上调。结果表明，LIPUS 是一种高效且低成本的促进细胞增殖、细胞活力和神经分化的体外培养方法，对周围神经组织工程有一定的指导意义。同一组在 2015 年的体内实验中证实了这一有益作用（Lv et al., 2015）。他们将 iPSC-NCSC 作为桥梁应用于大鼠横断坐骨神经，发现 0.3 W/cm^2 LIPUS 治疗 2 周，每天 5 min 可显著改善坐骨功能指数。组织学分析也显示了新的血管和神经纤维，在接种了 iPSC-NCSC 和被 LIPUS 刺激的试验组中，也记录了有更高表达的 β- Ⅲ微管蛋白（TUJ1）。进一步的实验表明，LIPUS 对干细胞的影响与 ROCK-Cot/Tpl2-MEK-ERK 通路相关。Kusuyama 等（Kusuyama et al., 2014）发现 LIPUS 可以通过 ROCK-Cot/Tpl2-MEK-ERK 信号通路影响间充质干细胞和前体细胞的多向分化。笔者在研究中将 LIPUS 应用于脂肪源性祖细胞和间充质干细胞（MSC）系，以分析细胞分化如何受到影响。值得注意的是，这两种细胞类型的脂肪分化都被 LIPUS 抑制，并呈现受损的脂滴外观。此外，在 LIPUS 治疗组，过氧化物酶体增殖物激活受体 γ2（PPARγ2）和脂肪酸结合蛋白 4（FABP4）的表达均下降。相反，LIPUS 通过诱导 Runx2 和骨钙素的表达，促进 MSC 细胞系向成骨细胞的分化。还发现，LIPUS 可诱导大阪甲状腺癌基因 / 肿瘤进展位点 2（Cot/Tpl2）激酶的磷酸化表达，并促进丝裂原活化激酶 1（MEK1）和 p44/p42 胞外信号调节激酶（ERK）的磷酸化过程。这种作用可以被 Cot/Tpl2 特异性抑制剂阻断。因此，通过 Rhor 相关激酶 -Cot/Tpl2-MEK-ERK 信号通路，LIPUS 可以抑制 MSC 的脂肪生成，促进成骨。

（六）LIPUS 通过 TLR4 和 COX-2 的抗炎作用

Nakao 等（Nakao et al., 2014）利用 lps 诱导的炎症模型，探讨了 LIPUS 的作用，以确定其作用机制。在实验中，LPS 诱导 CXCL1、CCL2、CXCL10 的表达，而 LIPUS 治疗明显抑制 LPS 诱导的 CXCL1 和 CXCL10 的表达。其机制是，LIPUS 显著降低了 LPS 诱导的 ERK、p38 激酶、MEK1/2、MKK3/6、IKK、TBK1、Akt 的磷酸化。同时，LIPUS 抑制转录激活 NF-κB 应答元件和干扰素刺激应答元件（ISRE）。此外，在一项瞬时转染实验中，LIPUS 显著抑制了 TLR4-MyD88 复合物的形成。因此，LIPUS 的抗炎作用是通过抑制 TLR4 信号在靶细胞中的转导而实现的。

在 MRL/lpr 小鼠的体内实验中也证实了 LIPUS 的抗炎作用。有报道称，促炎细胞因子的刺激可显著促进细胞增殖，而在 LIPUS 治疗组细胞增殖明显下降（Nakamura et al., 2011）。在这个体内实验中，与对照组相比，经 LIPUS 治疗后，MRL/lpr 小鼠的组织学损伤显著降低。令人印象深刻的是，COX-2 阳性细胞在经 LIPUS 治疗的动物中明显减少。该研究表明，LIPUS 治疗可能是对炎性疾病的一种有效治疗，如前列腺炎。

（七）LIPUS 对 CP/CPPS 的止痛作用

慢性盆腔疼痛是慢性前列腺炎和慢性盆腔炎的主要症状。COX-2 的抑制可以缓解炎症和疼痛。为确定 LIPUS 对 COX-2 的表达的影响及相关机制，Iwabuchi 等（Iwabuchi et al., 2014）主要使用 IL-1β 治疗后的猪下颌髁部关节软骨细胞，采用 LIPUS 治疗 20 分钟。新的条件培养基没有 IL-1β-LIPUS，细胞培养

0～24 h。用实时定量 PCR 和蛋白质印迹法检查 COX-2、磷酸化的整合素 β1 和 p-ERK1/2 的表达。结果表明，通过 IL-1β 的诱导 LIPUS 显著降低 COX-2 mRNA 水平。此外，磷酸化的整合素 β 和 p-ERK1/2 的表达也被 LIPUS 显著抑制。因此，LIPUS 可以通过抑制整合素 β1 受体和 ERK1/2 的磷酸化作用，抑制 COX-2 的表达。这表明 LIPUS 是 CP/CPPS 治疗的可选方案。

五、小结

由于许多原因，LIPUS 被认为是治疗 CP/CPPS 有效的临床程序。LIPUS 是一种非侵入性治疗，具有抗炎、止痛的作用，其作用途径包括调节基因表达、细胞信号转导、影响酶活性、细胞增殖和分化、细胞因子分泌、血管生成和干细胞分化。总的来说，对于设备的操作者和接受治疗的患者来说，LIPUS 是安全的。

（林桂亭　吕福泰）

参考文献

Aarabi S, Longaker MT, Gurtner GC, 2007. Hypertrophic scar formation following burns and trauma: new approaches to treatment. PLoS Med, 4(9): e234.

Abu-Ghanem Y, Kitrey ND, Gruenwald I, et al., 2014. Penile low-intensity shock wave therapy: a promising novel modality for erectile dysfunction. Korean J Urol, 55(5): 295-299.

Acheson A, Conover JC, Fandl JP, et al., 1995. A BDNF autocrine loop in adult sensory neurons prevents cell death. Nature, 374(6521): 450-453.

Aicher A, Heeschen C, Sasaki K, et al., 2006. Low-energy shock wave for enhancing recruitment of endothelial progenitor cells: a new modality to increase efficacy of cell therapy in chronic hind limb ischemia. Circulation, 114(25): 2823-2830.

Albert JD, Meadeb J, Guggenbuhl P, et al., 2007. High-energy extracorporeal shock-wave therapy for calcifying tendinitis of the rotator cuff: a randomised trial. J Bone Joint Surg Br, 89(3): 335-341.

Alrashdan MS, Sung MA, Kwon YK, et al., 2011. Effects of combining electrical stimulation with BDNF gene transfer on the regeneration of crushed rat sciatic nerve. Acta Neurochir (Wien), 153(10): 2021-2029.

An Y, Song Y, Wang Z, et al., 2018. Effect of low-intensity pulsed ultrasound on the biological behaviors of bone marrow mesenchymal stem cells on titanium with different surface topographies. Am J Transl Res, 10(1): 67-76.

Anwar MA, Shalhoub J, Lim CS, et al., 2012. The effect of pressure-induced mechanical stretch on vascular wall differential gene expression. J Vasc Res, 49(6): 463-478.

Armour A, Scott PG, Tredget EE, 2007. Cellular and molecular pathology of HTS: basis for treatment. Wound Repair Regen, 15 Suppl 1: S6-17.

Arnó A, García O, Hernán I, et al., 2010. Extracorporeal shock waves, a new non-surgical method to treat severe burns. Burns, 36(6): 844-849.

Bakircioglu ME, Lin CS, Fan P, et al., 2001. The effect of adeno-associated virus mediated brain derived neurotrophic factor in an animal model of neurogenic impotence. J Urol, 165(6 Pt 1): 2103-2109.

Berens ME, Welander CE, Griffin AS, et al., 1989. Effect of acoustic shock waves on clonogenic growth and drug sensitivity of human tumor cells in vitro. J Urol, 142(4): 1090-1094.

Beurg M, Nam JH, Chen Q, et al., 2010. Calcium balance and mechanotransduction in rat cochlear hair cells. J Neurophysiol, 104(1): 18-34.

Biswas A, Manivannan M, Srinivasan MA, 2015. Vibrotactile sensitivity threshold: nonlinear stochastic mechanotransduction model of the Pacinian Corpuscle. IEEE Trans Haptics, 8(1): 102-113.

Bolt DM, Burba DJ, Hubert JD, et al., 2004. Determination of functional and morphologic changes in palmar digital nerves after nonfocused extracorporeal shock wave treatment in horses. Am J Vet Res, 65(12): 1714-1718.

Bura A, Planat-Benard V, Bourin P, et al., 2014. Phase I trial: the use of autologous cultured adipose-derived stroma/stem cells to treat patients with non-revascularizable critical limb ischemia. Cytotherapy, 16(2): 245-257.

Burnett MG, Zager EL, 2004. Pathophysiology of peripheral nerve injury: a brief review. Neurosurg Focus, 16(5): E1.

Cacchio A, Giordano L, Colafarina O, et al., 2009. Extracorporeal shock-wave therapy compared with surgery for hypertrophic long-bone nonunions. J Bone

Joint Surg Am, 91(11): 2589-2597.

Caillaud M, Richard L, Vallat JM, et al., 2019. Peripheral nerve regeneration and intraneural revascularization. Neural Regen Res, 14(1): 24-33.

Catalano MG, Costantino L, Fortunati N, et al., 2007. High energy shock waves activate 5'-aminolevulinic Acid and increase permeability to Paclitaxel: antitumor effects of a new combined treatment on anaplastic thyroid cancer cells. Thyroid, 17(2): 91-99.

Chaussy C, Schmiedt E, Jocham D, et al., 1982. First clinical experience with extracorporeally induced destruction of kidney stones by shock waves. J Urol, 127(3): 417-420.

Chen J, Jiang J, Wang W, et al., 2019. Low intensity pulsed ultrasound promotes the migration of bone marrow-derived mesenchymal stem cells via activating FAK-ERK1/2 signalling pathway. Artif Cells Nanomed Biotechnol, 47(1): 3603-3613.

Chen X, Zhou Z, Qiu X, et al., 2015. The Effect of Chronic Prostatitis/Chronic Pelvic Pain Syndrome (CP/CPPS) on Erectile Function: A Systematic Review and Meta-Analysis. PLoS One, 10(10): e0141447.

Chen YJ, Wang CJ, Yang KD, et al., 2004. Extracorporeal shock waves promote healing of collagenase-induced Achilles tendinitis and increase TGF-beta1 and IGF-I expression. J Orthop Res, 22(4): 854-861.

Cheng K, Xia P, Lin Q, et al., 2014. Effects of low-intensity pulsed ultrasound on integrin-FAK-PI3K/Akt mechanochemical transduction in rabbit osteoarthritis chondrocytes. Ultrasound Med Biol, 40(7): 1609-1618.

Cho YB, Park KJ, Yoon SN, et al., 2015. Long-term results of adipose-derived stem cell therapy for the treatment of Crohn's fistula. Stem Cells Transl Med, 4(5): 532-537.

Corbett SA, Hukkanen M, Batten J, et al., 1999. Nitric oxide in fracture repair. J Bone Joint Surg Br, 81(3): 531-537.

Doktycz SJ, Suslick KS, 1990. Interparticle collisions driven by ultrasound. Science, 247(4946): 1067-1069.

DuFort CC, Paszek MJ, Weaver VM, 2011. Balancing forces: architectural control of mechanotransduction. Nat Rev Mol Cell Biol, 12(5): 308-319.

Ebrahim S, Mollon B, Bance S, et al., 2014. Low-intensity pulsed ultrasonography versus electrical stimulation for fracture healing: a systematic review and network Meta-analysis. Can J Surg, 57(3): E105-E118.

Elzinga K, Tyreman N, Ladak A, et al., 2015. Brief electrical stimulation improves nerve regeneration after delayed repair in Sprague Dawley rats. Exp Neurol, 269: 142-153.

Farago B, Li J, Cornilescu G, et al., 2010. Activation of nanoscale allosteric protein domain motion revealed by neutron spin echo spectroscopy. Biophys J, 99(10): 3473-3482.

Ferraro GA, De Francesco F, Cataldo C, et al., 2012. Synergistic effects of cryolipolysis and shock waves for noninvasive body contouring. Aesthetic Plast Surg, 36(3): 666-679.

Fitzgerald JB, Jin M, Grodzinsky AJ, 2006. Shear and compression differentially regulate clusters of functionally related temporal transcription patterns in cartilage tissue. J Biol Chem, 281(34): 24095-24103.

Fontes-Pereira AJ, Teixeira Rda C, de Oliveira AJ, et al., 2013. The effect of low-intensity therapeutic ultrasound in induced fracture of rat tibiae. Acta Ortop Bras, 21(1): 18-22.

Frey A, Sønksen J, Fode M, 2016. Low-intensity extracorporeal shockwave therapy in the treatment of postprostatectomy erectile dysfunction: a pilot study. Scand J Urol, 50(2): 123-127.

Fu SY, Gordon T, 1997. The cellular and molecular basis of peripheral nerve regeneration. Mol Neurobiol, 14(1-2): 67-116.

Gao Q, Cooper PR, Walmsley AD, et al., 2017. Role of Piezo Channels in Ultrasound-stimulated Dental Stem Cells. J Endod, 43(7): 1130-1136.

Gaudet AD, Popovich PG, Ramer MS, 2011. Wallerian degeneration: gaining perspective on inflammatory events after peripheral nerve injury. J Neuroinflammation, 8: 110.

Gauglitz GG, Korting HC, Pavicic T, et al., 2011. Hypertrophic scarring and keloids: pathomechanisms and current and emerging treatment strategies. Mol Med, 17(1-2): 113-125.

Geuna S, Raimondo S, Ronchi G, et al., 2009. Chapter 3: Histology of the peripheral nerve and changes occurring during nerve regeneration. Int Rev Neurobiol, 87: 27-46.

Gillespie PG, Walker RG, 2001. Molecular basis of mechanosensory transduction. Nature, 413(6852): 194-202.

Goertz O, Lauer H, Hirsch T, et al., 2012. Extracorporeal shock waves improve angiogenesis after full thickness burn. Burns, 38(7): 1010-1018.

Goyal NK, Garg M, Goel A, 2012. Re: Does low intensity extracorporeal shock wave therapy have a physiological effect on erectile function. Short-term results of a randomized, double-blind, sham controlled study: Y. Vardi, B. Appel, A. Kilchevsky and I. Gruenwald. J Urol, 188(5): 2018-2019.

Gruenwald I, Appel B, Vardi Y, 2012. Low-intensity extracorporeal shock wave therapy--a novel effective treatment for erectile dysfunction in severe ED patients who respond poorly to PDE5 inhibitor therapy. J Sex Med, 9(1): 259-264.

Hanawa K, Ito K, Aizawa K, et al., 2014. Low-intensity

pulsed ultrasound induces angiogenesis and ameliorates left ventricular dysfunction in a porcine model of chronic myocardial ischemia. PLoS One, 9(8): e104863.

Hanz S, Fainzilber M, 2006. Retrograde signaling in injured nerve--the axon reaction revisited. J Neurochem, 99(1): 13-19.

Hausner T, Nógrádi A, 2013. The use of shock waves in peripheral nerve regeneration: new perspectives?. Int Rev Neurobiol, 109: 85-98.

Hausner T, Pajer K, Halat G, et al., 2012. Improved rate of peripheral nerve regeneration induced by extracorporeal shock wave treatment in the rat. Exp Neurol, 236(2): 363-370.

Hayashi D, Kawakami K, Ito K, et al., 2012. Low-energy extracorporeal shock wave therapy enhances skin wound healing in diabetic mice: a critical role of endothelial nitric oxide synthase. Wound Repair Regen, 20(6): 887-895.

He R, Chen J, Jiang J, et al., 2019. Synergies of accelerating differentiation of bone marrow mesenchymal stem cells induced by low intensity pulsed ultrasound, osteogenic and endothelial inductive agent. Artif Cells Nanomed Biotechnol, 47(1): 674-684.

Hochreiter WW, Nadler RB, Koch AE, et al., 2000. Evaluation of the cytokines interleukin 8 and epithelial neutrophil activating peptide 78 as indicators of inflammation in prostatic secretions. Urology, 56(6): 1025-1029.

Hochstrasser T, Frank HG, Schmitz C, 2016. Dose-dependent and cell type-specific cell death and proliferation following in vitro exposure to radial extracorporeal shock waves. Sci Rep, 6: 30637.

Hoffman PN, 2010. A conditioning lesion induces changes in gene expression and axonal transport that enhance regeneration by increasing the intrinsic growth state of axons. Exp Neurol, 223(1): 11-18.

Hofmann A, Ritz U, Hessmann MH, et al., 2008. Extracorporeal shock wave-mediated changes in proliferation, differentiation, and gene expression of human osteoblasts. J Trauma, 65(6): 1402-1410.

Höpker VH, Shewan D, Tessier-Lavigne M, et al., 1999. Growth-cone attraction to netrin-1 is converted to repulsion by laminin-1. Nature, 401(6748): 69-73.

Hsieh PS, Bochinski DJ, Lin GT, et al., 2003. The effect of vascular endothelial growth factor and brain-derived neurotrophic factor on cavernosal nerve regeneration in a nerve-crush rat model. BJU Int, 92(4): 470-475.

Huang C, Holfeld J, Schaden W, et al., 2013. Mechanotherapy: revisiting physical therapy and recruiting mechanobiology for a new era in medicine. Trends Mol Med, 19(9): 555-564.

Ioppolo F, Rompe JD, Furia JP, et al., 2014. Clinical application of shock wave therapy (SWT) in musculoskeletal disorders. Eur J Phys Rehabil Med, 50(2): 217-230.

Ito K, Fukumoto Y, Shimokawa H, 2011. Extracorporeal shock wave therapy for ischemic cardiovascular disorders. Am J Cardiovasc Drugs, 11(5): 295-302.

Iwabuchi Y, Tanimoto K, Tanne Y, et al., 2014. Effects of low-intensity pulsed ultrasound on the expression of cyclooxygenase-2 in mandibular condylar chondrocytes. J Oral Facial Pain Headache, 28(3): 261-268.

Jaalouk DE, Lammerding J, 2009. Mechanotransduction gone awry. Nat Rev Mol Cell Biol, 10(1): 63-73.

Jacques E, Suuronen EJ, 2020. The Progression of Regenerative Medicine and its Impact on Therapy Translation. Clin Transl Sci, 13(3): 440-450.

Jeon SJ, Rhee SY, Seo JE, et al., 2011. Oroxylin A increases BDNF production by activation of MAPK-CREB pathway in rat primary cortical neuronal culture. Neurosci Res, 69(3): 214-222.

Jia YL, Liu X, Yan JY, et al., 2015. The alteration of inflammatory markers and apoptosis on chronic prostatitis induced by estrogen and androgen. Int Urol Nephrol, 47(1): 39-46.

Jin Y, Xu L, Zhao Y, et al., 2017. Endogenous Stem Cells Were Recruited by Defocused Low-Energy Shock Wave in Treating Diabetic Bladder Dysfunction. Stem Cell Rev Rep, 13(2): 287-298.

Jones S, Eisenberg HM, Jia X, 2016. Advances and Future Applications of Augmented Peripheral Nerve Regeneration. Int J Mol Sci, 17(9): 1494.

Kang N, Peng D, Wang B, et al., 2019. The effects of microenergy acoustic pulses on animal model of obesity-associated stress urinary incontinence. Neurourol Urodyn, 38(8): 2140-2150.

Kanner SB, Reynolds AB, Wang HC, et al., 1991. The SH2 and SH3 domains of pp60src direct stable association with tyrosine phosphorylated proteins p130 and p110. EMBO J, 10(7): 1689-1698.

Karpukhin VT, Nesterov NI, Roman DL, 1977. Ul'trazvukovaia terapiia bol'nykh khronicheskim prostatitom [Ultrasonic therapy of chronic prostatitis]. Vopr Kurortol Fizioter Lech Fiz Kult, (3): 75-77.

Kearney CJ, Lee JY, Padera RF, et al., 2011. Extracorporeal shock wave-induced proliferation of periosteal cells. J Orthop Res, 29(10): 1536-1543.

Keren A, Tamir Y, Bengal E, 2006. The p38 MAPK signaling pathway: a major regulator of skeletal muscle development. Mol Cell Endocrinol, 252(1-2): 224-230.

Khanna A, Nelmes RT, Gougoulias N, et al., 2009. The effects of LIPUS on soft-tissue healing: a review of literature. Br Med Bull, 89: 169-182.

Khokhlatchev AV, Canagarajah B, Wilsbacher J, et al., 1998. Phosphorylation of the MAP kinase ERK2 promotes its homodimerization and nuclear translocation. Cell, 93(4): 605-615.

Klein D, Martini R, 2016. Myelin and macrophages in the PNS: An intimate relationship in trauma and disease. Brain Res, 1641(Pt A): 130-138.

Ko JY, Chen HS, Chen LM, 2001. Treatment of lateral epicondylitis of the elbow with shock waves. Clin Orthop Relat Res, (387): 60-67.

Kobayashi Y, Sakai D, Iwashina T, et al., 2009. Low-intensity pulsed ultrasound stimulates cell proliferation, proteoglycan synthesis and expression of growth factor-related genes in human nucleus pulposus cell line. Eur Cell Mater, 17: 15-22.

Korkmaz S, Karadag MA, Hamamcioglu K, et al., 2015. Electrophysiological Identification of Central Sensitization in Patients with Chronic Prostatitis. Urol J, 12(4): 2280-2284.

Krieger JN, Nyberg L Jr, Nickel JC, 1999. NIH consensus definition and classification of prostatitis. JAMA, 282(3): 236-237.

Kusuyama J, Bandow K, Shamoto M, et al., 2014. Low intensity pulsed ultrasound (LIPUS) influences the multilineage differentiation of mesenchymal stem and progenitor cell lines through ROCK-Cot/Tpl2-MEK-ERK signaling pathway. J Biol Chem, 289(15): 10330-10344.

Lau EY, Berkowitz ML, Schwegler E, 2016. Shock Wave-Induced Damage of a Protein by Void Collapse. Biophys J, 110(1): 147-156.

Lee FY, Zhen YY, Yuen CM, et al., 2017. The mTOR-FAK mechanotransduction signaling axis for focal adhesion maturation and cell proliferation. Am J Transl Res, 9(4): 1603-1617.

Lee JH, Cho SH, 2013. Effect of extracorporeal shock wave therapy on denervation atrophy and function caused by sciatic nerve injury. J Phys Ther Sci, 25(9): 1067-1069.

Lee JH, Kim SG, 2015. Effects of extracorporeal shock wave therapy on functional recovery and neurotrophin-3 expression in the spinal cord after crushed sciatic nerve injury in rats. Ultrasound Med Biol, 41(3): 790-796.

Lee JY, Kim SN, Lee IS, et al., 2014. Effects of Extracorporeal Shock Wave Therapy on Spasticity in Patients after Brain Injury: A Meta-analysis. J Phys Ther Sci, 26(10): 1641-1647.

Lee SK, Wolfe SW, 2000. Peripheral nerve injury and repair. J Am Acad Orthop Surg, 8(4): 243-252.

Lendeckel S, Jödicke A, Christophis P, et al., 2004. Autologous stem cells (adipose) and fibrin glue used to treat widespread traumatic calvarial defects: case report. J Craniomaxillofac Surg, 32(6): 370-373.

Levi-Montalcini R, Hamburger V, 1951. Selective growth stimulating effects of mouse sarcoma on the sensory and sympathetic nervous system of the chick embryo. J Exp Zool, 116(2): 321-361.

Li D, Pellegrino A, Hallack A, et al., 2018a. Response of Single Cells to Shock Waves and Numerically Optimized Waveforms for Cancer Therapy. Biophys J, 114(6): 1433-1439.

Li H, Matheu MP, Sun F, et al., 2016. Low-energy Shock Wave Therapy Ameliorates Erectile Dysfunction in a Pelvic Neurovascular Injuries Rat Model. J Sex Med, 13(1): 22-32.

Li HS, Wang B, Han L, et al., 2013. [Transperineal ultrasonic therapy for chronic prostatitis]. Zhonghua Nan Ke Xue, 19(1): 49-53.

Li J, Zhang Q, Ren C, et al., 2018b. Low-Intensity Pulsed Ultrasound Prevents the Oxidative Stress Induced Endothelial-Mesenchymal Transition in Human Aortic Endothelial Cells. Cell Physiol Biochem, 45(4): 1350-1365.

Li Q, Liu Y, Li M, et al., 2006. [The difference of nerve growth factor and ciliary neurotrophic factor between the sensitive and motor fibres regeneration]. Zhonghua Zheng Xing Wai Ke Za Zhi, 22(5): 371-374.

Lin G, Alwaal A, Zhang X, et al., 2015. Presence of stem/progenitor cells in the rat penis. Stem Cells Dev, 24(2): 264-270.

Lin G, Reed-Maldonado AB, Wang B, et al., 2017. In Situ Activation of Penile Progenitor Cells With Low-Intensity Extracorporeal Shockwave Therapy. J Sex Med, 14(4): 493-501.

Liu T, Shindel AW, Lin G, et al., 2019. Cellular signaling pathways modulated by low-intensity extracorporeal shock wave therapy. Int J Impot Res, 31(3): 170-176.

Lluís F, Ballestar E, Suelves M, et al., 2005. E47 phosphorylation by p38 MAPK promotes MyoD/E47 association and muscle-specific gene transcription. EMBO J, 24(5): 974-984.

López-Marín LM, Rivera AL, Fernández F, et al., 2018. Shock wave-induced permeabilization of mammalian cells. Phys Life Rev, 26-27: 1-38.

Lu Z, Lin G, Reed-Maldonado A, et al., 2017. Low-intensity Extracorporeal Shock Wave Treatment Improves Erectile Function: A Systematic Review and Meta-analysis. Eur Urol, 71(2): 223-233.

Lv Y, Nan P, Chen G, et al., 2015. In vivo repair of rat

transected sciatic nerve by low-intensity pulsed ultrasound and induced pluripotent stem cells-derived neural crest stem cells. Biotechnol Lett, 37(12): 2497-2506.

Lv Y, Zhao P, Chen G, et al., 2013. Effects of low-intensity pulsed ultrasound on cell viability, proliferation and neural differentiation of induced pluripotent stem cells-derived neural crest stem cells. Biotechnol Lett, 35(12): 2201-2212.

Ma F, Xiao Z, Chen B, et al., 2014. Linear ordered collagen scaffolds loaded with collagen-binding basic fibroblast growth factor facilitate recovery of sciatic nerve injury in rats. Tissue Eng Part A, 20(7-8): 1253-1262.

Madl CM, Heilshorn SC, 2015. Matrix interactions modulate neurotrophin-mediated neurite outgrowth and pathfinding. Neural Regen Res, 10(4): 514-517.

Maioli M, Rinaldi S, Santaniello S, et al., 2014. Radioelectric asymmetric conveyed fields and human adipose-derived stem cells obtained with a nonenzymatic method and device: a novel approach to multipotency. Cell Transplant, 23(12): 1489-1500.

Mao AS, Mooney DJ, 2015. Regenerative medicine: Current therapies and future directions. Proc Natl Acad Sci U S A, 112(47): 14452-14459.

Marx J, 1995. Helping neurons find their way. Science, 268(5213): 971-973.

Mazzoli S, Cai T, Rupealta V, et al., 2007. Interleukin 8 and anti-chlamydia trachomatis mucosal IgA as urogenital immunologic markers in patients with C. Eur Urol, 51(5): 1385-1393.

McAllister AK, Katz LC, Lo DC, 1999. Neurotrophins and synaptic plasticity. Annu Rev Neurosci, 22: 295-318.

McAllister AK, Lo DC, Katz LC, 1995. Neurotrophins regulate dendritic growth in developing visual cortex. Neuron, 15(4): 791-803.

Meirer R, Brunner A, Deibl M, et al., 2007b. Shock wave therapy reduces necrotic flap zones and induces VEGF expression in animal epigastric skin flap model. J Reconstr Microsurg, 23(4): 231-236.

Meirer R, Huemer GM, Oehlbauer M, et al., 2007a. Comparison of the effectiveness of gene therapy with vascular endothelial growth factor or shock wave therapy to reduce ischaemic necrosis in an epigastric skin flap model in rats. J Plast Reconstr Aesthet Surg, 60(3): 266-271.

Mittermayr R, Antonic V, Hartinger J, et al., 2012. Extracorporeal shock wave therapy (ESWT) for wound healing: technology, mechanisms, and clinical efficacy. Wound Repair Regen, 20(4): 456-465.

Montava M, Garcia S, Mancini J, et al., 2015. Vitamin D3 potentiates myelination and recovery after facial nerve injury. Eur Arch Otorhinolaryngol, 272(10): 2815-2823.

Moosavi-Nejad SF, Hosseini SH, Satoh M, et al., 2006. Shock wave induced cytoskeletal and morphological deformations in a human renal carcinoma cell line. Cancer Sci, 97(4): 296-304.

Murata R, Ohtori S, Ochiai N, et al., 2006. Extracorporeal shockwaves induce the expression of ATF3 and GAP-43 in rat dorsal root ganglion neurons. Auton Neurosci, 128(1-2): 96-100.

Nakamura T, Fujihara S, Yamamoto-Nagata K, et al., 2011. Low-intensity pulsed ultrasound reduces the inflammatory activity of synovitis. Ann Biomed Eng, 39(12): 2964-2971.

Nakao J, Fujii Y, Kusuyama J, et al., 2014. Low-intensity pulsed ultrasound (LIPUS) inhibits LPS-induced inflammatory responses of osteoblasts through TLR4-MyD88 dissociation. Bone, 58: 17-25.

Neuman M, Sosnovski V, Kais M, et al., 2011. Transobturator vs single-incision suburethral mini-slings for treatment of female stress urinary incontinence: early postoperative pain and 3-year follow-up. J Minim Invasive Gynecol, 18(6): 769-773.

Norris SM, Bombardier E, Smith IC, et al., 2010. ATP consumption by sarcoplasmic reticulum Ca2+ pumps accounts for 50% of resting Metabolic rate in mouse fast and slow twitch skeletal muscle. Am J Physiol Cell Physiol, 298(3): C521-C529.

Notarnicola A, Moretti B, 2012. The biological effects of extracorporeal shock wave therapy (eswt) on tendon tissue. Muscles Ligaments Tendons J, 2(1): 33-37.

Ogden JA, Tóth-Kischkat A, Schultheiss R, 2001. Principles of shock wave therapy. Clin Orthop Relat Res, (387): 8-17.

Ohtori S, Inoue G, Mannoji C, et al., 2001. Shock wave application to rat skin induces degeneration and reinnervation of sensory nerve fibres. Neurosci Lett, 315(1-2): 57-60.

Olsen SM, Stover JD, Nagatomi J, 2011. Examining the role of mechanosensitive ion channels in pressure mechanotransduction in rat bladder urothelial cells. Ann Biomed Eng, 39(2): 688-697.

Omi H, Mochida J, Iwashina T, et al., 2008. Low-intensity pulsed ultrasound stimulation enhances TIMP-1 in nucleus pulposus cells and MCP-1 in macrophages in the rat. J Orthop Res, 26(6): 865-871.

Oosterhof GO, Smits GA, de Ruyter JE, et al., 1989. The in vitro effect of electromagnetically generated shock waves (Lithostar) on the Dunning R3327 PAT-2 rat prostatic cancer cell-line. Urol Res, 17(1): 13-19.

Ortaç M, Küçükergin C, Salabaş E, et al., 2017. Effect of low-energy shockwave therapy on angiogenic factors in the penile tissue of diabetic rats. Turk J Urol, 43(2): 130-134.

Palmero A, Berger M, Venturi C, et al., 2006. High energy shock waves enhance the cytotoxic effect of doxorubicin and methotrexate to human osteosarcoma cell lines. Oncol Rep, 15(1): 267-273.

Park IS, Chung PS, Ahn JC, 2015. Enhancement of Ischemic Wound Healing by Spheroid Grafting of Human Adipose-Derived Stem Cells Treated with Low-Level Light Irradiation. PLoS One, 10(6): e0122776.

Pérez LM, Webster GD, 1992. Successful outcome of artificial urinary sphincters in men with post-prostatectomy urinary incontinence despite adverse implantation features. J Urol, 148(4): 1166-1170.

Peshkovsky SL, Peshkovsky AS, 2008. Shock-wave model of acoustic cavitation. Ultrason Sonochem, 15(4): 618-628.

Potestio R, Pontiggia F, Micheletti C, 2009. Coarse-grained description of protein internal dynamics: an optimal strategy for decomposing proteins in rigid subunits. Biophys J, 96(12): 4993-5002.

Prieto ML, Firouzi K, Khuri-Yakub BT, et al., 2018. Activation of Piezo1 but Not NaV1. Ultrasound Med Biol, 44(6): 1217-1232.

Priglinger E, Schuh CMAP, Steffenhagen C, et al., 2017. Improvement of adipose tissue-derived cells by low-energy extracorporeal shock wave therapy. Cytotherapy, 19(9): 1079-1095.

Puts R, Rikeit P, Ruschke K, et al., 2018. Functional regulation of YAP mechanosensitive transcriptional coactivator by Focused Low-Intensity Pulsed Ultrasound (FLIPUS) enhances proliferation of murine mesenchymal precursors. PLoS One, 13(10): e0206041.

Qi B, Yu T, Wang C, et al., 2016. Shock wave-induced ATP release from osteosarcoma U2OS cells promotes cellular uptake and cytotoxicity of methotrexate. J Exp Clin Cancer Res, 35(1): 161.

Qing L, Chen H, Tang J, et al., 2018. Exosomes and Their MicroRNA Cargo: New Players in Peripheral Nerve Regeneration. Neurorehabil Neural Repair, 32(9): 765-776.

Qiu X, Lin G, Xin Z, et al., 2013. Effects of low-energy shockwave therapy on the erectile function and tissue of a diabetic rat model. J Sex Med, 10(3): 738-746.

Ra JC, Kang SK, Shin IS, et al., 2011. Stem cell treatment for patients with autoimmune disease by systemic infusion of culture-expanded autologous adipose tissue derived mesenchymal stem cells. J Transl Med, 9: 181.

Raabe O, Shell K, Goessl A, et al., 2013. Effect of extracorporeal shock wave on proliferation and differentiation of equine adipose tissue-derived mesenchymal stem cells in vitro. Am J Stem Cells, 2(1): 62-73.

Rath EM, Kelly D, Bouldin TW, et al., 1995. Impaired peripheral nerve regeneration in a mutant strain of mice (Enr) with a Schwann cell defect. J Neurosci, 15(11): 7226-7237.

Reichert F, Saada A, Rotshenker S, 1994. Peripheral nerve injury induces Schwann cells to express two macrophage phenotypes: phagocytosis and the galactose-specific lectin MAC-2. J Neurosci, 14(5 Pt 2): 3231-3245.

Rigotti G, Marchi A, Galiè M, et al., 2007. Clinical treatment of radiotherapy tissue damage by lipoaspirate transplant: a healing process mediated by adipose-derived adult stem cells. Plast Reconstr Surg, 119(5): 1409-1422.

Riordan NH, Ichim TE, Min WP, et al., 2009. Non-expanded adipose stromal vascular fraction cell therapy for multiple sclerosis. J Transl Med, 7: 29.

Rodgers JT, King KY, Brett JO, et al., 2014. mTORC1 controls the adaptive transition of quiescent stem cells from G0 to G(Alert). Nature, 510(7505): 393-396.

Ronchi G, Nicolino S, Raimondo S, et al., 2009. Functional and morphological assessment of a standardized crush injury of the rat median nerve. J Neurosci Methods, 179(1): 51-57.

Rota C, Morigi M, Imberti B, 2019. Stem Cell Therapies in Kidney Diseases: Progress and Challenges. Int J Mol Sci, 20(11): 2790.

Rusovan A, Kanje M, 1992. Magnetic fields stimulate peripheral nerve regeneration in hypophysectiomized rats. Neuroreport, 3(12): 1039-1041.

Salgarella AR, Cafarelli A, Ricotti L, et al., 2017. Optimal Ultrasound Exposure Conditions for Maximizing C2C12 Muscle Cell Proliferation and Differentiation. Ultrasound Med Biol, 43(7): 1452-1465.

Salonia A, Castagna G, Capogrosso P, et al., 2015. Prevention and management of post prostatectomy erectile dysfunction. Transl Androl Urol, 4(4): 421-437.

Schmid P, Itin P, Cherry G, et al., 1998. Enhanced expression of transforming growth factor-beta type I and type II receptors in wound granulation tissue and hypertrophic scar. Am J Pathol, 152(2): 485-493.

Schuh CM, Hercher D, Stainer M, et al., 2016. Extracorporeal shockwave treatment: A novel tool to improve Schwann cell isolation and culture. Cytotherapy, 18(6): 760-770.

Schumacher B, Albrechtsen J, Keller J, et al., 1996. Periosteal insulin-like growth factor I and bone formation. Acta Orthop Scand, 67(3): 237-241.

Sene GA, Sousa FF, Fazan VS, et al., 2013. Effects of laser therapy in peripheral nerve regeneration. Acta Ortop Bras, 21(5): 266-270.

Stenudd M, Sabelström H, Frisén J, 2015. Role of endogenous

neural stem cells in spinal cord injury and repair. JAMA Neurol, 72(2): 235-237.

Stoll G, Griffin JW, Li CY, et al., 1989. Wallerian degeneration in the peripheral nervous system: participation of both Schwann cells and macrophages in myelin degradation. J Neurocytol, 18(5): 671-683.

Su WS, Wu CH, Chen SF, et al., 2017. Transcranial ultrasound stimulation promotes brain-derived neurotrophic factor and reduces apoptosis in a mouse model of traumatic brain injury. Brain Stimul, 10(6): 1032-1041.

Su Z, Xu T, Wang Y, et al., 2019. Low-intensity pulsed ultrasound promotes apoptosis and inhibits angiogenesis via p38 signaling-mediated endoplasmic reticulum stress in human endothelial cells. Mol Med Rep, 19(6): 4645-4654.

Suhr D, Brümmer F, Irmer U, et al., 1996. Disturbance of cellular calcium homeostasis by in vitro application of shock waves. Ultrasound Med Biol, 22(5): 671-679.

Sun CK, Shao PL, Wang CJ, et al., 2011. Study of vascular injuries using endothelial denudation model and the therapeutic application of shock wave: a review. Am J Transl Res, 3(3): 259-268.

Takahashi N, Ohtori S, Saisu T, et al., 2006. Second application of low-energy shock waves has a cumulative effect on free nerve endings. Clin Orthop Relat Res, 443: 315-319.

Takahashi T, Nakagawa K, Tada S, et al., 2019. Low-energy shock waves evoke intracellular Ca2+ increases independently of sonoporation. Sci Rep, 9(1): 3218.

Tavernarakis N, Driscoll M, 1997. Molecular modeling of mechanotransduction in the nematode Caenorhabditis elegans. Annu Rev Physiol, 59: 659-689.

Toews AD, Barrett C, Morell P, 1998. Monocyte chemoattractant protein 1 is responsible for macrophage recruitment following injury to sciatic nerve. J Neurosci Res, 53(2): 260-267.

Trohatou O, Roubelakis MG, 2017. Mesenchymal Stem/Stromal Cells in Regenerative Medicine: Past, Present, and Future. Cell Reprogram, 19(4): 217-224.

Trompetto C, Avanzino L, Bove M, et al., 2009. External shock waves therapy in dystonia: preliminary results. Eur J Neurol, 16(4): 517-521.

Tsukada M, Takiuchi T, Watanabe K, 2019. Low-Intensity Pulsed Ultrasound for Early-Stage Lumbar Spondylolysis in Young Athletes. Clin J Sport Med, 29(4): 262-266.

Tzouvelekis A, Koliakos G, Ntolios P, et al., 2011. Stem cell therapy for idiopathic pulmonary fibrosis: a protocol proposal. J Transl Med, 9: 182.

Vardi Y, Appel B, Jacob G, et al., 2010. Can low-intensity extracorporeal shockwave therapy improve erectile function?. Eur Urol, 58(2): 243-248.

Verstraelen FU, In den Kleef NJ, Jansen L, et al., 2014. High-energy versus low-energy extracorporeal shock wave therapy for calcifying tendinitis of the shoulder: which is superior?. Clin Orthop Relat Res, 472(9): 2816-2825.

Vitillo L, Kimber SJ, 2017. Integrin and FAK Regulation of Human Pluripotent Stem Cells. Curr Stem Cell Rep, 3(4): 358-365.

Vrbova G, Mehra N, Shanmuganathan H, et al., 2009. Chemical communication between regenerating motor axons and Schwann cells in the growth pathway. Eur J Neurosci, 30(3): 366-375.

Walton TA, Idigo CA, Herrera N, et al., 2015. MscL: channeling membrane tension. Pflugers Arch, 467(1): 15-25.

Wang B, Ning H, Reed-Maldonado AB, et al., 2017. Low-Intensity Extracorporeal Shock Wave Therapy Enhances Brain-Derived Neurotrophic Factor Expression through PERK/ATF4 Signaling Pathway. Int J Mol Sci, 18(2): 433.

Wang CJ, 2012. Extracorporeal shockwave therapy in musculoskeletal disorders. J Orthop Surg Res, 7: 11.

Wang CJ, Huang HY, Yang K, et al., 2002a. Pathomechanism of shock wave injuries on femoral artery, vein and nerve. Injury, 33(5): 439-446.

Wang CJ, Wang FS, Huang CC, et al., 2005. Treatment for osteonecrosis of the femoral head: comparison of extracorporeal shock waves with core decompression and bone-grafting. J Bone Joint Surg Am, 87(11): 2380-2387.

Wang CJ, Wang FS, Yang KD, et al., 2003. Shock wave therapy induces neovascularization at the tendon-bone junction. J Orthop Res, 21(6): 984-989.

Wang FS, Yang KD, Chen RF, et al., 2002b. Extracorporeal shock wave promotes growth and differentiation of bone-marrow stromal cells towards osteoprogenitors associated with induction of TGF-beta1. J Bone Joint Surg Br, 84(3): 457-461.

Wang Y, Hadley HR, 1992. Experiences with the artificial urinary sphincter in the irradiated patient. J Urol, 147(3): 612-613.

Wang Y, Jiang L, Xu T, et al., 2019. p38 MAPK signaling is a key mediator for low-intensity pulsed ultrasound (LIPUS) in cultured human omental adipose-derived mesenchymal stem cells. Am J Transl Res, 11(1): 418-429.

Wang Y, Shen W, Yang L, et al., 2013. The protective effects of Achyranthes bidentata polypeptides on rat sciatic nerve crush injury causes modulation of neurotrophic factors. Neurochem Res, 38(3): 538-546.

Weber CE, Li NY, Wai PY, et al., 2012. Epithelial-mesenchymal transition, TGF-β, and osteopontin in wound healing and tissue remodeling after injury. J Burn

Care Res, 33(3): 311-318.

Weihs AM, Fuchs C, Teuschl AH, et al., 2014. Shock wave treatment enhances cell proliferation and improves wound healing by ATP release-coupled extracellular signal-regulated kinase (ERK) activation. J Biol Chem, 289(39): 27090-27104.

Weissmiller AM, Wu C, 2012. Current advances in using neurotrophic factors to treat neurodegenerative disorders. Transl Neurodegener, 1(1): 14.

Welgus HG, Jeffrey JJ, Eisen AZ, 1981. Human skin fibroblast collagenase. J Biol Chem, 256(18): 9516-9521.

Wu YH, Liang HW, Chen WS, et al., 2008. Electrophysiological and functional effects of shock waves on the sciatic nerve of rats. Ultrasound Med Biol, 34(10): 1688-1696.

Wu YH, Lun JJ, Chen WS, et al., 2007. The electrophysiological and functional effect of shock wave on peripheral nerves. Annu Int Conf IEEE Eng Med Biol Soc, 2007: 2369-2372.

Xie S, Jiang X, Wang R, et al., 2019. Low-intensity pulsed ultrasound promotes the proliferation of human bone mesenchymal stem cells by activating PI3K/AKt signaling pathways. J Cell Biochem, 120(9): 15823-15833.

Xin Z, Lin G, Lei H, et al., 2016a. Clinical applications of low-intensity pulsed ultrasound and its potential role in urology. Transl Androl Urol, 5(2): 255-266.

Xin ZC, Xu YD, Lin G, et al., 2016b. Recruiting endogenous stem cells: a novel therapeutic approach for erectile dysfunction. Asian J Androl, 18(1): 10-15.

Yang B, Li M, Lei H, et al., 2019. Low Intensity Pulsed Ultrasound Influences the Myogenic Differentiation of Muscle Satellite Cells in a Stress Urinary Incontinence Rat Model. Urology, 123: 297e1-297e8.

Yi S, Yuan Y, Chen Q, et al., 2016. Regulation of Schwann cell proliferation and migration by miR-1 targeting brain-derived neurotrophic factor after peripheral nerve injury. Sci Rep, 6: 29121.

Ying ZM, Lin T, Yan SG, 2012. Low-intensity pulsed ultrasound therapy: a potential strategy to stimulate tendon-bone junction healing. J Zhejiang Univ Sci B, 13(12): 955-963.

Yoon CW, Jung H, Goo K, et al., 2018. Low-Intensity Ultrasound Modulates Ca2+ Dynamics in Human Mesenchymal Stem Cells via Connexin 43 Hemichannel. Ann Biomed Eng, 46(1): 48-59.

Yu JS, Cui W, 2016. Proliferation, survival and Metabolism: the role of PI3K/AKT/mTOR signalling in pluripotency and cell fate determination. Development, 143(17): 3050-3060.

Yu T, Junger WG, Yuan C, et al., 2010. Shockwaves increase T-cell proliferation and IL-2 expression through ATP release, P2X7 receptors, and FAK activation. Am J Physiol Cell Physiol, 298(3): C457-C464.

Yudin D, Hanz S, Yoo S, et al., 2008. Localized regulation of axonal RanGTPase controls retrograde injury signaling in peripheral nerve. Neuron, 59(2): 241-252.

Zebda N, Dubrovskyi O, Birukov KG, 2012. Focal adhesion kinase regulation of mechanotransduction and its impact on endothelial cell functions. Microvasc Res, 83(1): 71-81.

Zhang H, Li ZL, Yang F, et al., 2018a. Radial shockwave treatment promotes human mesenchymal stem cell self-renewal and enhances cartilage healing. Stem Cell Res Ther, 9(1): 54.

Zhang J, Kang N, Yu X, et al., 2017a. Radial Extracorporeal Shock Wave Therapy Enhances the Proliferation and Differentiation of Neural Stem Cells by Notch, PI3K/AKT, and Wnt/β-catenin Signaling. Sci Rep, 7(1): 15321.

Zhang L, Weng C, Zhao Z, et al., 2017b. Extracorporeal shock wave therapy for chronic wounds: A systematic review and Meta-analysis of randomized controlled trials. Wound Repair Regen, 25(4): 697-706.

Zhang N, Chow SK, Leung KS, et al., 2017c. Ultrasound as a stimulus for musculoskeletal disorders. J Orthop Translat, 9: 52-59.

Zhang X, Hu Z, Hao J, et al., 2016. Low Intensity Pulsed Ultrasound Promotes the Extracellular Matrix Synthesis of Degenerative Human Nucleus Pulposus Cells Through FAK/PI3K/Akt Pathway. Spine (Phila Pa 1976), 41(5): E248-E254.

Zhang Z, Ma Y, Guo S, et al., 2018b. Low-intensity pulsed ultrasound stimulation facilitates in vitro osteogenic differentiation of human adipose-derived stem cells via up-regulation of heat shock protein (HSP)70, HSP90, and bone morphogenetic protein (BMP) signaling pathway. Biosci Rep, 38(3): BSR20180087.

Zhao L, Feng Y, Hu H, et al., 2016. Low-Intensity Pulsed Ultrasound Enhances Nerve Growth Factor-Induced Neurite Outgrowth through Mechanotransduction-Mediated ERK1/2-CREB-Trx-1 Signaling. Ultrasound Med Biol, 42(12): 2914-2925.

Zhao Q, Zhou H, Chi S, et al., 2018. Structure and mechanogating mechanism of the Piezo1 channel. Nature, 554(7693): 487-492.

Zhou JY, Huang DG, Qin YC, et al., 2019. mTORC1 signaling activation increases intestinal stem cell activity and promotes epithelial cell proliferation. J Cell Physiol, 234(10): 19028-19038.

Zhou S, Schmelz A, Seufferlein T, et al., 2004. Molecular

mechanisms of low intensity pulsed ultrasound in human skin fibroblasts. J Biol Chem, 279(52): 54463-54469.

Ziadloo A, Burks SR, Gold EM, et al., 2012. Enhanced homing permeability and retention of bone marrow stromal cells by noninvasive pulsed focused ultrasound. Stem Cells, 30(6): 1216-1227.

Zou Z, Chen J, Liu A, et al., 2015. mTORC2 promotes cell survival through c-Myc-dependent up-regulation of E2F1. J Cell Biol, 211(1): 105-122.

Zou ZJ, Liang JY, Liu ZH, et al., 2018. Low-intensity extracorporeal shock wave therapy for erectile dysfunction after radical prostatectomy: a review of preclinical studies. Int J Impot Res, 30(1): 1-7.

第七章

医用冲击波对骨科疾病的治疗

第一节 概 述

在骨科治疗中，国内生产的体外冲击波治疗机产品多采用电磁式波源（图 7-1）。而美国、英国及欧洲等国家生产的治疗机则以压电式波源为主（图 7-2，图 7-3）。其原理是将数百或数千个压电晶体置于半球表面，当高压电流通过晶体时，晶体会在电流的作用下收缩和膨胀，在介质（水）中产生低能量声波，再通过球体表面的特性，将声波聚焦形成冲击波（图 7-4）。对于压电晶体的质量、寿命及安装都要求较高，否则每个晶体触发脉冲难以同步。

一、体外冲击波在骨科临床应用中的适应证和禁忌证

1985 年，研究者首次进行体外冲击波（extracorporeal shock wave，ESW）对骨骼作用的实验研究。1988 年，德国报道的首次成功采用 ESW 进行骨不连的治疗。此后几年 ESW 治疗骨不连报道的有效率在 60% ~ 90%。1993 年，较高能量强度的骨科 ESW 治疗机 OssaTron（HMT AG）成功研制（图 7-5），先用于治疗肌

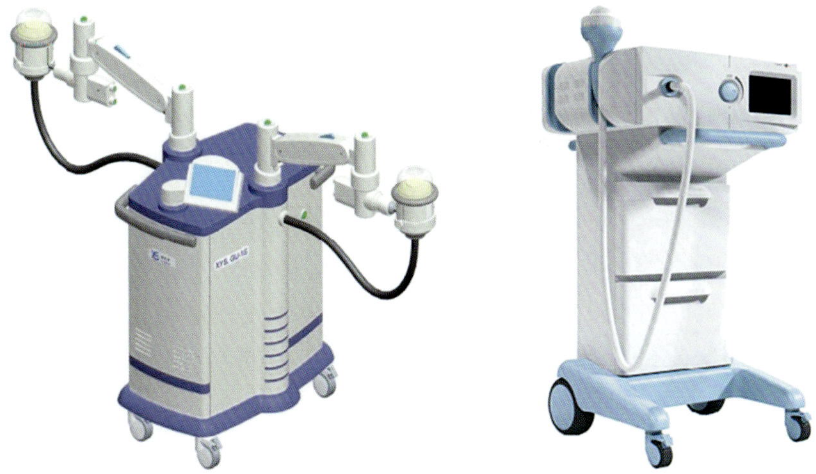

图 7-1 国产冲击波治疗机

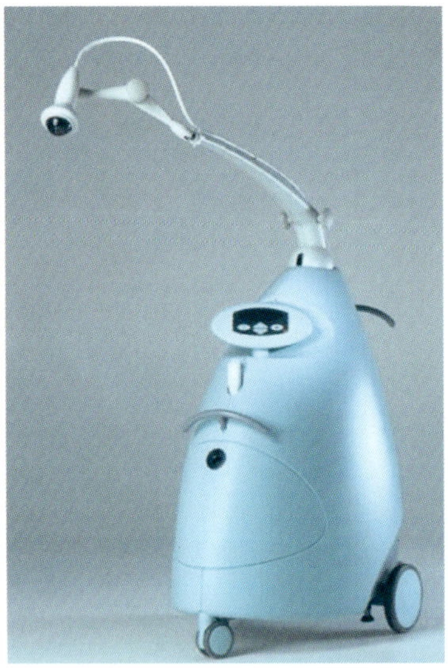

图 7-2 用于软组织的 ReflecTron 体外冲击波治疗机

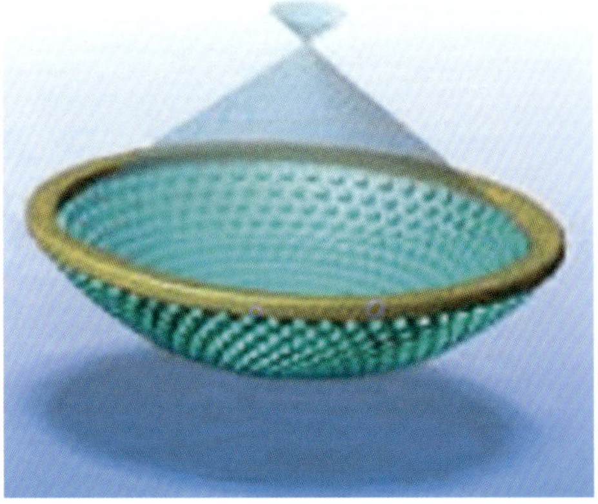

图 7-4 压电式冲击波产生示意图

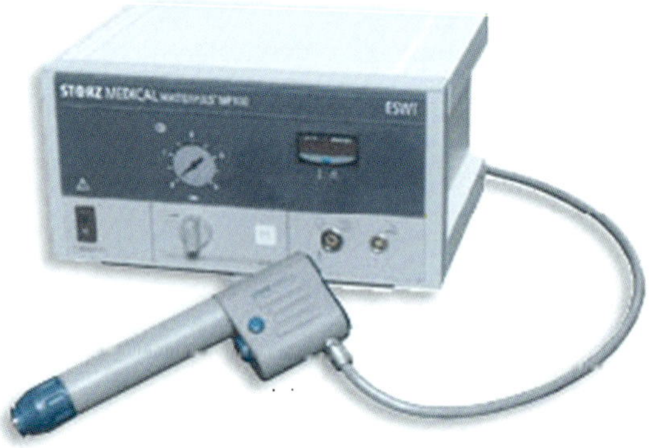

图 7-3 径向压力波治疗仪

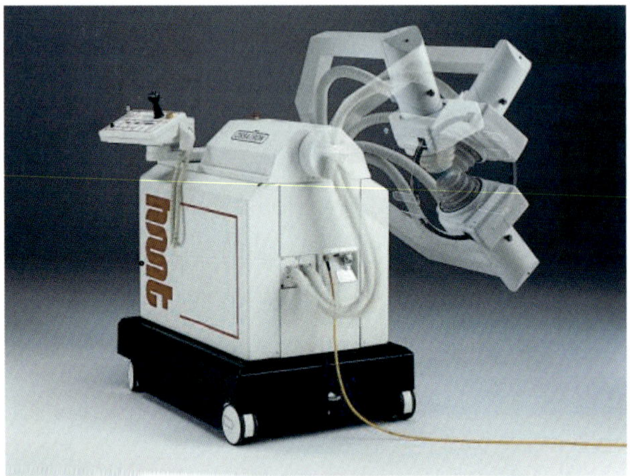

图 7-5 OssaTron 体外冲击波治疗机

腱钙化，然后又成功用于跖筋膜炎和跟骨骨刺的治疗，有效率为 70% ~ 80%。由于 ESW 越来越多用于软组织治疗，此后特别研制治疗软组织疾病的 ESW 治疗机 ReflecTron（图 7-2），这种电极能同时发射 50 000 个冲击波。

根据临床应用时的剂量大小，所用的体外冲击波治疗机也有不同，目前无论临床上还是市场上都以低强度治疗机为主，但获得美国 FDA 认证产品为高强度治疗机。高强度治疗一般只进行一次，患者需麻醉，治疗强度达 1300 mJ/mm^2，治疗后可能出现疼痛加重。低强度治疗需进行 3 次，总强度达 1405 mJ/mm^2，不需要麻醉，治疗后无不适。

体外冲击波治疗骨科疾病的临床适应证包括：跖筋膜炎（图 7-6）、网球肘（图 7-7）、跟腱炎、钙化性肌腱炎、骨折延迟愈合或骨不连、股骨头坏死等。禁忌证包括：足的神经血管性疾病、跖筋膜韧带断裂、开放性骨折、妊娠、治疗区域有金属物、因血栓服用抗凝药物（如华法林、预防用阿司匹林）等。

大多数文献未报道不良反应，常见有治疗局部损伤，如肿胀、出血；神经系统症状，如治疗部位麻木、刺痛等。

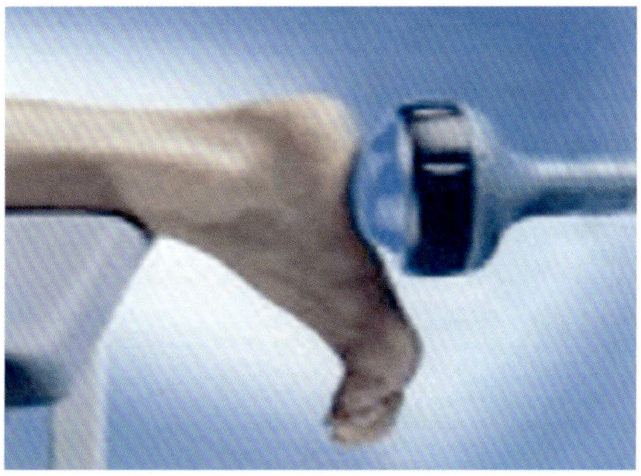

图 7-6　体外冲击波治疗跖筋膜炎

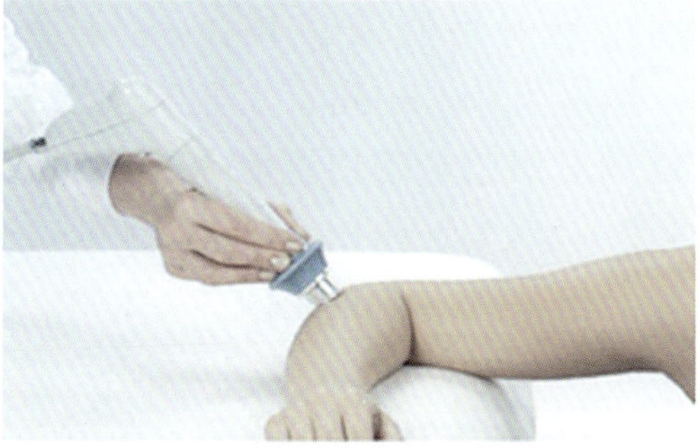

图 7-7　体外冲击波治疗网球肘

二、ESW 治疗在骨科临床应用中的循证医学

在 ESW 治疗临床应用初期，Heller 等（Heller et al.，1998）最早发表有关 ESW 治疗骨科疾病的 Meta 分析，如治疗跖筋膜炎、网球肘、钙化性肌腱炎、骨不连。根据北美脊柱外科学会 A 级和 B 级标准，在 55 篇（4825 例）文献中仅 24 篇（1585 例，33%）达标。结论是 ESW 治疗没有严重并发症报道，但作为保守治疗手段大量应用还缺乏科学指征。Fritze（Fritze，1998）总结 25 篇文献，认为应加强双盲随机对照临床试验以证实 ESW 治疗的有效性，同时提出建立治疗剂量标准。Böddeker 等（Böddeker et al.，2000）和 Haake 等（Haake et al.，2002）对 ESW 治疗网球肘进行系统回顾，各总结 20 篇文献，结论无法肯定或否定 ESW 对网球肘的治疗效果，建议如需明确结论，需进一步行双盲实验。

Crawford 等（Crawford et al.，2003）共收录 25 篇有关 ESW 治疗跖筋膜炎的随机对照试验，其中因治疗剂量不同和非盲法试验而排除 6 篇，发现 Li-ESW 治疗在短期内（6～12 周）能缓解夜间痛、静息痛、压痛。Hi-ESW 治疗实验结果显示，其比安慰剂更加有效缓解足跟痛，然而这种平均差异仅为 6%。2004 年，美国华盛顿州劳工与工业部下属医疗办公室（Department of Labor and Industries, Office of the Medical Director, Washington State, USA）发布了 ESW 治疗跖筋膜炎（3 篇非随机试验，6 篇随机对照试验，3 篇综述）、网球肘（2 篇非随机试验，4 篇随机对照试验，1 篇综述）、肩关节肌腱炎（4 篇非随机试验，5 篇随机对照试验）相关研究结果，结论是 ESW 对治疗跖筋膜炎、网球肘、肩关节肌腱炎有效。

2000 年 10 月，美国 FDA 批准采用 OssaTron 高强度 ESW 治疗跖筋膜炎。2002 年 1 月，批准使用低强度 ESW 治疗机 Sonocur（图 7-8）。美国 FDA 对治疗跟痛症的患者入选标准包括：病程至少 6 个月和至少采用三种其他

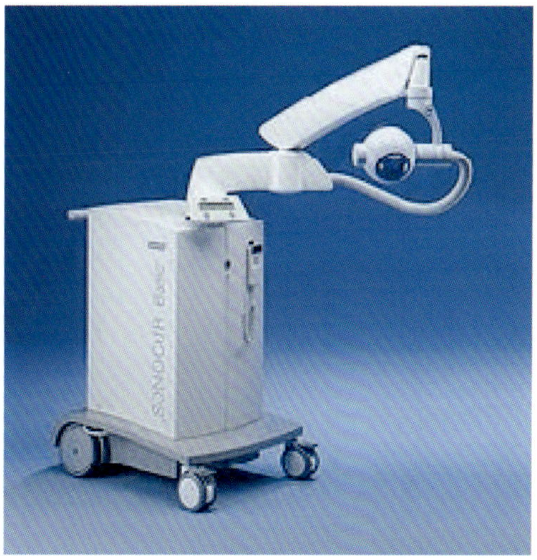

图 7-8　Sonocur 低强度体外冲击波治疗机

治疗未缓解，如可的松注射、口服非甾体抗炎药、物理治疗、矫正术等。

ESW作为治疗骨科疾病的一项新技术，虽然目前在骨科应用越来越普遍，但尚未被医学界广泛接受。一些学者对2004年以前的单盲或双盲随机对照临床试验（证据级别：1）进行Meta分析，结论不能肯定ESW治疗骨骼肌肉疾病的疗效，因此，呼吁今后进行更多高质量的双盲随机对照试验，同时加强对冲击波治疗机制的基础研究。Rompe等（Rompe et al.，2007）总结一批高质量的临床试验研究，包括10项随机对照临床试验，共948例患者入选，低强度ESW治疗慢性顽固性网球肘，不需要局部麻醉，每周2000个脉冲（0.1 mJ/mm^2），每周一次，共3～6次，治疗后随访至少3个月。6项研究结果证明低强度ESW治疗网球肘有效，有效率为35%～65%，4项研究认为ESW治疗不优于安慰剂治疗。其中2项高质量随机安慰剂对照试验（196例）结果显示，ESW治疗效果显著优于对照组（65%：28%，61%：29%）。3项高质量随机试验（406例）结果为ESW治疗与安慰剂相比无优势（32%：33%，35%：34%，39%：31%）。

综上所述，通过Meta统计数据难以对ESW治疗技术给出肯定结论，这是由于疾病病程、ESW治疗剂量、治疗次数和频度、评价时间等因素都会影响Meta分析结果，因此，我们不能单纯依赖统计学结果而否定该项治疗技术。

三、体外冲击波在骨科的临床应用

（一）足跟痛

研究报道57例慢性足跟痛患者，随机分成三组：最大耐受量组、固定剂量组、每周一次共三周治疗的对照组。分别于治疗前、治疗后立即以及三周后，评价各组的触痛情况、站和走的最大耐受度及足功能指数。结果显示：最大耐受量组触痛降低66%，站和走的最大耐受度增加112%。固定剂量组触痛降低45%，站和走的最大耐受度增加45%。最大耐受量组足功能指数得分高于其他两组，三周后仍有疗效（Chow et al.，2007）。

（二）慢性跟腱炎

一项病例对照研究对34例慢性跟腱炎采用3000次冲击波（0.201 mJ/mm^2）单次治疗，总强度为604 mJ/mm^2，治疗时需局部麻醉。34例对照组给予传统治疗。治疗后1个月、3个月、12个月ESW治疗组和对照组VAS评分分别是8.4 *vs*. 4.4（$P<0.001$），6.5 *vs*. 2.9（$P<0.001$），5.6 *vs*. 2.2（$P<0.001$）。最终随访疗效，ESW治疗组和对照组分别是非常好：12 *vs*. 0（$P<0.001$），良好：17 *vs*. 9（$P<0.001$），一般5 *vs*. 17（$P<0.001$），无效0 *vs*. 8（$P<0.001$）。结论是ESW治疗对慢性跟腱炎治疗有效（证据级别：3）（Furia，2008）。

（三）钙化性肌腱炎

Gerdesmeyer等（2003）报道了ESW治疗肩袖钙化性肌腱炎的随机双盲对照试验，将144例随机分成高强度组、低强度组、对照组，治疗前及治疗后3个月、6个月、12个月用CMS（Constant and-Murley Scale）量表和影像学检查评估结果。高强度组、低强度组、对照组CMS得分分别为31.0、15.0、6.6（每两组间$P<0.001$）。结论是治疗后3个月、6个月、12个月CMS评分和影像学检查高强度组疗效优于低强度组。另一项纳入90例肩关节钙化性肌腱炎的随机单盲临床试验，平均分成低中等强度ESW治疗组和对照组，治疗前及治疗

后6个月评价疼痛、功能水平和影像学改变，发现冲击波治疗后钙化完全消失占86.6%、部分消失占13.4%、无变化占8.8%，对照组无1例钙化消失（Cacchio et al.，2006）。

四、正确评价和应用体外冲击波

由于Meta分析和临床随机对照试验结果经常不一致，尚难对体外冲击波骨科治疗效果进行定论，然而体外冲击波治疗在国内外已广泛应用。为此，对传统治疗无效的网球肘等患者是否选择ESW治疗，医生应反复进行研究性评估，从而做出正确判断和获得治疗效果。

尽管目前美国FDA认证ESW仅用于治疗跖筋膜炎和网球肘，但有理由相信，未来可将其用于治疗各种肌腱炎、跟腱炎、假关节、应力性骨折、肩关节肌腱钙化、糖尿病足顽固性溃疡等疾病。国际医学冲击波学会（ISMST）认为ESW治疗的优势在于避免手术、治疗安全、有一定疗效，但必须加强生物学机制和治疗机制的研究。此外，规范临床治疗方案和操作，对提高ESW的疗效和推动该项治疗技术的进步有重要意义。

（彭 楠）

第二节 医用冲击波治疗肌腱病的临床研究

一、肌腱病正常和病理解剖结构

肌腱病是骨上附着的肌腱、韧带、关节囊纤维层等部分（末端区）发生劳损变性改变，在附丽或韧带附着点发生的局灶性炎症。肌腱病以四肢关节部位较为多见，肩袖损伤、网球肘、跟痛症、肌腱炎、跳跃膝等最为常见。

（一）正常结构

肌腱末端区结构分为主要结构和附属结构。纤维软骨区、腱、潮线、钙化软骨区和骨5个部分组成主要结构。滑囊、腱围、滑膜、脂肪垫及止点下软骨或软骨垫结构等部分组成附属结构。当末端结构承担的负荷与相应年龄的运动量不协调时，形态结构可发生改变，最后导致末端病的发生。

（二）肌腱末端区结构的病理改变

1．主要结构的病变

腱部是末端病的主要发病部位，腱纤维的玻璃样变性、腱内肉芽组织增生和血管生长导致末端病的发生。纤维软骨区、潮线上涨的主要标志之一是末端结构发生病变，纤维软骨细胞的形态及数目都有改变，结缔组织和血管生长以代替变性的纤维软骨组织。骨端区，随着潮线的上涨，钙化软骨区范围增大，最终导致骨刺形成。

2．附属结构的病变

附属结构的病变发生于腱周，腱周围组织水肿、粘连，小网细胞的浸润是前期改变，随后发生水肿、纤维化、小静脉扩张，随病变进展，腱周围组织瘢痕化，附近滑囊出现滑囊炎，原有的组织被致密结缔组织代替，并在其中出现小动脉硬化、异位化骨、血栓等，滑膜呈绒毛样增生，血管充血，网织红细胞浸润；滑车型末端腱下软骨面出现软骨变性、细胞坏死、软骨面变薄。

二、肌腱病动物模型研究

肌腱病是由过度使用造成肌腱微损伤所引起的一系列综合征，表现为肌腱及腱周疼痛、功能障碍和影像学改变。关于肌腱病的发病机制有两种学说，即炎症学说和退变学说，目前研究多支持退变学说。一个合适的临床前期模型对于研究其发病机制至关重要。鉴于其病因学及病理学上的复杂性，还没有一种模型得到公认。

目前在体模型主要应用化学方法和机械方法造模，化学方法造模方便、快捷，而机械方法较难控制，但更符合生理状态。

（一）化学方法

通过直接或间接给肌腱注射化学药物或试剂，使肌腱发生某些类似于肌腱病的病理变化，以建立模型。化学方法造模简便易行、周期较短、易于控制，目前应用的主要有以下 4 种。

1. 胶原酶注射模型

肌腱病是一种退变性疾病，往往存在胶原纤维的破坏。因而可用胶原酶注射诱导胶原纤维退变建立模型。将胶原酶注射到兔髌腱内。两周后观察发现注射部位没有炎细胞但有炎症反应；16 周后发现基质钙化、软骨化生及骨化形成。

胶原酶注射法建立的模型与肌腱病的许多表现相似，如细胞增多、基质丢失、血供增加和无菌性炎症，但也有不足之处，如对周围组织造成损伤以及注射后引起较强的损伤修复反应等。

2. 细胞因子注射模型

某些细胞因子注射可致肌腱的无菌性炎症，继而导致肌腱退变建立肌腱病模型。将特异性细胞因子注射到兔髌腱内。4 周后细胞质明显增多，16 周基本恢复正常，基质没有明显变化，16 周时肌腱的最大毁损负荷显著降低。细胞因子注射模型的基质和胶原均没有明显改变，即细胞因子注射仅能造成轻微的肌腱损伤，且损伤是可逆的。由于常需联合注射几种细胞因子才能引起肌腱细胞质增多及最大毁损负荷降低，故无法得知是哪一种起作用。也不能确定是否与肌腱病的病理改变一致。

3. 前列腺素注射模型

机械牵伸可刺激肌腱细胞前列腺素分泌增加，因而前列腺素可能在肌腱病的发病机制中起重要作用。将不同剂量的 PGE_2 注射到兔髌腱内，结果均能引起细胞质增多、基质降解和胶原纤维退变，并且注射剂量与损害效应呈正相关。前列腺素注射可造成肌腱病模型，但其具体的机制还不清楚，需要更进一步的研究观察前列腺素作用于肌腱的长期效应以及生化机制。

4. 氟喹诺酮注射模型

临床研究已证明喹诺酮类药物能引发肌腱病。应用喹诺酮类药物注射建立动物模型的研究已有报道。给动物注射氧氟沙星或培氟沙星后，发现其跟腱出现无菌性炎症反应、胶原纤维排列紊乱、成纤维细胞核碎裂并死亡。两周后肌腱开始修复。没有跟腱断裂的情况出现。在喹诺酮类药物中，氟罗沙星和培氟沙星对跟腱毒性最大，可以抑制蛋白聚糖合成并导致胶原的氧化损伤（Kaleagasioglu et al.，2012）。喹诺酮类药物对人体和动物肌腱都能造成某些相似损害，表现为肌腱的氧化损伤和水肿，但它不会导致动物的跟腱断裂；在人体，造成肌腱病的用药剂量明显低于动物模型，很多影响因素只在人体上起作用而在动物模型上无效。

（二）机械方法

肌腱病多发生于运动员或经常参加体育锻炼的人当中，过度使用是导致肌腱病发生的主要病因。机械模型可用于研究肌腱过度使用导致肌腱病的机制，然而由于动物的修复能力很强，需要相当长的时间才能引起肌腱的病理变化，且机械方法常被用于制造慢性肌腱病模型。在肌腱病动物模型还未成功建立时，肌腱发生的某些病理变化可能已经自身修复，而人类的肌腱病往往很难自身修复。

1. 肌肉电刺激模型

通过电刺激肌肉引起肌肉收缩，为肌腱加载负荷。Andersson 等（Andersson et al., 2011）用电刺激兔右侧小腿三头肌。发现肌腱细胞数量、肌腱血供和血管内皮生长因子（VEGF）表达明显增多，且未受刺激的左侧肢体也发生相同变化，提示对侧肢体也间接受到刺激。肌肉电刺激模型可以用来研究肌腱受刺激后发生的分子水平变化以及细胞信号转导的机制，另有研究发现受刺激的肌腱会出现不均匀的改变，因而要想得到精确结果，必须评估整个肌腱酶和蛋白质基因表达情况。

2. 跑台跑步模型

反复跑台跑步造成肌腱的过度使用以模拟肌腱病的发生机制，可分为下坡跑台和上坡跑台。下坡跑台跑步可用于引起兔的冈上肌腱发生病变。有研究让兔在倾斜 10° 的跑台上以 17 m/s 的速度每天做 1 小时的下坡跑运动。可观察到冈上肌腱的肌腱细胞数量增多、细胞形态变化，胶原纤维紊乱，肌腱最大毁损张力降低。而上坡跑台跑步主要用于制造跟腱病的模型，同样使跟腱病组织中内皮细胞和成纤维细胞增多、细胞核数量增多以及胶原纤维变细。

3. 疲劳载荷模型

肌腱病是由于肌腱受到反复的载荷所致，Fung 等（Fung et al., 2010）对兔的髌腱给予 1 ~ 35 N 的疲劳载荷，发现低疲劳载荷（0.6%）使胶原缠结，中等疲劳载荷（1.7%）使基质崩解及胶原纤维间隙增宽，高疲劳载荷（3.5%）使基质崩解及胶原纤维间隙增宽加重，且胶原表达增加。疲劳载荷造模可控性较强，所需时间相对较短。不足之处是这种方法只能制造急性肌腱损伤的模型，而临床上肌腱病往往是慢性的，而且该方法需要手术暴露肌腱，会造成一定的创伤。

三、医用冲击波用于肌腱末端病治疗研究

（一）肌腱损伤修复相关机制

肌腱损伤愈合是一个复杂的炎性反应过程，分为 3 部分：炎症、再生和重塑。正常的愈合取决于细胞增殖和中间代谢物之间的平衡。肌腱像其他组织一样，具有活跃的代谢活性，可发生更新和重塑。腱病的发生、发展和愈合过程中肌腱的细胞外基质（ECM）发生重塑。正常生理情况下，降解 ECM 的蛋白水解酶——天冬氨酸蛋白酶和基质金属蛋白酶（matrix metalloproteinases, MMP）水平很低，通常以酶原的形式存在，被激活时负责正常组织的更新。而当活性状态的 MMP 数量增多且不能够被抑制时，会导致 ECM 的破坏和组织的损伤。研究表明，在断裂及应力去除后的肌腱中均见 MMP-1 表达增加。MMP-1、MMP-13 主要以胶原为底物，其表达升高可致肌腱中胶原降解和更新增加，从而可导致基质力学性能下降，而且腱组织中的胶原损伤或部分断裂可导致肌腱疼痛。

肌腱细胞的功能是形成肌腱胶原纤维和基

质，进而修复受损组织。在肌腱组织中，肌腱细胞与胞外基质之间存在非常密切的相互关系。肌腱细胞可持续合成、分泌某些物质，如胶原、可溶性蛋白多糖等，并可降解、吸收基质中的代谢产物，调节周围的微环境。肌腱损伤修复需要肌腱细胞的增殖和细胞基质的重塑。在肌腱中，约95%的胶原是Ⅰ型胶原和Ⅲ型胶原，Ⅲ型胶原一般在肌腱损伤后率先沉积，而剩下的修复过程由Ⅰ型胶原发挥作用。肌腱细胞的增殖和胶原蛋白的合成是肌腱损伤和修复过程中最基本的过程。不断沉积的胶原对是加速肌腱愈合的关键，因为带有纤维的Ⅰ型胶原是细胞外重建及结构稳定的主要元素。部分细胞和细胞之间、细胞和基质之间的相互影响是通过一些生长因子等可溶性介质介导的。TGF-β在组织伤口愈合过程中与胶原的产生和沉淀有紧密联系，TGF-β能促进胶原的产生和分泌，并且刺激细胞外基质蛋白的表达。正常肌腱细胞和腱鞘细胞能产生TGF-β，在肌腱损伤环境中随着mRNA上调而激活，其在内源性肌腱细胞和外源性腱鞘细胞及炎性细胞上调支持肌腱修复的双重机制。此外，NO、IGF-1、bFGF（basic fibroblast growth factor）、IL-6和IL-8等细胞因子也被证明参与肌腱损伤修复过程（Waugh et al.，2015）。

（二）LIPUS技术治疗肌腱末端病

超声波是一种经皮传递的非侵入式机械能，具有方向性好、穿透力强的特点，常用于骨关节肌肉创伤康复的是低强度脉冲超声波。临床上最常用声强30 mW/cm^{2}的超声波，能刺激成纤维细胞、软骨母细胞增生及分化，促进成纤维细胞合成蛋白，分泌胶原。同时，超声波刺激血管增生，引起的局部液体流动，促进了营养物质的输送和代谢产物的排除，能通过酶影响细胞代谢活动，促进内皮细胞分泌生长因子，调整TGF-β1的mRNA表达。低强度脉冲超声波能促进软骨细胞及胶原的合成，这种作用通过整合素/磷脂酰肌醇-3-激酶/蛋白激酶B途径介导完成，但其机制至今尚不完全明确；Lu等（Lu et al.，2008）实验发现低强度脉冲超声（30 mW/cm^2）能促进兔部分髌骨切除模型中肌腱部位早期恢复并增强肌腱强度。Sparrow等（Sparrow et al.，2005）研究发现LIPUS（30 mW/cm^2）有效加速大鼠内侧副韧带损伤的愈合。有研究发现在兔部分髌骨切除模型和骨质等效的绵羊肩袖模型中，LIPUS治疗下可以加速骨腱愈合（Lovric et al.，2013；Hu et al.，2014）。LIPUS通过激活整合素受体和Rho/ROCK/Src/ERK信号通路促进原代人包皮成纤维细胞增殖。Stuart等（Warden et al.，2006）将LIPUS（100 mW/cm^2）应用于60只成年大鼠的膝盖内侧副韧带，发现LIPUS干预2周后，可见韧带肥大，并且受伤区域可通过其粉红色黏液样外观与未受伤韧带组织明显区分。LIPUS干预4周后，韧带变小，瘢痕组织良好，比干预2周后好。然而，瘢痕区域仍然比韧带的未受伤部分更大。LIPUS干预12周后的韧带难以看见发白的瘢痕，与未受伤的组织相对难以区分，并且瘢痕区域的厚度与未受伤的韧带部分的厚度连续。

Chongsatientam等（Chongsatientam et al.，2016）研究了LIPUS促进受损腓肠肌修复的机制。将雄性Wistar大鼠分为未受伤组（对照组）、受伤组和LIPUS治疗组。治疗组每天将LIPUS（60 mW/cm^2）施加到受伤肌肉，每次5分钟，从受伤后第1天开始，持续3天、7天和14天。在伤后3天，在受伤组和LIPUS组均观察到肌肉力量显著降低。损伤后第7天，LIPSU治疗显著增加了受伤肌肉的拉力，并增加了肌纤维数量和横截面积。使用实时PCR分析测量了血管生成因子 VEGF-A 的 mRNA 表达。与对照组相比，在损伤后第 3 天和第 7 天，发现 LIPUS 组中的 VEGF-A mRNA 表达显著增加，于第 14 天恢复到正常水平，而受伤组中没有出现该变化。为了确定 LIPUS 治疗后 VEGF 的 mRNA 表达上调是否与受伤肌肉纤维的血运重建有关，使用 CD31 作为标志物评估受伤肌肉中形成的新血管数量。免疫荧光染色显示，LIPUS 治疗组肌肉中的 CD31 阳性细胞数量明显多于受伤组（图 7-9），研究结果证实，经 LIPUS 治疗后，可促进血管生成因子的表达，重建受伤肌肉纤维的血运。

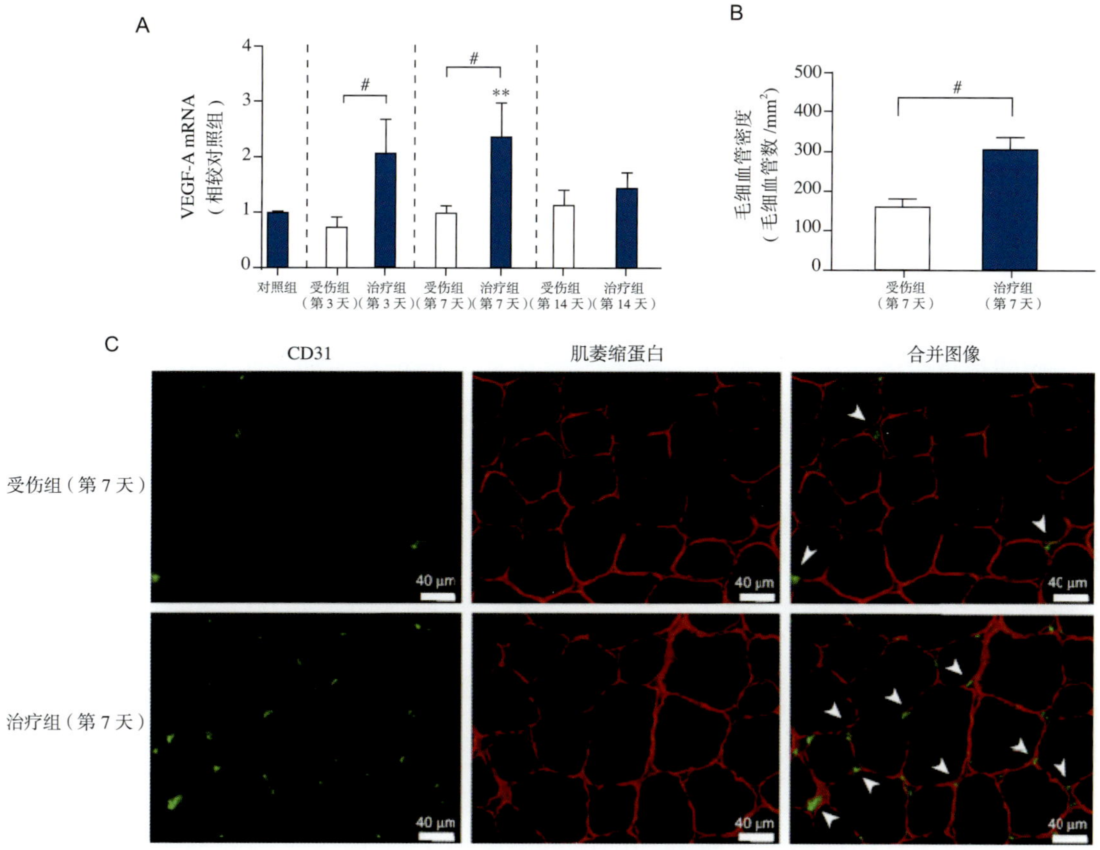

图 7-9 LIPUS 对挫伤后肌肉血管新生的影响

A. 挫伤后不同时间使用实时聚合酶链反应测定的 VEGF-A mRNA 表达的倍数变化；B. 通过对每个样品（每组 n=3）以放大倍数为 400 倍计数五个视野来评估毛细血管密度，即每平方毫米的毛细血管数；C. 受伤组和治疗组中 CD31（绿色）和肌萎缩蛋白（红色）的免疫组织化学染色以及 CD31 和肌萎缩蛋白的合并图像。

大量动物研究显示，LIPUS 在治疗肌腱病上有一定优势，对于不同部位的肌腱病均有一定疗效。不同于传统激素和药物治疗，LIPUS 治疗的全身副作用少，同时能够参与肌腱疾病修复过程，实现疾病康复的治疗目的。对于治疗机制和不同治疗强度设置和操作有必要做进一步研究。

（何 蔚 刘亚军）

第三节　医用冲击波对肌腱末端病的治疗

一、肌腱末端病的定义和流行病学

肌腱末端病是肌腱等附着在骨上的末端区发生的劳损性变性疾患。此病好发于运动员下肢（髌腱和跟腱末端病等）及上肢（冈上肌腱、肱二头肌长头腱末端病等），常影响运动员职业生涯。

肌腱末端病的发生率较高，14%的高水平运动员患有此病。从好发运动项目来看，球类运动员患末端病的报道较多，主要为篮球、排球、乒乓球和水球等，其中篮球和排球运动员末端病的发生率最高。胡小卫等（2014）在2010—2012年对备战2013年全运会的60名浙江省篮球运动员的膝关节损伤进行了调查，其中髌腱末端病的发生率为35.7%，远高于半月板、内外侧副韧带和交叉韧带等软组织损伤。排球方面，马玉河等（2003）调查了1984—2001年中国青年女子排球队备战世界青年锦标赛和亚洲杯的82名集训运动员，其末端病发生率为31.11%。作为延续性研究，肖春梅等（2007）对2002—2007年90名中国女排集训运动员调查后发现，其末端病发生率仍高达32.93%。从调查结果可知，篮球和排球运动员末端病主要发生在下肢的膝关节处。除了篮球和排球项目的高发病率外，乒乓球、英式橄榄球与曲棍球运动员末端病的发生率分别为16%、7.25%和4.38%。其他一些非球类项目末端病发生率甚至更高。据报道，击剑运动员末端病的发生率高达38.5%，跳水、田径和自行车分别为17.54%、14%和3.81%。如此高的末端病发生率，可能与运动中姿势或步态过于频繁和下肢爆发力过强，髌腱末端区反复过度牵拉有关。

跖筋膜炎（plantar fasciitis，PF）是肌腱末端病的一种，是足跟痛最常见的原因，占足部症状的11%～15%。在美国，每年有200多万人接受跖筋膜炎治疗。跖筋膜炎可影响所有年龄段人群，并影响其日常工作和生活。跖筋膜炎通常是自限性疾病，多数患者的疼痛不适可经非手术治疗在10～12个月内完全缓解，并恢复80%的正常活动。在美国，每年有2.66‰的人出现跟腱损伤，且其中65%～75%的损伤由运动造成。

慢性肩袖损伤的患者随年龄的增长而急剧增多，调查显示，在50～60岁年龄段，13%的人有肩袖损伤，到60～70岁则增至20%，而70岁以上老年人出现肩袖损伤的比例高达31%。钙化性冈上肌腱炎是一种临床常见的引起中老年肩部疼痛及活动受限的非创伤性疾病，好发于30～50岁中老年女性，发病率为2.7%～20.0%，产生机制尚不明确，右侧肩部受累较多。此疾病具有自限性特点，以保守治疗为主，通过非手术治疗90%的患者可以获得较好的疗效。

二、典型肌腱末端病的病理变化

（一）钙化性冈上肌腱炎

最早病理性改变是退行性变，因为冈上肌腱距离肱骨大结节止点1.5～2 cm范围内存在乏血管区，乏血管区应力过于集中、过度使用以及劳损退变，加上缺乏充足血压灌注导致冈上肌腱的退行性变，从而发生钙化物质的沉积。

（二）网球肘

网球肘又称肱骨外上髁炎，因长期慢性积累性劳损，肱骨外上髁前臂伸肌群肌腱附着处的纤维组织和桡侧副韧带肌腱粘连、变性所致。网球肘的病理机制目前主要集中在肱骨外上髁的研究，包括神经血管束狭窄、相关周围神经嵌压、肱桡关节滑膜嵌顿性炎症刺激等。

1．血管神经束卡压学说

肉眼或显微镜下所见伸侧总肌腱撕裂，是较为公认的病理机制。肱骨外上髁是前臂伸肌腱的附着点，此处有许多微小的神经血管束穿行，在外力作用或长期的积累性劳损下，该处神经血管由于在肱骨外上髁附着处的肌腱撕裂而被卡压。陈香仙等（2010）指出有一部分网球肘是由颈椎C4～7节段神经根受压或损伤病变所致，称为颈源性网球肘。

2．相关周围神经通道卡压

在外上髁的附着点处发出由桡神经分出的多支肌支，这些分支在臂段先天性存在许多卡压点的解剖结构，加上外界因素的刺激、长期劳损而继发卡压，如卡压长期不解除，这些血管神经束会产生病理改变，从而出现网球肘相关症状。

3．肱桡关节滑膜嵌顿

肘关节的副韧带构成了维持肘关节稳定的独立体系，这些结构破坏可影响肘关节的稳定性。桡侧副韧带和尺侧副韧带前束是肘关节主要的稳定结构，副韧带的不同组成部分发挥着不同作用，结构改变将导致该部功能失衡，这些系统的改变，都会使肘关节平衡失调，促使周围滑膜嵌顿至关节间隙导致肘部疼痛。

（三）踝关节侧韧带损伤

三角韧带浅层在弹簧韧带上有非常广泛的附着，其中主要是跟舟韧带和胫舟韧带。跟舟韧带即弹簧韧带，分内上部和下部，与上述韧带一起形成韧带复合体，支持距骨头，稳定距跟舟关节。这个韧带复合体的松弛可导致踝关节内侧不稳定。慢性踝关节内侧不稳可致胫后肌腱慢性损伤，在胫后肌腱没有断裂之前，胫后肌可以维持其功能，一旦胫后肌腱断裂，则必然发生胫后肌腱失能的症状和体征。其次，胫后肌腱失能也必然导致弹簧韧带复合体的慢性损伤。绝大多数的胫后肌腱失能在后期3～4期，胫后肌腱已断裂，均有弹簧韧带复合体的松弛及踝关节内侧不稳。从某种意义上讲，胫后肌腱失能的早期可能就有慢性踝关节内侧不稳。Croy等（Croy et al.，2012）通过超声影像发现，与健康组相比，有踝关节扭伤史组（无主诉症状并且已经回归高强度的体力活动）和慢性踝关节不稳组的前距腓韧带长度都显著增加。

三、肌腱末端病的临床检查

（一）钙化性冈上肌腱炎

（1）急性发病，肩部剧痛难忍，局部红肿，皮温较高，多为钝性疼痛，偶尔三角肌的止点、前臂甚至手指可出现放射性疼痛。

（2）肱骨大结节周围压痛明显，同时伴有明显的肩部肌肉痉挛及严重的活动受限（肩关节外展、前屈、上举均明显受限）。

（3）X线片检查显示冈上肌腱内有一个或多个类圆形或长条形高密度钙化影。

（二）踝关节韧带损伤

患者有急性踝关节跖屈内翻扭伤病史，且

治疗不充分；患者主诉踝关节疼痛，反复肿胀、不稳定感；或有反复扭伤，常发生在不平路面或下楼时，并伴有严重疼痛，可无明显肿胀或无瘀斑；有些患者感觉活动僵硬。临床检查踝关节抽屉试验及内翻应力试验阳性，应力位踝关节正位相，测量距骨斜角 15°～30° 时，提示距腓前韧带和跟腓韧带断裂；30° 以上时，外侧韧带完全断裂。踝关节外侧韧带损伤按部位和程度分类，轻微韧带损伤为Ⅰ度；韧带不完全性损伤为Ⅱ度；韧带完全性撕裂为Ⅲ度。临床上，踝关节扭伤时，除韧带损伤，可伴骨组织损害或腓骨长短肌腱和腱鞘损伤。此外，还应注意与距下关节不稳、跗骨窦综合征相鉴别，腓骨肌腱、半脱位或撕裂伤及外踝撕脱性骨折也可以与外踝关节不稳同时存在。

（三）膝关节前外侧韧带损伤

膝关节前外侧韧带（anterolateral ligament，ALL）在膝关节中主要发挥限制胫骨内旋的作用，因此，如果患者受伤机制中存在膝关节旋转力量时，应高度怀疑有 ALL 损伤。Segond 骨折被认为是膝关节过度内旋状况下 ALL 胫骨止点的撕脱性骨折，因此在放射影像学检查中发现 Segond 骨折基本可以确定存在 ALL 损伤。但也有相当一部分 ALL 损伤并不发生 Segond 骨折，放射影像学对该类损伤无法诊断，这就需要借助其他检查方式。磁共振成像（MRI）对软组织具有很高的分辨力，故在临床诊断韧带损伤中应用广泛。但其费用较高，预约等待时间长。B 超目前在诊断韧带损伤中作为常规手段，其经济又快捷，深受外科医生青睐。而 ALL 位置相对表浅，因此 B 超亦有可能成为 ALL 诊断的有效工具。B 超和（MRI）是诊断 ALL 损伤良好的检查方法，但是其受到检查者技术的限制，仍有少数患者 ALL 损伤存在漏诊可能。而关节镜检可以让 ALL 损伤得到明确诊断。

四、特殊检查——磁共振成像检查

（一）冈上肌腱炎

MRI 诊断冈上肌腱炎的分级标准，0 级（正常）：冈上肌在所有序列上呈现均匀的低信号；1 级（轻度）：质子像与压脂像肌腱局部轻度信号增高，非液体信号；2 级（中度）：质子像与压脂像肌腱局部中度信号增高，非液体信号；3 级（重度）：肌腱广泛显著信号增高，但没有液体信号。

（二）髌腱末端病

正常髌键近端矢状位前后径上限为 7 mm，髌腱末端病（PT）主要表现为髌腱增粗，尤以近端增粗明显。髌腱上 1/3 增厚是比信号增强更可靠的诊断依据。有学者认为可根据髌腱近端前后径大小进行 PT 的 MRI 分期，即正常：＜7 mm；1 期：7～8 mm；2 期：8～9 mm；3 期：＞9 mm。PT 早期 MRI 显示髌腱的异常信号，急性期：髌腱增粗；慢性期：髌腱形态异常，呈“V”形或者扇形增粗、增厚，髌腱结构紊乱、不清晰，T1 序列低信号，T2 序列中低信号，功能序列下呈中等信号。髌腱后缘慢性微撕裂迁延不愈，撕裂与愈合交替，发生玻璃样变性、纤维增生等使其增厚，在 T1 序列下可见髌腱近端模糊不清。PT 的改变还可以表现在髌骨下极增生，患者髌骨下可见脂肪抑制序列呈高信号影，承受应力的主要区域在髌腱及髌骨下极，周围脂肪垫内可见异常信号影，这是增生纤维组织代替脂肪组织所致改变，多发生脂肪垫损伤。

（三）跟腱周围炎

跟腱周围炎 MRI 诊断有 4 种表现：①跟腱

脂肪垫炎：T1WI、T2WI 无异常，脂肪抑制序列跟腱前脂肪垫中可见边缘模糊片状高信号；②跟腱腱膜炎：T2WI 脂肪抑制序列跟腱周围出现半环状高信号，围绕跟腱，轴位像半环状高信号围绕跟腱，外缘轮廓模糊，多发生在跟腱跟骨附着处；③跟腱滑囊炎：跟腱后滑液囊出现大量积液，T1WI、T2WI、脂肪抑制序列表现为囊性长 T1、长 T2 积液信号影；④跟骨骨髓水肿：发生在跟腱附着部跟骨，T1WI 为条片状低信号影、边界不清、T2WI 病灶等信号，脂肪抑制序列病灶呈条状、片状、边缘模糊高信号影。

（四）网球肘

网球肘 MRI 分型标准及临床意义见表 7-1。

（五）踝关节韧带损伤

韧带损伤的 MRI 分级标准：Ⅰ级：韧带完整，形态正常，无关节不稳，仅见周围及皮下水肿。Ⅱ级：韧带部分撕裂，显示为韧带变粗，内见水肿信号或见部分纤维束不连续。Ⅲ级：韧带完全断裂，即韧带形态消失或连续性中断，关节液漏入周围软组织，常伴有严重的周围组织水肿。踝关节外侧韧带损伤的 MRI 表现：正常踝关节外侧韧带纤维连续，在 MRI 各序列上，距腓前韧带（anterior talofibular ligament，ATFL）和跟腓韧带（calcaneofibular ligament，CFL）呈均匀线状低信号，距腓后韧带（posterior talofibular ligament，PTFL）呈不均匀的束条状低信号。与正常踝关节外侧韧带的 MRI 表现相比，损伤的韧带不同程度地表现为韧带增厚或纤细、边缘毛糙、内部信号不均匀、韧带周围脂肪间隙模糊不清、周围可见高信号积液影等。

（六）膝关节韧带损伤

膝后外侧结构：指通过胫骨髁间隆突矢状面和冠状面所分割的后外侧象限结构。其结构分成 3 个层面：由多条肌腱及韧带组成，主要有外侧副韧带、腘肌腱、腘腓韧带等。

损伤早期：后外侧结构韧带及肌腱表现为肌腱及韧带变性，其信号特点为其内出现斑片状高信号，但肌腱及韧带宽度变化不明显，即肌腱及韧带并未明显肿胀。T2 脂肪抑制序列可以清晰显示膝关节后外侧结构损伤形态及结构特点，但是在脂肪抑制的 PDWI 序列中膝关节的后外侧结构信号改变显示更为清晰。在 T2WI 呈不均匀长 T2 信号。损伤晚期：组成膝关节后外侧结构的韧带及肌腱完全或部分肿胀，脂肪抑制序列呈条片状高信号，部分肌腱或韧带完全断裂，周围合并出血，出现不均混杂信号，膝关节周围肿胀软组织表现为脂肪抑

表 7-1 网球肘 MRI 分型标准及临床意义

分型	MRI 表现	临床解剖及意义
Ⅰa	ECRB 肌腱浅层或肌腱中间点、片状高信号影	ECRB 肌腱浅层或肌腱中间部纤维损伤
Ⅰb	ECRB 肌腱深层或肌腱止点广泛高信号影	ECRB 肌腱深层或肌腱止点广泛损伤
Ⅱ	伸肌腱的腱腹结合部或肌肉高信号影	肌肉或腱腹结合部损伤
Ⅲ	肱桡关节间隙低信号影，软骨下骨局限高信号影	滑膜皱襞、局限软骨损伤
Ⅳ	伸肌腱止点广泛高信号，RCL 异常信号影	伸肌腱止点广泛损伤、韧带损伤，关节不稳
Ⅴ	无明显异常表现	微血管神经卡压或其他

注：桡侧副韧带（radial collateral ligament，RCL）；桡侧腕短伸肌腱（extensor carpi radialis brevis，ECRB）。

制序列呈片状不均匀高信号，合并血肿形成为混杂信号。

五、肌腱病的诊断

通过对肌腱病患者主诉、病史、体格检查、问卷评分的询问和评估，可分类诊断轻度、中度和重度，为临床治疗提供依据。

六、Li-ESW 治疗肌腱末端病

（一）适应证

国际医学冲击波学会（International Society for Medical Shockwave Treatment，ISMST）对 Li-ESW 治疗肌腱末端病的适应证进行了分类及建议（表 7-2）。

表 7-2 肌腱末端病 Li-ESW 治疗适应证

适应证类别	疾病名称
批准的（慢性肌腱病）	肩关节钙化性肌腱炎 肱骨外上髁炎（网球肘） 大转子疼痛综合征 髌腱末端病 慢性跟腱病 跖筋膜炎（有或无跟骨骨刺）
基于临床经验（肌腱病）	肩袖非钙化性肌腱炎 肱骨内上髁炎 内收肌腱病综合征 鹅足腱病综合征 腓骨肌腱病 足踝肌腱病
其他：专家推荐（骨骼肌肉疾病）	腕管综合征 掌筋膜挛缩症 足底纤维瘤病（Ledderhose 病） 狭窄性腱鞘炎 弹响指

（二）禁忌证

见表 7-3 所示。

表 7-3 肌腱末端病 Li-ESW 治疗禁忌证

Li-ESW 治疗类型	禁忌证（治疗区域）
低强度的径向压力波和聚焦式冲击波	恶性肿瘤（非原发病） 胎儿
高强度聚焦冲击波	肺组织 恶性肿瘤（非原发病） 骨骺板 脑和脊髓 严重凝血功能障碍 胎儿

（三）相关不良反应及处理

治疗结束后须注意患者有无疼痛、皮下出血、皮肤肿胀或破损等情况。若出现上述情况一般无需特殊治疗，适当冰敷 10 ~ 15 min 或休息后即可缓解。对极少数自觉疼痛患者可给予镇痛药物缓解。

（四）治疗前准备

（1）详细询问患者病史，仔细查体，完善相关检查（X 线、MRI、CT）；

（2）明确诊断，排除冲击波治疗禁忌证，签署治疗知情同意书；对于所有病例，治疗前均详细记录患者年龄、性别、部位（区分左右侧）、联系方式、病史、症状、体征等基本情况。

（3）治疗前进行 VAS 疼痛评分（评分前向患者耐心解释 VAS 评分功能，使患者真正理解评分表的意义，让患者给出的疼痛评分能够有效反映自身情况）。

（五）治疗步骤和注意事项

1. 肩关节钙化性肌腱炎和非钙化性肌腱炎

治疗方法：患者取坐位或仰卧位，上臂中立位或轻度内外旋，采用体表解剖标志结合痛点定位或肌骨超声定位，有明显钙化者可结合 X 线检查定位。治疗点以压痛点为中心，避开重要的血管、神经。按冲击强度由低到高，让患者逐渐适应，治疗强度为 0.10 ~ 0.3 mJ/mm^2，选 2 ~ 3 个治疗点，每次治疗冲击 1000 ~ 3000 次，有钙化灶者，可选择聚焦式 Li-ESW 治疗，采用高强度并适当增加冲击次数，每次治疗间隔 1 ~ 7 天，3 ~ 5 次为 1 个疗程，必要时采取多疗程治疗。

2. 肱骨外上髁炎

治疗方法：采用体表解剖标志结合痛点定位，患侧肘关节屈曲，臂部旋前，触诊肱骨外上髁压痛点及前臂激痛点并标记治疗区。治疗的强度为 0.10 ~ 0.18 mJ/mm^2，每次治疗冲击 1500 ~ 2500 次，每次治疗间隔 1 ~ 7 天，3 ~ 5 次为 1 个疗程。

3. 大转子疼痛综合征

治疗方法：患者取卧位或站立位，以股骨大转子解剖标志定位，治疗点以触痛点为中心。治疗的强度为 0.12 ~ 0.24 mJ/mm^2，每次治疗冲击 1000 ~ 2000 次，每次治疗间隔 1 ~ 7 天，3 ~ 5 次为 1 个疗程。

4. 髌腱炎

治疗方法：患者取坐位，患肢屈曲，一般用体表解剖标志结合痛点定位，也可用超声定位，在胫骨结节周围查找痛点，并探测病变深度及范围，进行标记。治疗的强度为 0.12 ~ 0.20 mJ/mm^2，每次治疗冲击 1000 ~ 2000 次，每次治疗间隔 1 ~ 7 天，3 ~ 5 次为 1 个疗程。

5. 慢性跟腱炎

治疗方法：患者取俯卧位，膝关节伸直位，踝关节放松位，用体表解剖标志结合痛点定位，也可用肌骨超声定位，对压痛点进行标记，应用肌骨超声在痛点寻找病灶区，并探测病变深度、范围及是否有钙化。治疗强度为 0.12 ~ 0.20 mJ/mm^2，每次治疗冲击 1500 ~ 2000 次，每次治疗间隔 1 ~ 7 天，3 ~ 5 次为 1 个疗程。

6. 跖筋膜炎

治疗方法：患者取下肢伸直坐位或俯卧位，采用体表解剖标志结合痛点定位或超声定位，以足跟部触摸压痛点为治疗点。治疗强度为 0.12 ~ 0.20 mJ/mm^2，每次治疗冲击 1500 ~ 3500 次，每次治疗间隔 1 ~ 7 天，3 ~ 5 次为 1 个疗程。

（六）临床研究相关内容及结论

1. 跖筋膜炎

跖筋膜炎的非侵入性治疗包括物理治疗、矫形器、伸展、鞋垫、夜间夹板、非甾体抗炎药、局部注射皮质类固醇等。其缺点是：①漫长的康复期常使一些患者无法接受。②仍有 10% ~ 20% 的患者可发展为慢性疼痛。跖筋膜炎的病理改变有：足底筋膜增厚、血管减少、肌腱“发炎”、失去正常弹性等。但需要强调的是，此病理改变是慢性变性而不是炎症性疾病。当保守治疗无效时，一些患者可能需要手术。不幸的是，手术失败率高达 17%。面对如此高的失败率，手术治疗仅适用于以下情况：持续性、严重的、难治性跖筋膜炎，且行保守治疗至少 6 ~ 12 个月仍无改善。

对于跖筋膜炎，学者对聚焦式 Li-ESW 和径向压力波治疗效果争论不一。一些学者认为，径向压力波优于聚焦式 Li-ESW。Sun 等（Sun et al.，2017）认为对慢性跖筋膜炎，径向压力波治疗比聚焦式 Li-ESW 治疗更有效；径向压力波可治疗某个疼痛区域而非某个点。Christoph 等（Schmitz et al.，2013）支持这一观点，并认为聚焦式冲击波的中心点能量最高，因此，径向压力波治疗时疼痛少，患者耐受性好。另一些学者认为，聚焦式 Li-ESW 优于径向压力波。Lohrer 等（Lohrer et al.，2010）认为：在治疗顽固性跖筋膜炎方面，聚焦式 Li-ESW 效果更优。

正常的跖筋膜厚度平均为2～4 mm，慢性跖筋膜炎厚度平均为6～8 mm，远低于聚焦式Li-ESW的能量焦点深度。因此，从宏观的角度分析，在跖筋膜炎的治疗上，聚焦式Li-ESW使用的是能量焦点前的放散能量。van der Worp等（van der Worp et al.，2014）认为，在髌腱末端病患者，径向压力波和聚焦式Li-ESW没有差异。

2. 肩关节钙化性肌腱炎和非钙化性肌腱炎

研究表明，Li-ESW治疗是肩关节钙化性肌腱炎安全且疗效确切的治疗方法，尤其是聚焦式Li-ESW治疗效果更佳。在一项多中心随机对照试验（RCT）研究中发现，144例应用高强度和低强度ESW治疗患者的疗效均好于安慰剂组，疼痛评分及肩关节功能差异有统计学意义，其中高强度组中有86%的患者在1年后钙化有吸收，低强度组该比例为37%，而对照组仅为25%。

对诊断明确的肩关节钙化性肌腱炎和非钙化性肌腱炎，临床使用Li-ESW治疗均可取得良好疗效，对肩关节钙化性肌腱炎，建议使用聚焦式Li-ESW治疗，而对非钙化性肌腱炎可使用聚焦式ESW或径向压力波（RPW），同时建议足量多疗程治疗以确保疗效。

2002年，美国FDA批准Li-ESW治疗用于肱骨外上髁炎。在一项循证医学等级为Ⅰ级的研究中，Li-ESW治疗的114例患者取得了良好疗效，无论在治疗后半年还是1年，疼痛评分较对照组明显改善50%以上。以往类似的大量临床循证医学研究显示，Li-ESW治疗在肱骨外上髁炎的治疗中优于激素封闭治疗，也优于经皮肌腱切断手术治疗，肱骨外上髁炎为Li-ESW治疗的首选指征之一。

3. 大转子疼痛综合征

常规治疗方法，包括非甾体抗炎药、物理治疗、功能锻炼、局部封闭等。研究证实，Li-ESW治疗在1个月内的短期疗效不优于局部激素封闭注射，但在长期随访中发现，从治疗后4～15个月，Li-ESW治疗取得了更持久的治疗效果。Li-ESW治疗大转子疼痛综合征，在疼痛评分、功能恢复上明显优于其他保守治疗方法。

4. 髌腱炎

髌腱炎的治疗是个挑战，目前仍未达成共识，常规治疗包括抗炎镇痛药、物理治疗、针灸、富血小板血浆（platelet rich plasma，PRP）注射、透明质酸钠注射等。近年来，Li-ESW治疗在髌腱炎治疗中取得了令人鼓舞的疗效。Wang等（Wang et al.，2007）比较了聚焦式Li-ESW治疗和其他保守疗法的疗效，经2～3年随访，Li-ESW治疗组疗效优良率为90%，对照组仅为50%。Furia等（Furia et al.，2013）的一项回顾性研究表明，采用RPW治疗髌腱炎，75.8%的患者取得满意效果，而应用其他保守治疗的优良率为17.2%。对于一般保守治疗无效的髌腱炎，Li-ESW治疗有举足轻重的地位，甚至可替代手术治疗。

5. 慢性跟腱炎

大量研究证实，Li-ESW治疗在慢性跟腱炎中取得良好疗效。Gerdesmeyer等（Gerdesmeyer et al.，2015）研究表明，无论是Li-ESW治疗还是RPW疗法对慢性跟腱炎均有较好的疗效。在常规保守治疗无效的患者中，Li-ESW治疗仍是替代手术治疗的选择。

肌腱和骨关节治疗是医用冲击波最早应用的疾病治疗领域，相关研究众多，效果也获得广泛认同，是目前一项成熟的肌腱病治疗手段。但临床使用还应密切关注有无治疗相关并发症，及时予以解决并坚持随访，结合具体临床实践结果进一步调整治疗操作和参数选择。

（何　蔚　刘亚军）

第四节　医用冲击波治疗骨折愈合障碍的临床研究

一、骨折愈合的正常生理过程

骨组织是一种由多种细胞成分及大量钙化的细胞间质组成的结构坚实的结缔组织。骨的钙化细胞间质称为骨基质，骨基质成熟后以骨板形式存在。为适应不同力学特性，骨板排列形式有很大不同，空间结构各异，通常分为皮质骨和松质骨两大类，外侧皮质骨呈管状，结构致密；内层松质骨呈蜂窝状，松质骨内部布满了相互交织的立体孔状结构，称为骨小梁。骨小梁伸展方向与骨所承受的压力和张力方向一致，众多骨小梁支撑起多孔松质骨。皮质骨占人体骨总量的85%，密度较大。

骨具有较强的自我修复能力，骨折愈合是一个复杂而连续的过程，从组织学和细胞学的变化，通常将其分为三个阶段，但三者之间又不可截然分开，而是互相交织逐渐演进。

（1）血肿炎症机化期：骨折导致骨髓腔、骨膜下和周围组织血管破裂出血，在骨折断端及其周围形成血肿。伤后6～8小时，由于内源性、外源性凝血系统的激活，骨折断端的血肿凝结成血块。由骨折造成的损伤和缺血，可致部分软组织和骨组织坏死引起炎症反应，逐渐清除血凝块、坏死软组织和死骨，而使血肿机化形成肉芽组织。

（2）原始骨痂形成期：骨内、外膜增生，新生血管长入，成骨细胞大量增生，合成并分泌骨基质，使骨折端附近内、外形成的骨样组织逐渐骨化，形成新骨，即膜内成骨。由骨内、外膜紧贴骨皮质内外形成的新骨，分别称为内骨痂和外骨痂。填充于骨折断端间和髓腔内的纤维组织逐渐转化为软骨组织并钙化形成骨，即软骨内成骨，形成连接骨痂。连接骨痂、内骨痂和外骨痂相连形成桥梁骨痂，其标志着原始骨痂形成。这些骨痂不断钙化加强，当其达到足以抵抗肌收缩及成角剪力和旋转力时，则骨折已达到临床愈合，成人一般需12～24周。此时X线片上可见骨折处四周有梭形骨痂阴影，但骨折线仍隐约可见。对骨外膜的损伤均不利于骨折愈合。

（3）骨板形成塑形期：原始骨痂中新生骨小梁增粗，排列逐渐规则和致密。骨折端的坏死骨经破骨和成骨细胞侵入，完成死骨清除和新骨形成的爬行替代过程。原始骨痂被板层骨所替代，使骨折部位形成坚强的骨性连接，这一过程约需1～2年。随着肢体活动和负重，上述过程继续进行，使多余的骨痂被吸收而清除。髓腔重新连通，骨折恢复正常骨结构。

二、动物模型研究

（一）机械损伤骨折模型

最常见的造模方式包括：钻孔、挤压、弯折等外力损伤模型大鼠目标骨。

（二）骨质疏松骨折模型

雌性大鼠麻醉后行双侧卵巢切除，并以无激素饲料喂养，以模拟老年绝经女性骨质疏松，后给予外力损伤导致骨折。

（三）形成骨缺损法

骨不连动物模型主要通过在骨折端形成大段骨缺损来建立。这些骨不连模型临床模拟性差，可重复性低，目前已很少单独使用。

（四）组织隔离法

在骨折端放置隔离物，能削弱骨修复潜能，形成骨不连。文献报道，在骨折端放置聚乙烯、硅胶、聚氨基甲酸乙酯海绵等隔离物，均能形成骨不连动物模型，大多数报道中植入物都不取出，无法知道取出后骨折愈合情况。这种动物模型临床模拟性差，已逐渐被其他方法取代。

（五）切除骨膜、刮除骨髓法

临床工作中，常因操作不当导致骨折端骨膜过度剥离和扩髓。通过切除骨折端骨膜和刮除髓腔内组织，能削弱骨愈合能力，形成骨不连模型，这种模型较接近临床环境。大鼠右下肢取　切口暴露股骨远端内外侧髁，从内外侧髁之间逆行打入克氏针，克氏针经骨髓腔从股骨近端穿出皮肤，将大白鼠的股骨置于一个标准的三点折弯装置上，靠重物下落形成一个横行股骨骨折，暴露骨折两端，8 周时可观察到周围纤维组织包绕骨折端及皮质骨的吸收。这种造模方法在形成骨折的同时，可使周围软组织挫伤，临床模拟性强，已被广泛应用。

三、冲击波对骨折的治疗

冲击波是一种携带能量并能在低声阻介质中传播的快速、短时声波，当冲击波穿越低声阻的软组织并遇到高声阻的骨组织后，会产生应力作用，将所携带的能量释放，使靶点部位骨组织形成微骨折。同时，局部损伤出血，形成血肿，重新启动骨折的创伤和炎症反应，释放各种炎症介质和细胞生长因子，募集骨原细胞（前成骨细胞），骨原细胞被激活并分化为成骨细胞，从而激活骨折愈合程序（Gadomski et al.，2018）。冲击波同时可以使组织细胞中血管内皮生长因子（VEGF）的表达增加（Yahata et al.，2016），VEGF 是最强力的血管生成因子，具有强大的促血管再生作用，而血管重建对骨折愈合起到关键作用（Yang et al.，2012）。体外冲击波还能通过整合素 β1 介导的磷酸化表达促进成骨细胞的黏附和迁移（Xu et al.，2012）至作用部位，再通过其激活后参与骨折修复。

Huang 等（Huang et al.，2016）通过建立 SD 大鼠双胫骨近端截骨内固定模型，并对左侧胫骨截骨部位用能量强度为 0.26 mJ/mm^2、60 次 / 分的 ESW 处理一次。对侧胫骨不予治疗，作为对照。使用免疫组化、实时聚合酶链反应（PCR）和蛋白质印迹法（Western blotting）分析评估骨质疏松性骨折区愈伤组织中 OPG 和 BMP-2 的表达情况。结果显示治疗组 BMP-2 和 OPG 表达水平高于对照组。而 Mackert 等（Mackert et al.，2017）使用骨质疏松症大鼠干骺端胫骨骨折模型，给予不同强度（0.15 mJ/mm^2、0.35 mJ/mm^2 或 0.55 mJ/mm^2）以及不同数量（1 次、3 次或 5 次，愈合期为 35 天）的 ESW 处理后，采用显微 CT 成像、实时定量 PCR（qRT-PCR）分析、组织形态计量学分析和生物力学分析对骨折愈合进行定量和定性研究。结果显示，低强度（0.15 mJ/mm^2）冲击波下，IGF-1、OC 和 TRAP 表达均显著升高，骨质疏松性骨折愈合有定性和定量的改善，愈合时间更短。因此，学者认为 Li-ESW 治疗对骨质疏松性骨折的愈合具有有益作用，可改善愈合骨生物力学性能，增加骨痂数量和质量，并增加骨特异性转录因子的表达。Li-ESW 治疗作为主要的治疗方法或作为外科治疗之外的辅助治疗方法，在定性和定量改善骨质疏松性骨折愈合方面可能被证明是一种经济有效、简单易用的选择。

冲击波在防治骨、关节及韧带疾病方面应用很早，但是由于设备等原因所使用能量强度较高，为 0.1 ~ 0.9 mJ/mm^2。但上述研究证明并非强度越高效果越好，此外过高强度还可能造成其他损伤。因此适宜的参数选择还有待进一步研究。

四、低强度脉冲超声波（LIPUS）对骨折治疗的作用

低强度脉冲超声波与冲击波一样，都属于声波，不同的是后者把能量集中爆发，而前者持续释放能量。美国 FDA 已于 1994 年批准使用低强度脉冲超声治疗新鲜骨折，于 2000 年批准低强度脉冲超声治疗骨不连。低强度脉冲超声波能在传播过程中，在不同声阻抗的界面由声能转化为机械能，产生压力及张力，因而不同密度界面可以形成复杂的应力梯度。骨组织对一定频率的机械刺激敏感，其改建与塑型都需要应力的作用。研究显示，低强度脉冲超声能促进体外培养的骨膜细胞增殖，促进其向成骨细胞分化，使碱性磷酸酶活性显著增高，加速成骨，还可明显提高 VEGF 的分泌，促进新生血管形成，骨折部位血管化程度增加。同时，低强度脉冲超声能刺激骨髓间充质干细胞、成骨细胞和内皮细胞，促进细胞因子（PDGF、PGE、TGF-β 等）、碱性磷酸酶、降钙素等生成与释放，促进成骨，加速骨折愈合。

Sun 等（Sun et al.，2019）通过大鼠体内实验中观察 LIPUS 对骨愈合的影响，并在体外研究其作用机制。他们将具有钻孔缺损和 MC3T3-E1 细胞的大鼠随机分为 LIPUS 组和对照组。LIPUS 组给予 LIPUS 处理（1.5 MHz，30 mW/cm^2）每天 20 min。结果 21 天后，LIPUS 组股四头肌肌肉生长抑制素表达明显受到抑制，且钻孔部位新骨重构明显好于对照组。而体外实验显示，LIPUS 处理 3 天后，显著促进成骨细胞增殖，并抑制 AcvrⅡB（激活素受体ⅡB）、Smad3、p-Smad3 和 GSK-3β 的表达，同时增加 Wnt1 和 β-catenin 表达。而当加入肌肉生长抑制素重组蛋白时，LIPUS 诱导的对 p-Smad3 的抑制作用被完全消除，而 LIPUS 促进的成骨细胞增殖被显著抑制。Wnt/β-catenin 信号通路在成骨细胞分化和增殖中发挥重要作用，已被确认为机械刺激激活的细胞反应之一。而 LIPUS 抑制下游 AcvrⅡB、Smad3、p-Smad3 和 GSK-3β 的表达，可能促进骨缺损处成骨细胞增殖。Takikawa 等（Takikawa et al.，2001）研究低强度脉冲超声对大鼠胫骨骨不连骨折愈合的影响。在未行胫骨切开术的情况下，通过肌肉插入可在大鼠胫骨中产生一致性，可重复的骨不连。该模型是通过创建闭合胫骨骨折而仅胫骨前肌的远端插入骨折部位而建立的。每天将患处无创地暴露于低强度脉冲超声中（200 ms 的 1.5 MHz 正弦波，以 1.0 kHz 重复），每天 20 min，入射强度约为 30 mW/cm^2。暴露 6 周后，放射学评估显示 14 处不愈合的骨折中有 7 处愈合。CT 三维重建和组织学检查的结果也支持了这一发现。此外，所有空白组的胫骨在同一时期都保持不愈合状态。

在现有研究基本明确 LIPUS 对于骨折及骨质疏松等作用后，已有学者对 LIPUS 的最适治疗参数进行研究。Sun 等（Sun et al.，2020）分别给予骨质疏松模型大鼠 15 mW/cm^2、30 mW/cm^2、50 mW/cm^2、75 mW/cm^2、100 mW/cm^2、125 mW/cm^2 和 150 mW/cm^2 等不同强度的 LIPUS 治疗，每天 20 min，连续 6 周。采用 CT 影像、生物力学试验、血清生化

分析和握力试验评价不同强度 LIPUS 的治疗效果。结果显示，LIPUS 强度与骨密度、骨微结构、骨的机械强度恢复具有很强的相关性，相较于被广泛用于骨折愈合研究的 30 mW/cm^2，强度采用 150 mW/cm^2 更有效。这表明，适宜的超声强度（即 150 mW/cm^2）在缓解骨质减少和骨质疏松方面可能比过低的超声强度更有效。但并非越高越好，与冲击波类似，超声波也是能量传递形式，过高强度因能量过强，可能导致一系列不良后果。

LIPUS 可刺激成骨，加速骨愈合以及刺激蛋白质和成骨基因表达。BMP-4 是转化生长因子（TGF）超家族的成员，已知在间充质干细胞向成骨细胞分化中起重要作用，并且当成骨细胞募集更为活跃时，BMP-4 被上调。Fávaro-Pípi 等（Fávaro-Pípi et al.，2010）的研究表明，与对照动物相比，LIPUS 能够在早期增加成骨细胞分化标志物（BMP-4 和 OC）和 Runx2 的表达。另一个有趣的发现是 ALP、BMP-4 和 Runx2 的表达在后期显著增加。在此期间，支持骨形成的基因表达上调，并出现较高数量的骨细胞；在组织学描述性分析中，检测到在骨缺损区有较高数量的新生骨组织。

五、小结

骨折、骨质疏松和骨不连严重影响患者生活质量，是骨科治疗中的重要内容和挑战。医用冲击波由于其在上述疾病研究和临床实践中的有效性和安全性，成为疾病治疗的新选择、新方案。然而冲击波在防治骨关节及韧带疾病方面应用较早，由于设备等原因所使用能量强度较高，其安全性和有效性有待进一步深入研究。而 LIPUS 对于不同动物和人体最适治疗参数的研究也尚未足够。

（何　蔚　刘亚军）

第五节　医用冲击波对骨折愈合障碍的治疗

一、骨折愈合和骨折愈合障碍的定义、分类、流行病学

（一）骨折愈合的定义

骨折愈合的标准有局部无压痛，无纵向叩击痛；局部无异常活动；X 线照片显示骨折线模糊，有连续性骨痂通过骨折线等。骨折愈合的基础是骨膜成骨细胞再生。

（二）骨折愈合障碍的分类

（1）骨折延迟愈合：是指经过治疗后，骨折愈合时间超过同部位和同类型骨折的平均愈合时间；

（2）骨折不愈合：是指骨折的正常愈合过程终止。目前临床上通常将骨折发生后 4 个月未愈合诊断为骨折延迟愈合，骨折发生后 8 个月未愈合诊断为骨折不愈合。美国 FDA 制定的骨折不愈合诊断标准为：骨折后 9 个月仍未愈合，且已连续 3 个月没有愈合迹象。

（三）骨折不愈合的分类

根据 X 线下骨痂的生长情况分为：

（1）肥大性：骨不连血供好，骨痂生长充

分，为“象足”样X线表现；

（2）营养不良性；

（3）萎缩性：骨折端血供及成骨活性较差；

（4）滑膜性假关节；

（5）感染性。

（四）流行病学

对于所有骨折类型，骨折延迟愈合或骨折不愈合的患病率为2.5%～46%。Westgeest等（Westgeest et al.，2016）报道开放性长骨骨折有17%发展为骨折不愈合，8%发展为延迟愈合。骨折不愈合作为全球范围内的主要致残原因，给各个国家的医疗系统带来了巨大经济负担。手术治疗骨折不愈合仍然是金标准，愈合率是86%～94%。然而，常会伴随多种严重的并发症，包括深部感染、血肿形成、感觉丧失、持续疼痛、功能障碍等。

影响愈合的危险因素包括：

（1）全身因素：年龄、健康状况；

（2）局部因素：①骨折类型和数量；②骨折部位血液供应；③软组织嵌入；④感染；

（3）治疗方法的影响。

二、病因及发病机制

骨折愈合是指骨折断端间的组织修复反应，这种反应表现为骨折的愈合过程，最终结局是恢复骨的正常结构与功能。骨折的愈合分为血肿机化期、原始骨痂形成期、骨板形成塑形期，其中任何阶段不能顺利进行都可能导致骨折不愈合。其病因及发病机制有以下几方面原因：

（1）治疗不当：固定不完善、过度牵引、过度清创、骨折断端对位不良、复位手法粗暴等；

（2）全身因素：骨质疏松、全身营养状态、激素调节、吸烟；

（3）局部因素：局部血液供应差（舟骨、距骨、股骨颈、第五跖骨、胫骨中下段）、局部受伤程度；

（4）药物影响：吲哚美辛和水杨酸盐类、皮质酮、抗凝药、抗肿瘤药；

（5）以下情况也容易发生骨折不愈合：骨折合并主要软组织破坏（如开放骨折骨）；高强度损伤机制导致的骨折（如交通事故或高处坠落伤）；老年人或免疫功能减退者；骨折同时合并代谢性骨骼疾病患者。

三、临床检查

（一）体格检查

（1）局部活动异常；

（2）骨折端在移动或试负重时产生疼痛，局部压痛（+）、纵向叩击痛（+）；

（3）骨折端局部可有成角、短缩和旋转畸形；

（4）与健侧肢体相比，骨传导音减弱；

（5）由于长时间制动，可出现关节僵硬、挛缩和失用性肌萎缩。

（二）影像学检查

（1）骨折延迟愈合：X线片示骨痂出现少且出现时间晚，多为云雾状排列紊乱的刺激性骨痂，呈“绒毛状”表现，无骨硬化表现。

（2）骨折不愈合：骨折线清晰可见，骨折断端间隙较宽、骨髓腔被硬化的骨质所封闭。

（三）影像学评分

Fernandez-Esteve X线评价骨痂等级标准：Ⅰ级为骨折断端无放射学骨痂出现，记0分；Ⅱ级为骨折断端有云雾状骨痂出现，记1分；Ⅲ级为骨折断端正侧位片只有一侧可见骨痂出现，记2分；Ⅳ级为骨折断端正侧位片两侧都有骨痂出现，记3分；Ⅴ级为有连续性骨痂形成，记 4 分。

四、骨折愈合障碍的诊断

通过对骨折术后患者的主诉、病史、体格检查、影像学检查和术后时间，可分类诊断骨折延迟愈合，或骨折不愈合，还可通过影像学检查将骨折不愈合分类为肥大性、营养不良性、萎缩性、滑膜性假关节和感染性骨折不愈合，为临床治疗提供充足的依据。

五、现行骨折愈合障碍的临床治疗

（一）骨折延迟愈合

（1）及时检查发现和纠正不完善固定；

（2）延长固定时间；

（3）加强全身营养，补充钙、维生素、蛋白质等；

（4）避免使用影响骨折愈合的药物；

（5）防治感染；

（6）电刺激治疗。

（二）骨折不愈合

（1）植骨术：自体骨移植、异体骨移植、人工骨移植；

（2）骨折断端加压固定；

（3）人工关节置换术；

（4）电和电磁刺激；

（5）经皮自体骨移植。

六、医用冲击波治疗骨折延迟愈合及骨折不愈合

（一）适应证及禁忌证

1. 适应证

（1）经其他保守治疗无明显效果者；

（2）局部或全身无明显感染者（血常规、红细胞沉降率、C 反应蛋白等指标合格）；

（3）皮肤表面状况良好，无明显破溃或渗出者。

2. 禁忌证

（1）患有骨或软组织恶性肿瘤、局部感染等疾病者；

（2）患有严重心脏病、心律失常、糖尿病及高血压者；

（3）安装心脏起搏器者；

（4）凝血功能障碍者；

（5）使用免疫抑制药者；

（6）治疗局部有血栓形成。

（二）治疗方法

1. 径向压力波

（1）体位：根据治疗所需，上肢常采用坐位、下肢常采用半卧位或卧位，患者应充分暴露出骨折部位。

（2）定位与治疗：在彩色多普勒超声诊断仪辅助下或在透视下定位，标记骨折线位置，患处涂抹耦合剂，治疗头紧贴皮肤，在骨折线附近治疗。

（3）参数设置：冲击总数 6000 次，强度控制在 0.1 ~ 0.3 mJ/mm^2，频率 5 ~ 8 Hz，5 ~ 7 天 / 次，3 ~ 5 次 / 疗程。根据患者术后时间及受伤程度，治疗 1 ~ 3 个疗程，两个疗程间隔 3 个月。

2. 聚焦式体外冲击波

（1）体位：根据治疗所需，上肢常采用坐位、下肢常采用半卧位或卧位，患者应充分暴露骨折部位。

（2）定位与治疗：在彩色多普勒超声诊断仪辅助下或在透视下定位，标记骨折线位置，患处涂抹耦合剂，治疗头涂抹耦合剂，在骨折线附近选取 4 ~ 6 个治疗点，进行治疗。

（3）参数设置：冲击总数4000次。治疗频率为120 Hz，5～7天/次，3～5次/疗程。根据患者术后时间及受伤程度，治疗1～3个疗程，两个疗程之间间隔2～3个月。

（三）不良反应及处理

治疗结束后需注意患者有无疼痛、皮下出血、皮肤肿胀或破损等情况。若出现上述情况一般无需特殊治疗，适当冰敷（10～15 min）或休息后即可缓解。对于极少数自觉疼痛患者可给予镇痛药物缓解。

（四）注意事项

（1）儿童患者在治疗时应谨慎控制治疗剂量，强度应为治疗成人的60%～80%，在患儿耐受范围内调节参数，若骨折断端在骨骺附近，应注意避开骨骺位置，以免出现骨骺早闭或损伤的情况。

（2）治疗过程中应尽量避开骨折线附近重要神经及大血管，以免出现血管破裂或神经损伤等严重并发症。

（3）为防止皮下出血，应避开术后刀口瘢痕处，每个治疗点位连续冲击不超过500次，应在骨折线两端4～5 cm范围内大面积刺激。

（4）患者在治疗期间应注意自我保护，避免二次骨折的出现。

（五）临床研究相关内容及结论

1. 冲击波治疗

Valchanou等（Valchanou et al.，1991）首次报道了骨折延迟愈合或骨折不愈合的临床研究，经冲击波治疗后，82例患者中有70例骨折愈合，然而治疗详细情况和随访资料并不完善。Haffner等（Haffner et al.，2016）进行了一项前瞻性胫骨骨折不愈合的临床试验，并进行回顾性多变量分析，纳入了符合美国FDA标准的58例合格骨折患者。所有患者均以0.4 mJ/mm^{2}的强度接收3000～4000次冲击波治疗。所有患者在进行ESW治疗之前平均接受了1.9次外科手术干预，治疗效果欠佳，依旧表现为骨不连。而临床试验进行6个月后，在接受ESW治疗的患者中，有88.5%的患者观察到骨不连完全愈合。分析表明，更早接受ESW治疗恢复效果更佳（$P<0.0001$）。该研究学者认为在标准疗法难以治疗的胫骨不愈合中，ESW治疗被证明是一种安全、有效且无创的治疗方式。该治疗耐受性好，省时，无副作用，可显著降低医疗成本。

为研究ESW治疗在对萎缩性股骨不愈合的作用，Kuo等（Kuo et al.，2015）回顾性分析了1999年7月至2007年9月在研究者所在医疗中心的22例萎缩性股骨干骨折不愈合行ESW治疗的患者，这些患者最初均采用封闭式扩孔钉进行手术治疗，效果不佳，后联合3000次脉冲，采用强度为0.58 mJ/mm^{2}的ESW治疗处理，在ESW治疗应用12个月后进行的最终分析中，14例患者（63.6%）实现了初级愈合，并无全身或局部并发症。术后12个月内行ESW治疗的愈合率为100%（8/8），术后12个月内行ESW治疗的愈合率为42.6%（6/14）。在该研究中，没有一例患者在应用ESW治疗后出现局部或全身并发症。与上述胫骨骨折不愈合研究结果类似，自体骨移植加增强钢板手术治疗股骨不连已被报道有较高的成功率，然而，这种手术存在严重并发症。因此，在欧美许多国家ESW治疗已成为治疗骨折延迟愈合或骨折不愈合的首选和常规治疗方法。

2. LIPUS治疗

低强度脉冲超声（LIPUS）已广泛应用于骨科治疗和研究，包括关节功能紊乱、骨再植、骨折愈合、骨质疏松等方面。颌骨骨折由于位置和功能特殊且不良的生活习惯可导致其伴发感染，使骨折不愈合的概率增加。为评估 LIPUS 在促进下颌骨骨折愈合方面的作用，Gopalan 等（Gopalan et al.，2020）对 40 例下颌骨骨折患者进行了随机对照试验。患者随机分为研究组和对照组，每组各 20 人。采用标准化的手术方案通过切开复位和内固定处理骨折。研究组于术后第 4 天、8 天、14 天、20 天给予 LIPUS 刺激（1.5 MHz、30 mW/cm^2），每天 20 min；对照组不接受 LIPUS 处理。术后第 5 天、9 天、15 天和 21 天进行检查，评估伤口愈合、疼痛和牙齿活动能力。在术后 4 周、8 周和 12 周使用 CT 和超声检查评估骨折愈合情况。结果显示，研究组术后的疼痛评分均降低（$P<0.001$）。研究组平均愈合水平优于对照组（$P<0.004$ 和 $P<0.019$）。研究组骨折愈合影像学评估的平均评分更高，而第 4 周、8 周、12 周术后，对照组 3 例（15%）骨折完全愈合，而研究组 12 例（60%）骨折完全愈合。同时学者还强调该研究样本包括因酗酒和吸烟导致愈合潜力受损的患者（ASA 体质Ⅱ级），更体现出 LIPUS 对促进骨折愈合的积极作用。

胫骨干骨折是最常见的长骨骨折，通常采用髓内钉治疗。胫骨骨折的临时处理通常需要 3～6 个月才能恢复损伤前的功能状态。此外，骨周围有限的软组织包膜容易导致胫骨骨折不愈合。Schofer 等（Schofer et al.，2010）进行的一项多中心随机假手术对照试验，比较了使用 LIPUS 治疗的受试者（$n=51$）和使用安慰装置治疗的受试者（$n=50$）之间胫骨延迟愈合情况。胫骨干骨折并延迟愈合的成年患者，随机接受 LIPUS 或相同设备的安慰装置治疗。每日治疗时间为 20 分钟，持续 16 周。随机分配给 LIPUS 治疗的受试者的超声压力波信号设置为以下参数：频率 1.5 MHz，重复频率 1 kHz，脉冲持续时间 200 μs，强度 30 mW/cm^2。根据 CT 确定骨矿物质密度（BMD）和间隙面积的变化。结果显示，与假手术相比，LIPUS 治疗的受试者的 BMD 平均改善幅度为 1.34 倍，而骨间隙平均面积有所减少。这些发现表明，LIPUS 治疗促进了胫骨骨折的愈合。LIPUS 是北美地区骨折手术后常用的加速骨折愈合和预防骨折不愈合的方法。虽然随机试验表明 LIPUS 能改善影像学愈合，但由于样本量小、存在偏倚风险和不一致的结果，推断受到限制。此外影像学愈合代表了一个替代结果，可能无法转化为加速功能恢复。Busse 等（TRUST Investigators writing group et al.，2016）为了确定 LIPUS 能否有效治疗胫骨骨折愈合，通过扩大样本量，设计了一项包括 501 名患者的随机、双盲、对照临床试验，于 2008 年 10 月至 2012 年 9 月之间进行，随访时间为一年。所有患者胫骨骨折手术固定后表现出 <25% 的皮质接触和 >1 cm 的骨折间隙。其中 250 人进行 LIPUS（30 mW/cm^2）治疗，其他人进行 LIPUS（0 mW/cm^2）安慰治疗，主要记录结果为影像学愈合时间；次要结果为骨折不愈合率。其他结果包括其日常工作和生活活动功能的恢复。经过统计结果发现与先前研究完全不同，30 mW/cm^2 的 LIPUS 不能加速影像学愈合，也不能改善功能恢复。

手、腕骨折不愈合的手术难度相较于其他部位骨折难度更大，同时由于血供不丰富，而使该疾病治疗更为困难。Elvey 等（Elvey et al.，2020）通过对 2015 年 2 月至 2017 年 1 月期间在英国两家三级医疗机构的手、腕骨折不愈合患者进行了回顾性队列研究。纳入标准包括单纯使用 LIPUS 或联合手术治疗远端上肢（远端桡骨、尺骨、腕骨、掌骨和指骨）不愈合，且 LIPUS 发生后至少随访 12 个月。所有患者都被规定每天在骨折部位使用低强度（30 mW/cm^2）脉冲超声治疗 20 分钟，至少持续 3 个月。研究结果表明，LIPUS 治疗并未在手和手腕骨折不愈合中起到明显作用。

尽管更多的证据表明 LIPUS 对于骨折修复具有积极作用，但其作用效果益处仍然存在疑问。最近发表在 *British Medical Journal* 上的一项 Meta 分析认为，LIPUS 并没有改善对患者重要的预后，而且可能对急性骨折的影像学愈合没有影响，但无法就不愈合的疗效给出结论（Schandelmaier et al.，2017）。但该研究同样存在问题，对于 LIPUS 治疗不同位置和类型的骨折参数未进行深入分类和讨论。可能由于临床试验的安全性等原因，不同参数的 LIPUS 处理不能广泛开展，而 30 mW/cm^2 作为最广泛使用的治疗强度，对于所有人群以及各部位骨折是否均为最适治疗强度还未有结论，同时其他参数，如治疗时间、治疗频率以及试验样本量等对治疗效果影响的相关研究则更为少见。

因此，进一步扩大样本量，在安全基础上增加不同 LIPUS 和 Li-ESW 治疗参数的研究，明确医用冲击波作为骨折非创伤性替代治疗的有效性依旧是未来骨科研究的一大重点问题。

（何　蔚　刘亚军）

第六节　医用冲击波治疗关节炎、关节损伤及软骨保护和再生的临床研究

一、概述

（一）正常关节结构和软骨代谢

关节基本结构包括关节面、关节囊和关节腔。关节面表面主要为透明软骨，而关节囊主要结构为内层的滑膜。软骨组织由细胞外基质（99%）和软骨细胞（1%）组成。细胞外基质由软骨细胞合成，含有胶原纤维、聚集蛋白聚糖（aggrecan，AG）和水。胶原成分主要是多层多方向排列的以Ⅱ型胶原纤维（90%）为主的结缔组织。不同方向的纤维共同组成网状拱形结构，维持着软骨的构形，并赋予组织一定的抗张强度，对应力传导有重要作用。透明软骨的弹性自 20 岁以后逐渐下降，其分子量和浓度亦下降，胶原纤维变粗易断裂。关节软骨的含水量也有所减少。

软骨细胞通过产生酶、生长因子和炎症介质而维持软骨组织的稳态。不同的信号通路、细胞因子、生长因子和转录因子调节软骨细胞功能并介导软骨和骨形成、软骨细胞分化发育和维持关节软骨健康。任何外来伤害性因素或退变因素都会扰乱这种软骨生长稳态，从而导致促炎和促分解代谢基因的异常表达，进而导致软骨细胞的生长受限而诱发软骨组织进一步退变。而软骨组织由于乏血供，一旦受损后难以自我修复和再生。

（二）骨关节炎发生机制

骨关节炎（osteoarthritis，OA）病理特点是关节软骨变性破坏、软骨下骨硬化或囊性变、关节边缘骨质增生、滑膜增生及周围结构挛缩。需要注意的是 OA 是一种综合征而不是一个有特定病因的疾病，因为不同的刺激因素可能通过不同的机制产生 OA。主要机制包括机械应力、代谢和炎症刺激对关节软骨的进行

性损害。多种信号通路可被外界刺激激活，并干预炎性反应的调控，影响软骨细胞及细胞外基质的代谢调节。目前研究较多的信号通路有 MAPK、Notch、Wnt、TGF-α、NF-κB 及 mTOR 信号通路（Kapoor et al.，2011）。此外软骨下骨亦参与 OA 发生和进展，在 OA 早期，软骨下骨以骨质流失为主，而晚期则以硬化增生为主，软骨下骨的骨重塑过程可通过血管长入、间充质干细胞（mesenchymal stem cell，MSC）迁移等机制诱发 OA 进一步退变。

（三）骨关节炎相关的软骨修复和再生医疗研究

目前临床上常用的 OA 治疗方法大多针对于改善症状，而非关节软骨的自我修复和再生。但是近年来相关研究重新让人们认识到了软骨修复和再生对治疗 OA 的巨大潜能。

1. 软骨自我修复机制

在病变早期软骨表面由于各种因素发生损伤，在机体修复机制下软骨细胞表现为细胞合成活动的增加，但这种合成的增加同时也产生细胞外基质降解酶和促炎因子，而滑膜组织受到促炎因子刺激后，可增加细胞增殖和产生炎症反应，而与此同时促炎因子可增加血管通透性并形成组织水肿。同时，在软骨受到损伤后，软骨下骨发生骨重塑，协助软骨修复，血管从软骨下长入并延伸至软骨层，软骨下骨髓产生裂隙（Hunter et al.，2019）。如果软骨损伤刺激因子持续存在并超过自我损伤修复范围，局部则会因炎症级联反应等因素而导致细胞外基质代谢失衡、软骨细胞退变、软骨下骨硬化和关节周围骨赘形成等一系列结果。

目前针对关节自我修复的治疗，在临床上常用硫酸氨基葡萄糖和注射透明质酸钠（sodium hyaluronate，SH），此外，也开展了包括富血小板血浆（platelet rich plasma，PRP）输注、骨髓穿刺浓缩液（bone marrow aspirate concentrate，BMAC）输注的自体制剂治疗方法，以及如微骨折、软骨下钻孔、软骨镶嵌成形术等微创外科技术，其有效性和安全性均得到了充分的验证（Cavallo et al.，2020）。

2. 软骨再生医疗的相关研究

（1）干细胞移植：目前还有发现人体内 MSC 能够自发再生软骨组织的证据。而自体软骨细胞移植（autologous chondrocyte implantation，ACI）的应用取得了良好效果，对于大块软骨缺损 10 年随访 ACI 有良好效果（Bentley et al.，2012）。美国 FDA 于 20 世纪 90 年代批准 ACI 用于膝关节炎的治疗 。而近年来 3D 生物支架又解决了传统 ACI 植入干细胞骨膜瓣的肥厚问题，2016 年美国 FDA 批准 Maci（猪胶原蛋白膜自体培养软骨细胞）用于成年患者膝盖症状性全层缺损修复并能被自身组织吸收并转化。

（2）基因治疗：1996 年 Evans 发现细胞因子基因治疗能够缓解兔风湿性关节的炎症程度（Evans et al.，1996）。目标基因一般包括抑制炎症 / 分解代谢基因，促进合成代谢基因和抑制衰老 / 凋亡基因（Ondrésik et al.，2017）。在Ⅱ期临床试验中，经病毒介导的 TGF-β1 可注射基因工程软骨细胞治疗组相较于安慰剂组，在治疗后 3 个月和 1 年随访时发现可明显改善患者疼痛程度和功能评分，同时减少镇痛药的需求，但是具体缓解程度需要进一步临床研究证实（Cherian et al.，2015）。

（四）微能量医学对 OA 治疗研究不断深入

然而越来越多的研究结果表明，体外冲击波和超声治疗可通过复合效应作用于软骨组织，微能量可使软骨细胞Ⅱ型胶原增加、蛋白多糖表达增加、MMP-13 表达降低、炎症因子减少、软骨细胞生长增加、干细胞向软骨分化等，上述机制可全方位促进软骨修复和组织再生（Cinar et al.，2012；Rothenberg et al.，2017；Song et al.，2020）。

二、OA 动物模型研究

（一）动物模型建立和评价

对于人类自然发生的 OA，进程通常缓慢且无法预测，并且关节症状发生于疾病发展过程的后期，可能无法准确反映关节内的分子机制和结构变化。因此，研究人员已经开发出许多用于 OA 的动物模型，并使用这些模型深入了解疾病的发生和发展，用于开发和评估新的诊断工具和疗法。

1. 实验动物的选择

小型和大型动物都已用于开发 OA 模型。小型动物模型包括小鼠、大鼠、兔子和豚鼠。大型动物模型包括狗、羊和马。实验动物的选择取决于研究的类型、时间长短、饲养成本、数据测量和处理的难易程度等。完成实验所需的时间长短取决于每只动物的骨骼成熟程度（Aigner et al.，2010）。小动物模型主要用于研究疾病过程的发病机制和病理生理。与大型动物模型相比，这些模型建立相对较快、便宜且易于实现。大型动物模型也用于研究疾病的过程和治疗，因为它们的解剖结构与人类非常相似。非人类的灵长类动物，如狒狒和恒河猴，是研究天然（原发性）OA 的特殊实验动物，这些动物与人类在生物学和行为上有相似之处，且 OA 发展与人类相当。

2. 模型建立方法和评价

目前常见的原发性 OA 动物模型包括使用天然存在的 OA 动物模型，如邓肯哈特利豚鼠、STR/ort 小鼠和马等，这种动物模型的优势是它们会产生与人类明显相似的病变，从而可进一步将其用于 OA 治疗和病原学的研究。

继发性 OA 动物模型的建立则可以有多种方式（Kuyinu et al.，2016）：①手术诱发模型中常见的术式有前交叉韧带横断术（anterior cruciate ligament transection，ACLT；最常用），半月板切除术（部分或全部），内侧半月板撕裂和卵巢切除术（Martín-Millán et al.，2013；McCoy，2015），其结果高度可重复，并且进展迅速，但这种有创的快速诱导可能过快，以致无法建立 OA 发展的早期阶段模型或测量早期药物治疗效果；②化学诱导模型可通过将木瓜蛋白酶、单碘乙酸钠、喹诺酮和胶原酶等毒性或炎性化合物直接注射到膝关节中建立（Glyn-Jones et al.，2015），这排除了手术的需要，从而避免了某些动物可能出现的感染问题，其具备容易诱导和可重复性的特点，在设计短期研究中是有利的，因此主要用于研究疼痛的机制及其作为药物治疗靶点的用途（Lampropoulou-Adamidou et al.，2014）；③非侵入性动物模型通过使用机械外力作用于小鼠，使其因机械撞击造成伤害，而不会引起小鼠皮肤破裂，从而减少感染等侵入性方法的危害（Christiansen et al.，2015）。其对小鼠主要干预因素有胫骨平台关节内骨折、胫骨关节软骨循环压迫、胫骨压缩负荷过大导致前交叉韧带断裂（Ko et al.，2013；Wu et al.，2014）。

（二）动物模型 OA 机制研究

在研究了 OA 动物模型及相关基因敲除小鼠动物模型后，研究人员发现转化生长因子 β（TGF-β）的缺失与软骨损伤有关，且 TGF-β 参与了早期骨赘的形成，其基因敲除小鼠动物模型表现出 OA 的典型临床特征（Shen et al.，2013）；成纤维细胞生长因子（FGF）中的 FGF-2 能有效刺激基质金属蛋白酶 -13（matrix metalloproteinase，MMP-13）的表达，从而降解软骨的 Ⅱ 型胶原蛋白，FGF-18 刺激了机械损伤模型中的软骨形成和关节软骨修复。研究还发现 Wnt/β- 联蛋白信号通路会诱导蛋白聚糖降解和细胞凋亡，导致软骨损伤（Blom et al., 2009）。通过转基因小鼠实验，发现印度刺猬因子（Indian hedgehog，IHH）/ 甲状旁腺激素相关蛋白（parathyroid hormone-related protein，PTHrP）负反馈回路对于软骨内骨形成过程中的软骨细胞分化起着重要的作用。MMP-13 和含凝血酶敏感蛋白基序的解聚蛋白样金属蛋白酶 5（A disintegrin-like and metalloproteinase with thrombospondin motifs 5，ADAMTS5）是 OA 治疗的两个潜在靶标，其中 MMP-13 是针对胶原蛋白降解的底物特异性酶，其异常上调会导致软骨破坏；而在 OA 发育过程中，ADAMTS5 的表达水平显著增加（Glasson et al., 2005），在上述的 Wnt/β- 联蛋白信号通路和 IHH 的激活都会引起 ADAMTS5 在关节软骨组织中显著增加，这些发现表明分解代谢酶在 OA 进程中起着重要作用。而转基因小鼠模型研究发现缺氧诱导因子（hypoxia inducible factor，HIF）的表达会上调这两种蛋白酶水平，从而破坏软骨组织（Yang et al., 2010）。因为生长分化因子 -5（growth differentiation factor-5，GDF-5）作为一种细胞外信号分子，参与骨和软骨的形态形成以及关节形成，在肌肉骨骼发育过程中起着重要作用，影响软骨内骨化、滑膜关节形成、肌腱维持和骨形成，根据动物实验，小鼠中 GDF-5 含量降低会加重骨关节炎的发展（Mikic et al., 2004）。

三、医用冲击波康复治疗的研究

LIPUS 和 Li-ESW 是两种不同的能量形式，对于 OA 治疗的机制也不尽相同，但是对于组织产生作用的时间顺序两者均经过理化作用阶段和细胞生物学阶段并最终产生相似的治疗效果。常用安全 LIPUS 能量功率范围：≤ 300 mW/cm^2，Li-ESW 能量强度：0.06 ~ 0.09 mJ/mm^2。

1．LIPUS 对于 OA 软骨保护作用的研究

LIPUS 能够通过促进软骨形成及促进Ⅱ型胶原和蛋白多糖合成而对受损软骨组织起保护作用。Zhang 等（Zhang et al., 2003）通过研究鸡胚的胸骨远端软骨细胞发现在 2 mW/cm^2 的情况下，与对照组相比，细胞外基质以及软骨细胞数量在培养后第 3 天显著增加，2 mW/cm^2 相较于 30 mW/cm^2，前者Ⅱ型胶原合成量增加更加明显。Takeuchi 等（Takeuchi et al., 2008）发现使用 3D 胶原海绵培养猪软骨细胞，在 2 周培养结束时，LIPUS 干预组软骨细胞的数量明显多于对照组，同时 LIPUS 明显增加了Ⅸ型胶原的合成。LIPUS 对软骨另一种保护机制为抑制 MMP-13 的表达，从而可避免Ⅱ型胶原的过度降解（图 7-10）。

LIPUS 对于同一细胞而言，不同强度 LIPUS 可激活不同的信号通路，对不同细胞，同一信号通路的作用也不尽相同。研究发现在 LIPUS 刺激后可以调控软骨细胞多条信号通路：Whitney 发现低强度超声波在 5 MHz 时 *c-fos*、*c-jun* 和 *c-Myc* 基因表达明显提高，而抑制 ERK 磷酸化则抵消了超声波的作用，因此可能推测 LIPUS 通过 MAPK/ERK 通路产生对软骨的保护作用（Whitney et al., 2012）；而 Takeuchi 等（Takeuchi et al. 2008）认为 LIPUS 通过与 PI3K/Akt 通路起作用。而其他研究认为 LIPUS 通过整合素 /FAK/MAPK 信号通路对软骨细胞起保护作用（Cheng et al., 2014；Xia et al., 2015）。

Angle 等（Angle et al., 2011）研究发现，LIPUS 可以通过上调 p38 增加 MSC 分化，且这种保护作用具有一定的剂量效应。Lai 等（Lai et al., 2010）发现 200 mW/cm^2 的 LIPUS

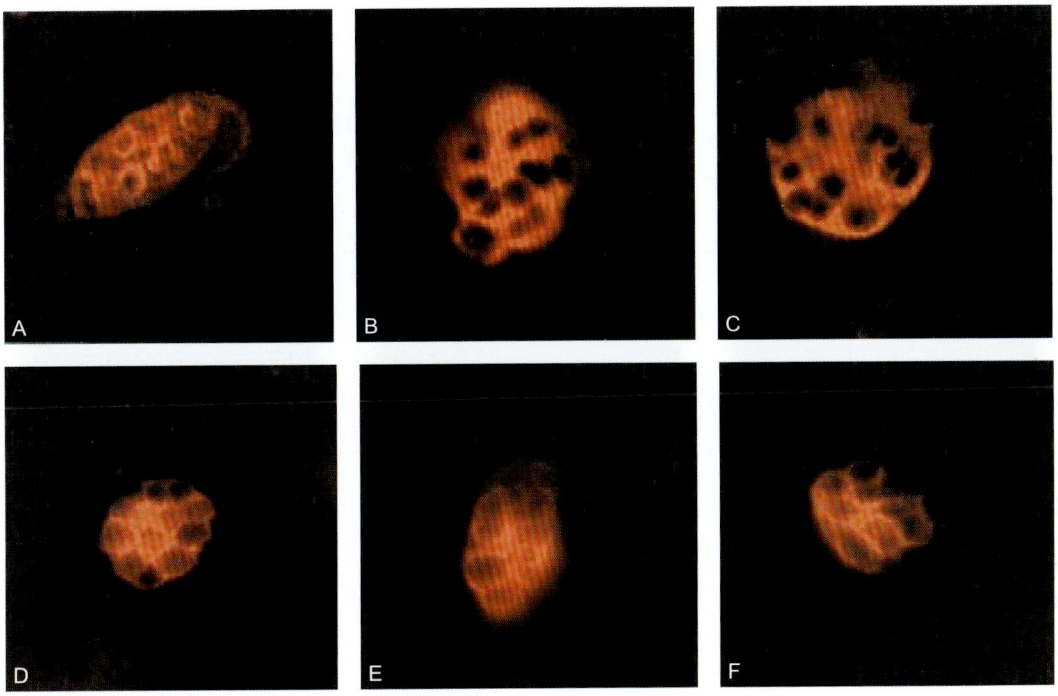

图 7-10 第 7 天免疫组化检测Ⅱ型胶原和聚集蛋白聚糖（aggrecan）

A、D：对照组；B、E：LIPUS（2 mW/cm²）组；C、F：LIPUS（30 mW/cm²）组。A～C：Ⅱ型胶原染色；D～F：aggrecan 染色。三组对Ⅱ型胶原和 aggrecan 的染色方式相同。与其他两组相比，在 LIPUS（2 mW/cm²）组中软骨细胞周围有更多具有强Ⅱ型胶原染色的聚簇。

促进人 MSCs 向软骨分化。而 Ebisawa 等（Ebisawa et al.，2004）研究发现 LIPUS 能增强 TGF-β 对于 MSC 的促软骨分化作用，他们的结果表明 LIPUS 能够使 TGF-β 对 MSC 蛋白聚糖合成作用增强 3 倍以上。而在动物体内实验中发现，通过 LIPUS 预处理的 MSC 在通过支架植入裸鼠体内后，可明显增加 MSC 向软骨细胞分化和软骨结构形成。因此对于软骨干细胞移植治疗，LIPUS 可能会增加干细胞的分化能力从而更好地应用于组织工程。

2．Li-ESW 对于 OA 软骨保护作用的研究

细胞接受低强度冲击波的机械信号后，通过整合素、铁通道、细胞骨架丝、生长因子受体和细胞核将冲击波机械信号转化为生化反应从而表现出对于软骨的一系列保护作用。研究发现 Li-ESW 治疗可降低软骨细胞中 IL-1β、TNF-α 和 NO 水平而抑制炎症反应和细胞凋亡（Zhao et al.，2012），可降解 MMP 而产生软骨保护作用（Wang et al.，2009），而同时冲击波治疗通过抑制 DDK-1、MMP-12 和促进 Wnt-5α 和 β-catenin 而延缓软骨下骨的退变。Abe 等（Abe et al.，2014）实验发现 Li-ESW 治疗使巨噬细胞由促炎的 M1 型转向抗炎的 M2 型，从而抑制炎症和促进细胞和组织的修复。目前学者认为低强度冲击波通过 MAPK 通路、P13K-Akt-eNOS 通路、ERK 通路等信号通路干预软骨细胞代谢（Ji et al.，2016），但是 Li-ESW 治疗对于 OA 具体分子信号机制仍在进一步探索中。

对于再生医学而言，Li-ESW 治疗也显示出了明显的优势。Wang 等（Wang et al.，2013）发现对新西兰白兔关节软骨处微骨折 + Li-ESW 治疗较单纯微骨折处理组能够更明显促进软骨全层损伤组织再生和增加蛋白聚糖和

Ⅱ型胶原的合成，因此作者认为在兔全层软骨缺损的修复中，微裂纹孔中的低强度冲击波比单纯的微骨折更容易产生透明状软骨修复组织。Chen 等也发现 Li-ESW 治疗明显促进 MSC 向软骨细胞分化（Chen et al.，2004）。因此 Li-ESW 治疗在软骨再生和组织工程中具有良好的发展空间，Ji 等（Ji et al.，2016）认为，通过调节基因表达和上调在三维软骨培养环境中各种生长因子的释放，ESW 治疗可能在组织工程中可以支撑细胞（例如软骨细胞和干细胞）以更佳促进软骨再生。

ESW 治疗的剂量与生理作用和治疗效果密切相关，因此能量强度是最重要的参数。Wang 等（Wang et al.，2013）认为强度过低不足以产生最佳效果，而强度过大会对关节软骨和软骨下骨超声加重退变和损伤作用，此外强度过大对关节浅层软组织也有损伤作用。因此对 Li-ESW 最佳治疗剂量的研究仍需进一步深入，同时在临床使用中应该强调个体化。

（孙浩林　李淳德）

第七节　医用冲击波对关节炎、关节损伤的治疗

一、骨关节炎的定义、流行病学及危险因素

（一）定义

骨关节炎（OA）是指由多种因素引起关节软骨纤维化、皲裂、溃疡、脱失而导致的关节疾病。

（二）流行病学和危险因素

OA 好发于中老年人群，发病率高，65 岁以上人群中有 50% 以上患有 OA，累及部位包括膝、髋、踝、手、脊柱等，其中膝、髋关节受影响最大。中国健康与养老追踪调查（China Health and Retirement Longitudinal Study，CHARLS）结果显示，我国膝关节症状性 OA 患病率为 8.1%，女性高于男性，西南地区（13.7%）和西北地区（10.8%）高于华北地区（5.4%）和东部沿海地区（5.5%）；从区域特征看，农村地区患病率高于城市地区。我国人口老龄化使 OA 的患病率呈逐渐上升趋势。

OA 病因尚不明确，其发生与年龄、肥胖、炎症、创伤及遗传因素等有关。

二、OA 的分类和病理变化

（一）分类

OA 分为原发性和继发性。原发性 OA 多发生于中老年人群，无明确的全身或局部诱因，与遗传及体质等因素有一定的关系。继发性 OA 可发生于青壮年，继发于创伤、炎症、关节不稳定、积累性劳损或先天性疾病等。

（二）病理变化

OA 的病理学特征是关节软骨变性破坏、软骨下骨硬化或囊性变、关节边缘骨质增生、滑膜增生、关节囊挛缩、韧带松弛或挛缩、肌肉萎缩无力等。

1. 软骨病理改变

软骨的主要结构蛋白是Ⅱ型胶原蛋白，它提供的网状结构为软骨提供抗张强度和抗压性。软骨细胞在不利条件下可被激活后产生炎症因子，包括IL-1β、IL-6、TNF-α，以及基质降解酶，包括金属蛋白酶和含凝血酶敏感蛋白基序的解聚蛋白样金属蛋白酶（ADAMTS）（Buckwalter et al.，2005）。在疾病早期阶段生长因子的浓度升高起修复作用，受损区域形成软骨细胞簇；而随着疾病进一步加重，组织破坏性蛋白酶的合成增加，加速了软骨细胞的凋亡死亡和细胞外基质紊乱。由于关节软骨缺乏神经支配，因此关节炎早期并不表现出明显症状。

2. 滑膜病理改变

滑膜炎是OA的共同特征，在骨关节早期即可发生（Scanzello et al.，2012）。滑膜细胞合成具有润滑作用的透明质酸和糖蛋白（Bastow et al.，2008）。但在OA患者体中，软骨细胞和成骨细胞会降低透明质酸和糖蛋白的分泌，同时释放炎性介质和降解酶。滑膜巨噬细胞同样产生分解代谢和炎性介质，从而干扰软骨基质降解和修复的平衡，进而加剧滑膜炎症。

3. 软骨下骨病理变化

骨赘形成、骨重塑、软骨下硬化和磨损是重要的影像学诊断依据。OA正常骨结构发生紊乱，钙化软骨与松质骨之间形成软骨下成骨（Weinans et al.，2012），软骨内骨化过程伴随着骨赘和软骨下囊肿的形成。有研究表明（Sanchez et al.，2012）成骨细胞与软骨细胞对压缩力的反应均为炎症因子和降解酶的表达增加，因此机械应力可能激活软骨细胞骨化。软骨下骨有神经高度支配，可能导致疾病中疼痛的产生。

三、OA的临床检查

（一）体格检查

对于骨关节病患者可能有下述特征：

1. 一般症状

病变关节的运动疼痛、运动范围受限和关节锁定；可触及浅表关节的骨凸起，严重者可能导致畸形；关节肿胀。

2. 特定关节的检查

（1）手：近端指间关节肥大性改变；远端指间关节肥大性改变（Heberden结节）；拇指腕掌关节压痛。

（2）肩：运动范围受限，以外旋为著。

（3）膝盖：产生渗出；腘窝囊肿；侧向不稳定性；内翻畸形；外翻畸形。

（4）髋：运动范围受限，以内旋为著；可发展至各个方向的运动受限及出现肢体长度差异；臀部疼痛；腹股沟区域的疼痛，可能扩散到大腿前部和膝盖。

（5）足：下肢疼痛，以第一跖趾关节为著；第一跖趾关节的活动范围有限；拇趾僵硬；拇外翻畸形。

（6）脊柱：由神经根撞击引起下肢感觉丧失，反射丧失或运动无力；由椎管狭窄引起假性跛行。

（二）实验室检查

OA患者的实验室检查结果通常正常，因此可以通过检查帮助鉴别其他疾病。C反应蛋白（CRP）水平和红细胞沉降率可用于评估全身性炎症和自身免疫性疾病；尿酸水平可有助于评估痛风的存在（Taruc-Uy et al.，2013）。由美国风湿病学会制定的临床指南不建议对有关节问题的患者进行常规关节炎检查。

目前没有可用的生物标志物帮助患者诊

断或评估 OA，仅有某些软骨降解的标志物，如尿液中的Ⅱ型胶原羧基端肽（C-terminal telopeptide of collagen type Ⅱ，CTX Ⅱ）和血清中的软骨寡聚基质蛋白（cartilage oligomeric matrix protein，COMP）显示出与 OA 的临床和影像学变量具有较好的关联（Glyn-Jones et al.，2015）。因此临床上仍需要更多了解生化标志物及其组合，以使这些标志物可在一般临床实践中使用。

（三）影像学检查

通过影像学检查可发现积液、滑膜炎、软骨缺损、骨骼磨损、骨髓水肿、半月板撕裂和挤压、韧带损伤和关节周围病变等，对于 OA 的严重程度评估和病情进展监测有着很好的辅助作用。

1. X 线平片

OA 的 X 线下特征包括关节间隙变窄、骨赘形成以及软骨下硬化和囊肿（图 7-11）。OA 通常进展缓慢，对变化的反应有限，这意味着当使用关节间隙作为评价指标时，患者需要随访至少两年。其优势在于成本低且易于获得。

2. 磁共振成像

MRI 相比 X 线平片具有许多优势，可以在多个维度上以较高的分辨率对关节结构做出评估，因此它在检测早期结构变化时更加灵敏。同时，MRI 对评估软骨形态效果很好，软骨形态的短期变化能可靠地预测患者的总体疾病进展。MRI 通过评估组织的生化成分，从而监测 OA 发展过程中的最初变化。

四、OA 的诊断

临床诊断 OA 需符合以下三项标准：①患者年龄超过 45 岁；②有与活动相关的关节痛；③没有晨僵或晨僵持续时间在 30 分钟以内。髋关节和膝关节 OA 诊断标准详见表 7-4 和表 7-5。

需要注意的是，如果有非典型性特征，如外伤史，晨僵时间延长，症状迅速恶化或关节红、肿、热、痛等可能提示其他诊断，临床上需要与痛风、其他炎性关节炎（如类风湿关节炎）、化脓性关节炎和恶性肿瘤等疾病相鉴别。

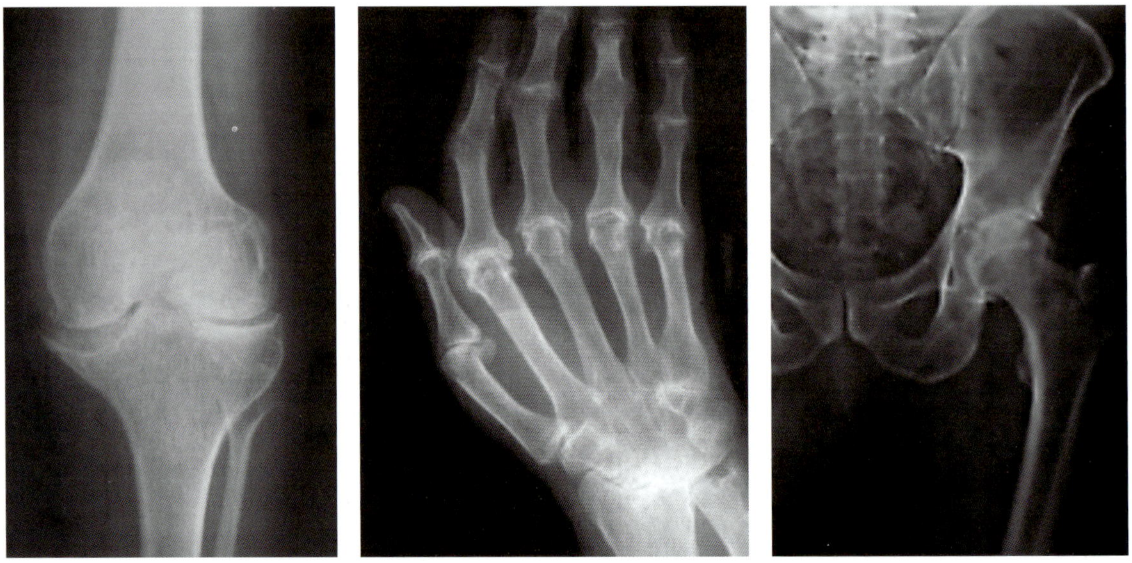

图 7-11　膝关节、手及髋关节 OA 患者 X 线下表现，可见关节间隙减小，并伴有骨赘形成

表 7-4　髋关节 OA 诊断标准

满足诊断标准 1+2+3 或 1+3+4 条，可诊断髋关节 OA	
1	近 1 个月内反复的髋关节疼痛
2	红细胞沉降率 ≤ 20 mm/h
3	X 线片示骨赘形成，髋臼边缘增生
4	X 线片示髋关节间隙变窄

表 7-5　膝关节 OA 诊断标准

满足诊断标准 1+（2、3、4、5 条中的任意两条）可诊断膝关节 OA	
1	近 1 个月内反复的膝关节疼痛
2	X 线片（站立位或负重位）示关节间隙变窄、软骨下骨硬化和（或）囊性变、关节边缘骨赘形成
3	年龄 ≥ 50 岁
4	晨僵时间 ≤ 30 min
5	活动时有骨摩擦音（感）

五、现行 OA 的临床治疗

OA 治疗的目标是缓解疼痛、延缓疾病的发展、矫正畸形、改善或恢复关节功能，从而提高患者的生活质量。OA 总体的治疗原则是依据患者年龄、性别、体重、自身的危险因素、病变部位和病变程度等进行个体化治疗。

（一）患者教育

针对患者的个性化需求对患者进行教育是治疗的重要组成部分。医生应与 OA 患者讨论以下内容：①当前病情和可能的后果；②运动和健康生活方式的重要性；③个体化的治疗方案。

（二）非药物疗法

虽然不同 OA 患者的年龄、并发症、疼痛严重程度或残疾程度均有所不同，但都应建立以锻炼为核心治疗方法，具体应包括：

1．运动疗法

（1）低强度的有氧健身：采用合理的有氧运动方式来改善关节功能；

（2）局部肌肉增强：加强关节周围肌肉力量可以改善关节稳定性，医生应根据患者病变部位和程度制定个体化的训练方案；③关节功能训练：主要针对膝关节 OA 患者，包括关节被动活动、牵拉训练、关节助力和主动运动。

2．减轻体重

对肥胖或超重人群提供干预措施，以减重作为核心的治疗方法。

3．物理治疗

通过促进局部血液循环、减轻炎症反应从而减轻病变部位疼痛。具体包括：水疗、热疗、经皮神经电刺激疗法（transcutaneous electrical nerve stimulation，TENS）、低强度体外冲击波治疗（low-intensity extracorporeal shock wave therapy，Li-ESWT），低强度脉冲超声波（low intensity pulsed ultrasound，LIPUS）治疗等。

4．辅助设备

对于下肢 OA 患者，可以应用辅助设备，如具备减震性能的鞋类、拐杖、助行器等，通过减轻病变关节的负重、增加受累关节的缓冲从而减轻疼痛。

（三）药物疗法

根据 OA 患者病变的部位和病变程度制订个体化的药物治疗方案。如果对乙酰氨基酚或局部使用非甾体抗炎药（nonsteroidal anti-inflammatory drug，NSAID）不足以减轻 OA 患者的疼痛，应考虑添加阿片类镇痛药。

1．局部用药

在口服 NSAID、COX-2 抑制剂或阿片类药物之前，应考虑使用对乙酰氨基酚或局部应用 NSAID。

2. 全身用药

如果对乙酰氨基酚或局部使用NSAID不能有效缓解OA患者的疼痛，则应考虑用口服NSAID或COX-2抑制剂。用药的主要原则有：①用药前对患者进行风险评估，在选择药物和剂量时，要考虑到患者的个人危险因素，提供个体化治疗方案；②以药物的最低有效剂量在尽可能短的时间内使用；③联合质子泵抑制剂（proton pump inhibitor，PPI）治疗以减轻上消化道不良反应；④用药3个月后选择相应的实验室检查进行评估。

3. 关节内注射

关节内注射类固醇皮质激素可以有效缓解疼痛，改善关节功能，此法被认为是缓解OA患者中度至重度疼痛核心疗法的辅助手段。

（四）手术治疗

对于以上治疗均无效的患者应考虑外科手术治疗，包括关节软骨修复术、关节清理术、关节融合术、截骨术及人工关节置换术。

（五）监测随访

对所有有症状的OA患者进行定期随访。随访内容包括：症状以及病情对其日常活动和生活质量的持续影响；病情的长期发展过程；患者对疾病的了解以及所关心的问题；所采用治疗方案的有效性和耐受性。

对具有以下情况的患者应每年进行随访：严重的关节痛；累及多个关节；有多种并发症；定期服用药物治疗OA。

六、Li-ESW治疗膝关节OA临床研究

Li-ESW的能量强度为0.06～0.09 mJ/mm^2。低强度冲击波在动物模型中对于软骨保护和延缓关节炎的进展有良好的效果，目前也广泛应用在临床膝关节OA的保守治疗中。

（一）Li-ESW治疗膝关节OA的适应证

（1）诊断OA明确；

（2）症状明显，保守治疗不佳，但未达到手术指征或不愿意接受手术的患者。

（二）Li-ESW治疗膝关节OA的禁忌证

（1）继发性膝关节炎；

（2）患者合并严重心血管疾病；

（3）严重认知障碍或精神疾患者；

（4）凝血功能障碍、下肢静脉血栓；

（5）骨骺发育不全患儿；

（6）半年内膝关节激素注射史或膝关节有创操作史；

（7）治疗区域存在明显皮肤破损、肿瘤、感染患者。

（三）相关不良事件及处理

偶见治疗后治疗部位疼痛、肿胀等一过性软组织反应，一般无需特殊处理。文献中未见严重并发症的报道。

（四）治疗参数设置

（1）参数选择：Li-ESW治疗参数尚无统一标准，多数研究采用强度为0.10～0.25 mJ/mm^2，频率为6～15 MHz；脉冲重复频率为2000～4000次。安全有效参数还需进一步大规模多中心研究。

（2）疗程选择：多数中心报道的有效治疗疗程为4～12周。

（五）治疗步骤和注意事项

治疗者采取坐位或者仰卧位，充分暴露治疗区域，确定治疗点（发散式治疗仪选取1个治疗点，聚焦式治疗仪选取3个或以上治疗

点），在治疗区域均匀涂抹耦合剂，根据患者主观反馈逐渐增加能级，同时治疗过程中应注意观察和询问患者有无不适和不良反应。治疗参数应该根据治疗机型号、患者全身情况和疾病程度和范围进行决定（图 7-12）。

（六）临床研究相关内容及结论

目前 Li-ESW 治疗已经被比较成熟地应用于膝 OA 的保守治疗中，目前临床研究大部分指标为 WOMAC、VAS 评分。一项纳入 32 例 RCT 的 Meta 分析结果显示在疼痛患者和功能改善方面，冲击波效果均优于皮质醇、透明质酸、药物治疗、超声笔治疗和中医疗法，同时冲击波治疗不增加副作用的发生风险（Chen et al.，2020）。另一项纳入 9 项研究的 Meta 分析结果显示在治疗后 12 个月内冲击波治疗组的症状与功能评分改善明显优于对照组（Hsieh et al.，2020）。Zhong 等（Zhong et al.，2019）通过 RCT 研究发现 Li-ESW 治疗组在治疗后 5 周和 12 周的 WOMAC 评分和 VAS 评分均优于对照组，同时 Li-ESW 治疗组的治疗后 12 周的膝关节磁共振成像 T2 信号较治疗前明显改变，从影像学上证实了 Li-ESW 治疗对于膝关节软骨的保护作用。而关于治疗能量强度，Lee 等（Lee et al.，2020）通过随访 75 例膝关节炎患者发现，选取 0.093 mJ/mm^2 的患者在治疗后 1 周、4 周、12 周随访时疼痛评分和功能评分均优于选取 0.04 mJ/mm^2 的患者。应该注意的是，使用高强度时患者可能出现局部疼痛，因此对于治疗起始阶段应该考虑选择较低的能量强度。

七、LIPUS 治疗膝关节 OA 临床研究

LIPUS 的能量功率范围在 100～300 mW/cm^2。目前研究认为 LIPUS 和 Li-ESW 具有相似的作用机制。目前动物研究认为 LIPUS 能促进全层关节软骨缺损修复，在缺损部位形成透明软骨样修复组织并能延缓实验性早期 OA 的病变进展（Cook et al.，2001；Jia et al.，2005）。而多项 RCT 也证实 LIPUS 对膝关节 OA 患者的疼痛缓解和功能改善具有良好效果，而不增加副

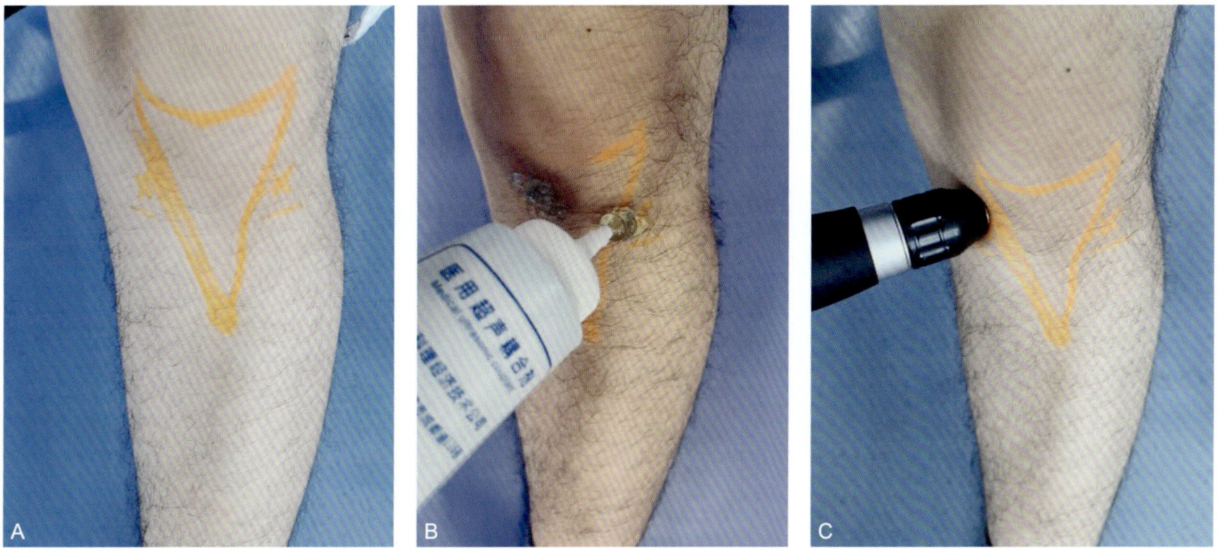

图 7-12　膝关节 Li-ESW 治疗示意图
A. 膝关节前方体表定位及确定压痛点；B. 局部涂抹耦合剂；C. Li-ESW 治疗。

作用的风险。

（一）LIPUS 治疗 OA 的适应证

LIPUS 治疗 OA 的适应证同 Li-ESW。

（二）LIPUS 治疗 OA 的禁忌证

LIPUS 治疗 OA 的禁忌证同 Li-ESW。

（三）相关不良反应及处理

LIPUS 超声波输出患者一般无明显特殊感觉，文献中尚未见局部或全身不良反应报道。

（四）治疗参数设置

LIPUS 治疗参数还未有统一标准，多数研究所选的超声强度范围为 120 ~ 500 mW/cm^2，频率为 0.6 ~ 1 MHz，脉冲占空比为 1 : 5 ~ 1 : 4，疗程为 10 天至 2 个月。安全有效参数还需进一步大规模多中心研究。

（五）治疗步骤和注意事项

治疗前设置好仪器参数。治疗者采取坐位或仰卧位，充分暴露治疗区域，确定区域后，在治疗区域均匀涂抹耦合剂，探头在治疗区域均匀移动进行治疗。治疗参数应该根据治疗机型号、患者全身情况和疾病程度和范围决定（图 7-13）。

（六）临床研究相关内容及结论

一项纳入 5 篇 RCT 的 Meta 分析结果表明，相比于对照组，LIPUS 治疗能够明显改善膝关节 OA 患者疼痛和功能而不增加副作用的风险（Zhou et al.，2018）。

Jia 等通过口服 NSAID 联合 LIPUS 治疗，12 周后 VAS 评分较治疗前降低 5.44 分 ± 0.84 分，横向比较其他单纯使用 LIPUS 的研究而言，联合治疗的 VAS 结局更佳（Jia et al.，2016）。也有学者将运动疗法和 LIPUS 联合治疗膝关节 OA 也取得良好效果（Huang et al.，2005；Cakir et al.，2014）。因此，对于膝关节 OA 可采用 LIPUS 结合其他治疗方法进行综合治疗。多数研究避免对 Kellgren-Lawrence（K-L）分级Ⅳ级的患者进行冲击波治疗，因其无法逆转 OA 进展且临床效果有限。而动物实验表明 LIPUS 能有效缓解 OA 早期进展，因此 Gurkan 认为对于 OA 患者 LIPUS 治疗越早效果越佳（Gurkan et al.，2010）。

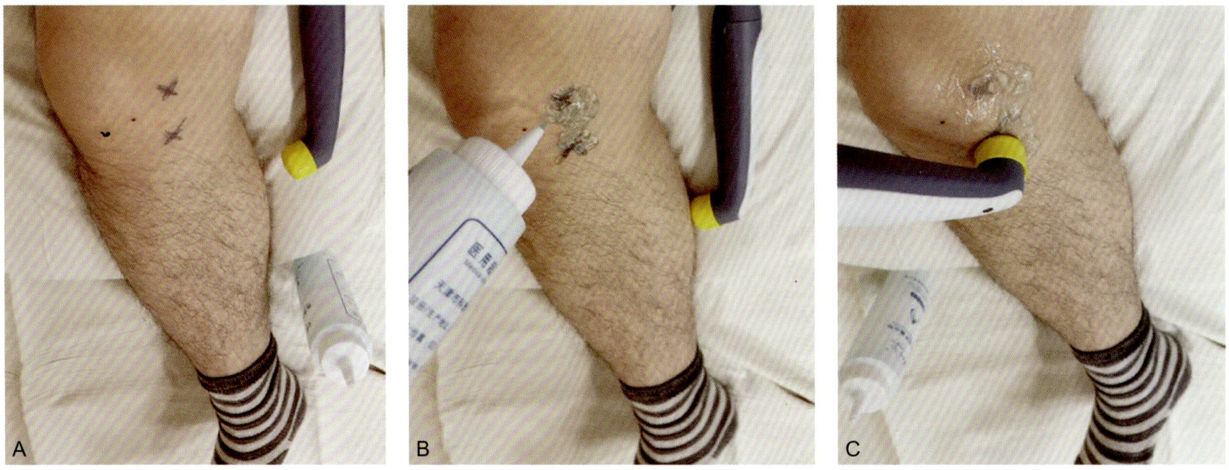

图 7-13 膝关节 LIPUS 治疗示意图

A. 膝关节前方体表压痛点；B. 局部涂抹耦合剂；C. LIPUS 治疗。

超声波治疗通过产热效应和非产热效应发挥作用，LIPUS 的作用机制主要通过非产热效应而发挥。研究证实脉冲超声波的非产热作用、促代谢作用和软骨保护作用均强于连续式超声波（Nolte et al.，2001）。Loyola-Sanchez 等通过 Meta 分析证明强度在 1 W/cm^2 以下的 LIPUS 治疗在膝 OA 疼痛缓解方面效果明显优于 1 W/cm^2 以上的病例（Loyola-Sanchez et al. 2010）。

八、小结与展望

郭应禄院士认为包括 Li-ESW 和 LIPUS 在内的无创微能量医学是继药物和手术治疗之外的一门新学科，为医学带来了新的概念、新的领域、新的理论，推动了医学的巨大发展（郭应禄，2019）。然而虽然体外冲击波疗法在 OA 和软骨修复治疗的应用越来越广泛，但目前应用相对处于起步阶段，目前的临床前和临床研究存在以下问题：①具体作用机制尚不明确；②体外机制研究的结论是在特定的培养条件和强度控制条件下得出的，其能否应用于人体仍需进一步验证；③治疗剂量是研究的重中之重，目前对于综合个体差异和安全性与有效性平衡考虑的“最佳剂量”尚无确切的认识。

但毫无疑问的是，微能量医学对于 OA 未来的发展前景是可期的。首先在治疗 OA 本身而言，在明确相关作用机制、掌握强度剂量控制和检测以及制订标准化治疗方案后，Li-ESW 和 LIPUS 可对 OA 和软骨修复的整个过程起到治疗、逆转甚至预防的作用。此外，结合生长因子、支架、基因疗法或药物载体等先进技术，微能量医学在 OA 领域可能产生重大变革和深远影响。

（孙浩林　李淳德）

第八节　医用冲击波对股骨头坏死的治疗

一、低强度冲击波对股骨头坏死的治疗机制

股骨头坏死（osteonecrosis of the femoral head，ONFH）是指由于不同病因破坏了股骨头的血液供应，造成股骨头坏死、塌陷的一类疾病。据统计，目前全世界股骨头坏死患者约为 3000 万，我国约有 400 万。因其病程缓慢、发病机制复杂、治愈率低，而被医学界列为疑难病症之一。这种疾病往往发生于中青年人群，患者不仅要忍受极大的痛苦，逐渐发生行走不便，到后期甚至完全丧失自理能力和劳动力。以往股骨头坏死的保守治疗主要靠避免患肢负重，手术治疗方式多种多样，如髓心减压术、截骨术、植骨术、带血管的骨移植术，但都不能取得明确的长期效果，最终只能进行人工髋关节置换。而体外冲击波疗法的出现，为股骨头坏死的治疗开辟了新的途径，并在临床应用中取得了良好效果。

（一）股骨头坏死的病因及发病机制

ONFH 可分为创伤性和非创伤性两大类，前者主要是由股骨颈骨折、髋关节脱位等髋部外伤引起，后者在我国的主要原因为应用皮质类固醇及酗酒。创伤性股骨头坏死的病因及发

病机制已明确。由于创伤破坏了骨的血供，导致骨发生缺血性坏死，但对于非创伤性骨坏死，对其发病机制争议较大，因而产生了许多理论，包括血栓栓塞理论，即由于血循环内的脂肪、氮气气泡（由于减压病引起）、畸形细胞（镰状红细胞）等栓塞了供应骨的血管，骨内压增高，小动脉阻塞、静脉阻塞、脉管炎破坏了动脉壁、放射损伤或释放血管因子，如戈谢（Gaucher）病、脂肪代谢紊乱、髓内出血、血管内凝血等。大部分理论不是孤立的，而是相互关联，因此应将骨坏死看作是由多种病因引起的一组疾病，通过一共同途径导致骨坏死和骨机械结构的破坏。近年来研究显示，各种潜在疾病可通过共同途径，即激活血管内凝血引起骨内血管栓塞和骨坏死。激活血管内凝血的潜在因素包括家族性易栓症（蛋白 C、蛋白 S 或抗凝血酶Ⅲ减少）、戈谢病、血红蛋白病、高脂血症和脂肪栓塞、肾上腺皮质功能亢进、乙醇中毒、减压病、超敏反应（同种异体器官移植排斥、过敏性休克、免疫复合物型超敏反应、系统性红斑狼疮、抗磷脂抗体综合征等）、内毒素反应（细菌感染、病毒感染等）、组织因子释放、妊娠、恶性肿瘤、神经损伤、感染性肠炎）、低纤溶作用等。

骨的血供来自于髓内滋养动脉及骨外由骨膜和肌肉血管组成的丰富血管网，不同的部位血供情况不一样，在某些部位，如股骨头，侧支循环较少，在靠近血管主干的远端阻断血管即可导致骨髓、髓内骨及皮质骨的坏死。血管的阻断可由以下几方面引起：①机械性血管阻断，多由于骨折或脱位、非创伤性压迫、疲劳骨折等阻断了供应血管，若该部分骨血供侧支循环较少，则引起该部位骨坏死；②血栓形成或血管栓塞，因血栓形成或脂肪、气泡、异形细胞等使供应血管栓塞；③损伤或压迫血管壁，由于脉管炎、放射损伤、急性血管痉挛等引起血管壁暂时或永久性损害，导致骨血供消失，出现骨坏死。同样如果由于血液外渗、脂肪或细胞等导致骨内压力增高，阻塞血供，也会出现骨缺血或坏死；④静脉阻塞，在一个封闭的系统里，如果静脉压超过动脉压，将阻碍动脉血供，随后缺血引起骨坏死。在股骨头，血管大部分通过关节囊下的组织，若关节内积液，静脉压增高，可影响动脉血供并导致骨坏死。

（二）股骨头坏死的病理变化

尽管股骨头骨坏死病因及发病机制各异，但病理变化却基本相同。当髓内骨栓塞发生坏死，导致细胞坏死、骨组织酸化及溶酶体释放，释放的钙与骨髓脂肪细胞释放的游离脂肪酸结合形成不溶解的脂肪酸钙盐，机体没有特殊的酶溶解梗死的组织，因而可在体内长期存留，临床上表现为静止状态，不进一步发展。若在股骨头、膝关节、肩关节等部位发生皮质网状骨坏死，坏死区域进一步扩大，髓内骨、骨髓及皮质骨均坏死，在早期邻近骨组织显示充血，毛细血管及成纤维细胞增生等修复反应。数周后血管自周围修复组织长入坏死骨组织，一方面带入破骨细胞吸收坏死骨，另一方面由成骨细胞形成新骨覆盖在坏死骨表面，因而在 X 线片上表现为骨密度增加。随着坏死骨组织力学支撑能力的丧失以及修复反应的进一步发展，骨组织的完整性遭到破坏，出现骨小梁骨折，导致软骨塌陷，股骨头变形。

（三）股骨头坏死的临床表现及影像学检查

股骨头坏死的临床症状因病变的分期、发生部位及坏死范围大小而异，早期小范围骨坏死常没有临床症状，或者偶尔髋部轻度疼痛，但对功能没有影响，患者往往未发觉已患病。随着病情的发展，最早出现的临床症状一般为髋关节或膝关节疼痛，在髋部又以收肌痛出现较早。疼痛可呈持续性或间歇性。疼痛可随关节活动逐步加重，最后发展至休息时也疼痛，常需要服用药物才能缓解。受累关节常有活动受限，有时局部有压痛，可有跛行，严重者双侧股骨头完全坏死吸收，无法站立及行走。症状较轻者如怀疑股骨头坏死，应进一步做特殊检查，包括X线、CT、MRI、骨扫描、髓内压测定、组织活检等。特别是MRI检查，是现有检查方法中最准确的，笔者治疗的近200例ARCO（骨微循环研究协会）Ⅰ期病例，X线检查均未发现明显异常，而MRI检查发现骨坏死。MRI对ONFH有较高敏感性，能比较准确地反映其早期的组织学变化。而X线检查一般只能反映较晚期的病例，一旦出现改变，大部分髋关节将在6～24个月内出现股骨头塌陷。放射性核素骨扫描（radionuclide bone scan）敏感性优于X线，但对双侧皆受累的病例，因为不能相互对照比较，会造成假阴性结果。Hungerford等（Hungerford et al.，1985）曾报道其观察组病例假阴性结果为14/27，放射性核素骨扫描亦可在正常情况下出现阳性。CT阳性率亦不令人满意。MRI在诊断早期股骨头坏死及判定坏死程度，指导临床治疗方面有极为重要的价值。

（四）股骨头坏死的分期

病程的分期通常基于非治疗状态下的自然发展过程，对大多数分类系统而言，认识病程的主要目的，使指导建立有助于逆转或阻止疾病继续发展的治疗方案。了解股骨头坏死分期，对治疗方法的选择有十分重要的作用。股骨头坏死分期方法很多，有Marcus（Florida体系）、Ficat和Arlet、Steinberg及ARCO（骨微循环研究协会）等。鉴于股骨头坏死的部位与其预后有关，骨微循环研究协会（ARCO）病名和分类委员会于1994年提出了ARCO分期，将Ficat和Arlet分类体系结合股骨头损害范围、损害部位进行分类，是目前较为合理的分类体系。2019年，ARCO对该分期系统进行更新。（表7-6、表7-7）。

表7-6 ARCO分期

0期：活检结果符合坏死，其余检查正常
Ⅰ期：骨扫描或（和）MRI阳性
A. MRI股骨头病变范围＜15%
B. MRI股骨头病变范围15%～30%
C. MRI股骨头病变范围＞30%
Ⅱ期：X线检查阳性（股骨头斑点状表现、骨硬化、囊肿形成及骨质稀疏），X线平片与CT没有塌陷表现，MRI与骨扫描阳性，髋臼无变化
A. MRI股骨头病变范围＜15%
B. MRI股骨头病变范围15%～30%
C. MRI股骨头病变范围＞30%
Ⅲ期：新月征和（或）股骨头塌陷，未累及髋臼
A. 新月征范围＜15%，或塌陷＜2 mm
B. 新月征范围15%～30%，或塌陷2～4 mm
C. 新月征范围＞30%，或塌陷＞4 mm
Ⅳ期：股骨头扁平或塌陷，关节间隙变窄，骨关节炎改变

表7-7 2019 ARCO股骨头坏死分期

ARCO分期	影像学表现	影像学特征
Ⅰ	X线正常，MRI异常	MRI：带状低信号包绕坏死区，骨扫描中有冷区
Ⅱ	X线和MRI均异常	骨硬化、局灶性骨质疏松或股骨头囊性改变等细微表现，无软骨下骨折，坏死区骨折或股骨头塌陷
Ⅲ	X线或CT示软骨下骨折	软骨下骨折，坏死区骨折和（或）股骨头塌陷
ⅢA（早期）		股骨头塌陷≤2 mm
ⅢB（晚期）		股骨头塌陷＞2 mm
Ⅳ	X线示骨关节炎表现	关节间隙变窄，髋臼改变和关节破坏

（五）体外冲击波治疗股骨头坏死机制

冲击波对股骨头坏死的临床疗效肯定，但其确切机制尚不完全清楚。冲击波是有着极高压力和速率的机械波，能够在液体和软组织中传播，它主要作用于电阻抗改变的位点如骨原软组织交界面，导致冲击波能量的反射和吸收，引起骨生成和血管生成效应。体外冲击波能够诱导松质骨和皮质骨的生物合成效应，并提高骨的力学性能，同时还能够影响骨髓基质细胞向骨祖细胞的分化，并能够提高一些生长因子的表达。

1. 冲击波疗法转导的骨组织损伤再修复

当冲击波进入人体时，由于介质不同，如组织成分不同，细胞之间密度和结构不同，软组织成分与骨组织之间的成分和密度存在巨大差异，均会在界面处产生不同程度的机械应力效应，在不同密度组织之间产生能量梯度差及扭拉力，尤其是在骨组织内部产生一系列微小的损伤，从而诱导成骨。实验证明，机械应力作用于骨组织或细胞后，先引起电位变化和空化效应等，进而引起组织细胞的拉应张力，组织间松解、细胞的弹性变形，活化并激活细胞的增殖，促进骨痂生成，从而引起细胞或组织内一系列生理、生化反应，改善局部组织血液循环，最后达到治疗目的。Delius 等（Delius et al.，1995）设计股骨头坏死模型，采用冲击波疗法，发现冲击波可以导致骨膜下血肿，继而引起骨膜剥脱，同时压迫髓腔内容物出髓腔。镜下可见到髓腔内弥散性出血、血肿形成、微小骨折和骨小梁紊乱，骨皮质和膝关节均正常。X 线片显示骨髓腔内有透亮区但未发现骨折迹象。在接下来的数次冲击波治疗中发现有大量新的皮质骨形成，导致骨皮质加厚，而骨小梁重建较少。骨小梁和髓腔内容物的改变显示了冲击波对骨作用的空化效应。Haupt 等（Haupt et al.，1992）用肱骨骨折大鼠为实验模型，采用 ESW 治疗，组织学研究证实，ESW 确能激活成骨细胞。研究还发现 ESW 可通过促进成骨细胞的功能来促进骨折愈合。邢更彦等采用新西兰种兔肢体实施体外冲击波治疗，取骨膜组织进行体外培养和 3H-TdR 放射自显影研究，结果表明，冲击波治疗后 1 ~ 2 周，实验侧骨膜组织 3H-TdR 标记率为对照侧的 2 倍，表明冲击波加速了 DNA 的复制，促进了骨膜成骨细胞的增殖，因而骨膜成骨作用加强，加速创伤后骨折愈合。李平等对兔股骨头坏死模型实施冲击波治疗，取双侧股骨头进行 HE 染色观察组织学改变，证实 ESW 可以促进兔缺血坏死性股骨头内 BMP 的表达进而促进骨质再生。有学者认为经高能冲击波作用后，正常和死骨组织会同时被击碎，击碎的正常骨组织中的血液和骨髓将会渗入到击碎的坏死骨组织中。坏死骨组织中的间质祖细胞在冲击波刺激下，开始分化、增殖，最终替代坏死的骨组织，达到治疗目的。而 Haake 等（Haake et al.，1999）分别将不同能量强度的冲击波作用于体外培养的人体骨髓细胞，发现即使低强度冲击波也会造成细胞的形态及数量变化，引起培养的骨髓细胞增殖。在治疗成人股骨头坏死时，冲击波作用于坏死区仍存活的骨组织细胞及周边骨组织细胞，可能通过上述作用将机械应力转导为一系列生理、生化反应，通过综合作用激活成骨活动。

2. 冲击波疗法可改善骨及其周围组织的血液循环

旋股内侧动脉损伤是导致股骨头坏死的主要原因，而良好的血供则可促进坏死区死骨的替代及骨折的愈合。有充足的证据显示体外冲击波疗法能改善治疗区域的血液循环，长期治疗可使该病变区域的新陈代谢得到明显改善，达到治疗目的。冲击波疗法作用包括：①加速组织微循环：冲击波产生的空化效应可改善微循环，空化效应指冲击波传输通路中，介质含有小气泡时，气体会以极高的速度膨化，该效应可以使受冲击部位组织微循环加速，打通生理性关闭的微血管，加速毛细血管微循环，增加细胞吸氧功能等，起到改善血液微循环的作用。研究发现，在接受冲击波治疗后，血管源性标志物最早在第1周时就可大量出现并持续约8周时间，而血管化进程伴随细胞增殖过程在第4周才发生，但可持续12周，甚至更长时间。Cornel等（Cornel et al.，1994）还发现高强度冲击波能使治疗区域机体局部药物浓度聚集，从而提高药效。同时，根据反射控制论，重复治疗可增强治疗效果。②促进毛细血管再生：体外冲击波可引起局部组织毛细血管再生，组织观察可以看到受冲击波焦点区的组织细胞的变化过程是：未见变化—轻微红肿—点状出血—片状出血—急性损伤—毛细血管再生—损伤修复。冲击波治疗成人股骨头坏死，尤其是ARCO Ⅰ、Ⅱ期的病例，可能会使仍未完全坏死的骨组织再血管化，重新获得血液供应，进而使缺血坏死程度较轻的骨组织死而复生，逐渐爬行替代其他坏死骨组织。Wang等（Wang et al.，2003）也认为冲击波除了明显促进密质骨增生外，还与大量血管形成及促血管生长因子，如内皮型一氧化氮合酶（eNOS）、血管内皮生长因子（VEGF）、骨形态发生蛋白（BMP）-2和增殖细胞核抗原（PCNA）等形成有关。Haupt等（Haupt et al.，1990）用体外冲击波对小猪进行实验发现，工作电压为14 kV的冲击波冲击小猪的创口（大小1 cm×1 cm，深0.3～0.5 mm）10次能促进创口愈合。形态学观察显示，冲击波冲击10次创口会使其内毛细血管数、新生成的上皮细胞数和血管外周的巨噬细胞数明显增加，是对照组的2倍。

二、股骨头坏死的体外冲击波治疗方案

（一）适应证

体外冲击波更适用于早期股骨头缺血性坏死，尤其是未塌陷患者，即ARCO Ⅰ期、Ⅱ期，局部软组织无明显感染及全身禁忌证者。

（二）麻醉与定位

大部分患者不需麻醉，疼痛敏感者可行局部麻醉或硬膜外麻醉，X线定位，要求C臂及X线检查显示的股骨头坏死部位与冲击波治疗点准确耦合，治疗过程中应随时了解定位情况。也可采用体表解剖标志及B超定位。

（三）治疗方法

应选择专用较高强度骨科冲击波治疗机，治疗应从低强度开始，根据患者对疼痛的敏感度和冲击波治疗中的麻醉效果，逐渐增加至所需强度，同时在治疗过程中，应定时使用X线或B超进行影像跟踪，保证聚焦准确。通常有两种治疗方法，第一种为单期足量法，只做一期治疗，强度0.24～0.30 mJ/mm^2，以股骨头坏死部及其边缘为冲击点，治疗一般选3～5个冲击点，每个冲击点冲击1000～1500次，共冲击6000～8000次；第二种为适量多期法，共分3期治疗。强度0.20～0.26 mJ/mm^2，以股骨头坏死部及其边缘为冲击点，每次治疗一般选3个冲击点，每个冲击点冲击1000次，共冲击3000次，每次治疗间隔3天，共做3次治疗，共冲击9000～10 000次。最好采取适量多期法治疗，其疗效同样令人满意，且并发症较少。患侧髋关节3个月内不负重，半年内减少负重。所有病例分别在治疗前及治疗后3个月、6个月、12个月拍摄双侧股骨头颈正侧位

X 线片并进行双侧髋关节 MRI 检查了解股骨头缺血性坏死变化情况。

三、有关冲击波疗法治疗股骨头坏死的几个问题

（一）冲击波治疗股骨头坏死强度及次数

体外冲击波治疗股骨头坏死时，控制好强度及每次冲击次数十分重要。根据冲击波的能量强度，目前多数文献将 0.5 mJ/mm^2 以上认为是高强度 ESW，0.3 mJ/mm^2 以下认为是低强度 ESW。低强度 ESW 现已被广泛用于肩关节周围炎、肱骨内上髁炎（高尔夫球肘）、肱骨外上髁炎（网球肘）、弹响髋、跳跃膝、跟痛症及跖筋膜炎等，而较高强度 ESW 则被用于股骨头坏死、异位骨化。通常低中等强度无明显不反应，只有在高强度冲击波治疗中有出血或神经损伤等少数副作用出现。临床使用中遇到个别体质虚弱或空腹接受治疗患者出现类似晕针现象，应停止冲击，休息及对症处理后可缓解。笔者在治疗过程中未见到明显的并发症。Martini 等（Martini et al.，2003）的研究结果显示：在强度 <0.1 mJ/mm^2 的冲击波作用早期即可促进骨细胞的生长，而大于此值将可能造成骨细胞损伤。Murata 等（Murata et al.，2007）等采用新西兰白兔的膝关节软骨细胞，将细胞悬液分别置于冲击波强度为 0.1 mJ/mm^2、0.2 mJ/mm^2、0.3 mJ/mm^2、0.4 mJ/mm^2，冲击次数为 200 次、500 次、1000 次、2000 次、5000 次，结果尽管有一定程度的细胞坏死，但冲击波可显著增强兔软骨细胞在体外的基因转染，提高组织愈合和生长因子基因转染，从而治疗软骨疾病。并且研究中发现，当 ESW 强度小于 0.3 mJ/mm^2，冲击次数少于 2000 次时，细胞的存活率明显升高，而冲击次数在 5000 次时细胞活性明显下降。对最佳冲击次数研究表明，超过 2000 次，细胞存活率下降，基因转染率下降。Mayer-Wagner 等（Mayer-Wagner et al.，2010）使用高强度 ESW 治疗成年老鼠股骨头坏死，强度为 0.5 mJ/mm^2，冲击次数 1500 次，治疗后的第 1、4、10 周，分别用 RT-PCR 法检测 Ⅱ 型胶原 mRNA 表达、番红精固染后用透射电镜检测软骨细胞的形态、免疫组织化学染色检测生腱蛋白 C（tenascin C）和壳多糖酶 3 样蛋白 1（chitinase-3-like protein 1，CHI3L1）。与空白对照组比较，发现在第 1、4 周 Ⅱ 型胶原 mRNA 表达明显增加，但第 10 周两组没有差别；透射电镜发现软骨细胞的粗面内质网膨胀、细胞膜分离、细胞体积变小和部分细胞坏死；高强度 ESW 治疗后的第 10 周，仍然发现生腱蛋白 C 和 CHI3L1 明显增高。因此该研究认为高强度 ESW 会导致透明软骨细胞的退变。

（二）体外冲击波疗法对成人股骨头坏死的疗效

成人股骨头坏死多发于中青年，有关发病机制仍不十分清楚，已发现服用皮质类固醇激素、外伤、酗酒、高凝血状态等可诱发此病，多数患者出现症状后如未治疗，将不可避免地出现股骨头塌陷。现有的非手术及手术治疗尚无有效方法，单纯免负重治疗，成功率低于 15%，而髓心减压术及带血供的骨移植疗效也不理想，许多患者最终股骨头塌陷，常需接受全髋关节置换治疗。由于人工全髋关节使用寿命有限，多数患者又很年轻，一旦置换人工关节，常需多次行翻修手术，给患者及家属身心带来很大痛苦，经济上也造成沉重负担。ESW 治疗是利用液电能量转换和传递原理，造成不同密度组织之间产生能量梯度差及扭拉力，达到裂解硬化骨促进骨愈合等目的，它具有非侵入性、组织损伤小、疗效显著等优点。在欧洲

一些国家，应用该法治疗骨不连、骨折延迟愈合、肩周炎、网球肘及跟痛症等，已逐渐被临床骨科医生接受。1993 年，邢更彦教授在国内首先应用该法治疗骨不连、骨折延迟愈合、肩周炎、网球肘及跟痛症等疾病，并取得了满意的疗效，并于 1995 年，将该法用于治疗成人股骨头坏死。结果证实，体外冲击波治疗后，MRI 股骨头坏死区域，由治疗前的平均 49.9% 下降为治疗后 3 个月的 19.6%、6 个月的 6.8% 及 12 个月的 5.6%，与治疗前相比差异均十分显著（$P<0.01$）。Ficat Ⅰ~Ⅲ 期病例治疗后股骨头坏死区域均较治疗前明显减小（$P<0.01$），其中 Ficat Ⅰ、Ⅱ期病例减小更为明显，一些病例坏死区域基本消失，说明部分早期股骨头坏死病例，通过冲击波治疗可达到治愈；髋关节 Harris 评分治疗后各时间段也有十分显著的改善，与治疗前相比差异均十分显著（$P<0.01$），其中治疗后 3 个月就出现 Harris 评分明显提高。Ludwig 报道应用冲击波疗法治疗 22 例成人股骨头坏死，12 个月后，Harris 评分从治疗前的 43.3 分增加为 92 分，MRI 股骨头坏死区域也较治疗前明显减少，部分病例彻底治愈。Wang 等（Wang et al.，2003）报告体外冲击波与中心减压联合植骨疗效法的比较，把患有 Ficat Ⅰ期、Ⅱ期及Ⅲ期股骨头坏死的患者随机分组，选择冲击波治疗或中心减压联合的腓骨植骨。这两组患者有类似的统计学特点、疾病分期和持续性，并有相同的随访持续性。在冲击波治疗组的患者采用单次治疗，冲击剂量为 28 kV，6000 次。利用可视模型疼痛指标、Harris 髋关节评分和日常生活与工作能力评价来评估临床疼痛，通过定期行 X 线平片和 MRI 进行影像学判定。结果显示，在治疗前，两组有相似的疼痛和 Harris 髋评分。在治疗后平均 25 个月，冲击波治疗组的疼痛和 Harris 髋关节评分相比治疗前有显著提高（$P<0.001$），该组中，79% 的髋关节症状有改善，10% 没有变化，10% 更为严重；而在采用非血管的腓骨移植组中，29% 有改善，36% 没有变化，36% 更为严重。说明采用体外冲击波治疗对早期股骨头坏死比中心减压联合非血管腓骨移植治疗更为有效。

随着影像技术特别是 CT、MRI 的发展，股骨头坏死早期发现者亦随之增多，为早期治疗提供依据。对于早期股骨头坏死，体外冲击波治疗是一种疗效较为理想、基本无创伤性、方法简单的非手术治疗方法。

（邢更彦　满立波）

参考文献

陈香仙，何章明，2010. 颈源性网球肘推拿与康复训练研究. 安徽师范大学学报，(4):393-395.

郭应禄，2019. 创建微能量医学 担当第三次生命科学革命使命.北京大学学报（医学版），51(4):609.

胡小卫，金志旦，周春龙，等，2014. 浙江省专业篮球运动员膝关节运动损伤调查分析. 中国运动医学杂志，33(1):71-73.

马玉河，2003. 优秀青年女子排球运动员慢性运动损伤的调查与分析. 中国运动医学杂志，22(5):526—527.

肖春梅，2007. 排球运动易引起慢性运动损伤的调查与分析. 北京体育大学学报，30(S1):209.

Abe Y, Ito K, Hao K, et al., 2014. Extracorporeal low-energy shock-wave therapy exerts anti-inflammatory effects in a rat model of acute myocardial infarction. Circ J, 78(12):2915-2925.

Aigner T, Cook JL, Gerwin N, et al., 2010. Histopathology atlas of animal model systems - overview of guiding principles. Osteoarthritis Cartilage, 18 Suppl 3:S2-S6.

Andersson G, Forsgren S, Scott A, et al., 2011. Tenocyte hypercellularity and vascular proliferation in a rabbit model of tendinopathy: contralateral effects suggest the involvement of central neuronal mechanisms. Br J Sports Med, 45(5):399-406.

Angle SR, Sena K, Sumner DR, et al., 2011. Osteogenic differentiation of rat bone marrow stromal cells by various intensities of low-intensity pulsed ultrasound. Ultrasonics, 51(3):281-288.

Bastow ER, Byers S, Golub SB, et al., 2008. Hyaluronan synthesis and degradation in cartilage and bone. Cell Mol Life Sci, 65(3):395-413.

Bentley G, Biant LC, Vijayan S, et al., 2012. Minimum ten-year results of a prospective randomised study of autologous chondrocyte implantation versus mosaicplasty for symptomatic articular cartilage lesions of the knee. J Bone Joint Surg Br, 94(4):504-509.

Blom AB, Brockbank SM, van Lent PL, et al., 2009. Involvement of the Wnt signaling pathway in experimental and human osteoarthritis: prominent role of Wnt-induced signaling protein 1. Arthritis Rheum, 60(2):501-512.

Böddeker I, Haake M, 2000. Die extrakorporale Stosswellentherapie zur Behandlung der Epicondylitis humeri radialis. Ein aktueller Uberblick [Extracorporeal shockwave therapy in treatment of epicondylitis humeri radialis. Orthopade, 29(5):463-469.

Buckwalter JA, Mankin HJ, Grodzinsky AJ, 2005. Articular cartilage and osteoarthritis. Instr Course Lect, 54:465-480.

Cacchio A, Paoloni M, Barile A, et al., 2006. Effectiveness of radial shock-wave therapy for calcific tendinitis of the shoulder: single-blind, randomized clinical study. Phys Ther, 86(5):672-682.

Cakir S, Hepguler S, Ozturk C, et al., 2014. Efficacy of therapeutic ultrasound for the management of knee osteoarthritis: a randomized, controlled, and double-blind study. Am J Phys Med Rehabil, 93(5):405-412.

Cavallo C, Boffa A, Andriolo L, et al., 2020. Bone marrow concentrate injections for the treatment of osteoarthritis: evidence from preclinical findings to the clinical application. Int Orthop, epub ahead print.

Chen L, Ye L, Liu H, et al., 2020. Extracorporeal Shock Wave Therapy for the Treatment of Osteoarthritis: A Systematic Review and Meta-Analysis. Biomed Res Int, 2020:1907821.

Chen YJ, Wurtz T, Wang CJ, et al., 2004. Recruitment of mesenchymal stem cells and expression of TGF-beta 1 and VEGF in the early stage of shock wave-promoted bone regeneration of segmental defect in rats. J Orthop Res, 22(3):526-534.

Cheng K, Xia P, Lin Q, et al., 2014. Effects of low-intensity pulsed ultrasound on integrin-FAK-PI3K/Akt mechanochemical transduction in rabbit osteoarthritis chondrocytes. Ultrasound Med Biol, 40(7):1609-1618.

Cherian JJ, Parvizi J, Bramlet D, et al., 2015. Preliminary results of a phase II randomized study to determine the efficacy and safety of genetically engineered allogeneic human chondrocytes expressing TGF-β1 in patients with grade 3 chronic degenerative joint disease of the knee. Osteoarthritis Cartilage, 23(12):2109-2118.

Chongsatientam A, Yimlamai T, 2016. Therapeutic Pulsed Ultrasound Promotes Revascularization and Functional Recovery of Rat Skeletal Muscle after Contusion Injury. Ultrasound Med Biol, 42(12):2938-2949.

Chow IH, Cheing GL, 2007. Comparison of different energy densities of extracorporeal shock wave therapy (ESWT) for the management of chronic heel pain. Clin Rehabil, 21(2):131-141.

Christiansen BA, Guilak F, Lockwood KA, et al., 2015. Non-invasive mouse models of post-traumatic osteoarthritis. Osteoarthritis Cartilage, 23(10):1627-1638.

Cinar BM, Circi E, Guven G, et al., 2012. Extracorporeal shock waves in articular cartilage defects in the rats. Musculoskelet Surg, 96(1):23-28.

Cook SD, Salkeld SL, Popich-Patron LS, et al., 2001. Improved cartilage repair after treatment with low-intensity pulsed ultrasound. Clin Orthop Relat Res, (391 Suppl):S231-S243.

Cornel EB, Oosterwijk E, van de Streek JD, et al., 1994. High energy shock waves induced increase in the local concentration of systemically given TNF-alpha. J Urol, 152(6 Pt 1):2164-2166.

Crawford F, Thomson C, 2003. Interventions for treating plantar heel pain. Cochrane Database Syst Rev, (3):CD000416.

Croy T, Saliba SA, Saliba E, et al., 2012. Differences in lateral ankle laxity measured via stress ultrasonography in individuals with chronic ankle instability, ankle sprain copers, and healthy individuals. J Orthop Sports Phys Ther, 42(7):593-600.

Delius M, Draenert K, Al Diek Y, et al., 1995. Biological effects of shock waves: in vivo effect of high energy pulses on rabbit bone. Ultrasound Med Biol, 21(9):1219-1225.

Ebisawa K, Hata K, Okada K, et al., 2004. Ultrasound enhances transforming growth factor beta-mediated chondrocyte differentiation of human mesenchymal stem cells. Tissue Eng, 10(5-6):921-929.

Elvey MH, Miller R, Khor KS, et al., 2020. The use of low-intensity pulsed ultrasound in hand and wrist nonunions. J Plast Surg Hand Surg, 54(2):101-106.

Evans CH, Robbins PD, 1996. Pathways to gene therapy in rheumatoid arthritis. Curr Opin Rheumatol, 8(3):230-234.

Fávaro-Pípi E, Bossini P, de Oliveira P, et al., 2010. Low-intensity pulsed ultrasound produced an increase of osteogenic genes expression during the process of bone healing in rats. Ultrasound Med Biol, 36(12):2057-2064.

Fritze J, 1998. Extrakorporale Stosswellentherapie (ESWT) in orthopädischer Indikation: Eine ausgewählte Ubersicht [Extracorporeal shockwave therapy (ESWT) in orthopedic indications: a selective review]. Versicherungsmedizin, 50(5):180-185.

Fung DT, Wang VM, Andarawis-Puri N, et al., 2010. Early response to tendon fatigue damage accumulation in a novel in vivo model. J Biomech, 43(2):274-279.

Furia JP, 2008. High-energy extracorporeal shock wave therapy as a treatment for chronic noninsertional Achilles tendinopathy. Am J Sports Med, 36(3):502-508.

Furia JP, Rompe JD, Cacchio A, et al., 2013. A single application of low-energy radial extracorporeal shock wave therapy is effective for the management of chronic patellar tendinopathy. Knee Surg Sports Traumatol Arthrosc, 21(2):346-350.

Gadomski BC, McGilvray KC, Easley JT, et al., 2018. An investigation of shock wave therapy and low-intensity pulsed ultrasound on fracture healing under reduced loading conditions in an ovine model. J Orthop Res, 36(3):921-929.

Gerdesmeyer L, Mittermayr R, Fuerst M, et al., 2015. Current evidence of extracorporeal shock wave therapy in chronic Achilles tendinopathy. Int J Surg, 24(Pt B):154-159.

Gerdesmeyer L, Wagenpfeil S, Haake M, et al., 2003. Extracorporeal shock wave therapy for the treatment of chronic calcifying tendonitis of the rotator cuff: a randomized controlled trial. JAMA, 290(19):2573-2580.

Glasson SS, Askew R, Sheppard B, et al., 2005. Deletion of active ADAMTS5 prevents cartilage degradation in a murine model of osteoarthritis. Nature, 434(7033):644-648.

Glyn-Jones S, Palmer AJ, Agricola R, et al., 2015. Osteoarthritis. Lancet, 386(9991):376-387.

Gopalan A, Panneerselvam E, Doss GT, et al., 2020. Evaluation of Efficacy of Low Intensity Pulsed Ultrasound in Facilitating Mandibular Fracture Healing-A Blinded Randomized Controlled Clinical Trial. J Oral Maxillofac Surg, 78(6):997e1-997e7.

Gurkan I, Ranganathan A, Yang X, et al., 2010. Modification of osteoarthritis in the guinea pig with pulsed low-intensity ultrasound treatment. Osteoarthritis Cartilage, 18(5):724-733.

Haake M, Hünerkopf M, Gerdesmeyer L, et al., 2002. Extrakorporale Stosswellentherapie (ESWT) bei Epicondylitis humeri radialis. Eine Literaturübersicht [Extracorporeal shockwave therapy (ESWT) in epicondylitis humeri radialis. Orthopade, 31(7):623-632.

Haake M, Wessel C, Wilke A, 1999. Einwirkung extrakorporaler Stosswellen (ESW) auf humane Knochenmarkszellkulturen [Effects of extracorporeal shock waves (ESW) on human bone marrow cell cultures]. Biomed Tech (Berl), 44(10):278-282.

Haffner N, Antonic V, Smolen D, et al., 2016. Extracorporeal shockwave therapy (ESWT) ameliorates healing of tibial fracture non-union unresponsive to conventional therapy. Injury, 47(7):1506-1513.

Haupt G, Chvapil M, 1990. Effect of shock waves on the healing of partial-thickness wounds in piglets. J Surg Res, 49(1):45-48.

Haupt G, Haupt A, Ekkernkamp A, et al., 1992. Influence of shock waves on fracture healing. Urology, 39(6):529-532.

Heller KD, Niethard FU, 1998. Der Einsatz der extrakorporalen Stosswellentherapie in der Orthopädie--eine Metaanalyse [Using extracorporeal shockwave therapy in orthopedics--a Meta-analysis]. Z Orthop Ihre Grenzgeb, 136(5):390-401.

Hsieh CK, Chang CJ, Liu ZW, et al., 2020. Extracorporeal shockwave therapy for the treatment of knee osteoarthritis: a Meta-analysis. Int Orthop, 44(5):877-884.

Hu J, Qu J, Xu D, et al., 2014. Combined application of low-intensity pulsed ultrasound and functional electrical stimulation accelerates bone-tendon junction healing in a rabbit model. J Orthop Res, 32(2):204-209.

Huang HM, Li XL, Tu SQ, et al., 2016. Effects of Roughly Focused Extracorporeal Shock Waves Therapy on the Expressions of Bone Morphogenetic Protein-2 and Osteoprotegerin in Osteoporotic Fracture in Rats. Chin Med J (Engl), 129(21):2567-2575.

Huang MH, Lin YS, Lee CL, et al., 2005. Use of ultrasound to increase effectiveness of isokinetic exercise for knee osteoarthritis. Arch Phys Med Rehabil, 86(8):1545-1551.

Hungerford DS, Lennox DW, 1985. The importance of increased intraosseous pressure in the development of osteonecrosis of the femoral head: implications for treatment. Orthop Clin North Am, 16(4):635-654.

Hunter DJ, Bierma-Zeinstra S, 2019. Osteoarthritis. Lancet, 393(10182):1745-1759.

Ji Q, Wang P, He C, 2016. Extracorporeal shockwave therapy as a novel and potential treatment for degenerative cartilage and bone disease: Osteoarthritis. Prog Biophys Mol Biol, 121(3):255-265.

Jia L, Wang Y, Chen J, et al., 2016. Efficacy of focused low-intensity pulsed ultrasound therapy for the management of knee osteoarthritis: a randomized, double blind, placebo-controlled trial. Sci Rep, 6:35453.

Jia XL, Chen WZ, Zhou K, et al., 2005. Effects of low-intensity pulsed ultrasound in repairing injured articular cartilage. Chin J Traumatol, 8(3):175-178.

Kaleagasioglu F, Olcay E, 2012. Fluoroquinolone-induced tendinopathy: etiology and preventive measures. Tohoku J Exp Med, 226(4):251-258.

Kapoor M, Martel-Pelletier J, Lajeunesse D, et al., 2011. Role of proinflammatory cytokines in the pathophysiology of osteoarthritis. Nat Rev Rheumatol, 7(1):33-42.

Ko FC, Dragomir C, Plumb DA, et al., 2013. In vivo cyclic compression causes cartilage degeneration and subchondral bone changes in mouse tibiae. Arthritis Rheum, 65(6):1569-1578.

Kuo SJ, Su IC, Wang CJ, et al., 2015. Extracorporeal shockwave therapy (ESWT) in the treatment of atrophic non-unions of femoral shaft fractures. Int J Surg, 24(Pt B):131-134.

Kuyinu EL, Narayanan G, Nair LS, et al., 2016. Animal models of osteoarthritis: classification, update, and measurement of outcomes. J Orthop Surg Res, 11:19.

Lai CH, Chen SC, Chiu LH, et al., 2010. Effects of low-intensity pulsed ultrasound, dexamethasone/TGF-beta1 and/or BMP-2 on the transcriptional expression of genes in human mesenchymal stem cells: chondrogenic vs. Ultrasound Med Biol, 36(6):1022-1033.

Lampropoulou-Adamidou K, Lelovas P, Karadimas EV, et al., 2014. Useful animal models for the research of osteoarthritis. Eur J Orthop Surg Traumatol, 24(3):263-271.

Lee CJ, Cho D, Ha KW, et al., 2020. Knee pain due to proximal tibia insufficiency fracture after aquarobic exercise and improved outcome with extracorporeal shockwave therapy: A case report. J Orthop Sci, S0949-2658(20)30320-1.

Lohrer H, Nauck T, Dorn-Lange NV, et al., 2010. Comparison of radial versus focused extracorporeal shock waves in plantar fasciitis using functional measures. Foot Ankle Int, 31(1):1-9.

Lovric V, Ledger M, Goldberg J, et al., 2013. The effects of low-intensity pulsed ultrasound on tendon-bone healing in a transosseous-equivalent sheep rotator cuff model. Knee Surg Sports Traumatol Arthrosc, 21(2):466-475.

Loyola-Sánchez A, Richardson J, MacIntyre NJ, 2010. Efficacy of ultrasound therapy for the management of knee osteoarthritis: a systematic review with Meta-analysis. Osteoarthritis Cartilage, 18(9):1117-1126.

Lu H, Qin L, Cheung W, et al., 2008. Low-intensity pulsed ultrasound accelerated bone-tendon junction healing through regulation of vascular endothelial growth factor expression and cartilage formation. Ultrasound Med Biol, 34(8):1248-1260.

Mackert GA, Schulte M, Hirche C, et al., 2017. Low-energy extracorporeal shockwave therapy (ESWT) improves Metaphyseal fracture healing in an osteoporotic rat model. PLoS One, 12(12):e0189356.

Martini L, Fini M, Giavaresi G, et al., 2003. Primary osteoblasts response to shock wave therapy using different parameters. Artif Cells Blood Substit Immobil Biotechnol, 31(4):449-466.

Martín-Millán M, Castañeda S, 2013. Estrogens, osteoarthritis and inflammation. Joint Bone Spine, 80(4):368-373.

Mayer-Wagner S, Ernst J, Maier M, et al., 2010. The effect of high-energy extracorporeal shock waves on hyaline cartilage of adult rats in vivo. J Orthop Res, 28(8):1050-1056.

McCoy AM, 2015. Animal Models of Osteoarthritis: Comparisons and Key Considerations. Vet Pathol, 52(5):803-818.

Mikic B, Clark RT, Battaglia TC, et al., 2004. Altered hypertrophic chondrocyte kinetics in GDF-5 deficient murine tibial growth plates. J Orthop Res, 22(3):552-556.

Murata R, Nakagawa K, Ohtori S, et al., 2007. The effects of radial shock waves on gene transfer in rabbit chondrocytes in vitro. Osteoarthritis Cartilage, 15(11):1275-1282.

Nolte PA, Klein-Nulend J, Albers GH, et al., 2001. Low-intensity ultrasound stimulates endochondral ossification in vitro. J Orthop Res, 19(2):301-307.

Ondrésik M, Azevedo Maia FR, da Silva Morais A, et al., 2017. Management of knee osteoarthritis. Biotechnol Bioeng, 114(4):717-739.

Rompe JD, Maffulli N, 2007. Repetitive shock wave therapy for lateral elbow tendinopathy (tennis elbow): a systematic and qualitative analysis. Br Med Bull, 83:355-378.

Rothenberg JB, Jayaram P, Naqvi U, et al., 2017. The Role of Low-Intensity Pulsed Ultrasound on Cartilage Healing in Knee Osteoarthritis: A Review. PM R, 9(12):1268-1277.

Sanchez C, Pesesse L, Gabay O, et al., 2012. Regulation of subchondral bone osteoblast Metabolism by cyclic compression. Arthritis Rheum, 64(4):1193-1203.

Scanzello CR, Goldring SR, 2012. The role of synovitis in osteoarthritis pathogenesis. Bone, 51(2):249-257.

Schandelmaier S, Kaushal A, Lytvyn L, et al., 2017. Low intensity pulsed ultrasound for bone healing: systematic review of randomized controlled trials. BMJ, 356:j656.

Schmitz C, Császár NB, Rompe JD, et al., 2013. Treatment of chronic plantar fasciopathy with extracorporeal shock waves (review). J Orthop Surg Res, 8:31.

Schofer MD, Block JE, Aigner J, et al., 2010. Improved

healing response in delayed unions of the tibia with low-intensity pulsed ultrasound: results of a randomized sham-controlled trial. BMC Musculoskelet Disord, 11:229.

Shen J, Li J, Wang B, et al., 2013. Deletion of the transforming growth factor β receptor type II gene in articular chondrocytes leads to a progressive osteoarthritis-like phenotype in mice. Arthritis Rheum, 65(12):3107-3119.

Song BW, Park JH, Kim B, et al., 2020. A Combinational Therapy of Articular Cartilage Defects: Rapid and Effective Regeneration by Using Low-Intensity Focused Ultrasound After Adipose Tissue-Derived Stem Cell Transplantation. Tissue Eng Regen Med, 17(3):313-322.

Sparrow KJ, Finucane SD, Owen JR, et al., 2005. The effects of low-intensity ultrasound on medial collateral ligament healing in the rabbit model. Am J Sports Med, 33(7):1048-1056.

Sun J, Gao F, Wang Y, et al., 2017. Extracorporeal shock wave therapy is effective in treating chronic plantar fasciitis: A Meta-analysis of RCTs. Medicine (Baltimore), 96(15):e6621.

Sun L, Sun S, Zhao X, et al., 2019. Inhibition of myostatin signal pathway may be involved in low-intensity pulsed ultrasound promoting bone healing. J Med Ultrason (2001), 46(4):377-388.

Sun S, Sun L, Kang Y, et al., 2020. Therapeutic Effects of Low-Intensity Pulsed Ultrasound on Osteoporosis in Ovariectomized Rats: Intensity-Dependent Study. Ultrasound Med Biol, 46(1):108-121.

Takeuchi R, Ryo A, Komitsu N, et al., 2008. Low-intensity pulsed ultrasound activates the phosphatidylinositol 3 kinase/Akt pathway and stimulates the growth of chondrocytes in three-dimensional cultures: a basic science study. Arthritis Res Ther, 10(4):R77.

Takikawa S, Matsui N, Kokubu T, et al., 2001. Low-intensity pulsed ultrasound initiates bone healing in rat nonunion fracture model. J Ultrasound Med, 20(3):197-205.

Taruc-Uy RL, Lynch SA, 2013. Diagnosis and treatment of osteoarthritis. Prim Care, 40(4):821-36, vii.

TRUST Investigators writing group, Busse JW, Bhandari M, et al., 2016. Re-evaluation of low intensity pulsed ultrasound in treatment of tibial fractures (TRUST): randomized clinical trial. BMJ, 355:i5351.

Valchanou VD, Michailov P, 1991. High energy shock waves in the treatment of delayed and nonunion of fractures. Int Orthop, 15(3):181-184.

van der Worp H, Zwerver J, Hamstra M, et al., 2014. No difference in effectiveness between focused and radial shockwave therapy for treating patellar tendinopathy: a randomized controlled trial. Knee Surg Sports Traumatol Arthrosc, 22(9):2026-2032.

Wang CJ, Hsu SL, Weng LH, et al., 2013. Extracorporeal shockwave therapy shows a number of treatment related chondroprotective effect in osteoarthritis of the knee in rats. BMC Musculoskelet Disord, 14:44.

Wang CJ, Ko JY, Chan YS, et al., 2007. Extracorporeal shockwave for chronic patellar tendinopathy. Am J Sports Med, 35(6):972-978.

Wang CJ, Wang FS, Yang KD, et al., 2003. Shock wave therapy induces neovascularization at the tendon-bone junction. J Orthop Res, 21(6):984-989.

Wang CJ, Yang KD, Ko JY, et al., 2009. The effects of shockwave on bone healing and systemic concentrations of nitric oxide (NO), TGF-beta1, VEGF and BMP-2 in long bone non-unions. Nitric Oxide, 20(4):298-303.

Warden SJ, Avin KG, Beck EM, et al., 2006. Low-intensity pulsed ultrasound accelerates and a nonsteroidal anti-inflammatory drug delays knee ligament healing. Am J Sports Med, 34(7):1094-1102.

Waugh CM, Morrissey D, Jones E, et al., 2015. In vivo biological response to extracorporeal shockwave therapy in human tendinopathy. Eur Cell Mater, 29:268-280.

Weinans H, Siebelt M, Agricola R, et al., 2012. Pathophysiology of peri-articular bone changes in osteoarthritis. Bone, 51(2):190-196.

Westgeest J, Weber D, Dulai SK, et al., 2016. Factors Associated With Development of Nonunion or Delayed Healing After an Open Long Bone Fracture: A Prospective Cohort Study of 736 Subjects. J Orthop Trauma, 30(3):149-155.

Whitney NP, Lamb AC, Louw TM, et al., 2012. Integrin-mediated mechanotransduction pathway of low-intensity continuous ultrasound in human chondrocytes. Ultrasound Med Biol, 38(10):1734-1743.

Wu P, Holguin N, Silva MJ, et al., 2014. Early response of mouse joint tissue to noninvasive knee injury suggests treatment targets. Arthritis Rheumatol, 66(5):1256-1265.

Xia P, Shen S, Lin Q, et al., 2015. Low-Intensity Pulsed Ultrasound Treatment at an Early Osteoarthritis Stage Protects Rabbit Cartilage From Damage via the Integrin/Focal Adhesion Kinase/Mitogen-Activated Protein Kinase Signaling Pathway. J Ultrasound Med, 34(11):1991-1999.

Xu JK, Chen HJ, Li XD, et al., 2012. Optimal intensity shock wave promotes the adhesion and migration of rat osteoblasts via integrin β1-mediated expression of phosphorylated focal adhesion kinase. J Biol Chem, 287(31):26200-26212.

Yahata K, Kanno H, Ozawa H, et al., 2016. Low-energy

extracorporeal shock wave therapy for promotion of vascular endothelial growth factor expression and angiogenesis and improvement of locomotor and sensory functions after spinal cord injury. J Neurosurg Spine, 25(6):745-755.

Yang S, Kim J, Ryu JH, et al., 2010. Hypoxia-inducible factor-2alpha is a catabolic regulator of osteoarthritic cartilage destruction. Nat Med, 16(6):687-693.

Yang YQ, Tan YY, Wong R, et al., 2012. The role of vascular endothelial growth factor in ossification. Int J Oral Sci, 4(2):64-68.

Zhang ZJ, Huckle J, Francomano CA, et al., 2003. The effects of pulsed low-intensity ultrasound on chondrocyte viability, proliferation, gene expression and matrix production. Ultrasound Med Biol, 29(11):1645-1651.

Zhao Z, Ji H, Jing R, et al., 2012. Extracorporeal shock-wave therapy reduces progression of knee osteoarthritis in rabbits by reducing nitric oxide level and chondrocyte apoptosis. Arch Orthop Trauma Surg, 132(11):1547-1553.

Zhong Z, Liu B, Liu G, et al., 2019. A Randomized Controlled Trial on the Effects of Low-Dose Extracorporeal Shockwave Therapy in Patients With Knee Osteoarthritis. Arch Phys Med Rehabil, 100(9):1695-1702.

Zhou XY, Zhang XX, Yu GY, et al., 2018. Effects of Low-Intensity Pulsed Ultrasound on Knee Osteoarthritis: A Meta-Analysis of Randomized Clinical Trials. Biomed Res Int, 2018:7469197.

第八章

医用冲击波对泌尿系统疾病的治疗

第一节　医用冲击波对肾疾病的治疗

一、概述

（一）肾的结构和功能

正常人体有两个肾，左右各一，位于腹膜后脊柱两侧，约在第12胸椎至第3腰椎的水平，右肾较左肾位置低0.5～1个椎体。肾外缘隆起，内缘凹陷，凹陷中央称肾门，是肾血管、淋巴管、输尿管及神经出入肾的部位。在肾额状切面上，肾实质分为表层的肾皮质及内侧的肾髓质。肾具有丰富的血液循环，占心输出量的20%～25%。

肾单位为肾的基本功能单位，是尿液生成的主要场所；每个肾约有100万个肾单位。肾单位由肾小体和肾小管组成；肾小体中心部分为肾小球毛细血管丛，外面为肾小囊，也称为鲍曼囊；进出毛细血管丛的分别为入球小动脉和出球小动脉。肾小管分为近端小管、髓袢、远端小管（Blantz et al.，2007）。

肾小球是肾单位的重要组成部分，包括肾小球毛细血管丛和肾小囊。肾小球毛细血管丛主要由系膜细胞、内皮细胞、脏层上皮细胞、基底膜和系膜组成。其中内皮细胞是肾小球滤过屏障的首层，带有负电荷，与基底膜、脏层上皮细胞的足突共同构成肾小球的滤过屏障。脏层上皮细胞有较多的足状突起，也称为足细胞。足细胞维持肾小球滤过屏障的作用主要是通过一系列足细胞相关蛋白的相互作用而实现的。足细胞相关蛋白异常将损害滤过屏障的结构完整性，导致足突融合或足细胞脱落，从而形成蛋白尿。

肾小球旁器位于肾小球的血管极，由致密斑、球旁细胞、极周细胞、球外系膜细胞构成。致密斑位于入球小动脉与出球小动脉形成的交角内，感受流经肾小管液中的钠离子浓度，并通过调节球旁颗粒细胞释放肾素，从而调节入球小动脉的血管张力，以此来调节肾小球滤过率。

（二）肾生理学

肾血流量（renal blood flow，RBF）受各级动脉（包括出球小动脉）血管阻力的调节，其调节效应通过多种神经激素信号发挥作用。血液进入肾动脉后进一步流入各级小动脉（叶间动脉、弓形动脉和小叶间动脉），最终通过入球小动脉进入肾小球的毛细血管。进入肾小球的血浆一部分通过肾小球滤过膜滤过，其滤过比例称为滤过分数。血液的剩余部分通过出球小动脉流出肾小球的毛细血管。位于肾皮质的毛细血管环绕在肾小管的周围，起到调节溶质和水重吸收作用。在近髓肾单位，出球小动脉分支为直小血管并参与逆流机制，通过这一机制，尿液被高度浓缩，使体内的水分得以保存

（Glassock et al.，2016）。

在静息状态下，肾血流量占心输出量的20%。在男性与女性之间肾总的血流量存在差别，女性平均为982 ml/min ± 184 ml/min，男性平均为1209 ml/min ± 256 ml/min。肾小球的滤过作用是肾最重要的功能。肾小球滤过膜通过对血浆被动的超滤过程调节身体内的水分含量及电解质的组成并清除蛋白质的代谢废物。滤过的过程类似于液体通过毛细血管壁的过程，并遵守斯塔灵假说（Starling's hypothesis）。因此，肾小球滤过率取决于肾小球毛细血管与肾小囊之间的静水压、渗透压差和肾小球滤过膜的通透性，并遵守如下公式：

肾小球滤过率 = 肾小球滤过膜面积 × 滤过膜的通透性–（静水压差–渗透压差）

肾单位肾小球滤过率又被称为单个肾小球滤过率。与其对应的是，所有肾单位肾小球滤过率的总和被称为肾小球滤过率，用毫升每分钟来表示。因此，肾小球滤过率反映了肾的总体功能。斯塔灵假说所涉及的任何方面的变化和RPF的变化都会引起肾小球滤过率发生变化。在正常情况下，尽管全身血压和肾血流量会不断发生变化，然而肾小球滤过率总是维持在一个相对稳定的水平。这一过程主要通过自身调节和管球反馈两种机制实现：①自身调节：当平均动脉压升高时，入球小动脉收缩，减少肾小球毛细血管内的压力升高；当平均动脉压力降低时，入球小动脉舒张，增加肾小球毛细血管内的血流，维持肾小球毛细血管的压力，从而维持肾小球滤过率，血管紧张素Ⅱ和该过程有关。②管球反馈：肾小管内超滤液流量受到密斑细胞的监控，当单个肾单位肾小球滤过率增加时，到达远端肾小管的钠离子和氯离子相应增加，氯离子的增加会激发致密斑反应，最终引起入球小动脉收缩，从而使肾血浆流量减少，单个肾单位的肾小球滤过率就会恢复到正常值。管球反馈机制可以通过调节肾小球滤过率来减少盐和水分的丢失。尽管这一过程的传导介质尚不清楚，但血管紧张素Ⅱ在其中发挥了重要作用。腺嘌呤核苷和凝血氧烷均可引起入球小动脉收缩，这也被认为与管球反馈有关。一氧化氮在氯化钠摄入增加时，对降低管球反馈起重要作用（Kleyman et al.，2018）。

在异常情况下，神经激素的调控也发挥重要作用。在机体有效循环血量不足的条件下，去甲肾上腺素和血管紧张素Ⅱ使肾小动脉收缩以维持肾小球滤过率，但这是以减少肾血浆流量为代价的。一氧化氮参与了人体内很多生理和病理生理反应。神经元型一氧化氮合酶（nNOS，NOS-1）和内皮型一氧化氮合酶（eNOS，NOS-3）是不受生理和酶作用物浓度的限制而快速合成的。相反，诱生型一氧化氮合酶（iNOS，NOS-2）则是诱导产生的。存在于血管内皮细胞内的eNOS通过诱导产生一氧化氮，它在血管舒张和重构中发挥关键作用。血管壁的剪应力通过激活酪氨酸蛋白激酶Src、热休克蛋白90、氧化应激、缓激肽、5-羟色胺、腺苷、ADP/ATP、组胺以及血栓素的刺激表达eNOS。血管内皮细胞生成一氧化氮后，弥散到血管平滑肌细胞内并激活可溶性鸟苷酸环化酶（sGC），产生环鸟苷酸（cGMP）。随后，环鸟苷酸分别激活环鸟苷酸依赖蛋白激酶和环腺苷酸依赖蛋白激酶（PKG和PKA），引起平滑肌松弛（Shirazi et al.，2019）。值得注意的是，肾内前列腺素和一氧化氮抵消了入球动脉的收缩作用，可见，血管的状态是由各种激素产生的收缩血管与舒张血管综合作用的结果（Nishinakamura et al.，2019）。

（三）肾动脉粥样硬化性狭窄

肾动脉粥样硬化性狭窄（atherosclerotic

renal artery stenosis，ARAS）的病因主要有动脉粥样硬化、纤维肌发育不良和大动脉炎等。肾动脉狭窄是引起肾血管性高血压（renovascular hypertension，RVH）的重要原因。当肾动脉狭窄超过70%时，肾血流量及其灌注明显减少，触发狭窄侧肾球旁器肾素分泌增加，肾素－血管紧张素－醛固酮系统激活，外周血管阻力增高，水、钠潴留，导致血压升高。另一方面，超过70%的肾动脉狭窄，超过肾的生理代偿能力，出现肾小管和肾小球缺血性损伤，最终可能会导致肾小球硬化、肾小管萎缩及肾间质纤维化，健侧肾会有不同程度的功能代偿。微血管重构和退化是缺血性肾的特征，可能继发于长时间的血管收缩，微血管密度降低，进而干扰氧和血液的供应和输送，导致组织缺氧和损伤。缺血和氧化应激也可能损害狭窄肾动脉的内皮完整性，导致内皮功能障碍。除了肾小球足细胞，肾小管上皮细胞也是VEGF表达的重要部位，可能因为肾小管细胞损伤而表达下降，这是肾动脉狭窄肾中常见的组织学发现。此外，纤维化的发展限制了微循环扩张以取代丢失的血管，导致微血管稀疏的恶性循环，从而造成血液和氧气供应的下降。

二、肾动脉狭窄后肾功能损伤动物模型建立

现阶段研究因受限于伦理、标本及条件不易受控等原因，学者们设计了多种关于肾动脉狭窄的动物模型，用于研究在肾动脉狭窄后肾功能损伤的相关机制及施以不同处理后的效果评价。多数研究以猪、鼠为实验动物。

对于常见的肾动脉狭窄动物模型，通常包括高胆固醇饮食喂养联合人为制造狭窄单侧肾动脉建立单侧动脉粥样硬化性肾动脉狭窄的模型（Zhang et al.，2016；Chen et al.，2020），以及建立单侧肾缺血再灌注模型（Yoshid et al.，2019）。将实验猪随机分为ARAS组（动脉粥样硬化饮食6周后诱发肾动脉狭窄）或正常对照组，分别用低强度体外冲击波（Li-ESW）治疗或不治疗。ARAS组诱导3周后，每两周给予一次Li-ESW，连续3周（共6次）。治疗期间监测血肌酐（Scr）和平均动脉压（MAP）。在Li-ESW治疗完成4周后，在活体内评估单肾肾血流量（RBF）、肾小球滤过率（GFR）和氧合指数（松弛指数）。然后将动物安乐死进行体外研究，包括微血管密度和肾组织中微血管重塑的变化情况；VEGF、血管生成素1和缺氧诱导因子1α（HIF-1α）的表达；整合素β1及其下游效应因子FAK的表达；二氢乙锭（DHE）造成的氧化应激；肾小管损伤和纤维化；组织修复标志物，如基质细胞衍生因子1b（SDF-1b）、干细胞因子（SCF）、八聚体结合转录因子4（OCT-4）和肾损伤分子1（KIM-1）。冲击波后检测肾损伤标志物中性粒细胞明胶酶相关脂蛋白（NGAL），评价其安全性。此外，还在另外实验猪（延长的ARAS和冲击波）上观察了冲击波对狭窄肾动脉的影响，其中冲击波治疗是在肾动脉狭窄6周后开始的，另有实验猪作为对照。

三、医用冲击波治疗肾动脉狭窄后肾功能损伤的研究探索

（一）对肾动脉狭窄后肾血流动力学及微血管功能的效果研究

Chen等（Chen et al.，2020）对高胆固醇饮食喂养联合人为狭窄单侧肾动脉方式建立的动物模型进行了研究，研究显示低强度冲击波（0.09 mJ/mm^2；频率120次/分）治疗组的血压均无下降，并显著改善RBF（P=0.02，P=0.04）及标准化的GFR（P=0.3，P=0.1），表明此种治疗方式能恢复狭窄肾血流动力学和

功能。而肾皮质和髓质缺氧情况在 Li-ESW 治疗后得到恢复。

另一项研究（Yoshida et al.，2019）发现，缺血再灌注侧肾相较于未处理肾，重量会增加；而缺血再灌注后对大鼠一侧肾再进行 Li-ESW 治疗，实验侧肾比非实验侧肾重量低，这表明经过 Li-ESW（0.1 mJ/mm^2，200 次 / 分）治疗后肾的淤血会得到显著缓解。而平均动脉血压（MAP）在持续的 Li-ESW 治疗中有所下降，且比未治疗组更低。在第 12 周时，实验组中血肌酐升高的程度相似，均比正常组要高，但在接下来的处理中可以观察到其在未治疗组中有持续升高而在 Li-ESW 治疗组中没有继续升高，说明肾 GFR 水平得到明显的改善。

Zhang 等（Zhang et al.，2016）研究也有相似的结果，其研究表明实验组在治疗前 MAP 水平相较于对照组升高相似，经过 3 周的 Li-ESW（0.09 mJ/mm^2，120 次 / 分）治疗后，实验组 MAP 有所降低，而未治疗组仍然较高。实验操作（肾动脉粥样硬化性狭窄）会使 RBF 及 GFR 降低，而 Li-ESW 治疗在不影响对侧肾的情况下可改善实验侧肾的 RBF 及 GFR。同样肾动脉粥样硬化性狭窄造模处理会使肾皮质微血管密度下降，也会使肾的氧合功能减弱，但是经过 Li-ESW 治疗后两种情况均有改善（图 8-1）。该研究还发现 Li-ESW 治疗还可

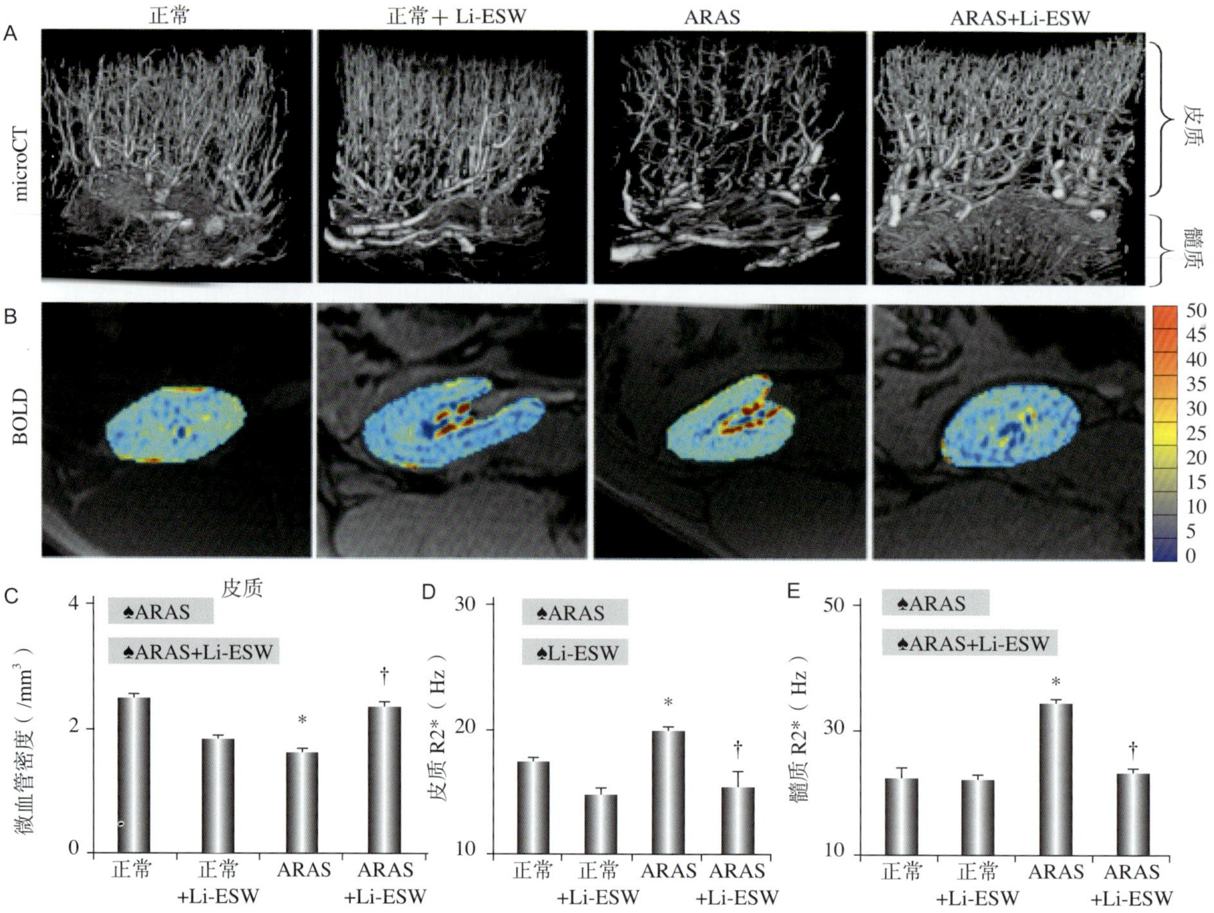

图 8-1 Li-ESW 对狭窄肾功能和结构的改善

A～E. 正常猪、正常猪 +Li-ESW 治疗猪、ARAS 猪、ARAS+Li-ESW 治疗猪的微计算机断层扫描（microCT）和血氧水平依赖（BOLD）磁共振成像的代表性图像，以及微血管密度和缺氧定量（R2*）。图 C～E 中：* 与正常组比较 P=0.05；† 与 ARAS 组比较 P=0.05。

以提高肾动脉狭窄造模处理后降低的 VEGF 和 eNOS 的表达量，升高血管生成素 -1 的表达，降低 HIF-1α 的表达。而 Li-ESW 对于正常肾中血管生成素 -1 的表达也有促进升高的作用。和正常组相比，整合素 β1 和 FAK 在造模对照组中没有变化，但是在经过 Li-ESW 治疗后有所上调，这表明机械转导信号通路受刺激可能为 Li-ESW 作用的重要机制。Li-ESW 还能增加正常猪 FAK 的表达。FAK 和 VEGF 主要定位于近端肾小管细胞，提示它们是转导冲击波和将机械力转换为血管生成信号的主要反应位点。

（二）医用冲击波对肾动脉狭窄后生化改变

Yoshida 等（Yoshida et al.，2019）发现实施缺血再灌注的实验鼠血浆肌酐在第 2 天时均比未经处理实验鼠高，但在进行过缺血再灌注的实验鼠中，经过 Li-ESW 治疗后的实验鼠血清肌酐升高程度可以得到缓解。且血浆肾素活性及去甲肾上腺素的释放在未治疗实验组中均有升高，但在治疗组中没有观察到升高现象，这表明经过治疗后的猪肾素 - 血管紧张素系统的激活有所下调。在第 3 周时，实验组中无论治疗与否，血肌酐的升高情况相似，但在第 16 周时，经过治疗的实验组猪的血肌酐相较于未治疗的实验组更低。第 16 周时，Li-ESW 治疗后（0.1 mJ/mm^2，频率 200 次 / 分）猪的尿蛋白排泄水平与正常猪无明显差异，但未治疗的实验组猪的尿蛋白排泄水平相较于正常猪更高。且进行对比研究发现冲击波治疗不会造成血尿或尿蛋白排泄的变化。

（三）医用冲击波对肾动脉狭窄后肾病理改变影响

Li-ESW 可减弱肾纤维化（Chen et al.，2019）。在肾动脉狭窄后肾中检测到的浸润性炎症中 M1 型巨噬细胞的数量会被经皮腔内肾动脉成形术（PTRA）处理而减少，在联合 Li-ESW（0.09 mJ/mm^2；频率 120 次 / 分）治疗后数量的降低会更加明显趋于正常。单核细胞趋化蛋白 -1（monocyte chemotactic protein 1，MCP-1）相较于正常猪，造模组有所上调，而在 Li-ESW 处理后大鼠组中有所改善。在造模组和 PTRA 组肾静脉中检测到上调的 TNF-α，在 PTRA+Li-ESW 治疗组中显示正常，这些都表明 Li-ESW 治疗可使肾动脉狭窄中炎症活动水平下降。而 CD31 及波形蛋白的联合表达在 PTRA+Li-ESW 治疗中升高，而在 PTRA 单独治疗中并不升高。在造模猪中可以观察到明显的髓质和皮质纤维化。在应用 PTRA 和联合 Li-ESW 治疗组中可观察到皮质纤维化的减弱。而髓质纤维化改善的情况仅在 PTRA+Li-ESW 治疗中可以观察到。

Yoshida 等（Yoshid et al.，2019）实验发现在缺血再灌注实验鼠中，肾小管内可观察到大部分的小管上皮细胞坏死、脱落，肾间质中也可观察到大量的炎症细胞，而在实验第 2 天，对比 Li-ESW 治疗组和对照组的肾小管损伤评分发现，经过 Li-ESW（0.1 mJ/mm^2，频率 200 次 / 分）治疗的损伤评分明显低于对照组，在 Li-ESW 处理的肾皮质区也可以观察到组织病理学改善。

Zhang 等（Zhang et al.，2016）实验 DHE 染色发现，在肾动脉粥样硬化性狭窄（ASAR）处理后，肾的氧化应激因子增加，而 Li-ESW（0.09 mJ/mm^2；频率 120 次 / 分）治疗后会有所缓解，也会减少肾的纤维化情况。在实验动物中，没有观察到肉眼或镜下血尿，尿蛋白和血中性粒细胞明胶酶相关脂蛋白（NGAL）水平没有变化，肾功能如 GFR、灌注和 RBF 保持不变，肾组织的显微镜检查没有出血或肾小管损伤的迹象。因此，3 周的 Li-ESW 方案似乎对肾是安全的，另外，Li-ESW 作为一种安全、非侵入性和有效的治疗 ARAS 远端肾缺血的方法具有潜在的作用。为期 3 周的 Li-ESW 方案减少了蛋白尿，减轻了 ARAS 中观察到的 Scr 上升，并增加了狭窄肾的 GFR。在正常肾中，Li-ESW 可以下调 TGF-β 的表达，减少其在 ARAS 肾中的增高水平。Li-ESW 还可以改善肾静脉并同时降低在 ARAS 处理后肾中观察到的 SDF-1b 的水平，此外，还可通过 Li-ESW 治疗使 ARAS 处理后的实验猪的 SCF 得到提升，这也表明 ARAS 处理后的肾经过 Li-ESW 后组织修复能力得到增强。经过 ARAS 处理后受损肾的标志物如 OCT-4、KIM-1 均有上调，在 Li-ESW 治疗后 OCT-4 表达下调但 KIM-1 表达水平没有明显变化。

但应注意的是，过高强度的冲击波可能会造成损伤加重的风险，因此明确医用冲击波的能量强度等有效参数至关重要，目前康复治疗肾损伤研究的冲击波能量强度在 0.09 mJ/mm^2 左右，而最适参数还未有定论。

四、其他疗法包括干细胞及基因疗法对肾损伤后病理改变的影响

Sun 等（Sun et al.，2019）研究以干细胞为基础的治疗方法，即尿源性干细胞（USC）在顺铂诱导的 AKI 大鼠模型中的治疗作用。体内注射 USC 可减轻 AKI 大鼠肾功能损害，血尿素氮（BUN）和血肌酐（SCr）降低。USC 治疗组肾组织学和超微结构改变也有所改善，促进增殖，抑制凋亡。USC 治疗后，促炎性细胞因子（TNF-α 和 IL-6）及凋亡相关蛋白（BAX 和裂解 caspase-3）的表达水平下调。此外，在大鼠肾组织中也发现了少量 GFP 标记的 USC 体外培养大鼠肾小管上皮（NRK-52E）细胞，顺铂诱导细胞损伤，然后与 USC 共培养。研究结果表明 USC 治疗能改善肾功能和组织学损伤，抑制肾炎症和凋亡过程，促进肾小管上皮细胞增殖。

Pan 等（Pan et al.，2020）研究探索了利用多种细胞治疗肾疾病，包括间充质干细胞（MSC）和肾衍生物。通过干细胞疗法可治疗肾疾病。干细胞具有抗炎、抗凋亡、氧化应激、抗纤维化、免疫调节和促血管生成等多种机制。然而，MSC 细胞治疗的挑战包括研究这些细胞的最佳剂量、适当的给药途径和频率，以及在长期随访期间设计进一步的生物分布研究。此外，需要更好地了解每个器官和组织微环境中的分子信号和细胞相互作用，以便确定管理 MSC 的最佳时间。另一个挑战是通过预处理方法减轻培养 MSC 的异质性。

五、中药合成制剂的应用

徐伟等（徐伟等，2020；李美丹等，2020）研究丹参多酚酸盐、防己茯苓汤改善肾功能衰竭的恢复。研究结果显示，其能够降低尿蛋白水平，改善微循环，有效降低肾的负担。防己茯苓汤能够降低 β2- 微球蛋白、Cys C 水平来治疗 AKI，并通过抑制 KIM-1 和 NGAL 蛋白的表达来防治 AKI。药理研究表明，在防己茯苓汤中，防己含有多种生物碱，具有抗肾间质纤维化、抗炎、降血压、松弛平滑肌等作用；茯苓中的多糖类作为醛固酮受体拮抗剂而发挥利尿作用，同时还能消除氧自由基，增强机体免疫功能；桂枝中的桂皮醇能够利尿消肿、解热镇痛、消除炎性肿胀等；黄芪中的皂苷类及黄酮类可通过促进组织修复、防止肾小管坏死、降低血肌酐及尿素氮水平等作用防治肾损伤。而防己茯苓汤发挥抗 AKI 的具体作用机制如何，是否与化合物作用于该疾病靶点，或参与信号通路的调控有关，目前相关研究及报道很少。

六、小结

总的来讲，肾损伤的进展机制较为复杂，因此关于干细胞治疗肾损伤仍存在一定争议，仍需更多试验和临床研究来评估其可行性和疗效。虽然其机制目前尚未完全明确，但不能否认干细胞移植对肾损伤组织具有积极的保护作用。与其他已有的治疗方法相结合，有助于加速康复和（或）减缓慢性肾疾病的进展。另外干细胞及基因治疗、中成药的应用等受伦理与安全性等限制，还有待进一步的研究。

医用冲击波治疗通过一系列复杂的机制和通路可以抑制炎症因子，改善肾纤维化，诱导和促进内源性干细胞增殖、分化以改善或减缓肾动脉狭窄后肾功能，低强度冲击波治疗可改善实验性肾血管病狭窄后肾氧合功能，并保护其功能。这与机械转导和血管生成因子的上调以及血管活性介质的调节有关，从而导致肾微循环的恢复以及减轻氧化和纤维化程度。在 Li-ESW 处理的肾中未发现肾损害迹象。Li-ESW 可以减轻或防止微血管丢失，这可能有助于保护肾功能。低强度冲击波治疗可能是慢性缺血性肾病和肾血管性高血压的一种有效而无创性的治疗策略。然而，其疗效可能部分取决于既往肾损伤的持续时间。Li-ESW 产生机械力，在细胞膜上诱导类似剪切应力的局部应力，并发挥生物效应，之后血管生成因子包括 VEGF 和 eNOS 上调，并激活修复机制介导微循环修复。Li-ESW 可能通过改善 eNOS 的表达和减轻氧化应激而减轻血管收缩，从而促进再生功能和组织修复。医用冲击波治疗经过更深入的研究，可能会成为肾功能损伤甚至原发性肾疾病的有效治疗方式。

（封玉宏　牛远杰　杨　虎　赵　妍）

第二节　医用冲击波对压力性尿失禁的治疗

一、概述

尿失禁（urinary incontinence，UI），即尿液不自主流出，已经成为当今社会常见慢性病，世界范围内近 1/3 的女性在一生中可能遭受该疾病折磨。据估计仅美国每年的 UI 治疗成本就高达 195 亿至 760 亿美元甚至更高。而压力性尿失禁（stress urinary incontinence，SUI）作为尿失禁最常见的类型，根据发病机制可分为解剖型与功能型，根据严重程度可通过 Ingelman - Sundberg 分度法分为轻、中、重三度。2006 年，一项目前为止最大的中国女性 SUI 流行病学研究显示，在 19 024 例样本中 SUI 患者占 18.9%，同时还证明，向心性肥胖（腰围 ≥ 80 cm）是 SUI 的高危因素（Zhu et al.，2009）。但众多学者认为，由于不同地区经济、文化等原因导致部分女性不愿就诊，实际发病率可能更高。根据美国 SUI 发病率，20% ~ 40% 的美国成年女性正遭受疾病折磨。SUI 的疾病特征是一般腹压增加（如运动或咳嗽）即可出现非自主排尿，而这种漏尿症状往往与正常尿控相关的组织结构和功能受损有关。

二、压力性尿失禁的病理改变

众多危险因素可导致女性不自主地漏尿，而控制排尿的组织和器官损害可能是疾病发生和发展根本原因。腹压长期增加等压力性尿失禁病因会导致盆底肌肉和结缔组织萎缩和变形，导致尿道和膀胱颈过度运动。此外，脂滴沉积和其他原因也可能导致肌肉功能障碍。最近的动物实验中，分离雌性 Zucker 肥胖（ZF）大鼠和 Zucker 瘦型（ZL）大鼠的尿道横纹肌并对其染色。在 ZF 大鼠的横纹肌纤维中有脂质沉积，造成尿道横纹肌变薄和萎缩，导致尿道横纹肌收缩特性的降低或消失；同时，ZF 大鼠的最大膀胱容量和尿漏点压（LPP）降低（Wang et al.，2017）。ZF 大鼠的肌肉细胞中脂质沉积的增加也限制了尿道横纹肌的收缩特性。此外，脂肪组织可以分泌各种炎症因子，包括 IL-1、IL-6 和 IL-18、肿瘤坏死因子 -α（TNF-α）和活性氧（ROS）。炎症因子和活性氧的增加可能损害盆底神经、内脏自主神经和运动神经。它们还可以损伤膀胱和尿道上皮细胞，降低膀胱顺应性，并阻塞黏膜下血管的血流。而老年女性和妊娠分娩损伤盆底和尿道结构，已在临床实践和动物实验的研究中被证实。Yang 等（Yang et al.，2019）研究，利用阴道扩张加卵巢切除大鼠模型模拟分娩损伤所致压力性尿失禁。建模后第 4 周的麻醉后膀胱最大容量和尿漏点压均显著降低。免疫组化和 Masson 染色显示，模型大鼠的尿道横纹肌变薄，胶原纤维含量改变。人体解剖研究发现老年女性和妊娠分娩后的女性膀胱尿道生理位置发生改变，而盆底组织结构同样出现损伤。

三、现行压力性尿失禁治疗

现行的 SUI 治疗方法“治标不治本”，停留在对于症状缓解水平，而不能修复、改善病理变化，治疗手段包括保守治疗和手术治疗。保守治疗主要用于轻、中度压力性尿失禁患者，包括生活方式调整、经尿道填充剂注射、盆底肌锻炼、盆底电刺激、减少水摄入、避免咖啡因和酒精摄入以及药物治疗等。保守治疗方式虽可短期减轻患者症状，但长期效果不佳，且无法根治病因，不宜长期应用。手术治疗手段主要包括：耻骨后膀胱尿道悬吊固定术、尿道中段吊带术、膀胱颈周围填充物注射术、人工括尿道约肌植入等。手术治疗多用于中至重度尿失禁及非手术治疗失败者。

四、压力性尿失禁实验室治疗

随着基因技术和干细胞移植技术的发展，其改善器官功能方面的作用获得认可。胰岛素样生长因子 -β1 基因转染治疗可促进受损肌肉和神经的恢复。然而，基因治疗的安全性存在很大争议。干细胞移植是将体外培养的外源性干细胞注射到体内的一种技术，细胞通过多向分化参与组织病理修复。移植自体和异体脂肪干细胞、骨髓间充质干细胞等可以显著提高膀胱容量和漏尿点压（LPP），并修复尿道中受损的横纹肌和周围神经纤维。从理论上讲，干细胞移植可以治疗 SUI，或至少可缓解相关的症状；然而，这种疗法的安全性仍然令人担忧。移植的干细胞，即使是自体细胞，仍然存在免疫排斥和肺栓塞等风险。因此，其临床使用应慎重。

五、医用冲击波治疗压力性尿失禁

由于上述方法的风险难以克服，研究人员一直在探索其他可能的治疗方式。与 ED 治疗类似，体内静止内源性干细胞成为关注焦点。

2019 年，Yang 等（Yang et al.，2019）使用不同参数 LIPUS 治疗产伤 SUI 模型大鼠。结果表明，适当参数（强度为 200 mW/cm^2 和 300 mW/cm^2）的 LIPUS 能促进 SUI 大鼠骨骼肌卫星细胞的增殖和肌源性分化。这种再生显著增加了尿道横纹肌的厚度和完整性（图 8-2）。模型大鼠膀胱容量、漏尿点压均恢复到基本正常水平。而，Kang 等（Kang et al.，2019）进

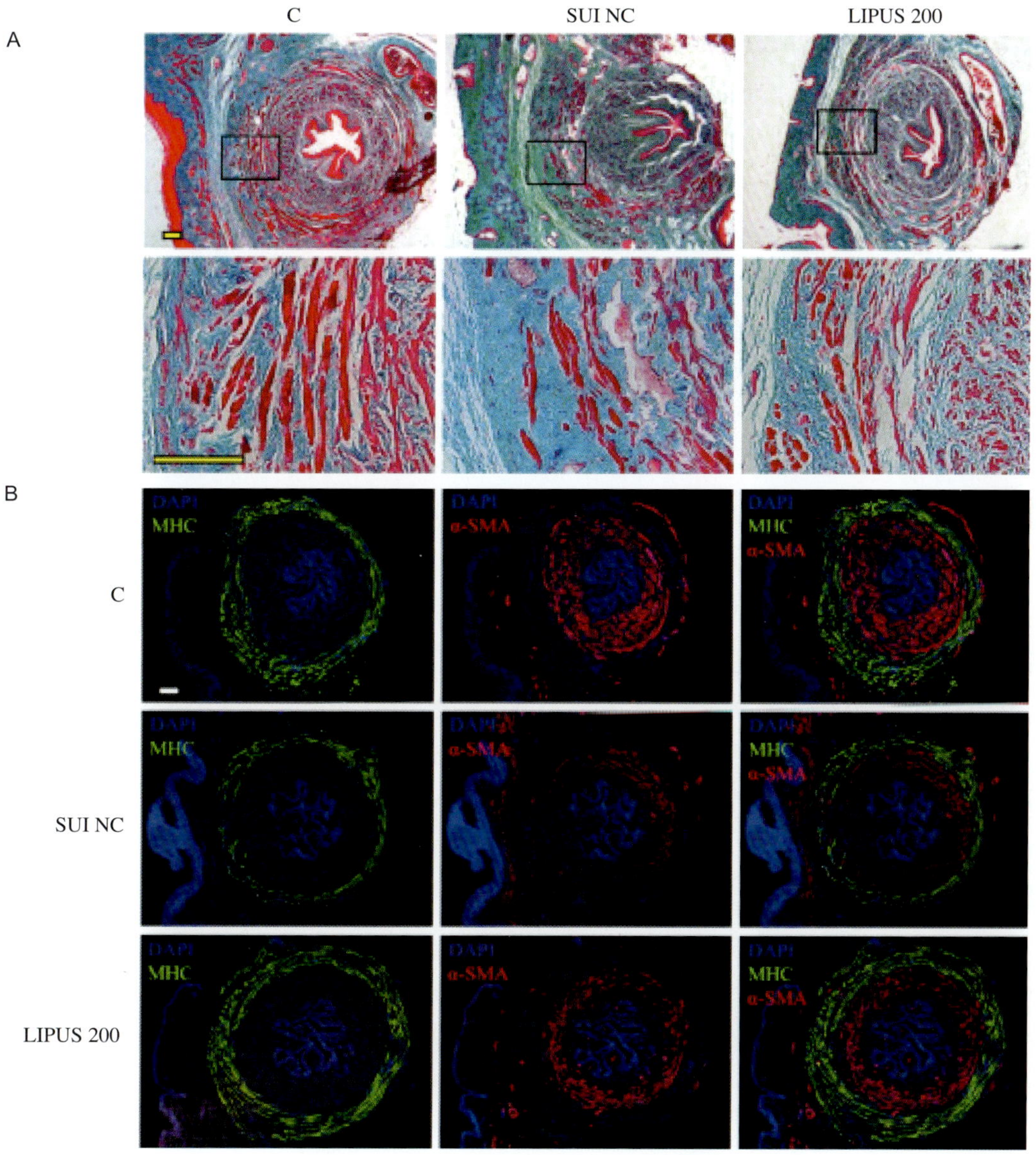

图 8-2　不同处理尿道括约肌病理变化

A. 无造模对照组（C），SUI 非治疗对照组（SUI NC）和 200 mW/cm^2 LIPUS 组（LIPUS 200）的 Masson 三色染色。显示 SUI 造模使肌组织破坏明显，肌纤维断裂，排列紊乱。LIPUS 200 组肌组织恢复较好。B. 免疫荧光染色横纹肌标志物 MHC 和平滑肌标志物 α-SMA。显示 SUI NC 组横纹肌和平滑肌肌层变薄。LIPUS 200 组横纹肌恢复较好，但 LIPUS 治疗未能促进平滑肌修复。

行了微能量声波脉冲（MAP）治疗肥胖 SUI 大鼠模型实验。实验首先对 10 只新生 ZF 和 10 只新生 ZL 雌性大鼠进行 5- 乙炔 -2'- 脱氧尿苷（EdU）标记，以追踪体内静止干细胞。然后将 20 只大鼠分为 4 组（ZL 对照组、ZL MAP 组、ZF 对照组、ZF MAP 组）。8 周时，将 MAP（0.033 mJ/mm^2，3 Hz，500 次脉冲，每周 2 次，2 周）应用于治疗区域，包括尿道和盆底肌肉。MAP 治疗完成后，分离尿道和盆底肌细胞，分子生物学实验验证并计算 EdU+ 细胞向骨骼肌卫星细胞的分化百分率及整合素、cytodex -7 和 Pax-7 的表达和共表达水平。结果表明，ZF 大鼠盆底肌肉和尿道内的 EdU+ 和骨骼肌卫星细胞减少。MAP 处理可逆转上述情况，显著增加 EdU+、整合素 -cytodex-7 和 Pax-7+ 细胞总数。经过治疗的肥胖大鼠和正常大鼠，EdU+/integrin 及 EdU+/Pax-7+ 的共同表达均增加，说明 MAP 促进了 EdU+ 向骨骼肌卫星细胞的分化。结合前人实验结果，研究者提出肥胖可损伤尿道及盆底横纹肌（通过肌纤维脂质沉积），对组织驻留干细胞产生不利影响，干扰组织再生（Wang et al.，2019）。MAP 通过增加骨骼肌卫星细胞数量并促进其分化，恢复 ZF 大鼠横纹肌厚度和收缩功能，最终恢复尿控。

另一项关于阴部神经损伤修复研究（Li et al.，2016），通过手术损伤双侧阴部内侧神经，并在术后 48 小时开始 Li-ESW。麻醉下状态，大鼠取仰卧位，在探头与盆腔皮肤之间使用超声凝胶涂抹均匀，以紧密连接。然后分别施加 0.06 mJ/mm^2、300 次、3 Hz 和 0.09 mJ/mm^2、1000 次、3 Hz 的 Li-ESW 治疗，共 4 周，每周 1 次。再经一周洗脱期后，对比手术组和 Li-ESW 治疗组阴部损伤神经的恢复情况，与其他组相比，神经组织切片上 Li-ESW 高剂量处理神经中施万细胞的数量增加，S100 染色增强。免疫组化结果显示经过高剂量参数 Li-ESW 治疗两组大鼠损伤神经明显恢复，同时由于手术导致的肌肉和血管损伤的情况亦有明显改善，甚至恢复至正常大鼠相似水平。研究者进一步研究发现 Li-ESW 治疗能修复大鼠组织损伤机制可能与其激活干细胞有关。该实验通过取坐骨神经进行施万细胞分离，并于施万细胞培养达到 70% 密度后将探头放在细胞培养皿下，在培养皿和探头之间涂抹超声凝胶。施加 Li-ESW 处理（0.02 mJ/mm^2，200 次，3 Hz）。分别在处理后 8 小时、16 小时、24 小时，检测细胞数量变化并行免疫荧光（IF）和蛋白质印迹法检测 p-ERK1/2、p-ERK1/2 表达水平，与体内实验结果相似，Li-ESW 处理后 p-ERK1/2 和 p75 的表达也显著增加。在 IF 染色中，观察到 Li-ESW 治疗后 p-ERK1/2 倾向于积聚在施万细胞核中，这可能表明 Li-ESW 治疗触发了施万细胞中 p-ERK1/2 下游通路的启动。此外，对处于特定细胞周期阶段的细胞数量进行量化。在处理后的 8 小时内，与未经处理的细胞相比，施万细胞进入 S 期和 G2/M 期的比例较高，并且这种循环施万细胞百分比的增加持续了 24 小时。这些结果证明了 Li-ESW 对施万细胞的激活作用。另外也有研究证明 Li-ESW 可以通过促进施万细胞的增殖和分化以及分泌神经营养因子（如 S100、BDNF 和 IGF-1）修复受损的神经纤维和轴突（Hei et al.，2016；Wu et al.，2018）。此外，Lin 等（Lin et al.，2017）通过对人脐静脉内皮细胞施加 Li-ESW（0.02 mJ/mm^2，200 次，3 Hz）处理，与对照组相比，Li-ESW 的应用使内皮细胞在体外形成实心的管状网络，管长和分支点分别增加了 42% 和 43%，也进一步证明 Li-ESW 激活内皮细胞再生血管的可能（Lin et al.,2017）。医用冲击波对神经和血管的修复作用进一步证明了其对 SUI 病理改变的逆转作用。最后，LIPUS 还可以通过抑制促炎因子的分泌和 ROS 的合成来治疗慢性炎症和泌尿系统疼痛（Xin et al.，2016）。

六、展望

冲击波疗法可能在 SUI 多种致病性损伤的恢复中发挥重要作用，但应当注意冲击波本身为能量输送载体，适宜强度冲击波可激活细胞，调节细胞外基质代谢和一系列细胞因子分泌，而目前研究发现，当 Li-ESW 能量强度超过 0.09 mJ/mm^2，LIPUS 超过 300 mW/cm^2 时，不仅上述调节作用减弱，甚至会造成细胞损伤、凋亡。因此，医用冲击波疗法有望成为一种 SUI 的治疗选择，而对于适宜的治疗参数和相关分子生物学机制的研究还未足够，未来此方向研究依旧重要。

（潘建成　陈业刚）

第三节　医用冲击波对间质性膀胱炎的治疗

一、间质性膀胱炎的定义、流行病学及临床症状

间质性膀胱炎（interstitial cystitis，IC）是一种病因尚未阐明，以尿急、尿频、膀胱充盈后疼痛、排尿后疼痛减轻、尿常规检查和细菌培养阴性为临床特征的膀胱疼痛综合征（bladder pain syndrome，BPS）。

95% 的间质性膀胱炎发生于 40 岁左右的中年女性，18 岁以下或 80 岁以上女性极为少见。IC 的男女发病比例为 1∶9，总发病率为 10.6/100 000（Akiyama et al.，2018）。1975 年，Oravisto 报告芬兰赫尔辛基的 IC 发病率为 0.66/100 000，女性为 1.2/100 000（Oravisto，1975），长期以来 IC 被认为是一种较为少见的疾病。直到 2004 年由 Parsons 和 Tatsis 进行的 IC 人口问卷调查研究显示，美国女性 IC 的患病率竟高达 20 000/100 000（Parsons et al.，2004），如果对所有膀胱疼痛而尿中细菌培养阴性患者都被诊断为间质性膀胱炎，美国大约有 500 000 IC 病例。与之相比，2000 年日本学者 Ito 等（Ito et al.，2000）报告的 IC 发病率仅为 1.2/100 000，女性为 4.5/100 000。这提示，亚洲女性人群 IC 的发病率远低于欧美国家。直到最近，美国学者通过大量的病例调查研究，才形成以 IC 症状与定义作为流行病学研究信息的基础。通过采用 IC 症状与定义对 12 752 女性受访者进行了电话问卷调查，结果发现，6.53% 的成年女性符合 BPS/IC 诊断（6530/100 000）。我国还没有规范的 IC 流行病学调查报告标准，何群等（何群等，2014）首次采用 O'Leary-Sant 症状调查表和问题指数系统对门诊有下尿路症状的患者进行了随机问卷调查报告。结果发现，有下尿路症状的女性患者 BPS/IC 的诊断符合率为 55%，男性占 30%。也有作者对生育年龄的妇女不明原因的慢性盆底疼痛进行诊断性评估，结果显示 80%～85% 符合间质性膀胱炎的诊断。在男性Ⅲ型前列腺炎中 85% 的患者氯化钾敏感性试验呈阳性，60% 的患者被认为可能是间质性膀胱炎或定义为间质性前列腺炎，但目前仍缺乏足够的支持证据。

间质性膀胱炎患者的临床表现具有以下特征：

（1）膀胱疼痛："膀胱痛"是IC患者的主要临床特征，也是泌尿科医生诊断IC最常用的评价指标（Akiyama et al.，2018）。92％的IC患者表现膀胱区疼痛。

（2）外阴痛与性交痛：外阴痛与性交痛是生育期IC患者最常描述的症状。

（3）排尿症状异常：尿急、尿频、膀胱充盈性疼痛是IC患者最常见的临床表现。

（4）精神社会因素：尽管IC是一种慢性良性疾病，但对患者生活质量、精神心理方面的影响非常严重。

二、间质性膀胱炎的病因

长期以来间质性膀胱炎的病因并没有获得统一认识，目前较为认可的病因、病理和病理生理学变化，能够从不同角度揭示IC的发病原因、病理生理改变与临床表现特征的相关性。

1. 感染与上皮通透性改变

对于感染是引起IC的因素尚有争论，但最新的观点认为，致病微生物是引起膀胱上皮损伤、糖胺聚糖（glycosaminoglycan，GAG）丢失产生的膀胱上皮通透性增强是导致尿急、尿频和膀胱疼痛症状的早期事件。

2. 肥大细胞激活与炎症

肥大细胞在IC的病因和产生的病理生理学改变过程中起着主要作用。

3. 神经源性炎症与膀胱疼痛

肥大细胞的神经免疫作用解释了膀胱感觉神经元高敏感性及IC的神经性疼痛的表现。研究表明，神经源性炎症是由各种刺激物，包括抗原、细菌、病毒感染、炎症因子、寒冷、高温等因素，直接刺激无髓鞘感觉神经C纤维，使膀胱疼痛的敏感性升高，雌激素影响神经生长因子（nerve growth factor，NGF）的合成及肥大细胞炎症介质释放，NGF作用于传入神经纤维上的致敏效应，是导致IC患者产生膀胱疼痛的直接或间接原因。

4. 自体免疫性疾病

三、病理组织学特征与相关因素

经过100多年来的不断探索与实践，已经证实间质性膀胱炎最初的命名与病理组织学表现是一致的。依据目前对IC的病因与病理组织学改变相关知识的了解，目前有关IC的病因与病理组织学改变可概括为以下几个方面：①抗上皮增殖因子（APF）与IC黏膜层变薄：由IC上皮细胞分泌一种特有的APF与膀胱上皮细胞膜上的CKAP4/p63受体结合，能特异性抑制膀胱上皮细胞的增殖，导致IC患者膀胱黏膜上皮层增殖抑制、退化变薄，黏膜下毛细血管清晰可见；②感染和肥大细胞激活释放的多种炎症介质可致表层上皮损伤、剥脱，GAG丢失致黏膜通透性增强，尿液纤维蛋白溶酶含量增加引起微血管渗漏，黏膜下炎症水肿、间质细胞变性、纤维化明显增多，最终可致膀胱发生挛缩，导致膀胱最大容量显著减少；③电镜下IC患者膀胱黏膜伞状细胞发生变性、缺失，细胞间连接开放，细胞间隙增大；④肥大细胞密度与脱颗粒：既是IC的主要致病原因，也是IC病理诊断的特征性指标。目前界定IC肥大细胞密度≥20/mm^2，脱颗粒肥大细胞占比50%，具有病理诊断意义，但令人遗憾的是，肥大细胞易被甲醛固定，但不被酸化甲苯胺蓝或番红精复染的阿辛蓝染色。已知被10%甲醛固定的膀胱组织，其黏膜组织中的肥大细胞很难被鉴别出来，这也是造成IC病理诊断困难的重要因素；⑤血管活化因子与肾小球点状出血：肥大细胞分泌的炎症介质、血管内皮生长因子和缺氧诱导因子1（HIF-1）的过表达，促进IC毛细血管增多，形成IC特征性肾小球样点状出血。在膀胱镜水扩张时，血管内的血流被白色纤维索带所阻断，而形成界限分明的肾小球样毛细血管团。这种病理改变是由肥大细胞合成释放的肿瘤坏死因子所致，导致血管脆性增大，易于出血；⑥神经源性炎症与膀胱疼痛：神经源性炎症参与了 IC 疼痛的过程，外周和中枢神经系统的神经可塑性和神经元的敏感性升高，膀胱感觉神经纤维通过神经源性炎症诱发膀胱壁的感知与活动增强，并使疼痛区域化。IC 尿路上皮不再被视作一种屏障，黏膜下感觉神经纤维的兴奋性增高，自主神经反应和中枢神经系统的传入刺激，使膀胱壁活性成分表现出特殊的感觉及信号特性。这可能是 IC 产生慢性疼痛症状的神经生物学基础。

四、间质性膀胱炎的临床诊断

2013 年欧洲泌尿外科学会（European Association of Urology，EAU）发布的指南提出膀胱疼痛综合征（BPS）和（或）间质性膀胱炎（IC）的诊断应基于膀胱相关的疼痛、压力和不适感，伴随有至少一项其他症状，如日间和（或）夜间尿频；根据症状原因排除可能混淆的其他疾病；视患者病情行膀胱镜水扩张或活组织检查。在 EAU 的 BPS/IC 诊疗指南中提出评分表、临床症状、氯化钾敏感性试验（potassium chloride sensitivity test，PST）、膀胱镜检查和病理检查均可作为 BPS/IC 诊断的辅助手段，并在指南中推荐了国际膀胱疼痛综合征研究学会（ESSIC）的 BPS/IC 分类标准。

BPS/IC 的诊断仍是一种排除性诊断。尿频、尿急、尿痛患者需要进行完整的病史询问、体格检查、尿培养、膀胱镜检查，若除外泌尿系感染和其他病理改变，可初步诊断 BPS/IC。随着广大泌尿外科学者及临床医生对 BPS/IC 诊断的不断研究及探索，目前除典型的病史、详细的体格检查及相关实验室检查外还有很多用于辅助诊断的手段，包括尿流动力学、PUF 评分、PST、血尿生物标志物、膀胱水扩张术及膀胱组织活检等。

五、间质性膀胱炎的药物与外科治疗进展

IC 治疗的目标是恢复正常膀胱功能、防止症状复发和提高生活质量。2011 年美国泌尿外科学会（American Urological Association，AUA）提出 IC 的治疗总原则，即先行保守治疗和多学科联合治疗，然后过渡到微创治疗，最后才考虑尿流改道伴或不伴膀胱切除。治疗的所有阶段都要密切关注疼痛的处理情况，治疗无效时应该及时终止并更换新的治疗方案，治疗开始越早，效果越好。目前国内外常见的治疗方法包括行为治疗、药物治疗、膀胱内治疗以及外科治疗。表 8-1 汇总了 EAU、AUA、国际尿失禁咨询委员会（International Consultation on Incontinence，ICI）、东亚（East Asian）等不同地区或组织指南推荐的治疗方案及推荐等级。

六、间质性膀胱炎动物模型的研究

IC 的病因尚不清楚，可能涉及多种病因。这也导致无法建立一种准确模拟 IC 病理生理变化的动物模型。多数 IC 模型通过局部或全身刺激诱导健康动物出现膀胱相关症状，这些模型有助于理解 IC 的临床表现和作用机制，但往往局限于膀胱和神经系统对刺激的反应，并不能完全表现 IC 的复杂相互作用和病理生理变化。目前研究 IC 常用的动物模型包括：①化学药物诱导模型；②自体免疫模型；③心理和生理应激、自然疾病模型。

表 8-1 各指南推荐治疗方案与推荐等级

治疗方案	EAU	AUA	ICI	East Asian	RCOG	CUA
保守治疗						
多模态治疗	A	Clinical Principle	C	B	-	A
压力管理	-	Clinical Principle	C	B	D	B
饮食调节	C	Clinical Principle	C	B	D	B
物理治疗	A	Standard	C	C	B	B
针灸	-	-	-	C	D	B
盆底激发点注射	-	-	-	-	-	D
经皮神经电刺激	-	-	-	C	-	-
口服药物治疗						
加巴喷丁	-	-	C	-	-	C
阿米替林	A	Option	B	B	B	B
西咪替丁	价值有限	Option	C	C	B	B
羟嗪	-	Option	D	C	NR	B
PPS	A	Option	D	B	NR	D
PPS+ 皮下肝素	A	-	-	-	-	-
抗生素	-	NR	D	NR	NR	-
甲磺司特	-	-	D	C	-	-
长期糖皮质激素	NR	NR	-	NR	NR	-
环孢素 A	-	Option	-	C	D	C
膀胱内药物灌注治疗						
二甲基亚砜（DMSO）	NR	Option	B	B	C	B
PPS	A	-	D	C	-	C
透明质酸	B	-	D	C	B	C
硫酸软骨素	B	-	D	C	D	D*
肝素	C	Option	C	C	D	C
利多卡因	A	Option	C	C	B	B
奥昔布宁	价值有限	-	D	C	-	C
BCG	NR	NR	NR	NR	NR	NR
辣椒素	-	-	NR	NR	NR	NR
膀胱镜治疗技术						
水扩张（短时低压）	NR	Option	C	B	D	C
溃疡电灼术	B	Recommendation	C	B	Recommended	B
溃疡注射曲安奈德	-	Recommendation	-	-	-	-
BTA 注射	C	Option	D	C	B	C
BTA+ 水扩张	A	-	-	-	-	-
神经刺激和外科手术（最后选择）						
SNM	B	Option	C	C	D	C
尿流改道 ± 膀胱切除，膀胱成形术	A	Option	C	C	D	C

注：多模态治疗：联合应用疼痛治疗、行为治疗、心理治疗以及教育；NR：不建议，Option:自愿，Recommendation：建议，Recommended：推荐；EAU：欧洲泌尿外科学会（European Association of Urology）；AUA：美国泌尿外科学会（American Urological Association）；ICI：国际尿失禁咨询委员会（International Consultation on Incontinence）；East Asian：东亚；RCOG：英国皇家妇产科医师学会（Royal College of Obstetricians and Gynaecologists）；CUA：中国泌尿外科学会（Chinese Urological Association）。

（一）化学药物诱导模型

1．膀胱给药模型

膀胱黏膜损伤引起的疼痛及膀胱功能紊乱是IC的主要临床表现，早期动物模型多用强酸性刺激物滴注膀胱诱导产生急性膀胱炎。Song等向8周龄雌性SD大鼠膀胱内滴注0.1 mol/L盐酸，观察到大鼠出现排尿间隔缩短、膀胱黏膜腐蚀及肥大细胞浸润（Song et al.，2017）。但这些模型表型维持时间短，已较少使用。后续研究发现损伤GAG层，改变尿路上皮渗透率，也可以建立IC模型。Ryu等（Ryu et al.，2018）通过向8周龄雌性SD大鼠每周膀胱灌注硫酸鱼精蛋白联合脂多糖，5周后发现大鼠排尿间隔明显缩短，且伴有膀胱尿路上皮剥脱、肥大细胞浸润和细胞凋亡显著增加；Lv等（Lv et al.，2014）每周向两组雌性SD大鼠膀胱内分别灌注低剂量透明质酸酶（1 mg/ml）及高剂量透明质酸酶（4 mg/ml）3次，持续4周，发现大鼠膀胱出现慢性炎症和纤维化、肥大细胞活化及膀胱上皮缺失等表型，而且剂量与膀胱病理改变呈正相关。这类模型直接作用于膀胱，机制简单，成本较低，能够很好地还原人类IC的表型。

2．腹腔注射环磷酰胺模型

CYP作为一种氮芥类衍生物，可由脱氢酶转变为羧磷酰胺而失活，或以丙烯醛形式排出。丙烯醛是一种刺激性化合物，通过肾过滤清除，在膀胱中积聚导致组织损伤。Hu等将一组成年雌性Wistar大鼠进行单次高剂量给药（150 mg/kg，腹膜内），而另外一组第1、4、7和10天重复接受低剂量给药（75 mg/kg，腹膜内），结果显示重复低剂量CYP腹腔给药主要表现为膀胱炎症反应、黏膜侵蚀、溃疡、水肿区域及瘀点出血等症状，高剂量较低剂量组大鼠多出现自身行为改变及活动度的降低（Hu et al.，2003）。根据国内外相关报道，此类模型应用最多，是一种经过充分研究的模型，其在稳定性及可操作性上具备独特优势。

（二）自身免疫模型

尿溶蛋白（uroplakin，UPK）属于异二聚体整合膜蛋白家族，是终末分化的尿路上皮细胞形成的不对称单位膜的一部分，可刺激CD4+促炎性Th1细胞产生自身免疫性炎症。Izgi等向6～8周龄雌性BALB/c小鼠腹部皮下注射200μgUPK3A65-84肽，5周后发现UPK3A65-84肽可以诱发IC，主要表型包括持续性骨盆区慢性疼痛；另外，Liu等开发了一种URO-OVA转基因小鼠（IzgiKetal.，2013），其表达模型抗原卵白蛋白（OVA）的膜形式，作为膀胱上皮细胞上的自身抗原，其在第7天自发IC样组织学膀胱炎症，包括肥大细胞浸润和炎症因子的增加。

（三）心理和生理应激、自然模型

此类模型包括各种应激模型、猫科动物IC模型、注射去氧肾上腺素和控制环境温度或光线的模型。虽然目前机制尚未阐明，但自主神经系统中交感神经的激活可能起关键作用。Wang等（Wang et al.，2017）将实验组雌性Wistar-Kyoto大鼠暴露于避水应激（water avoidance stress，WAS）下10天，对照组不施加干涉，发现实验组较对照组膀胱充盈期间内脏发生超敏反应、膀胱收缩增强及排尿次数增加。猫科动物IC模型虽然与人类疾病最相似，是IC的自然发生模型，但由于其未知的病因，以及维持和处理猫的高成本，目前较少使用。Charrua等（Charrua et al.，2015）连续每日向雌性Wistar大鼠皮下注射2.5 mg/kg去氧肾上腺素两周，可诱发内脏疼痛、膀胱反射活动增加及肥大细胞活化等。

七、低强度冲击波（Li-ESW）治疗间质性膀胱炎的临床前研究

（一）Li–ESW 治疗自身免疫性间质性膀胱炎小鼠膀胱疼痛综合征

膀胱间质性膀胱炎 / 膀胱综合征（IC/PBS）是一种慢性膀胱综合征，其特征为尿频、尿急、盆腔疼痛和过敏反应等一系列症状。在实验性自身免疫性膀胱炎（EAC）动物模型中，注射 UPK3A（uroplakin65-84）可以诱导 T 细胞攻击膀胱上皮，破坏尿路上皮的完整性，出现慢性耻骨上触痛等症状，模拟人 IC/PBS（Li et al., 2019）。为探讨 Li-ESW 在 UPK3A 诱导的小鼠 EAC 模型中的治疗作用，通过功能和组织学改变评估 UPK3A 诱发和 Li-ESW 治疗 IC/PBS 的程度和效果，检测局部和全身的炎症因子（TNF-α 和 NGF）以探索潜在的机制。学者将雌性 BALB/c 小鼠 40 只，随机分为：①对照组（Sham）；②Li-ESW（Sham+Li-ESW，强度 0.09 mJ/mm^2，400 脉冲）对照组；③间质性膀胱炎组（第 6 和 10 周腹腔注射 UPK3A 200 μg+Li-ESW，强度 0 mJ/mm^2）；④Li-ESW 治疗组（第 6 和 10 周腹腔注射 UPK3A 200 μg+Li-ESW，强度 0.09 mJ/mm^2，400 次脉冲）；12 周后，小鼠接受疼痛评估和排尿记录（FVC）作为基础评估。从 13～15 周开始进行 Li-ESW 治疗和疼痛评估。在 16 周再次进行疼痛评估和 FVC，作为治疗后评估。在 17 周收集血清和膀胱组织进行苏木精 - 伊红（HE）染色、酶联免疫吸附测定（ELISA）、聚合酶链反应（PCR）和蛋白质印迹法检测。

研究结果显示：①Li-ESW 治疗可以提高触痛阈缓解 EAC 小鼠盆腔疼痛刺激症状。经过 3 周的 Li-ESW 治疗可降低 UPK3A 诱导的 EAC 小鼠的触觉敏感度，与 UPK3A 组相比，Li-ESW 治疗组盆腔疼痛阈值增加 50%。②在 EAC 小鼠模型中，Li-ESW 治疗可以减少尿频率，增加平均尿排出量。③Li-ESW 治疗可以部分恢复注射 UPK3A 引发的膀胱肌层变薄和炎性细胞浸润。④注射 UPK3A 可引起与膀胱组织局部炎症反应相关的炎性因子 TNF-α 和 NGF 显著升高，RT-PCR 和蛋白质印迹法结果显示，Li-ESW 治疗可降低 TNF-α 和 NGF 水平缓解全身炎症反应。

（二）Li–ESW 治疗糖尿病大鼠膀胱功能障碍

糖尿病（diabetes mellitus，DM）是一种累及多器官、多系统的代谢性疾病，糖尿病性膀胱功能障碍（diabetic bladder dysfunction，DBD）是其常见的并发症，DBD 症状随糖尿病的严重程度和进展而变化，在糖尿病早期表现为尿频、尿急为主的膀胱过度活动症状，晚期出现膀胱活动能力下降（under active bladder，UAB），表现为膀胱收缩力和感觉下降，膀胱弛缓，排尿后残余尿量（postvoiding residual volume，PVR）增加和反复发作的泌尿系感染等症状，有大约一半的患者在糖尿病晚期出现尿失禁症状。学者研究 Li-ESW 对链脲佐菌素（streptozotocin，STZ）诱导的糖尿病大鼠 UAB 的治疗效果（Wang et al.，2018）。将 36 只雌性大鼠分为正常对照组（normal control，NC）和糖尿病对照组（DMC），以及糖尿病 Li-ESW 治疗组（DM Li-ESW）。对 DMC 组给予 60 mg/kg STZ 腹腔注射以诱导 DM。Li-ESW 在给药 4 周后应用于大鼠的下腹部，主要作用在膀胱和尿道，每周一次，持续 4 周，强度为 0.02 mJ/ mm^2，400 次脉冲。实验结束一周后，所有大鼠进行膀胱内压测定、漏尿点压（LPP）评估，并收集标本进行组织学、免疫荧光和免疫印迹分析等。研究结果显示：Li-ESW 可改善糖尿病大鼠 UAB。膀胱测量图显

示 NC 组大鼠有规律稳定的尿路模式；DMC 组大鼠排尿无力、不规则、不稳定；DM Li-ESW 组的排尿功能有所改善，表现为排尿间隔较短，尿频率较高，排尿量较低，最大逼尿肌压力较高，但无腹肌收缩排尿。Li-ESW 治疗后，DM Li-ESW 组大鼠排尿功能较 DMC 组明显改善，表现为 PVR 下降，LPP 增高，DM Li-ESW 组的其他参数有改善，并增强逼尿肌的收缩力。DM 晚期大鼠膀胱表现出 UAB 的病理变化，包括慢性炎症、组织水肿、膀胱壁肌层萎缩等，这些都是糖尿病性 UAB 的典型特征。Li-ESW 治疗后，DM Li-ESW 组膀胱大小、白细胞浸润、组织水肿、壁厚和膀胱管腔面积均较 DMC 组有所改善，膀胱壁的局部放大图像显示，DMC 组大鼠膀胱肌层分散并缩小，而 DM Li-ESW 组大鼠膀胱肌层体积、肌纤维束大小和肌肉比例均有增加。DM 晚期的 UAB 是一种无法治愈的顽固性疾病。而该研究结果显示 Li-ESW 对 UAB 大鼠模型的治疗效果，可表现在改善膀胱壁成分，活化膀胱肌肉再生，增强膀胱及尿道肌肉收缩功能，改善膀胱神经支配，抑制尿失禁等方面，为 UAB 治疗提供了可能。Li-ESW 可通过激活 RNA 依赖的蛋白激酶样内质网激酶（PERK）和 ATF4 通路，激活尿道肌肉源性干细胞，促进逼尿肌生成，改善尿失禁。其次，Li-ESW 可部分逆转膀胱形态变化，维持膀胱结构，恢复肌肉容量，激活肌肉再生，减缓 DBD 的进展。此外，Li-ESW 增强神经再支配是 Li-ESW 治疗 UAB 的又一关键机制，Li-ESW 可改善 DM 引起的神经分布减少和神经结构破坏，促进神经重建，从而恢复膀胱内的神经功能。作用机制可能是 PERK/ATF4 通路增强施万细胞中脑源性神经营养因子的表达，促进神经再生，干细胞的激活和募集在 Li-ESW 的机制中也发挥了重要作用。Li-ESW 可刺激内源性祖细胞的招募，激活施万细胞，刺激 NGF 和 VEGF 的表达，促进血管生成、神经再生和组织修复（图 8-3）。

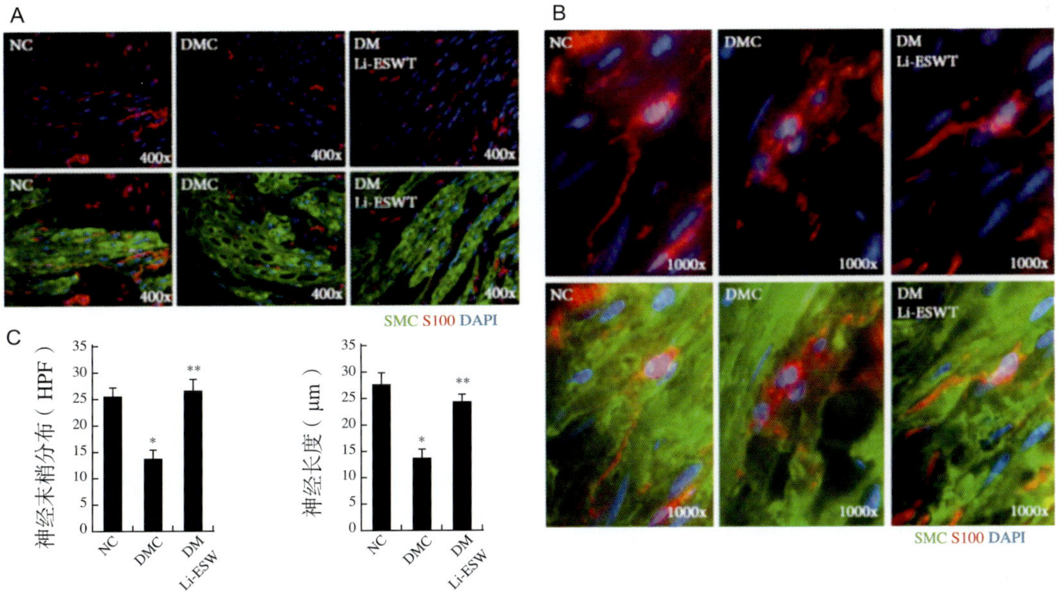

图 8-3　Li-ESW 对膀胱神经支配的影响

A. 抗 s100 抗体（400 倍）染色显示，与 NC 组和 DM Li-ESW 组大鼠相比，DM 组大鼠膀胱壁神经末梢分布减少，神经纤维长度缩短；B. 放大 1000 倍图像显示，DM 组的神经纤维微结构已被破坏，而 DM Li-ESW 治疗组的神经完整性已恢复；C. 神经形态学定量显示，与 NC 组相比，DMC 组的神经末梢分布和神经长度显著减少；DM Li-ESW 治疗组在 Li-ESW 治疗后恢复明显，神经支配增强。* 与 NC 组比较 $P<0.05$；** 与 DMC 组比较，$P<0.05$。

因此，每周一次 Li-ESW 治疗可以改善糖尿病 UAB 大鼠模型的膀胱功能障碍和尿失禁，改善膀胱壁成分，活化膀胱肌肉再生，增强膀胱及尿道肌肉收缩功能，增强膀胱神经支配。Li-ESW 治疗可能成为 UAB 良好的治疗方法。

七、小结

体外冲击波治疗膀胱炎的临床前研究尚未广泛开展，由于过强的能量可能产生严重副作用，因此，过高强度参数研究并未收录。现有研究已证明 Li-ESW 治疗可通过促进病理变化治疗间质性膀胱炎，而对于糖尿病 UAB 的治疗效果令人振奋。医用冲击波因其安全性、易操作的特点，更有利于在膀胱炎性疾病的临床转化应用，成为未来疾病治疗新方案。

（王　江　韩瑞发）

第四节　医用冲击波治疗器质性勃起功能障碍的临床研究

一、概述

（一）阴茎勃起器官解剖结构和分子生物学机制

阴茎勃起器官是由一对圆柱形阴茎海绵体和一条尿道海绵体及其相关动脉、静脉和神经组成。尿道海绵体包裹着尿道，参与调控尿液和精液的排出过程，并形成阴茎头。阴茎海绵体是主要的勃起器官，外部包有内环行外纵行排列的致密结缔组织构成的白膜，而内部有纤维组织组成的小梁，小梁间有许多相互沟通的海绵体窦，由内皮细胞衬附在血管平滑肌和基质与阴茎海绵体动脉、静脉相连，有丰富的神经分布。

勃起功能正常男性接受性刺激时，主要通过神经调节激活一氧化氮合酶（NOS），并促使阴茎内部合成并释放 NO，NO 扩散入平滑肌细胞，通过增加细胞内第二信使——cGMP 含量，降低平滑肌细胞质内钙离子浓度，从而使阴茎海绵体动脉和阴茎海绵体窦平滑肌松弛，增加海绵体内血液灌注使海绵体膨胀，白膜延伸导致张力增加，压迫阴茎小静脉，限制海绵体静脉流出，导致阴茎海绵体压力升高，最终实现勃起，该机制被称为静脉闭塞机制。而其中 cGMP 可被海绵体内特异性磷酸二酯酶Ⅴ型（PDE5）降解失去活性，因此，选择性磷酸二酯酶Ⅴ型抑制剂（PDE5I），如西地那非等药物可通过提高海绵体内 cGMP 浓度增强阴茎勃起功能。

（二）勃起功能障碍

勃起功能障碍（erectile dysfunction，ED）是指性生活时勃起硬度不足以插入阴道，或勃起硬度维持时间不足于完成满意的性生活。调查表明，ED 发病率占成年男性 50%，并随着年龄的增加而增高。ED 患者因慢性疾病或创伤等因素使阴茎勃起结构损伤所导致的勃起功能障碍称为器质性 ED，占总 ED 患者 50%。按照国际 ED 研究机构推荐的分类方法，器质性 ED 根据发病机制可分为血管性、神经源性、内分泌性等类型。

血管性 ED 为最常见的类型，占器质性 ED 的 40%。而根据发病机制不同分为动脉血管源性和静脉血管源性两类（Azadzoi，2006）。动脉性 ED 常见于阴茎动脉粥样硬化、高血压血管损伤等原因引起阴茎海绵体动脉病变，因管腔狭窄而导致阴茎动脉血压下降和动脉窦血流降低。同时创伤导致的动脉损伤也可使阴茎血流减少。

静脉性 ED 主要由于退行性病变（老年、糖尿病、阴茎硬结症）或阴茎断裂等引起白膜创伤，造成被膜及静脉压缩不足，并导致静脉漏。据估计，10%～19% 的器质性 ED 是神经源性的。脊髓和大脑外伤或某些中枢神经系统疾病，如帕金森病、癫痫、卒中等可引起其他系统症状，而 ED 就是其中之一。此外，外伤、放射线、手术等均可能损伤海绵体及阴部神经导致神经兴奋传递异常，从而引起 ED（刘树超等，2017）。糖尿病性 ED 往往有多种致病因素，包括血管病变、神经病变和性腺功能减退，在糖尿病 ED 中常可观察到阴茎血管的变性和狭窄，以及阴茎神经分布减少等病理改变，同时往往有睾酮水平的降低（Malavige et al.，2009）。据报道，约 44% 的血脂异常肥胖男性患有 ED，一部分患者可发现动脉粥样硬化和小动脉变性等明显病理变化，而通过药物实验发现大部分患者的血管和海绵体舒张功能不佳（Dogru et al.，2010）。

二、勃起功能障碍的动物模型研究

（一）动物模型建立和评价

由于人体直接进行 ED 相关研究受到伦理、组织标本获取、受试条件不易控制等原因限制，学者设计了各种 ED 动物模型，用于 ED 相关机制以及施加不同处理后效果评估的研究。应用最多的 ED 实验动物为啮齿类动物，也有学者建立了兔、猫、狗及灵长类动物的 ED 模型。

目前常见的血管性 ED 动物模型包括高胆固醇饮食喂养联合损伤髂内动脉的方式制作的动脉粥样硬化 ED 动物模型（杨国胜等，2004），直接结扎阴部内动脉以及自发性高血压大鼠 ED 模型等（Aboseif et al.，1989；韦安阳等，2009）。神经性 ED 模型则通过离断、冰冻或钳夹包括单侧或双侧海绵体神经，或阴部、盆腔神经等方式模拟外伤或手术等原因导致的神经性 ED（Zhang et al.，2002）。而内分泌性 ED 在临床上十分常见，尤以糖尿病性多见。现在应用较多的是通过腹腔或静脉注射 STZ 的方法制备糖尿病性 ED 大鼠模型，具有成本低、操作简单、成功率高、死亡率低等优点。

此外，也有腹腔注射四氧嘧啶以及基因敲除等技术。近年来还有通过高热量饮食和转基因技术制作的肥胖 ED 模型大鼠（潘建春等，2010）。通过对模型动物进行交配实验、阴茎海绵体内压（intracavernous pressure，ICP）的变化与平均动脉压（mean arterial pressure，MAP）的测量比较以及肌电图图谱评价等方式验证动物模型的勃起功能（燕浩等，2017）。对比正常样本，模型动物上述勃起功能指标均明显下降。

（二）使用动物模型进行勃起功能障碍机制研究

模型建立和进行功能验证后，学者们收集 ED 动物的阴茎组织，通过组织学和分子生物学实验技术，验证 ED 的病理损伤和发生机制。

学者们通过研究动脉粥样硬化 ED 动物模型，发现阴茎动脉和阴部供血血管处有较多的活性氧（reactive oxygen species，ROS）和胆固醇沉积，导致血管内皮细胞减少，而血管中层平滑肌发生断裂和脂质沉积，血管内膜发生纤维化，一系列病理变化导致阴茎动脉发生内膜增厚、管腔狭窄，阴茎血流减少（杨国胜等，2004）。而高血压 ED 动物阴茎组织除了海绵体窦和血管平滑肌发生萎缩变形外，还有部分平滑肌由收缩型转化为合成型，并向周围分泌大量胶原基质，胶原沉积增加，管腔直径和弹性纤维减少（韦安阳等，2009），同样导致阴茎血供不足。血流的减少导致勃起困难并加重上述损伤以及其他组织的病变，最终导致 ED。

目前对多种海绵体神经损伤动物模型的研究发现，海绵体神经损伤不仅会直接损害勃起神经传导通路导致功能障碍，还会由于失去神经营养作用导致阴茎平滑肌减少以及对 NOS 的激活作用减弱，引起阴茎海绵体窦和血管功能障碍等（Matsui et al.，2015）。此外，糖尿病动物模型研究发现由于血糖和血脂代紊乱引起各类炎症细胞因子（如 TNF-α）、趋化因子以及 ROS 等增加，导致了大血管病变，减少了流入阴茎的血液，引起阴茎平滑肌萎缩、内皮细胞较少、弹力纤维退行性变等组织损伤和血流动力改变；微血管病变可导致神经缺血，引起糖尿病神经病变和细胞外基质的变化；神经生长因子（NGF）、神经营养素 -3（NT-3）和神经营养素 -4（NT-4）的表达增加，脑源性神经营养因子（BDNF）的表达减少可引起组织缺氧，进一步加重神经损伤和平滑肌萎缩变性；海绵体中 nNOS 和 eNOS 活性均降低（Chen et al.，2007；Luttrell et al.，2008；Cellek et al.，2013），而在糖尿病模型中转化生长因子 -Smad1/β/CTGF1 信号通路上调加重了纤维肌肉结构改变、平滑肌细胞凋亡和勃起功能恶化（Zhou et al.，2012）。最近发现肥胖 ED 动物的阴茎海绵窦和血管内存在异常增多的脂质成分，是阻碍内皮细胞以及阴茎平滑肌、弹性纤维减少的原因之一。而相关分子生物学机制研究发现，哺乳动物阴茎中受神经和内皮细胞调节的 nNOS 和 eNOS 分别对勃起的启动和维持起作用。nNOS 产生的 NO 启动阴茎勃起，增加海绵体组织的血流量。血流量增加后，内皮上持续的切应力激活 eNOS，维持内皮源性 NO 的产生和阴茎勃起。

因此，各种机制直接或间接损伤阴茎勃起相关结构（图 8-4）引起内皮细胞减少、平滑肌变性和损伤、神经损伤、弹力纤维退行性变、细胞外基质改变等是各类型 ED 的发生和发展的根本原因。

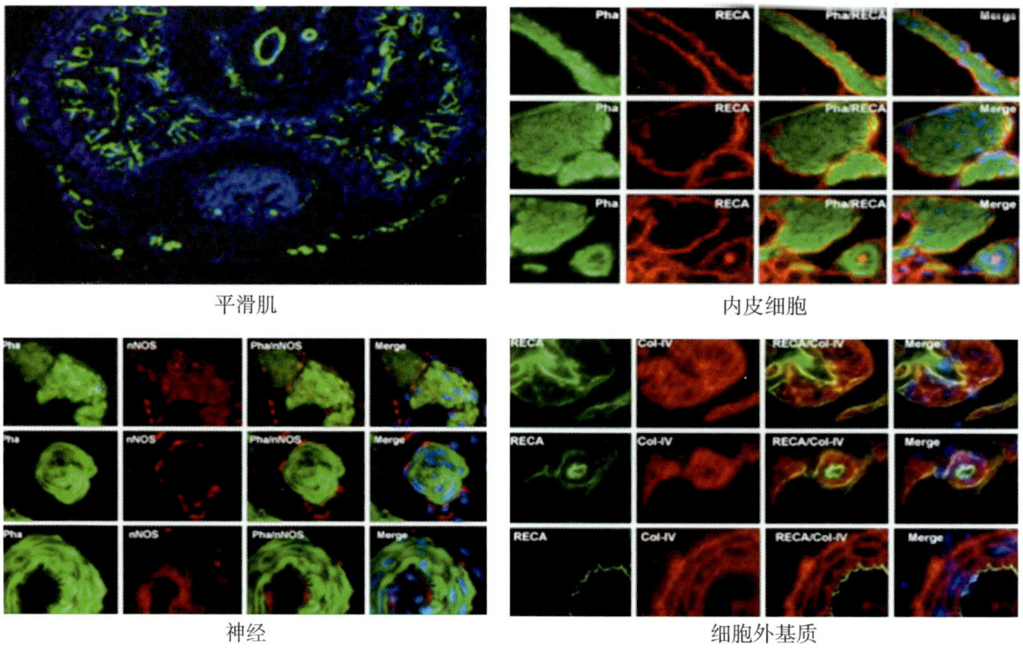

图 8-4 阴茎相关结构组织染色

Pha：平滑肌细胞染色；RECA：内皮细胞染色；nNOS：nNOS+ 神经染色；Col- Ⅳ：细胞外基质（Ⅳ胶原）染色。

三、医用冲击波对勃起功能障碍的康复治疗研究

（一）勃起功能障碍康复治疗的早期探索

基因技术、干细胞移植技术以及中医药技术的不断发展，使其能够在分子、组织水平修复 ED 模型的相关病理缺陷，从而改善阴茎的勃起功能，受到学者们的广泛关注。

干细胞（stem cell）具有自我更新和多向分化潜能的特点，目前对肌源干细胞（muscle-derived stem cell，MDSC）、骨髓间充质干细胞（bone marrow mesenchymal stem cell，BMMSC）、脂肪干细胞（adipose derived stem cell，ASC）等研究较为充分，并应用于 ED 治疗。Nolazco 等（Nolazco et al.，2008）发现植入 ED 大鼠阴茎海绵体内的 MDSC 可以分化成平滑肌细胞（smooth muscle cell，SMC）。另一项研究通过将分离纯化的 MDSC 移植入兔 ED 模型阴茎海绵体中一段时间后，发现实验组的平滑肌细 胞数目和排列方式都优于对照组，且实验组 α-SMA 及 eNOS 的阳性表达显著提高（Ji et al.，2011）。而作为应用最广泛的成体干细胞——BMMSC，有着微环境依赖性的多项分化潜能。Abdel 等（Abdel et al.，2010）在老年性 ED 的大鼠模型中注射 BMMSC 后，分别于第 3 和第 4 周，以及第 3 和第 4 个月观察效果，发现在第 3 和第 4 周时阴茎海绵体内的 cGMP 含量较对照组明显增高，而第 3 和第 4 个月后 cGMP 的增高更显著，勃起功能得到显著改善。还有研究发现，BMMSC 具有在体内分化为内皮细胞及平滑肌细胞，修复 ED 病理损伤的功能（伍佳等，2017）。脂肪源性干细胞来源于脂肪组织，具有干细胞的特定属性，且获取相对容易、安全，这一特性使其成为 ED 治疗研究的优先选择（王毅等，2017），Garcia 等（Garcia et al.，2010）在 Zucker 糖尿病 ED 大鼠的阴茎海绵体内注射 ADSC，发现阴茎海绵体组织的凋亡被抑制，同时有新的内皮细胞生成，从而改善了大鼠的勃起功能。ED 基因治疗研究是通过基因重组技术将目的基因导入真核细胞并使其在细胞内转录、翻译、合成，达到改变某些特定蛋白水平的目的。相关动物研究发现血管内皮生长因子（VEGF）可刺激内皮细胞分裂、增殖并诱导血管生成（赵海霞等，2017），因此 Dall'Era 等（Dall'Era et al.，2008）在糖尿病 ED 大鼠模型的阴茎海绵体中以转入 VEGF 基因，发现实验组平滑肌细胞数目较对照组显著增多。同样，神经生长因子如胶质细胞源性神经生长因子（GDNF）、脑源性生长因子（BNDF）等可修复受损神经，促进神经轴突的生长及延长。Kato 等（Kato et al.，2007）在海绵体神经受损的 ED 大鼠阴茎海绵体中转入金色荧光标记的 GDNF，4 周后观察发现实验大鼠的阴茎和阴部主要神经节有金色荧光的显像，其勃起功能明显改善。由此推断 GDNF 参与了受损神经的修复及再生。

由此可见，对 ED 康复治疗的早期探索成效显著，但干细胞移植和基因治疗由于排斥反应、成瘤风险以及其他潜在风险等问题还不能应用于临床，仍处于动物实验阶段。

（二）ED 康复治疗研究的转折

许多哺乳动物器官含有参与组织补充和修复的未分化干细胞亚群，即所谓的内源性干细胞。而内源性干细胞不涉及免疫排斥、伦理问题，且存在致瘤性低等优点，同时还避免了干细胞获取、制备和移植的操作，近年来备受关注（Stenudd et al.，2015）。2015 年，Lin 等（Lin et al.，2015）采用假设干细胞标志物的免疫染色和标记保留细胞（LRC）策略相结合的方法来识别大鼠阴茎中潜在的干细胞（图 8-5）。

实验通过为新生大鼠腹腔注射胸腺嘧啶核苷类似物5-乙炔基-2-脱氧尿嘧啶核苷（EdU）后，分别于7小时、3天、1周和4周取阴茎组织，进行EdU染色和干细胞标志物A2B5、PCNA和c-kit的免疫荧光染色。计数每个时间点的EdU阳性细胞，并与每个干细胞标志物共定位，然后分离培养，鉴定。结果显示注射EdU后7小时，阴茎各横断面共标记410个±105.3个阴茎小体细胞（28%）。3天时EdU阳性细胞数增加到536个±115.6个，而其百分率下降到25%。在较长的时间点（1周和4周），处死大鼠阴茎中的EdU阳性细胞逐渐减少，主要分布在鞘膜下和窦周间隙，定义为鞘膜下阴茎前体细胞（STPC）和窦周阴茎前体细胞（PPC）。仅0.324%的体细胞为EdU标记的细胞，表达A2B5/PCNA。经分离培养后，EdU标记的LRC生长缓慢，但能够形成细胞克隆。上述结果表明这些EdU标记细胞大多是处于M0期的静止干细胞。

阴茎内源干细胞的发现又为ED的再生治疗提供了新靶点。淫羊藿作为传统中药用于治疗ED的历史悠久。而近年来动物实验发现淫羊藿对阴茎海绵体平滑肌的抗纤维化、抗氧化和保护作用能减少其凋亡，在抗勃起功能障碍中起重要作用（杜少斌，2014），同时动物实验研究发现淫羊藿可激活肾上腺皮质干细胞，促进其增殖和分化为有功能的肾上腺皮质细胞（沈自尹等，2009）。因此，阴茎干细胞可能是潜在的淫羊藿苷康复治疗ED的靶点。相比于淫羊藿，已证实医用冲击波治疗可通过相关机制激活阴茎干细胞，从而实现修复受损阴茎组织及治疗ED的作用。2018年，Ruan等（Ruan et al.，2018）选用8只Zucker瘦型（ZL）新生雄性大鼠和16只Zucker肥胖型（ZF）大鼠，并在出生时注射EdU，以鉴定和检测内源性干细胞。12周后，从16只ZF大鼠中随机选出8只进行Li-ESW治疗（0.02 mJ/mm^2，3 Hz，500次；ZF+Li-ESW治疗组），每周2次，共4周，其余8只为ZF对照组，而ZL组作为正常对照组。处理完毕1周后测量ICP，并计算

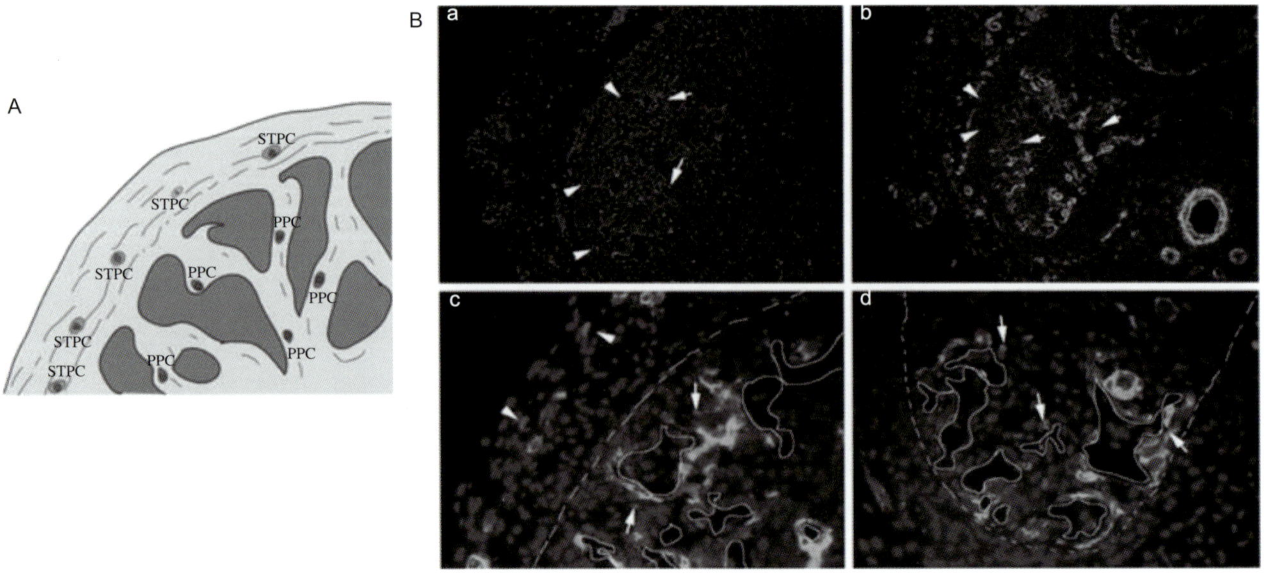

图 8-5 EdU阳性阴茎干细胞的定位

A. 阴茎干细胞标记的假设方案；B. STPC（箭头）和PPC（箭头）的位置（a和b放大100倍，c和d放大400倍）；STPC：被膜下阴茎前体细胞；PPC：窦周阴茎前体细胞。

ICP/MAP 值后处死大鼠，取阴茎组织进行组织学研究。研究结果表明 ZF+Li-ESW 治疗组大鼠的 ICP 和 ICP/MAP 值组显著增加，证明 Li-ESW 治疗可使 ZF 大鼠的勃起功能明显恢复。组织学检查发现 ZF 大鼠阴茎组织中平滑肌含量明显降低，海绵体平滑肌萎缩，而 Li-ESW 处理后，ZF+Li-ESW 治疗组平滑肌再生明显。此外，比较 ZF 组大鼠结果，Li-ESW 治疗还减少了 ZF+Li-ESW 治疗大鼠的海绵体纤维化水平。相比于 ZL 组平均平滑肌 / 胶原比值（0.22），ZF 大鼠阴茎组织中平滑肌 / 胶原比值明显降低（0.140），但 Li-ESW 治疗将这一比值恢复至几乎正常水平，另外 Li-ESW 治疗甚至增大了 ZF 大鼠的阴茎横截面积。而对于形成海绵体窦内皮层的内皮细胞特异性标志物 RecA-1 染色发现，与 ZL 组相比，ZF 组大鼠海绵体窦内 RecA-1 显著降低，内皮层完整性被破坏。但施加 Li-ESW 大鼠则保持了海绵体窦内皮细胞层的完整。同时，ZF 组海绵体内还有过量脂滴浸润，而 Li-ESW 治疗则使 ZF 大鼠海绵体中的脂滴总数减少到接近正常水平（图 8-6）。EdU 染色发现 ZF 组 EdU 阳性细胞总数较 ZL 组明显减少。而在 Li-ESW 治疗后，ZF+Li-ESW 治疗组的 EdU 阳性细胞总数显著增加。同时 H3P 细胞增殖实验发现 ZL 组和 ZF 组之间没有显著差异，但 ZF+Li-ESW 组中 H3P 阳性（H3P+）细胞的数量显著增加，证明了 EdU 阳性细胞的增加是常驻干细胞增殖的结

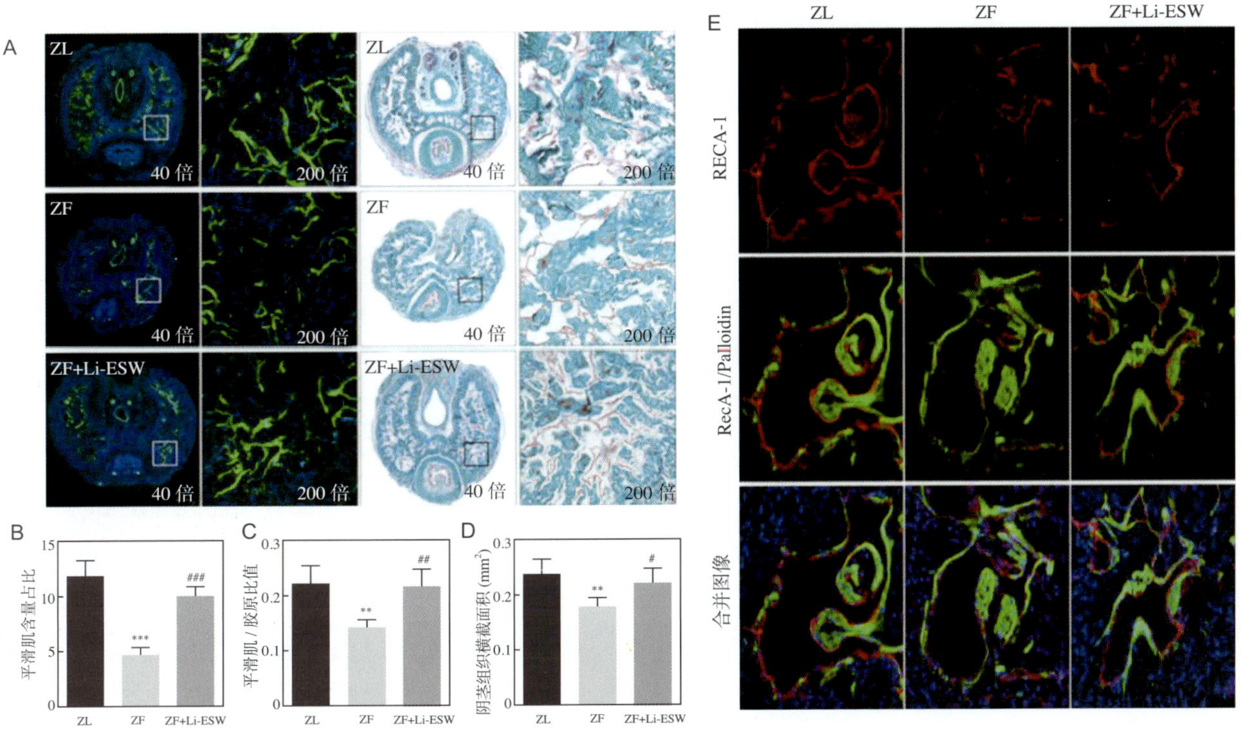

图 8-6　Li-ESW 治疗对肥胖性 ED 模型大鼠修复阴茎病理变化的效果

A. ZL 组、ZF 组和 ZF+SW 组的 Palloidin（绿色）和 Masson 三色染色的典型平滑肌图像。矩形框表示选择用于放大的区域，原始放大倍数为 40 倍和 200 倍；B. 平滑肌含量占剖面内总面积的百分比；C. Li-ESW 治疗对海绵体平滑肌 / 胶原比值的影响；D. 三组阴茎组织横截面积；E. 海绵窦 RecA-1 染色图像，用 Palloidin（绿色）和抗 RecA-1 抗体对大鼠阴茎平滑肌和内皮细胞进行染色。图 B ~ D 中：* 与 ZL 组比较 $P<0.05$，**$0.01<P<0.05$，***$P<0.01$；# 与 ZF 组比较 $P<0.05$，###$P<0.01$。

果。因此得出，Li-ESW 治疗显著恢复相关病理损伤和 ZF 大鼠的勃起功能，可能是通过促进阴茎内源性干 / 祖细胞的增殖和分化实现的。

另一项研究（Li et al.，2016）通过使用 Li-ESW（低强度：0.06 mJ/mm^2，300 次脉冲，3 Hz，在 4 周内；高强度：0.09 mJ/mm^2，1000 次脉冲，3 Hz，在 4 周）的两种不同治疗方案治疗双侧海绵体神经损伤（CNI）和阴部内束损伤（IPB）所致神经血管性 ED 的动物模型，同样这些模型动物出生时即被腹腔注射 EdU 以追踪内源性干细胞。结果显示“低强度”和“高强度”的 ESW 均成功提高了对海绵体神经刺激产生的勃起反应，ESW 通过募集内源性 EdU 阳性祖细胞到受损区域并激活施万细胞等，从而改善海绵体神经和盆腔神经血管损伤，以发挥治疗效果。

体外实验也表明，Li-ESW 能显著上调 α- 平滑肌肌动蛋白、血管性假血友病因子、nNOS 和血管内皮生长因子的表达，同时促进施万细胞以及内皮干细胞增殖和分化，进一步支持了 Li-ESW 治疗的神经、血管再生作用。Lin 等（Lin et al.，2017）还发现通过 Li-ESW 处理成年 SD 大鼠阴茎后行 EdU 标记，可以发现 EdU 标记细胞数量显著增加的同时，70% ~ 80% 的 EdU 阳性细胞位于阴茎膜下间隙，10% ~ 19% 位于窦旁，1.9% ~ 5.3% 位于阴茎神经，3.8% ~ 6.7% 位于阴茎血管处。结合上述实验和体外实验结果，学者们认为 Li-ESW 治疗可能引起体内阴茎内静止期干细胞向神经、内皮以及平滑肌细胞分化。而 LIPUS 作为一种新型的医用超声波治疗装置，对于激活内源干细胞（Chen et al.，2020），以及通过修复病理变化治疗 ED 的动物实验也有报道（Lei et al.，2015），且与 Li-ESW 治疗效果相似。最近一项通过 LIPUS 治疗模型大鼠压力性尿失禁（SUI）的研究发现，SUI 造模使大鼠尿道括约肌肌纤维断裂，结构紊乱。而在 LIPUS 处理后利用横纹肌标志物 MHC 和平滑肌标志物 α-SMA 进行免疫荧光染色，证实 LIPUS 可促进尿道横纹肌的修复。利用肌卫星细胞特异性标志物 PAX7 和肌卫星细胞向横纹肌分化的标志物 MyoD 对研究中的大鼠尿道括约肌进行免疫荧光检测，结果显示 LIPUS 可增加肌卫星细胞的数量，并增加肌卫星细胞向横纹肌分化，进一步证明 LIPUS 对内源干细胞生物学行为的调节可修复相关病理损伤而达到疾病康复的作用（Yang et al.，2019）。同时上述实验均未发现与医用冲击波处理相关的副作用。

因此，不同于干细胞移植和基因治疗的潜在风险，医用冲击波和超声波治疗具有通过靶向内源性干细胞（尤其是阴茎干细胞）修复受损组织，达到安全、有效治疗 ED 的效果，因而存在临床转化应用的可能。

（三）医用冲击波调控阴茎内源性干细胞修复 ED 病理变化相关机制

医用冲击波调控干细胞生物学行为的相关机制尚未完全阐明，现有研究认为可能是无创机械刺激触发细胞变形，相关信号通过细胞骨架肌动蛋白（actin）传递到细胞核，调节相关基因表达，如 BDNF、S100、eNOS、VEGF 等基因（Chen et al.，2020）。另外可能的机制是，LIPUS 或 Li-ESW 所发出的机械信号传递到局部组织细胞还可改变细胞外基质成分，并诱导细胞中的相关调节蛋白，如 talin 和 kindlin 蛋白，与细胞骨架蛋白和整合素的胞内区结合，诱导整合素构象从折叠状态转变为延伸状态，从而增加配体亲和力，增加整合素 - 配体结合。与整合素结合的配体（如纤维蛋白、层粘连蛋白、玻璃蛋白）还可进一步诱导细胞膜表面整合素的构象变化和聚集，从而激活与整合素胞内区结合的多个蛋白激酶和下游相关通路。此外还可能包括阳离子通道、声孔效应等干细胞激活机制。而下游信号通路更为复杂，现有研究较为明确的是 TGF/SMAD、ErK1/2 等相关通路，调节干细胞生物行为和细胞因子表达，进而实现上述作用（Lin et al., 2017），而其他相关细胞和分子机制虽还未完全阐明，但众多发挥作用的细胞结构、关键蛋白和信号通路等已相继被发现，并且本书下篇中已进行详细和全面的叙述和归纳，为当前研究进行了高度总结并对未来研究提供了基础和方向。

医用冲击波治疗可修复阴茎海绵体病理改变，在合适强度下（目前研究发现较为安全有效的能量强度为 Li-ESW 0.09 mJ/mm^2，LIPUS 100 ~ 300 mW/cm^2）可用于 ED 局部治疗，由于其安全有效、无全身副作用，将为 ED 病理变化康复治疗提供新疗法。

（蔡启亮 辛钟成）

第五节 医用冲击波对器质性勃起功能障碍的治疗

一、勃起功能障碍的定义、流行病学及风险因素

勃起功能障碍（ED）是指不能持续达到或维持足够的勃起状态以获得令人满意的性生活（Hatzimouratidis et al., 2010）。将该定义根据实际情况进行量化则可获得勃起功能障碍的一般诊断标准，即阴茎硬度不足以插入阴道，或勃起维持时间不足以圆满地完成性交，并且其发生频率超过 50%，持续三个月或以上。一项关于 ED 发病率的研究发现，40 岁以上男性中约 52% 患有不同程度 ED（其中轻度 20%、中度 25.2%、重度 9.6%），全球 ED 患者高达 1.52 亿（Braun et al., 2000），而发病率与当今社会问题，如老龄化加重、不良生活习惯以及各种慢性病患者人数升高等呈正相关。据预测，到 2025 年，全球 ED 的患病人数将达到 3.22 亿（Ayta et al., 1999）。因此，勃起功能障碍现已被认为是一项重要的全球性健康问题。

ED 的危险因素十分广泛，包括：躯体疾病，如心血管疾病、糖尿病和神经源性疾病等；精神心理因素，如精神分裂症、抑郁症等；药物因素，多种降压药物、心血管药物、抗抑郁药物等；各种创伤因素以及医源性因素，如手术损伤下腹、会阴甚至阴茎的血管神经；不良的生活习惯：吸烟、酗酒、肥胖、睡眠不足、不健康性生活等；甚至与文化背景、宗教信仰、社会家庭因素等有关（Irwin, 2019）。

二、ED 的分类和病理变化

根据发病原因 ED 可被分为心理性、器质性和混合型。其中器质性 ED 又根据发病机制的不同分为血管性 ED、神经性 ED、内分泌性 ED 以及阴茎海绵体纤维化导致的 ED（Andersson, 2001）。复杂的病理变化在 ED 的临床前研究进行了介绍，主要包括神经血管损伤、海绵体窦内皮损伤、白膜损伤以及阴茎海绵体平滑肌与胶原纤维含量和比例的变化、弹力纤维退行性变、细胞外基质改变等。

三、ED的临床检查

ED的检查包括体格检查、实验室检查和特殊检查。

（一）体格检查

（1）第二性征发育：皮肤、体型、喉结、体毛、骨骼肌肉发育等。

（2）外周血管检查：触摸股动脉、足背动脉、阴茎背动脉等搏动。

（3）生殖系统检查：阴茎大小，有无结节、畸形，睾丸发育是否正常。

（4）神经系统检查：检查阴部感觉、膝跳反射、腹壁反射、提睾反射、球海绵体反射等。

（二）实验室检查

（1）血常规检查；

（2）尿常规检查；

（3）血生化检查；

（4）下丘脑－垂体－性腺轴功能检查：上午8:00～10:00血清总睾酮水平，若水平较低，应检测催乳素（PRL）、卵泡刺激素（FSH）及黄体生成素（LH）。

（三）问卷评估

1．IIEF−5评分

采用国际勃起功能指数问卷（IIEF-5），根据过去6个月的性生活实际情况回答并计算得分。一般而言，IIEF-5评分小于7分为重度勃起功能障碍，8～11分为中度勃起功能障碍，12～21分为轻度勃起功能障碍（表8-2）。

2．EHS

阴茎勃起硬度评分。

（四）特殊检查

（1）夜间阴茎勃起监测：阴茎勃起硬度监测仪连续记录夜间阴茎胀大程度、硬度、次数和持续时间（图8-7）。

（2）阴茎海绵体注射血管活性药物实验：可用于鉴别器质性ED和心理性ED。

（3）阴茎彩色多普勒超声检查（图8-8）：可检测阴茎血流变化，是诊断血管性ED最有价值的方法之一。

表8-2 国际勃起功能指数问卷（IIEF-5）

	0	1	2	3	4	5	评分
1. 对阴茎勃起功能及维持勃起有多少信心?		很低	低	中等	高	很高	
2. 受到性刺激后，有多少次阴茎能够坚挺以进入阴道?	无性活动	几乎没有或完全没有	只有几次	有时或大约一半时候	大多数时候	几乎每次	
3. 性交时，有多少次能在进入阴道后保持阴茎勃起?	没有尝试性交	几乎没有或完全没有	只有几次	有时或大约一半时候	大多数时候	几乎每次或每次	
4. 性交时，有多大困难维持阴茎勃起直至性交完成?	没有尝试性交	非常困难	很困难	很困难	有点困难	不困难	
5. 尝试性交时是否感到满足?	没有尝试性交	几乎没有或完全没有	只有几次	有时或大约一半时候	大多数时候	几乎每次或每次	

填写说明：请根据您过去6个月内性生活的情况，选出上述5个问题中适合的选项，逐次将每项得分相加，即为总分。若总分小于21分，建议咨询医生做进一步检查，以确认是否患勃起功能障碍（ED）。

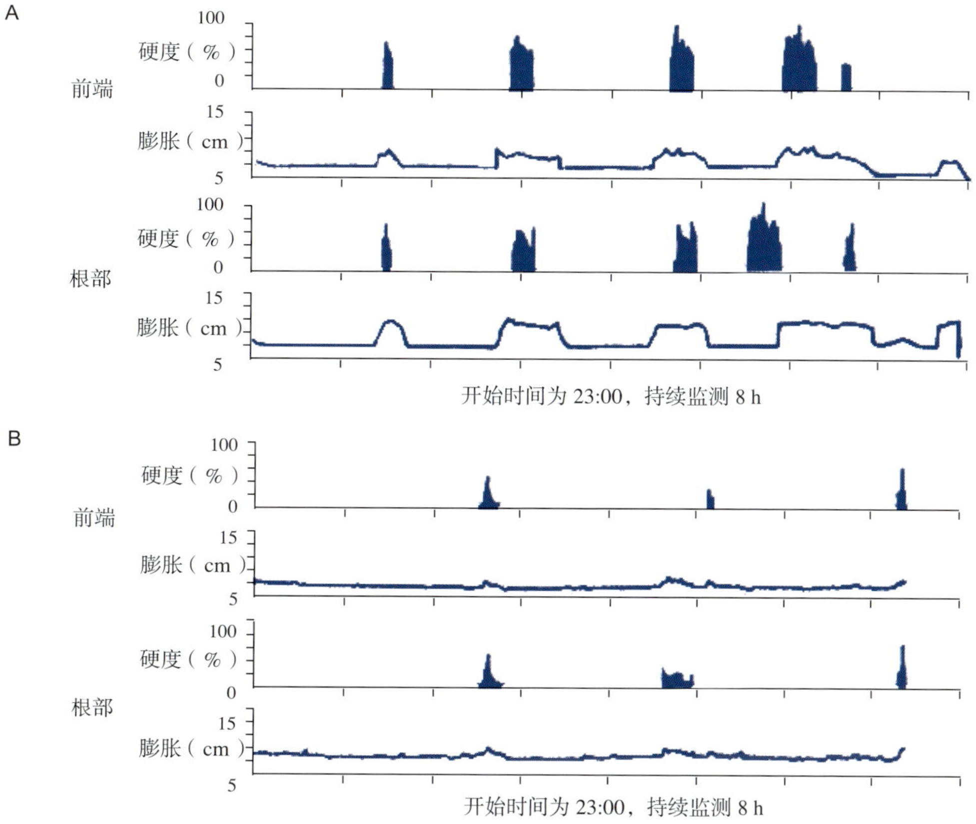

图 8-7　利用阴茎勃起硬度监测仪监测夜间勃起功能

A. 勃起功能正常；B. ED。

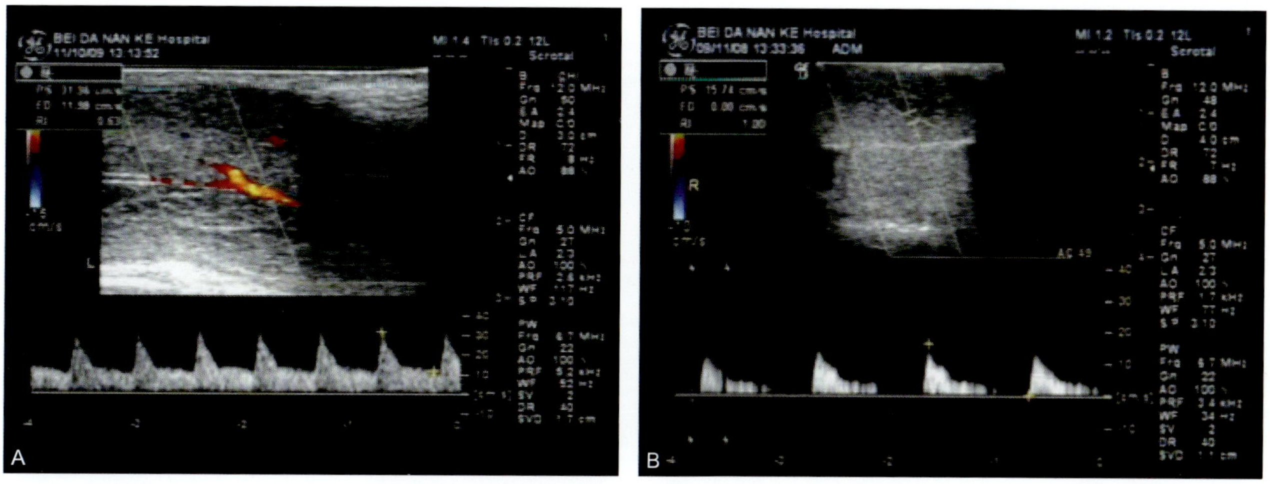

图 8-8　阴茎海绵体彩色多普勒超声检查结果

A. 勃起功能正常；B. ED。

（五）其他评估检查

（1）阴茎海绵体造影术：用于诊断静脉性ED。

（2）选择性阴部动脉造影：可明确动脉病变部位和程度。

四、ED的诊断

通过询问患者主诉、病史，并进行体格检查、问卷评分，可分类诊断轻度、中度和重度ED，还可通过特殊检查将其分类为血管性、神经性、内分泌性、纤维化性ED，为临床治疗提供依据。

五、现行ED的临床治疗

在过去的十年中，ED的治疗已取得了巨大进步，不再单纯强调改善阴茎勃起功能。目前ED的管理策略是在去除发病风险因素的同时，优化患者并发症治疗，然后对ED症状进行干预的联合治疗理念（Chung et al.，2015）。国际性医学会（ISSM）对ED临床治疗推荐如下（图8-9）。

（一）ED第一线治疗

包括口服PDE5I、海绵体药物注射等。作为现行的ED一线推荐治疗，口服选择性PDE5I可通过选择性抑制磷酸二酯酶V型作用，阻断cGMP降解，提高其浓度而增强阴茎勃起功能。临床西地那非、伐地那非的半衰期为4小时，他达拉非的半衰期为17.5小时，三种药物需要性生活前1小时服用，总体有效率达70%～80%。服药后可出现一过性头痛、头晕、鼻塞、色觉辨别障碍等，发生率约为15%。对重度心血管疾病患者，特别是服用亚硝酸类药物患者禁忌同时使用PDE5I，以防止发生严重心血管危象。但有研究表明，对于外伤手术、糖尿病、部分肥胖和代谢性疾病等引起糖尿病重度阴茎海绵体病理变化的ED患者的疗效较差。同时与亚硝酸类药物的协同作用可引发严重的心血管并发症。

（二）ED第二线治疗

阴茎海绵体内注射（intracavernous injection，ICI），包括罂粟碱（30～60 mg/次），酚妥拉明（0.5～1 mg/次）、前列地尔（10～20 μg/次），性交前阴茎海绵体内注射，10分钟可诱导阴茎

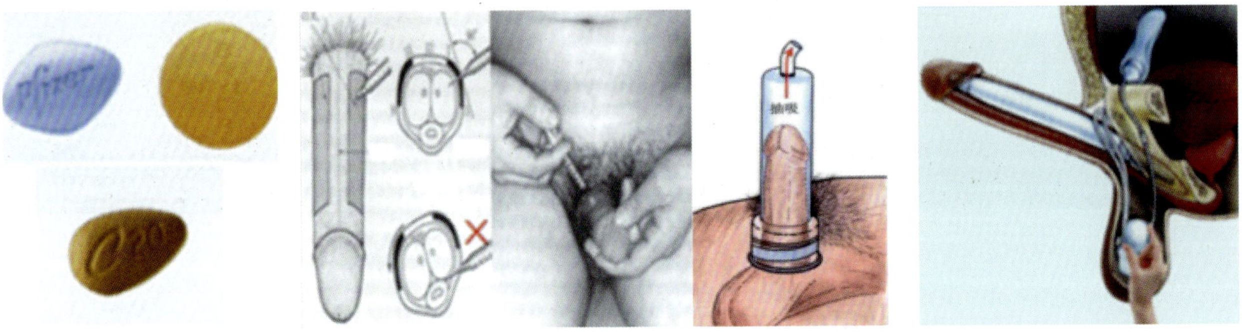

第一线治疗（PDE5I）　第二线治疗（ICI，VCD）　第三线治疗（PPI）

图8-9　现行ED临床治疗推荐

勃起。药物可提高阴茎海绵体内 cAMP 浓度而增强勃起功能，临床有效率也可达到 70% 左右，但是，该方法属于侵袭性治疗方法，可引起疼痛、淤血紫斑、阴茎异常勃起或阴茎海绵体纤维化等副作用，必须在医生指导下使用。真空负压吸引装置通过圆筒形真空负压装置吸引阴茎，利用机械性负压提高阴茎海绵体动脉血流而诱发阴茎勃起，后于阴茎根部放置硅胶紧缩环维持勃起。据报道，临床有效率可达 60% 左右，但会诱发皮下淤血、瘀斑、阴茎温度降低、射精困难等副作用，因而使用率较低。

（三）ED 第三线治疗

对于第一线、第二线非手术治疗无效的重度 ED 患者，推荐第三线治疗，主要为阴茎假体置入术（penile prosthesis implantation，PPI），既往阴茎动脉重建或静脉结扎术，由于效果不佳不再推荐。我国目前主要使用的阴茎起勃装置是三件套可膨胀性起搏器，是使用与人体组织相容性良好的硅胶等材料制作，通过手术安放到阴茎海绵体内，患者可自主调节装置制造人工勃起或疲软。随着设备不断优化更新换代及手术技术的提高，阴茎假体置入术成功率达 95% 以上，术后并发症包括感染、糜烂、设备故障、设备异位等，发生率 5 年内约为 10%，10 年内约为 15%。因此，采用 PPI 治疗重度 ED，要严格选择手术适应证和禁忌证，医生应熟练手术技巧，并对患者定期随访管理，积极防治各种并发症。除严重感染、糜烂（2%）外，设备故障相关并发症可通过再次手术更新设备。

上述现行 ED 治疗方式属于药物或负压机械力诱导一次性阴茎勃起的方法，对 ED“按需”治疗，各种治疗存在不同程度副作用，不能修复 ED 器质性病理学改变（Chung et al.，2015）。因此，寻求通过修复受损病理变化，实现勃起功能康复，是 ED 治疗面临的重要挑战。

六、Li-ESW 治疗 ED 的临床研究

近年来，利用医用冲击波治疗 ED 动物模型的研究取得了突破性进展，其对 ED 病理损伤的修复作用安全有效地恢复了受损的勃起功能，促进了医用冲击波临床 ED 康复治疗研究。

（一）治疗适应证

根据美国国立卫生研究院（NIH）临床试验网站收录的试验招募标准，Li-ESW 治疗人群应满足下述条件：

（1）患者必须愿意并提供知情同意；

（2）患者为年龄 18～70 岁男性；

（3）一般基线 IIEF 勃起功能评分应在 8～21 分之间；

（4）病情稳定 3 个月或以上；

（5）根据国际勃起功能障碍指数（IIEF）的记录，至少一个月内，每月至少有 2 次性行为尝试；

（6）根据患者提供的病史，患者的勃起功能障碍持续时间超过 6 个月，不超过 5 年；

（7）IIEF-EF 得分为 16～25 分；

（8）近 1 个月内睾酮水平为 300～1000 ng/dl；

（9）1 个月内糖化血红蛋白（HbA1c）水平 <7%。

（二）治疗禁忌证

同时该招募标准认为有下述情况人群应予以排除：

（1）患者不能规律进行 Li-ESW 治疗；

（2）未成年人或无无法控制行为能力的成年人；

（3）拒绝签署知情同意书患者；

（4）根治性前列腺切除术或广泛盆腔手术史；

（5）阴茎静脉瘘患者；

（6）12个月内持续患癌症或康复的患者；

（7）患有神经系统疾病，如阿尔茨海默病或帕金森病，影响勃起功能者；

（8）患有精神疾病或服用相关药物，如抗抑郁药、抗焦虑药、抗精神病药物或任何其他药物，影响勃起功能者；

（9）阴茎解剖畸形；

（10）1个月内睾酮水平 ＜300 ng/dl 或 ＞1000 ng/dl；

（11）1个月内HbA1c水平 >7% 或有胰岛素依赖型糖尿病史；

（12）患者正在服用血液稀释剂，国际标准化比值 >3 或患有凝血功能障碍者。

（三）相关不良反应及处理

治疗相关不良反应罕见，偶有患者诉治疗开始时轻微烧灼感，后逐渐消失，或皮肤治疗部位轻微泛红，未诉特殊不适，同样可自行消失。一般可不处理，若不适感强烈可降低治疗强度。若出现其他不良反应，应积极处理并请相关科室采取治疗。

（四）治疗参数设置

治疗参数尚无统一标准，对于能量强度参数设置，偶有研究采用强度大于 0.09 mJ/mm^2，但出于安全性考虑，常用范围为 0.06 ~ 0.09 mJ/mm^2，频率为 3 ~ 5 MHz，脉冲重复频率为 100 ~ 3000 次。安全有效参数还需进一步大规模多中心研究。

（五）治疗步骤和注意事项

治疗开始时嘱患者取截石位，暴露治疗区域，设置好治疗参数，在装置的作用区域均匀涂抹耦合剂，并将其与阴茎治疗部位充分贴合，打开设备，在阴茎上的4个（左、右阴茎海绵体和阴茎脚）或6个位置（左、右阴茎海绵体的远、中和近端）进行治疗，一般每个位置 3 ~ 5 min，每周 1 ~ 2 次，持续 3 ~ 5 周，同时治疗过程中应注意观察和询问患者有无不适和不良反应。一次治疗完成后用清洁的卫生纸巾擦除患者治疗部位及设备上的耦合剂并对治疗头进行消毒处理。患者在治疗开始前和完成时需要填写勃起硬度评分（EHS）、国际勃起功能指数问卷表（IIEF）等以评估勃起功能，并随访治疗后的效果持续时间和有无远期不良反应。

（六）临床研究相关内容及结论

希腊学者 Kalyvianakis 等（Kalyvianakis et al., 2017）设计并实施了一项 Li-ESW 治疗 ED 的临床试验，招募了有血管源性 ED 病史至少 6 个月的男性，且经过 4 周的药物洗脱期，国际勃起功能指数问卷表（IIEF）评分在 6（轻度到中度勃起功能障碍）到 21（中度和重度勃起功能障碍）之间。排除以下情况：根治性前列腺切除术；心理性 ED；阴茎解剖异常；激素异常；正在进行抗雄激素治疗；在研究登记前 6 个月内有心脏病发作、卒中或危及生命的心律失常史；在过去 5 年内患癌症者。所有患者被盲法随机分为两个积极治疗组或假对照组。这些组被标记为 A、B 和 C，其中两组为积极治疗组，共 30 人，另外一组为假对照组，共 16 人。治疗以双盲方式实施，包括在洗脱期结束后的第 1 周、第 2 周、第 3 周、第 7 周、第 8 周和第 9 周进行一周 2 次的 Li-ESW 治疗（强度为 0.09 mJ/mm^2，频率为 160 次 /min，每次治疗持续约 20 分钟），共治疗 12 次。所有患者在基线和治疗 3 个月后由行阴茎超声检查。在治疗期间，在每次就诊时评估副作用情况，并在治疗前及治疗后 1 个月、3 个月、6 个月、9 个月和 12 个月进行 IIEF 评分。

治疗步骤和注意事项与上述内容相似，但该实验采用对阴茎脚 2 个位置和阴茎海绵体 3 个位置进行治疗，每个位置 4 分钟。治疗组和对照组的研究程序相同，但对照组使用了独特设计的冲击波敷贴，能够阻止冲击波作用于人体。治疗组也贴有外观相同的敷贴，但不会阻断冲击波。在 Li-ESW 治疗前和治疗 3 个月后进行阴茎超声检查，评估阴茎血流动力学。实验方法为：海绵体注射血管活性物质 0.5 ml，记录注射时间。将超声 B 型探头放置在左右两侧海绵体动脉。确定收缩期和舒张末期的血流速度（cm/s），并计算不同时间点的阻力指数（resistance index，RI），评估收缩期峰值血流速度（peak systolic velocity，PSV）与舒张末期血流速度（end diastolic velocity，EDV）之比。在 5 分钟、10 分钟、15 分钟和 20 分钟进行流量测量，为没有达到足够的阴茎硬度或单纯勃起反应的患者保留 30 分钟的测量，并再次注射 0.5 ml 的血管活性物质，重复上述测量，取最高值报告。

结果显示，对治疗前及治疗后 1 个月、3 个月、6 个月、9 个月、12 个月统计分析发现，除外第 3 个月数据，其他月份两组结果均有统计学差异（$P<0.05$），其中治疗前后的 6 个月、9 个月、12 个月两组间差异有更显著的统计学差异（$P<0.01$）。从基线到最后一次治疗后 3 个月，治疗组和对照组 PSV 的平均变化分别为 4.5 和 0.6。从基线到治疗后 3 个月，治疗组和安慰剂组 RI 的平均变化分别为 0.04 和 0.01。治疗前和治疗后 PSV 和 RI 对照组的 P 值均大于 0.05，治疗组的 P 值均小于 0.001，同时未见治疗相关副作用或并发症报道。试验者认为 Li-ESW 治疗能够显著改善血管性 ED 患者的短期和远期勃起功能，其功能改善是通过 Li-ESW 治疗恢复阴茎动脉受损血流实现的。

同时中国、以色列等国家学者对比了 Li-ESW 与磷酸二酯酶 V 型抑制剂（PDE5I）对 ED 患者勃起功能的恢复作用，得出 Li-ESW 能够使对 PDE5I 效果不佳的 ED 患者勃起评分提高，增加了阴茎自发勃起次数和硬度（Yee et al.，2014；Kitrey et al.，2016）。而后来自澳大利亚、欧洲等地区学者也设计并实施了关于 Li-ESW 治疗 ED 效果的临床研究，结果虽然存在差异，但认为 Li-ESW 治疗可以为轻、中度 ED 患者带来益处，且治疗和随访中未发现严重不良反应（Fojecki et al.，2017；De Oliveira et al.，2019）。

七、LIPUS 治疗 ED 的临床研究

目前研究认为 LIPUS 也具有和 Li-ESW 相似的作用机制，并且众多动物实验和 Li-ESW 对 ED 临床治疗的安全性和有效性得到验证后，LIPUS 对 ED 的临床治疗作用也引起了学者关注，中国学者率先进行了一项多中心的临床研究（Cui et al.，2019），该研究设置实验组 80 例，对照组 40 例，相关纳入、排除标准及相关参数和治疗步骤如下。

（一）纳入标准

根据目前已完成的 LIPUS 治疗 ED 的临床试验，认为下述患者适合进行该治疗：

（1）20～60 岁男性；

（2）整体健康，有稳定的异性性伴侣至少 3 个月以上；

（3）轻度至中度 ED，IIEF-5 评分在 8～21 分；

（4）患有 ED 病史至少 3 个月以上；

（5）既往使用 PDE5I 有效者；

（6）分组前 4 周内未使用 PDE5I 或其他治

疗者；

（7）患者自愿同意参加本试验，并签署知情同意书。

（二）排除标准

同时治疗应排除具有下列情况的患者：

（1）因激素、神经或心理因素导致的 ED；

（2）情绪及行为不稳定、精神病、脊髓损伤、阴茎解剖异常；

（3）阴茎动脉和海绵体动脉阻塞；

（4）过去一年内患癌症或康复者；

（5）临床显著的慢性血液系统疾病；

（6）已证实有阴茎血管瘤；

（7）高血压控制不良（治疗后收缩压 ≥ 160 mmHg 且舒张压 ≥ 100 mmHg）；

（8）糖尿病血糖控制不佳，空腹血糖（fasting blood glucose，FBG）水平 >7.0 mmol/L（126 mg/dl）；

（9）使用抗雄激素、雄激素类药物；

（10）骨盆区域放疗术后；

（11）凝血功能障碍或使用抗凝血剂（如华法林）患者。

（三）不良反应及处理

同样治疗相关不良反应罕见，偶有患者诉治疗部位疼痛，而治疗部位淤血、瘀斑及血尿等未见报道。

（四）治疗参数设置

实验中的 LIPUS 参数设置波形为调幅波，脉冲持续时间与脉冲休息时间之比为 1∶4（200 μs∶800 μs），频率为 1.7 MHz。I_{SATA}（空间平均时间平均声强）水平为 300 mW/cm^2，脉冲重复频率为 1000 Hz。

（五）治疗步骤和注意事项

开始治疗时嘱患者取截石位，使阴茎脚完全暴露，把耦合剂均匀涂抹在治疗头的橡胶模部位，使治疗头与阴茎治疗部位可靠贴合，并保证有充足的耦合剂，以达到更好的耦合效果，治疗部位包括两侧阴茎脚和阴茎，每个区域 5 min，一个疗程共 20 min。启动电源并设置好治疗参数，治疗一般选择Ⅳ档：15 W（也可根据患者的耐受程度增加或减小功率档位），检查无误后开启超声波治疗仪。一个治疗区域治疗时间到，超声停止输出，此时将治疗头放置于另一个阴茎治疗部位进行治疗，治疗前要保证充分耦合。待 4 个部位治疗结束后，关闭仪器，拔出电源插头，用清洁的卫生纸巾擦除患者治疗部位及设备上的耦合剂并对治疗头进行消毒处理。观察记录并处理治疗过程中发生的不良反应。开始和结束治疗后，请患者填写 IIEF 评分表、性生活日记（SEP）总体评估问卷（GAQ）及勃起硬度分值（EHS）等评估勃起满意度，并在治疗后积极随访，了解效果持续时间和有无远期不良反应发生。

（六）临床试验内容及结论

最近中国学者率先进行了一项多中心、双盲、随机对照的 LIPUS 治疗 ED 的临床研究（Cui et al.，2019）。随机将 120 例患者分为试验组（80 例）和对照组（40 例）。在上述纳入标准基础上，排除下述情况：过去三个月内曾参加过任何其他医疗器械或药物临床研究者；其他研究者认为不适合参与本试验的患者；入组后发现不符合方案规定的纳入标准受试者；使用了方案规定的禁用药品及其他疗法者；入组后未曾使用试验仪器治疗者；随机化后无任何可评价数据者。

五家临床机构严格按照上述标准分别筛选受试者并随机分组。LIPUS 发生装置采用可调低强度脉冲超声治疗仪，参数设置为脉冲持续时间与脉冲休息时间之比为 1∶4（200 μs∶800 μs），频率为 1.7 MHz。对照组和治疗组患者应用的 I_{SATA} 能量强度水平分别为 0 和 300 mW/cm^2。同时尽量保持两组仪器的声音和振动相似。开始治疗前对患者的人口学、病史、基线生命体征和基线疗效指标（包括 IIEF 评分、SEP、GAQ、EHS 及勃起满意度分值）等进行统计描述，同时治疗前需有 4 周的药物洗脱期。随后受试者患者每周接受超声波治疗仪治疗 2 次，连续 4 周。

具体治疗方式如上所述，至试验第 4 周、8 周、12 周时再分别进行上述疗效指标的随访和统计。将合格病例和脱落病例的集合归为全分析集（full analysis set，FAS），其中病例至少有一次疗效可评价数据。主要疗效指标缺失时，根据意向性治疗分析（intention-to-treat analysis，ITT），用前一次结果结转。可比性分析和次要疗效指标的缺失值不做结转，根据实际获得的数据分析。将符合纳入标准、不符合排除标准、完成治疗方案的病例集合归为符合方案集（per-protocol set，PPS），即对符合试验方案、依从性好、完成病例报告表（case report form，CRF）填写内容的病例进行符合方案（per-protocol，PP）分析。而安全数据集（safety set，SS）为至少接受一次治疗，且有安全性指标记录的实际数据。安全性指标主要是观察在研究和随访期间有无并发症或不良反应发生，包括试验组治疗部位可能会出现的疼痛［采用视觉模拟评分法（visual analogue scale，VAS）］、皮肤淤血、瘀斑、血尿等；并进行实验室血常规检查和尿常规检查。

结果显示该试验共纳入 120 例（治疗组 80 例，对照组 40 例），脱落 17 例（治疗组 11 例，对照组 6 例）。统计分析将 FAS 设为 120（处理 80；对照 40），PPS 设为 103（处理 69；对照 34），SS 设为 120（处理 80；对照 40）。超声波治疗仪治疗勃起功能障碍主要疗效评价结果：① IIEF-EF 评分变化值经过协方差模型调整后的最小二乘估计显示：FAS 试验组均数为 4.075，FAS 对照组均数为 0.900，$P<0.001$；PPS 试验组均数为 4.299，PPS 对照组均数为 0.927，$P<0.001$。② 12 周的治疗有效率：FAS 试验组为 67.50%，FAS 对照组为 20.00%，$P<0.001$；PPS 试验组为 71.01%，PPS 对照组为 17.65%，$P<0.001$。上述结果显示：FAS、PPS 的 12 周 IIEF-EF 分值变化及有效率，P 值均小于 0.001，置信区间下限均大于 0，说明试验组显著优于对照组。试验结果的疗效次要评价指标：SEP、GAQ、EHS、勃起满意度分值组间比较，试验组均优于对照组。而对于 LIPUS 不良反应的安全性研究结果显示，试验组治疗时治疗部位出现阴茎烧灼感（1 人，1 次，发生率为 1.25%）和轻度疼痛感（7 人，9 次，发生率为 8.75%），与对照组比较 P 值大于 0.05，无统计学意义；且治疗结束后该现象即消失，其设备输出功率较大相关，降低功率档位即可避免，治疗后随访期内未出现治疗部位疼痛症状。整个治疗期及随访期内，试验组与对照组未出现治疗部位淤血、瘀斑症状，未出现血尿症状，实验室检查指标未出现不良反应。安全性分析结果表明低强度脉冲超声波治疗仪治疗勃起功能障碍安全，局部治疗有效，更符合如今的康复治疗理念和患者治疗需求。但关于 LIPUS 治疗 ED 的远期效果还应继续观察研究。

LIPUS 与 Li-ESW 治疗 ED 的临床研究结

果显示，医用冲击波对ED患者治疗效果显著，同时与治疗相关副作用少，符合安全有效的疾病治疗理念。

（潘建成　辛钟成）

参考文献

杜少斌, 2014. 淫羊藿抗勃起功能障碍研究进展. 中国民族民间医药, 23(22):23-24.

何群, 肖河, 赵继懋, 等, 2014. 下尿路症状患者中间质性膀胱炎/膀胱疼痛综合征的发病情况及危险因素分析. 中华医学杂志, 94(6):428-432.

李美丹, 姚兰, 梁群卿, 等, 2020. 基于网络药理学的防己茯苓汤治疗急性肾损伤机制研究. 中国中医基础医学杂志, 26(9):1371-1377+1422.

刘树超, 刘凌琪, 吴天鹏, 2017. 器质性勃起功能障碍的诊断及治疗研究进展. 医学综述, 23(17):3432-3436+3440.

潘建春, 阿地力江·伊明, 2010. 勃起功能障碍实验动物模型的研究进展. 新疆医科大学学报, 33(11):1290-1292.

沈自尹, 黄建华, 吴斌, 等, 2009. 淫羊藿激活内源性干细胞及其机制研究. 中国中西医结合杂志, 29(3):251-254.

王毅, 王亚民, 陈晨, 等, 2017. 脂肪源性干细胞治疗阴茎勃起功能障碍的研究进展. 中华男科学杂志, 23 (6) :561-565.

韦安阳, 吴威武, 吴浩彬, 等, 2009. 高血压大鼠阴茎海绵体平滑肌细胞表型转化. 南方医科大学学报, 29(5):925-928.

伍佳, 温永梅, 吕欣荣, 等, 2017. 人胎盘来源间充质干细胞的生物学性能及体外生物相容性. 中国组织工程研究, 38 (5) :755-759.

徐伟, 黄微, 倪向荣, 2020. 丹参多酚酸盐联合连续性肾脏替代治疗急性肾损伤患者的疗效及预后作用. 世界中西医结合杂志, 15(9):1744-1746+1755

燕浩, 王琼, 肖冬冬, 等, 2017. 勃起功能障碍的动物模型建立及检测评价. 中华男科学杂志, 23(11):1032-1037.

杨国胜, 陈昭典, 王洪巨, 2004. 高含量胆固醇诱导动脉粥样硬化性阴茎勃起功能障碍动物模型的建立及机制探讨. 中华男科学杂志, 10(8):608-611.

赵海霞, 孙雄会, 邸海燕, 等, 2017. 男性勃起功能障碍治疗的新进展. 临床合理用药杂志, 10 (17) :179-181.

Abdel Aziz MT, El-Haggar S, Mostafa T, et al., 2010. Effect of mesenchymal stem cell penile transplantation on erectile signaling of aged rats. Andrologia, 42(3):187-192.

Aboseif SR, Breza J, Orvis BR, et al., 1989. Erectile response to acute and chronic occlusion of the internal pudendal and penile arteries. J Urol, 141(2):398-402.

Akiyama Y, Niimi A, Nomiya A, et al., 2018. Extent of Hunner lesions: The relationships with symptom severity and clinical parameters in Hunner type interstitial cystitis patients. Neurourol Urodyn, 37(4):1441-1447.

Andersson KE, 2001. Neurophysiology/pharmacology of erection. Int J Impot Res, 13 Suppl 3:S8-S17.

Ayta IA, McKinlay JB, Krane RJ, 1999. The likely worldwide increase in erectile dysfunction between 1995 and 2025 and some possible policy consequences. BJU Int, 84(1):50-56.

Azadzoi KM, 2006. Vasculogenic erectile dysfunction: beyond the haemodynamic changes. BJU Int, 97(1):11-16.

Blantz RC, Deng A, 2007. Coordination of kidney filtration and tubular reabsorption: considerations on the regulation of Metabolic demand for tubular reabsorption. Acta Physiol Hung, 94(1-2):83-94.

Braun M, Wassmer G, Klotz T, et al., 2000. Epidemiology of erectile dysfunction: results of the 'Cologne Male Survey'. Int J Impot Res, 12(6):305-311.

Cellek S, Cameron NE, Cotter MA, et al., 2013. Pathophysiology of diabetic erectile dysfunction: potential contribution of vasa nervorum and advanced glycation endproducts. Int J Impot Res, 25(1):1-6.

Charrua A, Pinto R, Taylor A, et al., 2015. Can the adrenergic system be implicated in the pathophysiology of bladder pain syndrome/interstitial cystitis?. Neurourol Urodyn, 34(5):489-496.

Chen XJ, Zhang X, Jiang K, et al., 2019. Improved renal outcomes after revascularization of the stenotic renal artery in pigs by prior treatment with low-energy extracorporeal shockwave therapy. J Hypertens, 37(10):2074-2082.

Chen XJ, Zhang X, Jiang K, et al., 2020. Adjunctive mesenchymal stem/stromal cells augment microvascular function in poststenotic kidneys treated with low-energy shockwave therapy. J Cell Physiol, 235(12):9806-9818.

Chen Y, Cai Q, Pan J, et al., 2020. Role and mechanism of micro-energy treatment in regenerative medicine. Transl Androl Urol, 9(2):690-701.

Chen Y, Yang R, Yao L, et al., 2007. Differential expression of neurotrophins in penises of streptozotocin-induced diabetic rats. J Androl, 28(2):306-312.

Chung E, Cartmill R, 2015. Evaluation of clinical efficacy, safety and patient satisfaction rate after low-intensity extracorporeal shockwave therapy for the treatment of male erectile dysfunction: an Australian first open-label single-arm prospective clinical trial. BJU Int, 115 Suppl

5:46-49.

Cui W, Li H, Guan R, et al., 2019. Efficacy and safety of novel low-intensity pulsed ultrasound (LIPUS) in treating mild to moderate erectile dysfunction: a multicenter, randomized, double-blind, sham-controlled clinical study. Transl Androl Urol, 8(4):307-319.

Dall'Era JE, Meacham RB, Mills JN, et al., 2008. Vascular endothelial growth factor (VEGF) gene therapy using a nonviral gene delivery system improves erectile function in a diabetic rat model. Int J Impot Res, 20(3):307-314.

De Oliveira PS, De Oliveira TR, Nunes Á, et al., 2019. Low-intensity shock wave therapy for erectile dysfunction and the influence of disease duration. Arch Ital Urol Androl, 90(4):276-282.

Dogru MT, Basar MM, 2010. Comparison of the differences in circadian autonomic function in hyperlipidemic men with and without erectile dysfunction. Int Urol Nephrol, 42(3):589-596.

Fojecki GL, Tiessen S, Osther PJ, 2017. Effect of Low-Energy Linear Shockwave Therapy on Erectile Dysfunction-A Double-Blinded, Sham-Controlled, Randomized Clinical Trial. J Sex Med, 14(1):106-112.

Garcia MM, Fandel TM, Lin G, et al., 2010. Treatment of erectile dysfunction in the obese type 2 diabetic ZDF rat with adipose tissue-derived stem cells. J Sex Med, 7(1 Pt 1):89-98.

Glassock RJ, Rule AD, 2016. Aging and the Kidneys: Anatomy, Physiology and Consequences for Defining Chronic Kidney Disease. Nephron, 134(1):25-29.

Hatzimouratidis K, Amar E, Eardley I, et al., 2010. Guidelines on male sexual dysfunction: erectile dysfunction and premature ejaculation. Eur Urol, 57(5):804-814.

Hei WH, Byun SH, Kim JS, et al., 2016. Effects of electromagnetic field (PEMF) exposure at different frequency and duration on the peripheral nerve regeneration: in vitro and in vivo study. Int J Neurosci, 126(8):739-748.

Hu VY, Malley S, Dattilio A, et al., 2003. COX-2 and prostanoid expression in micturition pathways after cyclophosphamide-induced cystitis in the rat. Am J Physiol Regul Integr Comp Physiol, 284(2):R574-R585.

Irwin GM, 2019. Erectile Dysfunction. Prim Care, 46(2):249-255.

Ito T, Miki M, Yamada T, 2000. Interstitial cystitis in Japan. BJU Int, 86(6):634-637.

Ji C, Min F, Liang W, et al., 2011. Construction of tissue-engineered corpus cavernosum with muscle-derived stem cells and transplantation in vivo. BJU Int, 107(10):1638-1646.

Kalyvianakis D, Hatzichristou D, 2017. Low-Intensity Shockwave Therapy Improves Hemodynamic Parameters in Patients With Vasculogenic Erectile Dysfunction: A Triplex Ultrasonography-Based Sham-Controlled Trial. J Sex Med, 14(7):891-897.

Kang N, Peng D, Wang B, et al., 2019. The effects of microenergy acoustic pulses on animal model of obesity-associated stress urinary incontinence. Neurourol Urodyn, 38(8):2140-2150.

Kato R, Wolfe D, Coyle CH, et al., 2007. Herpes simplex virus vector-mediated delivery of glial cell line-derived neurotrophic factor rescues erectile dysfunction following cavernous nerve injury. Gene Ther, 14(18):1344-1352.

Kitrey ND, Gruenwald I, Appel B, et al., 2016. Penile Low Intensity Shock Wave Treatment is Able to Shift PDE5i Nonresponders to Responders: A Double-Blind, Sham Controlled Study. J Urol, 195(5):1550-1555.

Kleyman TR, Kashlan OB, Hughey RP, 2018. Epithelial Na+ Channel Regulation by Extracellular and Intracellular Factors. Annu Rev Physiol, 80:263-281.

Lei H, Xin H, Guan R, et al., 2015. Low-intensity Pulsed Ultrasound Improves Erectile Function in Streptozotocin-induced Type I Diabetic Rats. Urology, 86(6):1241e11-1241e18.

Li H, Matheu MP, Sun F, et al., 2016. Low-energy Shock Wave Therapy Ameliorates Erectile Dysfunction in a Pelvic Neurovascular Injuries Rat Model. J Sex Med, 13(1):22-32.

Li H, Zhang Z, Peng J, et al., 2019. Treatment with low-energy shock wave alleviates pain in an animal model of uroplakin 3A-induced autoimmune interstitial cystitis/painful bladder syndrome. Investig Clin Urol, 60(5):359-366.

Lin G, Alwaal A, Zhang X, et al., 2015. Presence of stem/progenitor cells in the rat penis. Stem Cells Dev, 24(2):264-270.

Lin G, Reed-Maldonado AB, Wang B, et al., 2017. In Situ Activation of Penile Progenitor Cells With Low-Intensity Extracorporeal Shockwave Therapy. J Sex Med, 14(4):493-501.

Luttrell IP, Swee M, Starcher B, et al., 2008. Erectile dysfunction in the type II diabetic db/db mouse: impaired venoocclusion with altered cavernosal vasoreactivity and matrix. Am J Physiol Heart Circ Physiol, 294(5):H2204-H2211.

Lv YS, Yao YS, Rong L, et al., 2014. Intravesical hyaluronidase causes chronic cystitis in a rat model: a potential model of bladder pain syndrome/interstitial cystitis. Int J Urol, 21(6):601-607.

Malavige LS, Levy JC, 2009. Erectile dysfunction in diabetes mellitus. J Sex Med, 6(5):1232-1247.

Matsui H, Sopko NA, Hannan JL, et al., 2015. Pathophysiology of erectile dysfunction. Curr Drug Targets, 16(5):411-419.

Nishinakamura R, 2019. Human kidney organoids: progress and remaining challenges. Nat Rev Nephrol, 15(10):613-624.

Nolazco G, Kovanecz I, Vernet D, et al., 2008. Effect of muscle-derived stem cells on the restoration of corpora cavernosa smooth muscle and erectile function in the aged rat. BJU Int, 101(9):1156-1164.

Oravisto KJ, 1975. Epidemiology of interstitial cystitis. Ann Chir Gynaecol Fenn, 64(2):75-77.

Pan B, Fan G, 2020. Stem cell-based treatment of kidney diseases. Exp Biol Med (Maywood), 245(10):902-910.

Parsons CL, Tatsis V, 2004. Prevalence of interstitial cystitis in young women. Urology, 64(5):866-870.

Ruan Y, Zhou J, Kang N, et al., 2018. The effect of low-intensity extracorporeal shockwave therapy in an obesity-associated erectile dysfunction rat model. BJU Int, 122(1):133-142.

Ryu CM, Yu HY, Lee HY, et al., 2018. Longitudinal intravital imaging of transplanted mesenchymal stem cells elucidates their functional integration and therapeutic potency in an animal model of interstitial cystitis/bladder pain syndrome. Theranostics, 8(20):5610-5624.

Shirazi MK, Azarnezhad A, Abazari MF, et al., 2019. The role of nitric oxide signaling in renoprotective effects of hydrogen sulfide against chronic kidney disease in rats. Involvement of oxidative stress, autophagy and apoptosis. J Cell Physiol, 234(7):11411-11423.

Song PH, Chun SY, Chung JW, et al., 2017. Comparison of 5 Different Rat Models to Establish a Standard Animal Model for Research Into Interstitial Cystitis. Int Neurourol J, 21(3):163-170.

Stenudd M, Sabelström H, Frisén J, 2015. Role of endogenous neural stem cells in spinal cord injury and repair. JAMA Neurol, 72(2):235-237.

Sun B, Luo X, Yang C, et al., 2019. Therapeutic Effects of Human Urine-Derived Stem Cells in a Rat Model of Cisplatin-Induced Acute Kidney Injury In Vivo and In Vitro. Stem Cells Int, 2019:8035076.

Wang B, Ruan Y, Zhou T, et al., 2019. The effects of microenergy acoustic pulses on an animal model of obesity-associated stress urinary incontinence. Neurourol Urodyn, 38(8):2130-2139.

Wang HS, Oh BS, Wang B, et al., 2018. Low-intensity extracorporeal shockwave therapy ameliorates diabetic underactive bladder in streptozotocin-induced diabetic rats. BJU Int, 122(3):490-500.

Wang L, Lin G, Lee YC, et al., 2017. Transgenic animal model for studying the mechanism of obesity-associated stress urinary incontinence. BJU Int, 119(2):317-324.

Wang Z, Chang HH, Gao Y, et al., 2017. Effects of water avoidance stress on peripheral and central responses during bladder filling in the rat: A multidisciplinary approach to the study of urologic chronic pelvic pain syndrome (MAPP) research network study. PLoS One, 12(9):e0182976.

Wu AK, Zhang X, Wang J, et al., 2018. Treatment of stress urinary incontinence with low-intensity extracorporeal shock wave therapy in a vaginal balloon dilation induced rat model. Transl Androl Urol, 7(Suppl 1):S7-S16.

Xin Z, Lin G, Lei H, et al., 2016. Clinical applications of low-intensity pulsed ultrasound and its potential role in urology. Transl Androl Urol, 5(2):255-266.

Yang B, Li M, Lei H, et al., 2019. Low Intensity Pulsed Ultrasound Influences the Myogenic Differentiation of Muscle Satellite Cells in a Stress Urinary Incontinence Rat Model. Urology, 123:297e1-297e8.

Yee CH, Chan ES, Hou SS, et al., 2014. Extracorporeal shockwave therapy in the treatment of erectile dysfunction: a prospective, randomized, double-blinded, placebo controlled study. Int J Urol, 21(10):1041-1045.

Yoshida M, Nakamichi T, Mori T, et al., 2019. Low-energy extracorporeal shock wave ameliorates ischemic acute kidney injury in rats. Clin Exp Nephrol, 23(5):597-605.

Zhang X, Krier JD, Amador Carrascal C, et al., 2016. Low-Energy Shockwave Therapy Improves Ischemic Kidney Microcirculation. J Am Soc Nephrol, 27(12):3715-3724.

Zhang XH, Hu LQ, Chen J, et al., 2002. [The rat model of erectile dysfunction caused by cavernous nerve injury]. Zhonghua Nan Ke Xue, 8(2):120-121.

Zhou F, Li GY, Gao ZZ, et al., 2012. The TGF-β1/Smad/CTGF pathway and corpus cavernosum fibrous-muscular alterations in rats with streptozotocin-induced diabetes. J Androl, 33(4):651-659.

Zhu L, Lang J, Liu C, et al., 2009. The epidemiological study of women with urinary incontinence and risk factors for stress urinary incontinence in China. Menopause, 16(4):831-836.

第九章

医用冲击波对心血管疾病的治疗

第一节 医用冲击波对新生血管形成的作用

一、新生血管形成的过程

新生血管形成是一个多因素参与、多步骤演变的过程（Madeddu，2005；Milkiewicz et al.，2006），包括血管内皮细胞及其前体细胞对各种血管生长因子的反应，以及新生血管的塑形过程。完整的血管新生过程主要包括两部分：①血管发生（vasculogenesis），内皮祖细胞（endothelial progenitor cell，EPC）直接增殖分化为血管内皮细胞，介导血管的生长，这与胚胎发育早期血管的发生发展过程一致，是血管从无到有的过程；②血管形成（angiogenesis），由本已存在的内皮细胞出芽增殖呈管索状，最后形成血管，是血管由疏至密的过程。已经证实（Tepper et al.，2004），无论是处于胎儿期还是成人期，这两部分过程同样存在。新生血管形成的研究方向已逐渐由传统的血管形成过渡至内皮祖细胞介导的血管发生。

二、冲击波刺激新生血管形成的机制

近年来，治疗性血管新生的发展为临床治疗缺血性疾病提供了新的方向。已有学者研究显示：低强度冲击波治疗可以改善局部心肌功能，增加慢性缺血区的血流量，提高血管密度（Ito et al.，2010）。在慢性不易愈合的伤口，低强度冲击波治疗后可促进新生血管的形成，促进伤口的愈合（Kuo et al.，2009；Yang et al.，2011）。一些研究证实冲击波可以促进新生血管的形成（Mittermayr et al.，2011；Ottomann et al.，2012）。

Tepeköylü 等（Tepeköylü et al.，2013）发现在低强度冲击波治疗的早期可以上调内皮祖细胞，在治疗后 24 小时达到高峰，并在一周内均可观察到，同时冲击波可以直接刺激内皮细胞出芽增殖呈管索状，最后形成血管。也就是说冲击波治疗可以通过血管发生和血管形成两部分来完成新生血管的形成。

自 Asahara 等（Asahara et al.，1997）提出内皮祖细胞（EPC）以来，有关 EPC 的研究增多。EPC 是内皮细胞（endothelial cell，EC）的前体细胞，参与胚胎血管生成，而近年研究发现，EPC 也参与出生后的血管新生过程。现普遍认为，EPC 与造血干细胞共同起源于胚胎期胚外中胚层的血岛，两者来源于同一前体细胞，即成血管细胞（hemangioblast）。尽管对 EPC 的定义和来源还存在着争议，但多数研究认为，EPC 主要来源于脐静脉血、成人外周血、骨髓，外周血中的 EPC 又起源于骨髓，正常情况下，EPC 的数量极少，外周血中为每毫升 2～3 个，脐血中的数量约高 3.5 倍。EPC 作为血管内皮细胞的前体细胞，具有迟发性高增殖

潜能，不仅参与生理性血管形成，在多种病理状态下也能被动员至外周血循环中，迁移到局部血管损伤处，分化为成熟的血管内皮细胞，从而修复损伤内皮、促进血管再内皮化（Reyes et al.，2002）。

动物实验和临床试验都已经证明：当组织受到损伤，尤其是缺血性损伤时，循环及组织中EPC动员和增殖能力增强，并可以在组织内分化为内皮细胞，替换功能障碍的内皮细胞、修补裸露的血管内皮损伤区，并参与缺血或损伤组织内新血管生成，从而改善缺血器官的功能；而如果创伤后EPC的分化、迁移功能出现严重障碍，则会导致微循环严重损害而无法修复，甚至发生器官功能衰竭。近年来的研究显示，EPC在心脑血管疾病及创伤愈合等方面均发挥重要作用。

冲击波治疗可以上调成人外周血中的血管内皮细胞。外周血中发现EPC的来源：在胚胎发育过程中，来自腹侧动脉的造血血管祖细胞形成原始毛细血管网和造血细胞系。EPC可由骨髓或外周血来源单个核细胞或CD34+或CD133+造血祖细胞获得（Harraz et al.，2001），并在体外特殊的条件下分化为内皮细胞。单核细胞或造血祖细胞分化为EPC需要内皮生长因子的促进，如VEGF（Tamaki et al.，2002）。

VEGF对上述两种血管形成方式均有直接的促进作用。原先认为，内皮细胞仅是VEGF作用的靶细胞，后来发现缺血条件下的内皮细胞同样也可以自分泌VEGF。在缺血组织区域，代偿增殖的内皮细胞可不断提供合成和分泌VEGF的更多潜在的细胞源，即使很少量的外源性VEGF也可被扩增，从而发挥血管形成作用。

EPC与血管发生有关。White等（White et al.，1992）在猪高脂血症心肌缺血模型中发现VEGF血管形成能力下降，认为与循环性EPC在回巢和整合入新生血管灶时能力受损有关。Iwaguro等（Iwaguro et al.，2002）在体外将小鼠*VEGF164*基因导入EPC，增殖培养后以回体法转移入后肢缺血的无胸腺裸鼠模型中，发现其血清VEGF瞬时表达增多，EPC增殖显著增加，小鼠肢体坏死和缺血性自截率较对照组降低63.7%。提示外源性的VEGF基因诱发了EPC的增生，并促进了新生血管的形成。VEGF可促进人微血管内皮细胞形成毛细胞管腔样结构，还可诱导EPC参与新生血管生成（Tanaka et al.，2000）。以往研究表明，VEGF对EPC的动员、增殖、分化和迁移具有重要促进作用。VEGF通过作用于EPC表面的两种受体VEGFR1、VEGF，诱导EPC增殖、调节黏附分子的表达；同时，VEGF也可通过诱导造血因子如粒细胞-巨噬细胞集落刺激因子（GM-CSF）的释放发挥作用。体内应用VEGF后，通过动员骨髓中EPC实现循环EPC增加，并增加新生血管形成（Li et al.，2006）。过程中，CD34阳性细胞局部募集、增殖参与毛细胞血管形成，而CD34阴性细胞对新生血管形成起促进作用（Rookmaaker et al.，2005）。同时，成熟血管内皮细胞可表达VEGF，以旁分泌作用促进其参与新生血管形成。

VEGF可促进毛细血管芽生（血管生成作用）和侧支血管的生成（动脉形成作用），参与血管形成的两个重要环节。缺氧时，周围循环中的单核细胞浸润坏死和缺血灶，分泌VEGF，参与炎性血管通透性反应与新生血管形成作用。Parenti等（Parenti et al.，2004）研究发现，低浓度的单核细胞化学趋化因子1（MCP-1）即可作用于单核细胞，分泌VEGF-A直接作用于大鼠血管平滑肌细胞，促进其增生和迁移。

血管生长因子的协调作用贯穿于新生血管形成的全过程，无论是生理上的血管生长还是损伤后的血管重塑，或者是组织工程血管的体外构建。现阶段普遍认为，ESW 可以增加 VEGF、eNOS、PCNA 表达，增加缺血组织的血流灌注，刺激血管生成。冲击波治疗还可以减少炎症反应，抑制炎症应答，增加组织灌注（Kawamoto et al.，2007；Ward et al.，2007）。VEGF 在冲击波促进新生血管形成过程中担当了重要角色。Petersen 等（Petersen et al.，2006）发现 VEGF 表达的增强只是其中一种调控方式，VEGF 的单独升高并不足以引起血管密度的升高，如果缺乏相关受体的配合（如 VEGF-R2），微血管也无法大量生长。Zimpfer 等（Zimpfer et al.，2009）研究发现冲击波可以上调 VEGF-R2，从而促进血管的形成。

正常情况下，EPC 的数量极少，由于基质细胞衍生因子 -1（SDF-1）的作用使其大部分存在于骨髓内。慢性缺血组织无法表达祖细胞的趋化因子。应用冲击波治疗（SWT）导致缺氧诱导因子 -1α（HIF-1α）的表达增加。HIF-1 参与上调 SDF-1 和 VEGF，HIF-1α 在 SDF-1 的调控中起着至关重要的作用。同时 SWT 也可以上调 SDF-1。因此，冲击波治疗可以上调 HIF-1α、血管内皮生长因子和 SDF-1 的水平。一些被释放的 SDF-1 的进入全身循环。SDF-1 的血清浓度升高会导致其对骨髓祖细胞失去敏感，促使 EPC 从骨髓进入外周血，同时增强 EPC 对缺血性血管组织特异性黏附（Tepeköylü et al.，2013）。在新生血管形成过程中，SDF-1 作用不仅限于趋化 BMC 定向移动，可能通过参与血管生成或血管发生促进新生血管形成。与缺氧条件下相比，单纯 SDF-1 升高与缺氧因素参与的 SDF-1 升高促血管生成作用更强；同样，有缺氧因素参与的 SDF-1 低表达较无缺氧因素参与者新生血管形成更多。相关研究表明，血管损伤时血小板源性 SDF-1 可介导 BMC 黏附，并促进 CD34+ 细胞向 EPC 分化（Stellos et al.，2008），进而分化为内皮细胞，参与血管修复。由此，我们推测 SDF-1 升高即可促进新生血管形成。SDF-1 表现出诱导管腔形成、诱导内皮细胞移行和分化等促血管生成因子（如 VEGF）的特征性功能（Mirshahi et al.，2000；Salvucci et al.，2002；Kanda et al.，2003；Deshane et al.，2007；Stellos et al.，2008；）。单纯 SDF-1 水平升高就可能诱导 BMC 细胞向内皮细胞分化，表达 EC 标志物，与原位的内皮细胞共同参与形成管网状结构，而降低 SDF-1 水平能明显影响新生血管形成，进一步证实 SDF-1 可能参与促 BMC 向内皮细胞方向分化（Xiao et al.，2007）。在 SDF-1 作用下，BMC 在向损伤组织移动过程中，即开始向内皮细胞分化。但更多学者认为，SDF-1 主要是与 VEGF 协同作用诱导 BMC 向内皮细胞分化，形成管腔样结构。VEGF 和 SDF-1 都能上调祖细胞表面表达内皮细胞标志物，由此增加有效细胞数量，修复内皮单细胞层，恢复血管功能。在此过程中，SDF-1 和 VEGF 之间及 CXCR4 和 VEGF 之间呈正相关。一种因子表达上调，另一种因子也相应增高。肿瘤研究也证实 SDF-1 和 VEGF 协同作用可诱导某些肿瘤新生血管形成（Kryczek et al.，2005；Aghi et al.，2006）。因此，尚需进一步实验阐明 SDF-1 促干 / 祖细胞分化作用及相关机制。除此之外，我们不应忽视微环境在新生血管形成中的重要作用。在 SDF-1 促新生血管形成过程中，微环境的改变可明显影响 SDF-1 促 BMC 分化作用，如异常血糖可抑制 SDF-1 介导的 AKT 磷酸化，减少循环中的 c-kit+ 细胞，并抑制其分化（De et al.，2009）。

冲击波治疗可以上调 HIF-1α 和 SDF-1。HIF-1α 在 SDF-1 的调控中起着至关重要的作用。SDF-1 是趋化骨髓内皮祖细胞最有力的趋化因子之一（Ceradini et al.，2004）。Tepekoylu 研究发现冲击波治疗能够提高 HIF-1α 的水平。同时，SDF-1 受体 C-X-C 趋化因子受体大幅上调。治疗后的 24 小时 VEGF-A 大幅上调，VEGF 在 6 周后上调（Tepeköylü et al.，2013）。日本学者将碎石治疗时所用冲击波强度的 10% 照射在体外培养的 HUVEC 上，证明冲击波可以增加 VEGF 及其受体 FMS 样酪氨酸激酶 -1（FMS-like tyrosine kinase-1，Flt-1）的 mRNA 的表达（Ito et al.，2011）。亦有报道显示体外冲击波治疗可以在体外通过增多 eNOS，从而促进 VEGF 的增加（Nishida et al.，2004）。ESW 可以增加 VEGF、eNOS、PCNA，增加缺血组织的血流灌注，刺激血管生成。

烟碱乙酰胆碱受体（nicotinic acetylcholine receptors，nAChR）α7 亚型属于配体门控型离子通道受体，是迷走神经激活的“胆碱能抗炎通路”的一个重要成分，机体能通过胆碱能抗炎通路调节炎症过程中肿瘤坏死因子（TNF）、高迁移率族蛋白 B1（HMGB1）和其他细胞因子的水平。研究发现，在血管内皮祖细胞表面表达 α7nAChR，对 EPC 的功能调节发挥着重要作用。

（彭　楠）

第二节　医用冲击波对冠状动脉粥样硬化性心脏病的治疗

一、概述

（一）心脏及冠状动脉的正常解剖结构

通常心脏位于左侧胸腔，但也有少部分人心脏位于右侧胸腔。心脏是泵血器官，主要分为四个腔，即左心房、右心房、左心室和右心室。上腔静脉和下腔静脉为中心静脉血管，与右心房连接，左右肺静脉与左心房连接。肺动脉起于右心室，主动脉起于左心室。心房和心室之间存在瓣膜结构，即三尖瓣和二尖瓣，心室和主动脉、肺动脉之间存在着动脉瓣，分别为主动脉瓣和肺动脉瓣。这四个瓣均为单向阀门，保证血液不会发生逆流。

左冠状动脉起始部分为冠状动脉左主干（left main stem，LMS）。这通常分为两个分支，左前降支（left anterior descending，LAD）和左旋支（left circumflex，LCX）。左前降支在前室间沟内走行，到达尖部，并可能在室间沟远端后方终止。左前降支为左心室的大部分室间隔、前壁、侧壁和尖部（包括前外侧乳头肌和束支）供血，左前降支一般供应流向心脏的 50% 的血液。回旋支在左房室沟内向后走行。在 85% 的人中，它止于钝缘支动脉，为左心室外侧壁供血。在其余 15% 的人中，它继续行至心脏交叉点（心脏交叉点是将左右两边及心房腔和心室腔分开的心脏壁的交叉点），并形成后降支动脉，这种情况被称为左优势型冠状动脉。回旋支为左心房壁、左心室后壁和侧壁及前外侧乳头肌供血。右冠状动脉（right coronary artery，RCA）起自右冠状窦，沿右房室沟走行。85% 的人为右优势型冠状动脉，RCA 为后降支动脉（posterior descending artery，PDA）供血，止于左心室支。

（二）冠状动脉粥样硬化性心脏病的病理生理改变

冠状动脉粥样硬化性心脏病（简称冠心病）是由于冠状动脉粥样硬化病变引起的冠脉血流和心肌需求之间不平衡而导致的心肌损害，发病率和死亡率逐年上升，已经成为严重威胁人类健康的疾病。目前能够有效解决冠心病的方法主要有经皮冠状动脉腔内成形术、支架植入术以及冠状动脉旁路移植术（冠状动脉搭桥术）。近些年来，由于药物涂层支架及替格瑞洛等新型抗血小板药物的广泛应用，冠状动脉支架术后再狭窄率已显著降低。但是一些大规模的临床试验表明，药物涂层支架仍存在5%左右的再狭窄率（Roth et al.，2012）。近些年除了冠状动脉血运重建方法外，有学者还研究了多种再生疗法，例如基因疗法和细胞疗法，然而，这些再生疗法中的大多数都是侵入性的。而且尽管已证明其中许多疗法在动物模型中有效，但其功效和安全性尚未在临床试验中完全确立。随着对冠心病研究的不断深入，人们认识到促进心肌缺血区域的侧支循环形成和血管新生在冠心病治疗策略中的重要性。

促进血管生成是指通过血管内皮细胞的增殖和迁移，在原有毛细血管的基础上，通过出芽或非出芽的形式，由原有的血管生成新毛细血管的过程。据文献报道，早在1998年就有学者提出可以通过促进血管生成的办法治疗缺血性疾病。所谓治疗性血管生成是指通过各种方法人工地增加病变部位血管生成诱导因子的浓度，促进局部血管生成，提高心肌代偿能力，最终达到治疗缺血性心脏病的目的。近年来，血管生成是膨胀瘤、各种缺血性疾病和炎症性疾病的共同特征。近年来，在这一研究领域中发现了越来越多的促进血管生成的因子，其中最先被发现和研究最多的是VEGF。

正常情况下，人体中VEGF的浓度很低，不同VEGF的浓度发挥着不同的生物学效应。当缺氧、缺血、凝血和炎症发生时，血液循环中VEGF的浓度会发生很大变化。此外，外周微循环的紊乱同样能够使循环中VEGF的浓度升高。低氧预适应能够促进内源性血管生长因子VEGF表达增加，刺激心肌血管生成，在进展为心力衰竭的心肌梗死大鼠模型中发挥显著的心脏保护作用。缺氧诱导的血管新生理论认为，缺氧能够对动脉血管造成刺激，促进缺氧诱导因子（HIF）浓度升高，HIF形成二聚体后发挥反式因子的作用，与VEGF的缺氧反应顺式作用元件相结合，激活VEGF启动子，引起VEGF过表达，导致VEGF浓度升高发挥其血管新生效应。

除此之外，一氧化氮（NO）在调节内皮细胞的生长、凋亡方面同样发挥着重要的作用。有实验表明，NO通过环磷酸鸟苷（cGMP）的产生和其他几种信号反应的激活在缺血性新血管形成中起着重要作用。越来越多的证据表明，蛋白激酶A/内皮型一氧化氮合酶（PKA/eNOS）信号可能通过促进新生血管形成在缺血性疾病中发挥重要作用（Bir et al.，2012）。NOS抑制剂能够通过抑制eNOS来阻断微血管通透性，从而抑制肿瘤细胞的生长。NO已被证明在血管生成中起重要作用，并参与侧支血管的生长。eNOS的表达在一定程度上受血流诱导的机械因素调节。有研究结果显示，NOS的表达仅局限于内皮，在正常成熟动脉血管中，eNOS的表达非常低，但是在新生的侧支血管中，eNOS的表达增加了6.2倍，然而，在成熟的侧支血管中，NOS的表达恢复到正常水平。同时，VEGF能够通过PI3激酶/Akt信号通路的介导使eNOS磷酸化，促进NO的产生，从而调节血管的通透性，促进血管新生。

二、医用冲击波治疗冠心病

体外冲击波（ESW）治疗在临床上最早用于使肾结石碎裂，从而显著改善了尿路结石的治疗。低强度体外冲击波（Li-ESW，能量强度约为ESW治疗尿路结石所用强度的10%）可有效增加培养的内皮细胞中VEGF的表达。

Li-ESW是一种纵向声波，就像超声波一样，能够通过水或软组织传播。已经有研究证明，Li-ESW可以增强NO的产生以及VEGF及其受体Flt-1的表达。Li-ESW还会引起微米级别大小的气泡在细胞内和细胞外崩解（Chen et al.，2011），能够在心脏组织和内皮细胞膜上施加机械剪切力，上调内皮细胞VEGF和NO，从而在缺血性心肌中发挥生物学作用（Fu et al.，2011），促进血管生成和改善心肌灌注。

Abe等（Abe et al.，2014）通过结扎SD大鼠近端冠状动脉左前降支可形成急性心肌梗死（acute myocardial infarction，AMI）模型。该研究将心肌梗死大鼠模型随机分为2组：Li-ESW治疗组（0.1 mJ/mm^2，1 Hz，200次，在AMI后第1天、第3天和第5天进行）和对照组。其结果显示，Li-ESW治疗显著改善了左心室（left ventricle，LV）重塑和纤维化，与对照组相比，Li-ESW治疗组第28天的左心室纤维化程度明显减轻（12.4% ± 3.9% *vs*. 18.5% ± 4.7%）。组织学检查显示，Li-ESW治疗在第3天和第6天显著抑制了嗜中性粒细胞和巨噬细胞的浸润，此外还增强了边界区域的毛细血管密度。分子学检查显示，ESW治疗可在AMI早期增强内皮eNOS的表达，并抑制TGF-β的浸润。此外，ESW治疗还可上调抗炎细胞因子以及下调促炎细胞因子（图9-1）。

另一项研究（Ito et al.，2010）主要是使用球囊导管对猪前降支进行90 min的缺血再灌注实验，然后将其分为两组，一组在缺血区域进行Li-ESW治疗（0.09 mJ/mm^2，200次，1周3次），另一组不治疗。该研究在心肌损伤四周后取出心脏，并在100～120 mmHg的压力下向左冠状动脉注射10%甲醛。固定后，从每只动物的边界区域获得组织病理标本。用抗凝血因子Ⅷ抗体处理石蜡包埋的切片，并计数10个随机视野中Ⅷ因子阳性细胞的数量。结果显示，心肌损伤后4周，Li-ESW治疗组边缘区域的凝血因子Ⅷ阳性血管数量显著高于对照组。另外该研究通过蛋白质印迹法（Western blotting）对eNOS和VEGF的含量进行了测定，从而观察了Li-ESW治疗对左心室重塑的抑制作用机制。结果显示Li-ESW组磷酸化eNOS与总eNOS之比较对照组明显增加，Li-ESW治疗组的VEGF蛋白表达较对照组同样有增加趋势，但是差异无统计学意义（图9-2）。

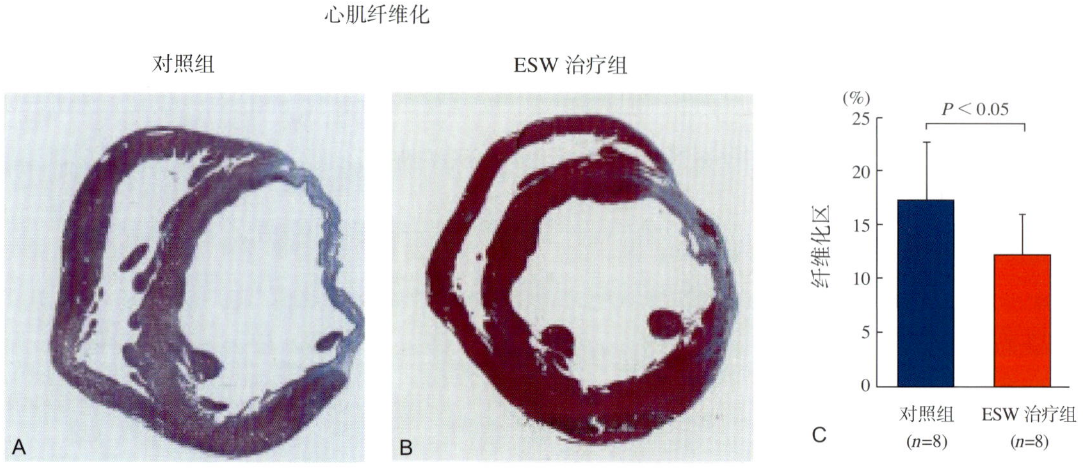

图 9-1　冲击波治疗可改善急性心肌梗死后左心室纤维化

A、B. 对照组和ESW组的Masson染色；C. 在第28天左心室胶原指数。

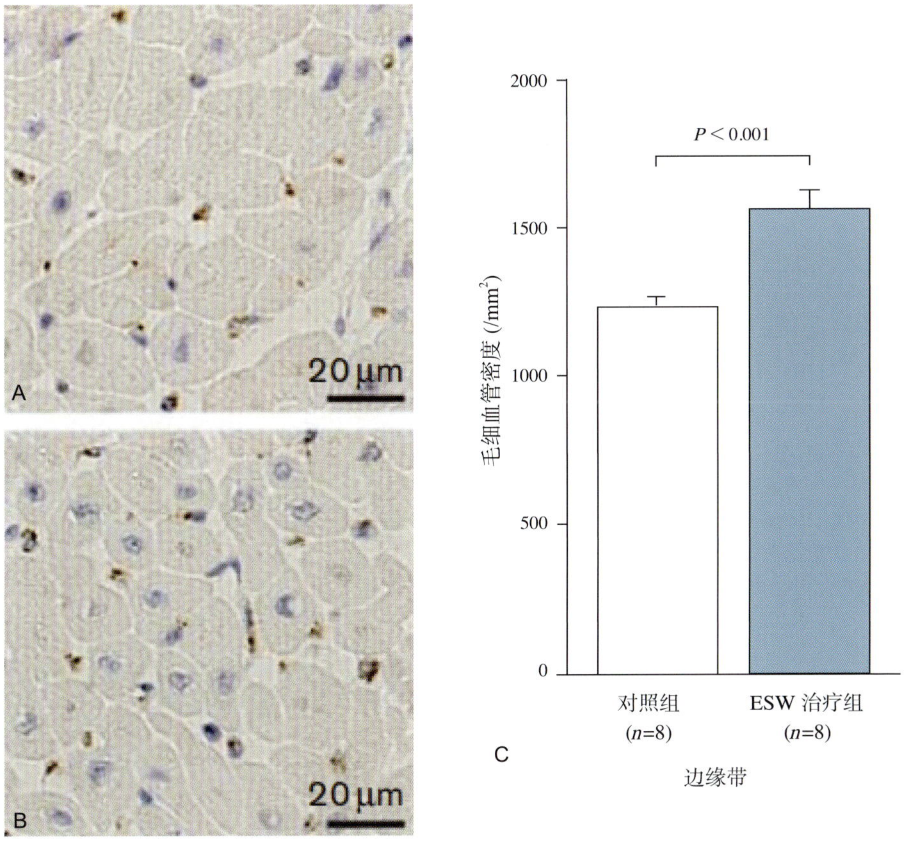

图 9-2　冲击波治疗组和对照组之间血管数量的比较

A. 对照组凝血因子Ⅷ阳性血管数量染色；B. 冲击波组凝血因子Ⅷ阳性血管数量染色；C. 两组之间血管数量定量比较。

三、医用冲击波治疗冠心病的相关机制

目前医用冲击波治疗冠心病的具体机制有可能有很多种。当组织受到 ESW 冲击时，ESW 产生的空化效应能够诱导细胞膜上的局部应力从而影响内皮细胞。ESW 主要通过促进血管生成来改善左心室重构，从而发挥治疗冠心病作用。研究表明，体外心脏冲击波治疗（cardiac shock wave therapy，CSWT）可以通过以下机制改善缺血性心脏的左心室功能并减弱左心室重构：增强血管生成，促进 EPC 归巢，减少氧化应激，减轻炎症和保持线粒体功能。

有学者认为，VEGF/Flt-1 系统在启动血管生成过程中是必不可少的，而且 VEGF 通过激活 EPC 从骨髓到 ISCH 的动员和归巢来诱导血管生成。VEGF/Flt-1 配体 - 受体信号系统在血管生成中发挥着主要作用。有实验证明，ESW 治疗在猪心梗模型中上调了 VEGF 及其受体 Flt 在 HUVEC 中的表达，并在体内缺血心肌中上调了 VEGF 的表达（Nishida et al.，2004）。此外，ESW 诱导 L- 精氨酸和过氧化氢通过非酶促途径合成 NO（Ito et al.，2010）。NO 具有多种生物学效应，包括调节血管张力和促进血管生成（Zeller et al.，2008；Kikuchi et al.，2010）。ESW 治疗可上调 eNOS 的表达，促进 NO 合成，抑制 HUVEC 核因子 NF-κB 的激活（Wang et al.，2010），减弱心肌缺血后左心室重构。

另外，心肌缺血后心肌细胞凋亡率显著增加，抗凋亡蛋白指数Bcl-2和促凋亡蛋白指数Bax在细胞色素c等线粒体凋亡因子的释放中起直接作用，Bcl-2的功能增益突变和Bax的功能丧失突变能够使梗死面积减少将近一半。有研究结果发现，冲击波治疗，能够显著抑制细胞色素c从线粒体向细胞质移动。表明ESW能够通过改善AMI后心肌细胞线粒体膜完整性，降低细胞色素c通透性，从而抑制细胞凋亡的线粒体途径（Zhang et al.，2018）。有学者认为ESW能够增加Bcl-2 mRNA的表达，降低与猪模型左心室功能改善有关的Bax mRNA的表达，表明ESW可能通过调节Bcl-2家族表达来抑制心肌细胞凋亡（Fu et al.，2011）。

总而言之，Li-ESW治疗能够上调VEGF以及eNOS的表达，减少氧化应激，减轻炎症和保持线粒体功能，通过调节细胞相关机制转导以及信号通路来促进血管生成，抑制心室肌纤维化，改善心室重构。医用冲击波无创治疗符合再生康复治疗理念，作为冠心病的治疗方法，可能给无法行血运重建的冠心病患者带来新的希望。

（缪　帅　陈康寅）

第三节　医用冲击波对外周动脉疾病的治疗

一、概述

（一）动脉正常解剖结构和生理

动脉起自心脏，不断分支，直径渐细，最后移行为毛细血管。动脉管壁较厚，平滑肌发达，弹力纤维多，管腔断面呈圆形，具有舒缩性，可随心脏收缩舒张、血压高低而出现搏动，其在心室射血时，管壁扩张，心室舒张时，管壁回缩，从而促使血液向前流动。中小动脉通过神经支配收缩和舒张，以改变管腔的大小，从而影响组织局部血流量和阻力，维持和调节血压。

动脉一般分为三层：最内层称为内膜，由内皮和纵行排列的结缔组织构成；中间层称为中膜，由环行排列的组织构成；最外层称为外膜，由纵行排列的结缔组织构成。内膜由内皮、内皮下层、内弹性膜组成。内皮下层位于内皮之外，内含少量平滑肌纤维。内弹性膜由弹性蛋白构成，其上有许多小孔。在中动脉横断面上，因血管壁收缩，使内弹性膜呈波浪状，可作为内、中膜分界线。中膜由静止的平滑肌细胞和组织良好的细胞外基质组成，所述基质包含弹性蛋白、胶原蛋白和其他大分子。在平滑肌之间有少量弹性纤维和胶原纤维。平滑肌纤维的舒缩可控制管径的大小，调节血流量。外膜由疏松结缔组织组成。在外膜与中膜交界处有外弹性膜相连，外膜包含神经末梢、肥大细胞、血管和微血管以及滋养介质的外层。

大动脉包括主动脉、头臂干、颈总动脉、椎动脉、锁骨下动脉和髂总动脉等。大动脉管壁中有多层弹性膜和大量弹性纤维，平滑肌较少，故又称为弹性动脉。大动脉管壁内膜有较厚的内皮下层，内皮下层之外有多层弹性膜组成的内弹性膜，因内弹性膜与中膜的弹性膜紧密相连，故内膜与中膜分界不清。成人大动脉中膜有40～70层弹性膜，各层弹性膜由弹性纤维相连，弹性膜间有环行平滑肌和少量胶原纤维和弹性纤维。外膜较薄，由结缔组织构成，无明显的外弹性膜，外膜逐渐移行为周围的疏松结缔组织。除大动脉外，其余在解剖学中有名称的动脉多属于中动脉。中动脉管径为1～10 mm，其管壁平滑肌相当丰富，故又称为肌性动脉。中动脉管壁内膜、内皮下层较薄，内弹性膜明显，中膜较厚，由10～40层环行排列的平滑肌组成，肌间有弹性纤维和胶原纤维，外膜厚度与中膜相等。管径在0.3～1.0 mm的动脉称为小动脉，其内膜有明显的内弹性膜，中膜有平滑肌，外膜厚度与中膜相近，一般无外弹性膜。

（二）动脉粥样硬化

动脉粥样硬化（atherosclerosis，AS）是漫长的病理生理过程，可使动脉管壁增厚、变硬、失去弹性，管腔狭窄。AS在青少年时期发生，直至中老年时期加重、发病。

1．病理变化

（1）脂质条纹（脂纹）：是AS肉眼可见的最早期病变，为点状或条纹状黄色不隆起或微隆起于内膜的病变，常见于主动脉后壁及其分支开口处；

（2）纤维斑块：由脂纹发展而来。内膜呈现出散在的、不规则的、表面隆起的斑块，颜色从浅黄、灰黄变为瓷白色；

（3）粥样斑块：由纤维斑块的深层细胞坏死发展而来。此时，内膜可出现灰黄色斑块向内膜表面隆起，同时向深部压迫中膜；

（4）继发性改变：是在纤维斑块和粥样斑块基础上的继发病变：①斑块内出血：斑块内新生血管的破裂形成血肿，使斑块进一步隆起，甚至使动脉管腔完全闭塞，导致急性缺血；②斑块破裂：斑块表面的纤维帽破裂，粥样物自破裂口进入血流，被排入血流的坏死物质和脂质可形成胆固醇栓子，引起组织栓塞；③血栓形成：斑块破裂形成溃疡，因胶原暴露促进血栓形成，引起管腔阻塞，进而引起组织、器官梗死；④钙化：在纤维帽和粥瘤病灶内可见大量钙盐沉积，导致动脉管壁变硬、变脆；⑤动脉瘤形成：严重的粥样斑块底部中膜平滑肌可出现不同程度的萎缩和弹性下降，动脉压力升高时，管壁局限性扩张，形成动脉瘤。动脉瘤破裂可导致大出血；⑥管腔狭窄：动脉可因粥样斑块导致管腔狭窄，引起供血区域血流量减少，导致对应器官发生缺血性病变。

2．发病机制

AS发病机制复杂，尚未完全阐明，目前有多种学说或假说从不同角度进行阐述：

（1）损伤及平滑肌细胞增殖学说：各种损伤因素如高血压、激素及化学物质刺激、血流动力学改变、血栓形成、免疫复合物、细菌、病毒、糖尿病及低氧血症等，导致内皮细胞损伤。受损的内皮细胞分泌多种生长因子、趋化因子，刺激平滑肌细胞（smooth muscle cell，SMC）向内膜迁移、增殖，分泌细胞外基质并吞噬脂质形成SMC源性泡沫细胞，最终形成动脉硬化斑块。

（2）脂质浸润学说：血脂侵入动脉壁并在局部沉积，刺激结缔组织增生，引起AS。内皮细胞损伤、通透性增加及脂质转运障碍可能在此过程中起主要作用。

（3）血流动力学说：在AS的发病过程中，血流动力学因素也起到一定作用，并与AS斑块的部位存在相互关联。动脉硬化斑块主要是位于血管壁的低切力区，而湍流则对斑块的破裂或血栓形成起到一定作用。

（4）遗传学说：遗传学调查显示存在AS家族史者发病率比一般人群高2～6倍，可能由于遗传缺陷致细胞合成胆固醇的反馈控制机制失常，从而引起胆固醇过多积聚。

动脉粥样硬化斑块形成于最内层，即内膜。在病变开始早期，氧化修饰低密度脂蛋白颗粒

（ox-LDL）积聚于内膜中，受到血浆抗氧化剂的保护，它们发生氧化和其他修饰，使其具有促炎和免疫原性。表现出促炎功能的经典单核细胞进入内膜，单核细胞在血液中循环并结合由活化内皮细胞表达的黏附分子。趋化因子促进结合的单核细胞向动脉壁迁移。进入内膜，单核细胞成熟为巨噬细胞，并获得与修复性或较少炎症性单核细胞、巨噬细胞群体相关的特征，表达清道夫受体，使它们结合脂蛋白颗粒并成为泡沫细胞。T 淋巴细胞虽然数量少于单核细胞，但也进入内膜，并调节先天性免疫细胞以及内皮细胞和 SMC 的功能。中膜 SMC 迁移到内膜，以应对白细胞积累所产生的介质。由巨噬细胞产生的平滑肌细胞趋化因子血小板衍生生长因子被活化的血小板沉积在内皮破口或斑块内出血部位，可能参与内侧 SMC 向内膜的定向迁移。SMC 吞噬脂质形成肌源性泡沫细胞，增生、迁移形成纤维帽，ox-LDL 使泡沫细胞坏死、崩解，形成糜粥样坏死物，进而形成粥样斑块。

二、下肢闭塞性动脉硬化的动物模型研究

外周动脉疾病（peripheral arterial disease，PAD）以下肢动脉闭塞较为多见。下肢闭塞性动脉硬化（arteriosclerosis obliterans，ASO）是全身性动脉硬化血管病变在下肢动脉的表现。此文主要阐述下肢 ASO。

（一）动物模型建立和评价

AS 动物模型基于高胆固醇饮食加速斑块形成，操纵涉及胆固醇代谢基因，以及引入 AS 额外危险因素。使用最多的是老鼠和兔子模型，其他动物如鸟、猪和非人类灵长类动物也被用作 AS 实验模型（Kapourchali et al.，2014）。由于小鼠具有繁殖迅速，易于遗传操作以及在合理的时间内监测等优点，已成为研究实验性 AS 的主要物种（Bond et al.，2011；Getz et al.，2012）。

LDL 受体缺陷（LDLr-/-）小鼠模型具有在人类家族性高胆固醇血症 - 贫血中观察到的特征，这是由于缺乏功能性 LDL 受体的组成（Lee et al.，2017）。载脂蛋白（Apo）E3-Leiden 与高脂血症遗传形式有关。使用从 ApoE3-Leiden 先证者分离的基因组 27- 千碱基 DNA 构建体（包含 *ApoE* 基因，*ApoC1* 基因和所有调控元件）生成转基因小鼠，以研究 ApoE3-Leiden 突变在体内的作用。两个研究小组将所谓的前蛋白转化酶枯草杆菌蛋白酶 / 克新 9 型（PCSK9）-腺相关病毒（AAV）小鼠独立描述为快速、通用和经济有效的 AS 动物模型（Bjørklund et al.，2014；Roche-Molina et al.，2015）。

此外，多种方法和模型已被用于研究兔的 AS 及其并发症，包括遗传性高胆固醇血症兔，如喂食高胆固醇饮食的新西兰白兔（Baumgartner et al.，2016）和载脂蛋白 E 基因敲除（ApoE-/-）兔（Niimi et al.，2016）。通过对模型动物内皮细胞一氧化氮（NO）合成、血管内皮生长因子（VEGF）表达和内皮依赖性舒张功能（EDD）监测，激光多普勒血流灌注成像（laser Doppler perfusion imaging，LDPI）评价验证动物模型肢体缺血情况，对比正常样本，模型动物指标均明显降低。

（二）动物模型 ASO 缺血机制研究

学者比较载脂蛋白 E/ 内皮型一氧化氮合酶（apoE/eNOS）双敲除小鼠和 apoE-KO 对照动物 AS 形成时（Kuhlencordt et al.，2001），发现 eNOS 缺乏会增加以高胆固醇饮食喂养 apoE-KO 动物的 AS，并引起一系列心血管并发症，apoE-KO 和低密度脂蛋白（low density lipoprotein，LDL）受体缺陷型小鼠可自行发生斑块破裂和血栓形成。NOS 通路受损是 AS 形成过程中最早事件之一。为了完成病理生理情景，NOS 本身能够产生活性氧（ROS），在缺乏底物、L- 精氨酸或辅因子如 BH4 的情况下，NOS 比 NO 更容易合成超氧化物。AS 引起内皮损伤导致 eNOS 生物活性降低，进而导致 NO 释放减少。通过增加活性氧和其他自由基的生成，促进局部 NO 的降解，从而导致动脉壁中一系列氧化敏感机制的级联反应（Ignarro et al.，2005）。研究发现 ox-LDL 可致血管壁内多种细胞功能障碍。ox-LDL 通过干扰细胞松弛功能或直接对抗血管舒张物质调节血管紧张度。ox-LDL 也可引起 L- 精氨酸摄取减少。L- 精氨酸底物的局部耗竭会扰乱 eNOS 合成，导致 eNOS 的共底物氧过量产生超氧化物自由基。多种对氧化敏感的凋亡信号通路可与动脉壁中 NO 相互作用。因此，NO 生物活性与氧化应激之间的平衡在 AS 发展中起重要作用。小窝蛋白也称窖蛋白（caveolin），是一种成熟内源性抑制蛋白，可通过直接、相互作用调节各种酶活性。小窝蛋白 1 亚型（caveolin-1）在内皮细胞中调节各种功能细胞，包括转胞吞、通透性、血管张力和血管生成。caveolin 也可抑制 eNOS 活性，其丰度的变化很可能以多种方式影响血管生成过程。在遗传缺乏小窝蛋白 1（Cav-/-）小鼠 EC 中（Sonveaux et al.，2004），VEGF 诱导的 Ser 1177 上 eNOS 的磷酸化和 Thr 495 上的去磷酸化被废除，这两者均被认为是 eNOS 激活的标志。而 Cav+/+EC 暴露于 VEGF 会迅速导致 ERK 磷酸化。Cav-/-EC 中的 caveolin 转染使小窝膜的 VEGFR-2 重定向并恢复 VEGF 诱导的 ERK 和 eNOS 激活。

因此，各种因素直接或间接破坏动脉的正常内皮屏障，引起内皮细胞灶性脱落，损伤处微血栓形成。平滑肌细胞进入内膜并增生，而后基质形成及脂质沉积。平滑肌细胞反复增生是 AS 发生和发展的根本原因。

三、医用冲击波对 ASO 的康复治疗研究

（一）ASO 再生治疗的早期探索

21 世纪以来，再生医学的进展加快。基因技术、干细胞移植技术的发展，为学者提供了新的思路，为 ASO 治疗提供了新的方法。

诸多研究已经通过细胞治疗（如骨髓单核细胞、内皮祖细胞、造血干细胞和间充质干细胞）和基因疗法（如血管内皮生长因子、成纤维细胞生长因子和肝细胞生长因子）来诱导血管生成。Tongers 等（Tongers et al.，2014）在注射骨髓促血管生成细胞的肢体缺血小鼠模型中，发现一种呈现纤维连接蛋白整合素结合域的自组装生物活性肽纳米纤维基质（RGDS-PA）能够增强肢体灌注，降低缺血肢体坏死或截肢。学者们从新西兰白兔中分离外周血单核细胞在体外培养，将具有严重单侧后肢缺血兔模型随机分配为接受磷酸盐缓冲盐水和内皮祖细胞（EPC）两组，在缺血后肢的 6 个部位通过肌内注射进行管理。术后第 35 天发现自体 EPC 移植在缺血后肢中产生明显改善，表现为小腿血压比更高。促血管生成细胞因子如 VEGF1、肝细胞生长因子（HGF）、成纤维细胞生长因子 -2（FGF-2）和血管生成素 -1（Ang-1）表达显著升高，毛细血管密度增加。Horikoshi-Ishihara 等（Horikoshi-Ishihara et al.，2016）证明，脂肪来源干细胞（ADSC）和控制释放碱性成纤维细胞生长因子（bFGF）联合应用可诱导 HGF、VEGF、TGF-β1 的释放，增加小鼠缺血后肢模型肢体存活和血液灌注。

基因治疗方面，Takeshita 等（Takeshita et al.，1994）和 Bauters 等（Bauters et al.，1994）

首先描述了在兔缺血后肢模型中使用 VEGF 可促进血管生成。血管造影和组织学检查显示毛细血管密度显著增加，组织灌注增强，从而明显提高生存能力。另一项研究通过将裸露 HGF 质粒肌内注射到兔缺血后肢中，评估其血管生成活性。根据血管造影评估，HGF 转染动物中，侧支动脉从起源到重构亲代血管远端呈线性延伸。与对照载体转染兔相比，用 HGF 质粒转染兔模型通过激光多普勒血流仪测得的血流量显著增加（Taniyama et al.，2001）。

ASO 康复治疗的早期探索效果显著，但干细胞和基因治疗因有创、成瘤风险以及其他潜在风险等未被广泛采纳，亟待更深一步的研究和改进。

（二）ASO 再生治疗研究的转折

慢性动脉闭塞的最佳治疗是经皮腔内血管成形术或血管旁路移植术。然而，由于严重狭窄的解剖分布、动脉钙化、下肢远端流出道差，一些患者不适合行血运重建。基因和细胞疗法也并不总是令人满意。因此，迫切需要一种新的、无创的、简单的治疗策略来诱导血管生成。

运动训练是指南中唯一推荐的 I 类治疗稳定 ASO 的措施。锻炼计划可改善血管内皮细胞功能。运动诱导的侧支血管 NO 释放被认为依赖于剪切应力。Schirmer 等（Schirmer et al.，2015）对小鼠进行右股动脉结扎（≤7 天），结果出现旁侧巨噬细胞积累以及 iNOS 在血液、脾和后肢侧支 MNC 中表达增加。缺乏 iNOS 小鼠没有表现出运动引起的灌注恢复。从 iNOS 缺乏小鼠骨髓衍生的 MNC 移植到野生型动物中会抑制运动引起的侧支动脉生长。由于早期再生治疗难以克服的风险，研究者开始寻找其他可行的治疗方法。低强度冲击波（Li-ESW）是一种新颖的治疗方法。体外实验表明，Li-ESW（0.09 mJ/mm^2，约为尿石症治疗所用强度的 10%）能增强培养的人脐静脉内皮细胞（HUVEC）中 VEGF 表达和 NO 释放（Mariotto et al.，2005）。在后肢缺血动物模型中，通过聚合酶链反应（Tepeköylü et al.，2013；Holfeld et al.，2014）或免疫印迹技术（Oi et al.，2008）测得 Li-ESW（0.06～0.09 mJ/mm^2）治疗后缺血肢体 VEGF 水平升高。相对磷酸化定量显示，1 小时后 VEGFR-2 激活增加 5 倍。但当引入 VEGFR-2 抑制剂时，Li-ESW 对 HUVEC 的血管生成作用被限制，这表明 Li-ESW 通过 VEGFR-2 作用对血管生成产生影响（Holfeld et al.，2014）。手术切除兔单侧股动脉引起后肢缺血（Qi et al.，2008），术后 1 周，局部缺血部位用 Li-ESW 治疗（0.09 mJ/mm^2），每周 3 次，连续 3 周。与对照组相比，治疗组侧支动脉发育（图 9-3）、缺血 / 非缺血髂总动脉流量比、缺血 / 非缺血后肢血压比、缺血肌肉毛细血管密度均显著增加，表明 Li-ESW 可诱导治疗性血管生成。重要的是，该疗法未发现任何副作用，如肌肉损伤、出血或血栓形成。在第 28 天，与对照组相比，缺血后肢肌肉中 eNOS 和 VEGF 表达呈增长趋势。

近年来，对低强度脉冲超声波（LIPUS）的研究也在进行，同医用冲击波一样，治疗无相关副作用报道。在肢体缺血小鼠模型中，学者应用 LIPUS 验证治疗对血管生成的影响（Iwamoto et al.，2017）。以 30 mW/cm^2 强度对小鼠进行 LIPUS 治疗，频率为 2.0 MHz 和 1 kHz 脉冲，治疗 2 周。通过 LDPI 测量缺血肢体血流量，并计算血流速指数。对照组（假手术组）中，缺血手术后第 1 天肢体血流量减少到术前血流量的 29%，在第 7 和 14 天分别增加到 62% 和 60%。而 LIPUS 治疗组（LIPUS 组）中，第 1 天血流量降至术前的 27%，在第 7 和 14 天分别增加到 79% 和 97%。在第 14 天，与对照组相比，LIPUS 组血流量显著增加（图 9-4）。对照小鼠切片苏木精染色表明，局部缺血可引起肌肉纤维损伤以及纤维组织和免

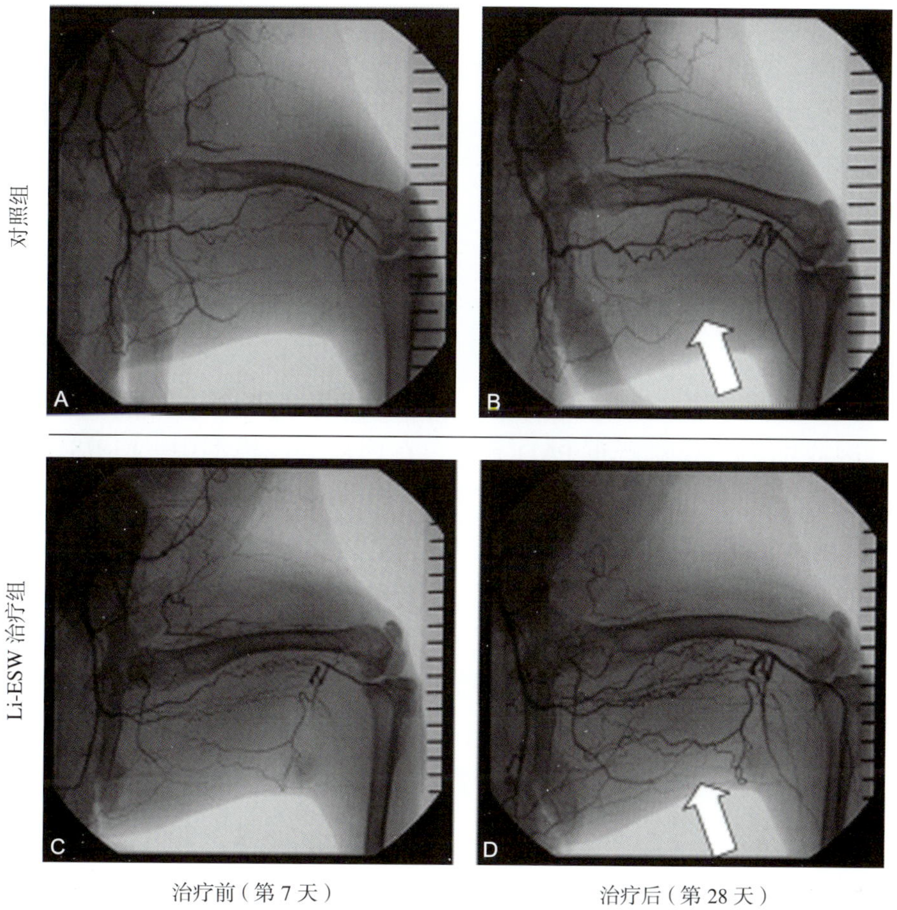

图 9-3 对照组兔第 7 天（A）和第 28 天（B）、Li-ESW 治疗组兔第 7 天（C，治疗前）和第 28 天（D，治疗后 3 周）选择性髂总动脉造影。在第 28 天，Li-ESW 治疗组兔后肢侧支动脉增加，毛细血管密度增加

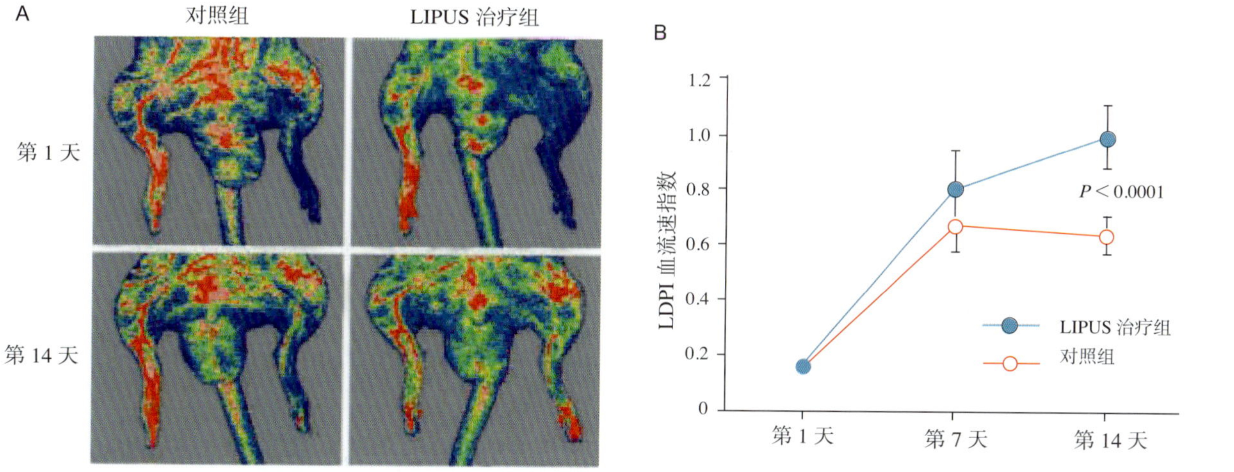

图 9-4 LIPUS 对小鼠缺血后肢的影响：术后缺血后肢血流的定量分析

A. 对照组和 LIPUS 组小鼠缺血右后肢进行代表性 LDPI；B. 在术后第 1、7 和 14 天对缺血 / 非缺血肢体通过 LDPI 进行定量分析（每组 n=8）。结果显示为：平均值 ± 标准差。第 14 天，对照组和 LIPUS 组之间存在显著差异。

疫细胞浸润，而 LIPUS 治疗小鼠则抑制了纤维组织和免疫细胞浸润，证明 LIPUS 可促进缺血性伤口愈合或阻止纤维组织和免疫细胞浸润。LIPUS 的治疗作用可能是通过上调血管生成因子实现。假手术组染色切片 VEGF、FGF2、ANGPT1 均有轻度表达，而 LIPUS 治疗后 VEGF、FGF2 和 ANGPT1 表达明显强于对侧非缺血侧，提示 LIPUS 可诱导更多 VEGF、FGF2 和 ANGPT1 表达。

虽然通过基因或细胞治疗对严重 PAD 有效，但它具有侵袭性且难以重复（Tateishi-Yuyama et al.，2002）。Li-ESW 和 LIPUS 疗法的主要优点是无创、安全有效、无相关并发症和不良反应，且不需要麻醉，可重复治疗，Li-ESW 和 LIPUS 有望成为治疗 PAD 血管新生的新策略。

（三）Li-ESW 治疗 PAD 机制研究

Li-ESW 治疗的确切作用机制尚不完全清楚，其被认为通过机械转导原理在软组织中产生效应。机械转导整合细胞膜中机械感觉单元将机械刺激转化为化学信号。由物理刺激激活的机械感觉单元根据机械负荷、组织和应用环境产生生物学事件（Frairia et al.，2011）。Li-ESW 具有激活动脉生成的潜力，将其用于缺血性肢体时，可通过机械感觉单元的激活导致多种血管生成途径激活，最终改善肢体循环，这包括血管生成因子 PLGF、HIF-1α 和 VEGF 及其受体的激活。Li-ESW 还可通过动员内源性 EPC 促进血管生成，并通过增加趋化因子的表达来增强其在慢性缺血组织中的募集。在炎症性疾病中，Li-ESW 已被证明具有上调 eNOS 活性并随后抑制核因子 -κB 活化的抗炎作用。在内皮剥脱模型中，Li-ESW 可抑制新内膜增生和减少平滑肌增殖。这是其能够延缓或逆转 AS 形成的潜在机制（Sun et al.，2011）。Li-ESW 增强 EPC 募集的能力可作为 PAD 干细胞疗法的辅助手段，获取 EPC 并进行离体扩增，用于促进血管生成，改善器官灌注（Khoo et al.，2008）。ESW 后 PAD 实验室和临床模型中微循环均得到改善，缺血性肢体疼痛减轻（Belcaro et al.，2005；Ciccone et al.，2012；Serizawa et al.，2012）。这种疼痛减轻的作用机制目前尚不清楚，可能是由于血管舒张增强或血管生成所致。

（范国聚　张宏伟）

第四节　医用冲击波对下肢闭塞性动脉硬化的治疗

一、下肢闭塞性动脉硬化的定义、流行病学及危险因素

下肢闭塞性动脉硬化（arteriosclerosis obliterans，ASO）是由于 AS 累及下肢动脉，引起内膜增厚、管腔狭窄或闭塞而导致肢体缺血症状的慢性疾病。临床上常表现为皮温低、麻木、间歇性跛行，严重者可导致下肢缺血性静息痛、溃疡或坏疽等症状，是全身性动脉硬化血管病变在下肢动脉的表现。据估计，每年每 100 万人中有 500～1000 人发生 PAD，累及 20% 的 70 岁以上人群和 4%～12% 的 55～

70岁人群（Leng et al.，1996；Fowkes et al.，2013）。由于AS是导致PAD和心血管疾病（CVD）的主要病理变化，PAD与系统性动脉粥样硬化性CVD密切相关。值得注意的是，PAD使心血管疾病死亡率增加3～6倍，超过一半的PAD患者患有冠心病和脑血管疾病（McFalls et al.，2004）。

下肢ASO的病因尚不完全清楚，一般认为AS形成与血管内膜损伤、脂质代谢紊乱、动脉分叉处血流动力学改变等机制有关。与其相关的高危因素包括：①躯体疾病：糖尿病、高血压、高脂血症、慢性肾功能不全、高同型半胱氨酸血症等；②不良生活习惯：吸烟、肥胖等；③其他因素：性别、年龄、遗传、炎症状态等，男性发病略高于女性。

二、下肢ASO的分类和病理变化

根据下肢ASO严重程度，国内外临床常采用Fontaine分期和Rutherford分类法（表9-1）。

复杂的病理变化已在ASO临床前研究进行了详细介绍，主要包括脂质条纹、纤维斑块、粥样斑块以及在纤维斑块和粥样斑块基础上的继发病变等。

三、下肢ASO的临床检查

下肢ASO的检查包括体格检查、实验室检查、影像学检查和特殊检查。

（一）体格检查

患者多为老年人，可能同时伴有多种疾病及AS危险因素，临床需全面检查，包括心率、血压测定，以及心、脑血管评估等。

（1）皮肤改变：患肢足部可见皮色苍白或青紫，皮温降低，皮肤变薄；在趾尖、趾间或足跟等部位可存在皮损、溃疡甚至坏疽。

（2）外周动脉搏动：颈动脉、肱动脉、桡动脉、股动脉、腘动脉、胫后动脉、足背动脉会有不同程度的动脉搏动减弱，甚至消失。

（3）血管杂音和震颤：当大动脉发生狭窄性病变时，可闻及收缩期吹风样杂音，部分患者可扪及震颤。

（二）实验室检查

（1）血常规、尿常规及便常规检查；

（2）血生化检查；

（3）同型半胱氨酸测定；

（4）凝血功能分析；

（5）传染病筛查；

表9-1　下肢ASO的Fontaine分期和Rutherford分类

Fontaine分期		Rutherford分类		
期别	临床表现	级别	类别	临床表现
Ⅰ期	无症状	0	0	无症状
Ⅱa期	轻度间歇性跛行	Ⅰ	1	轻度间歇性跛行
Ⅱb期	中度至重度间歇性跛行	Ⅰ	2	中度间歇性跛行
		Ⅰ	3	重度间歇性跛行
Ⅲ期	静息痛	Ⅱ	4	静息痛
Ⅳ期	组织溃疡、坏疽	Ⅲ	5	轻微组织缺损
		Ⅳ	6	组织溃疡、坏疽

（6）血脂检查：血清脂质成分主要包括低密度脂蛋白（LDL）、高密度脂蛋白（HDL）及三酰甘油。LDL升高是独立危险因素，与AS发病率呈正相关，而HDL呈负相关。

（三）影像学检查

（1）彩色多普勒超声检查（color Doppler ultrasonography，CDS）：为下肢ASO常规检查，可以测量斑块大小、斑块厚度，明确斑块性质。同时，可显示血管管腔直径和血流情况，对早期病变检出率高；

（2）磁共振血管成像（magnetic resonance angiography，MRA）：是术前常用的无创检查手段之一；

（3）CT血管成像（computed tomography angiography，CTA）：CTA和MRA可清晰显示下肢动脉的解剖形态，敏感性和特异性较高，可清楚显示动脉闭塞部位、闭塞程度，对临床诊断具有重要意义；

（4）数字减影血管造影（digital subtraction angiography，DSA）：DSA是诊断下肢ASO的金标准，因其是创伤性检查手段，一般不作为常规诊断方法。目前，DSA主要被应用于血管腔内治疗的术中诊断，可清晰显示病变部位、范围和程度，但其为有创操作，存在一定手术风险和并发症，随着CTA和MRA技术的发展，DSA较少单独用于下肢ASO的诊断。

（四）问卷评估

采用行走障碍问卷（walking impairment questionnaire，WIQ）可评估患者在日常生活中的行走能力。

（五）特殊检查

（1）踝肱指数（ankle brachial index，ABI）：是通过测量下肢各节段动脉收缩压来判定闭塞性病变部位和程度的方法。踝部胫前或胫后动脉与肱动脉收缩压的比值称为踝肱指数，ABI参考值为1.0～1.3。如小于0.9，则提示有闭塞性病变。一般情况下，间歇性跛行患者ABI为0.5～0.9，静息痛患者ABI常小于0.3。ABI已被广泛用于临床外周动脉功能的早期诊断和预后评估；

（2）趾肱指数（toe brachial index，TBI）：是趾动脉收缩压和肱动脉收缩压的比值。目前，临床常用ABI和TBI作为下肢缺血性疾病的初步筛查；

（3）经皮氧分压（$TcPO_2$）测定：通过测定局部组织氧分压，可间接了解局部组织血流灌注情况，评估缺血程度，并可用来判断趾、肢端溃疡及伤口愈合趋势，经皮氧分压过低提示伤口不易愈合；

（4）皮肤灌注压（SPP）：也是一种评估微循环的检查方法，可用于预测溃疡预后。

四、下肢ASO的诊断

根据患者主诉、病史、体格检查、问卷评分及相关特殊检查即可诊断，并进行分期和分类。

五、现行下肢ASO的临床治疗

下肢ASO是全身病变在下肢的表现，应进行综合治疗，包括消除危险因素、运动锻炼、药物治疗、血管腔内治疗、手术治疗等。随着医疗技术的发展，下肢ASO的治疗亦呈现多元化。

（一）一般治疗

治疗目的在于控制血糖、血压、血脂，改善血液高凝状态。在医生指导下加强肢体锻炼，促进动脉侧支循环形成，并注意足部护理，避免皮肤破损、外伤等，应严格戒烟，并积极治疗可能伴发的心脑血管疾病。

（二）药物治疗

下肢 ASO 患者需要接受药物治疗以控制各项危险因素。药物治疗主要用于早、中期患者，或作为手术和介入治疗的辅助用药 。

（1）抗血小板药：常作为首选治疗药物。抗血小板药能有效预防急性血栓形成，并提高术后动脉或移植血管的早期通畅率。常用药物有阿司匹林和氯吡格雷。

（2）降压药：常用降压药包括利尿药、血管紧张素转换酶抑制药（ACEI）、血管紧张素受体阻滞药（ARB）、钙通道阻滞剂和 β 受体阻滞剂五类。通过控制血压，可显著降低动脉斑块形成风险。

（3）前列腺素类药物：分为口服和静脉给药两种。通过增加血管平滑肌细胞内 CAMP 含量，发挥其扩血管作用，降低外周阻力；可抑制血小板凝集 ，降低血小板高反应和血栓素 A 水平，促进血栓周围已活化血小板逆转，改善红细胞的变形能力，从而抑制斑块形成。

（4）西洛他唑：是治疗下肢 ASO 的推荐药物，可通过抑制血小板及血管平滑肌内磷酸二酯酶活性，发挥抗血小板作用和血管扩张作用。

（5）沙格雷酯：可选择性拮抗 5- 羟色胺（5-hydroxytryptamine，5-HT），从而抑制血小板凝聚和血管收缩，改善下肢缺血症状。

（6）已酮可可碱：可增强红细胞变形能力，抑制血小板聚集和降低血浆纤维蛋白原的含量，从而降低血液黏度。

（7）他汀类药物：下肢 ASO 患者可使用他汀类药物调脂治疗。他汀类药物主要适用于血清总胆固醇和低密度脂蛋白胆固醇（LDL-C）增高为主的患者。

（三）手术治疗

对于严重影响生活质量的间歇性跛行、静息痛以及下肢溃疡和坏疽患者，必须考虑手术治疗。手术目的是重建动脉血流，改善肢体供血。手术方案的选择应综合考虑血管病变的部位、范围、程度、远端流出道和患者的全身状况等。

（1）动脉内膜剥脱术：适用于局限性动脉狭窄或闭塞患者。因腔内治疗技术的发展，目前已较少应用，常作为动脉旁路术的辅助术式，以利构建良好吻合口。

（2）动脉旁路术：是治疗下肢 ASO 的重要方法，分为解剖内旁路和解剖外旁路两种。常应用人工血管或自体静脉，于闭塞血管近、远端做旁路转流，以重建下肢血流。解剖内旁路按照原正常动脉血流方向重建，符合人体正常生理结构，为首选治疗方法；解剖外旁路适用于不能耐受手术，以及解剖内旁路走行区存在感染患者。

（3）经皮腔内血管成形术（PTA）/ 支架植入术：为目前首选的一线治疗方法，手术风险低，创伤小，术后恢复快。经动脉穿刺，输送球囊导管至动脉狭窄或闭塞部位，以适当压力使球囊扩张、重建血管管腔，恢复血流。结合血管腔内支架的应用，可提高动脉远期通畅率，获得较好的临床效果。近年来，用于临床的药物涂层球囊（DCB）因无异物植入，可减轻内膜炎症反应，降低血栓风险，同样也可缩短抗血小板治疗时间，亦被广泛应用。

（4）经皮腔内斑块旋切术：是一种全新的微创腔内治疗方式。斑块旋切系统通过血管腔内减容，尽可能恢复动脉管腔原始形态，减少斑块回缩，降低甚至避免动脉支架植入，进而延长下肢动脉远期通畅率。

（5）截趾（肢）术：对于患趾（肢）已坏疽患者，需进行截趾（肢）手术。严重肢体缺血（CLI）是下肢ASO最严重的临床表现，其预后远不如单纯间歇性跛行患者，积极治疗仍存在较高截肢风险。

（四）中医药治疗

（1）辨病辨证论治；

（2）中成药治疗：如血府逐瘀胶囊等。

（五）基因和细胞治疗

目前临床正在研究将VEGF或自体干细胞导入缺血肢体，以促进动脉侧支血管形成，从而改善缺血肢体血流灌注。干细胞和基因治疗因有创、存在成瘤风险以及其他潜在风险等未被广泛用于临床，其近远期临床疗效也有待进一步观察。

六、Li-ESW治疗下肢ASO的临床研究

目前，下肢ASO的治疗方式都存在不同程度的并发症和副作用，亦不能完全修复受损的动脉结构，阻断动脉硬化的发展进程。因此，寻求通过修复受损病理变化而康复组织结构，是人类不断探索的动力。Li-ESW治疗的无创性、安全性、有效性，促进了医用冲击波在下肢ASO治疗中的临床研究。

（一）治疗适应证

临床试验认为下述患者适合进行该Li-ESW疗：

（1）单侧或双侧小腿间歇性跛行（近3个月稳定）；

（2）知情同意且自愿参加研究；

（3）年满18周岁；

（4）能够遵守协议并参加所有后续治疗；

（5）正在接受抗血小板药和他汀类药物治疗。

（二）治疗禁忌证

有下列情况的患者应予以排除：

（1）恶性肿瘤患者；

（2）对抗血小板药或他汀类药物过敏或不耐受；

（3）妊娠（必要时筛查妊娠试验）；

（4）治疗部位或附近有金属植入物；

（5）正在应用抗凝药物（如华法林等）；

（6）诊断患有凝血功能障碍性疾病。

（三）相关不良反应及处理

尚未发生影响治疗或延迟治疗的安全问题，包括治疗部位可能出现的疼痛、皮肤淤血、血栓、红斑、瘙痒、肌肉损伤等。

（四）治疗参数设置

治疗参数尚无统一标准，参考范围为：0.11～0.21 mJ/mm^2，频率：2 Hz，脉冲重复频率：3600～8000次，每周3次，共2～3周（Serizawa et al.，2012；Tara et al.，2014）。安全、有效的参数还需大规模、多中心研究验证。

（五）治疗步骤和注意事项

嘱患者取坐位或俯卧位，充分暴露治疗部位，设置治疗参数，装置作用部位与肢体治疗部位充分贴合，启动设备进行治疗。一般每周3次，持续2～3周。同时，治疗过程中应注意询问和观察患者有无不适症状和不良反应。要求患者在治疗前后填写WIQ、视觉疼痛模拟量表（VAS）等评估行走能力，并随访患者治疗后效果和有无远期不良反应发生等。

（六）临床研究相关内容及结论

日本学者Serizawa等（Serizawa et al., 2012）设计并实施了一项Li-ESW治疗PAD的临床试验。招募被分类为Fontaine Ⅱ期的12例（19条肢体）患者（男性10例，女性2例；年龄60～86岁；其中10例为ASO；1例为血栓闭塞性脉管炎，1例为结节性多动脉炎），采用Li-ESW治疗其缺血小腿肌肉，每周3次，连续3周。排除无PAD（静止时ABI>0.9）、无症状PAD、不稳定性冠状动脉疾病、目前吸烟、无法进行跑步机测试、活动性癌症和痴呆者。入组前给予抗血小板药至少1年，并在随访期间继续使用所有抗血小板药。在缺血小腿肌肉的40个部位进行Li-ESW治疗，能量强度：0.1 mJ/mm^2，每个部位200次。患者接受Li-ESW治疗前及治疗后第4、8、12和24周填写WIQ，对主观步行能力进行评估，测量ABI。最大步行距离跑步机测试在2.4 km/h、12%倾斜度条件下进行，并测量最大步行距离。7名患者有双侧病变，对患病较严重小腿测量其最大步行距离。使用近红外光谱仪测量组织氧合指数（TOI），评估组织恢复时间。将近红外光谱探针连至小腿肌肉上，并获得反映局部O_2供应的TOI恢复时间。在Li-ESW治疗前和治疗后24周，进行下肢CTA以评估侧支血管生长情况。2位放射科医师以盲法独立评估血管造影图像。结果显示：在治疗后第8、12和24周时，疼痛和距离分量表得分明显增加。楼梯分量表分数仅在第8周时增加，速度分量表分数没有观察到显著变化。随访期间ABI无明显变化（基线：0.57±0.15，4周：0.58±0.13，8周：0.58±0.13，12周：0.57±0.14，24周：0.59±0.12，全部P=NS）。Li-ESW治疗后，最大步行距离在第4周显著增加（相对于基线为151%±37%，$P<0.01$），并在第8周（161%±56%，$P<0.01$），12周（171%±75%，$P<0.01$）和24周（180%±74%，$P<0.01$）逐步增加。一名患者由于膝关节疼痛在第4周未能通过跑步机测试，而另一名患者由于呼吸系统疾病在第24周未能通过跑步机测试。与基线相比，TOI恢复时间在第4、8、12和24周显著缩短（$P<0.01$）。Li-ESW治疗后24周，CTA无可见侧支血管增加。治疗无相关副作用。Li-ESW治疗可显著改善间歇性跛行PAD患者的行走能力。治疗效果与TOI恢复时间显著减少有关，小腿肌肉血流和氧合的改善，表明Li-ESW治疗通过增加缺血肢体周围灌注，改善患者步行障碍。

日本学者Tara等（Tara et al., 2014）对10例PAD患者（9名男性和1名女性；平均年龄为：71.3岁±9.0岁）进行非随机、单臂先导研究。受试者符合以下标准：①有症状的PAD，阻塞或狭窄病变仅限于膝下动脉，并经DSA诊断；②常规治疗后仍持续缺血性PAD，症状超过2个月。排除因溃疡或皮肤缺损需要其他治疗的患者。作为PAD常规治疗，在ESW治疗开始前至少2个月服用西洛他唑或（和）其他抗血小板药，并在整个研究过程中继续应用。以0.12～0.21 mJ/mm^{2}的强度直接施加于缺血肢体的6个点（300次/点），频率为2 Hz，每周3次，共2周。评估ESW治疗前后微循环血流量，测量$TcPO_2$和SPP，并进行99mTc-TF显像。治疗后1周内进行检查，用经皮监护仪测量$TcPO_2$。结果显示，6例患者症状改善，但4例患者症状没有改变。在研究期间，没有患者表现出病情恶化。有2例患者由于袖带压力或患者不自主运动引起疼痛而无法评估SPP。此外，1例患者未行99mTc-TF显像，根据Smirnov-Grubb异常值测试，99mTc-TF灌注指数的2个异常值被剔除。最大$TcPO_2$在小腿（57.3 mmHg±

28.4 mmHg 至 71.0 mmHg ± 14.5 mmHg，P=0.044）和足背（52.2 mmHg ± 21.8 mmHg 至 76.1 mmHg ± 17.9 mmHg，P=0.012）处显著增加，但胫骨前段（64.5 mmHg ± 24.3 mmHg 至 75.3 mmHg ± 16.9 mmHg，P=0.10）无明显变化。治疗后，足背（32.8 mmHg ± 13.2 mmHg 至 47.1 mmHg ± 15.6 mmHg，P=0.07）和足底（38.0 mmHg ± 18.1 mmHg 至 48.8 mmHg ± 17.8 mmHg，P=0.24）SPP 均呈上升趋势，但增幅不显著。虽然治疗后腿部 99mTc-TF 灌注指数无变化（1.00 mmHg ± 0.21 mmHg 至 1.23 mmHg ± 0.40 mmHg，P=0.15），但足部灌注指数显著增加（0.48 mmHg ± 0.092 mmHg 至 0.61 mmHg ± 0.12 mmHg，P=0.0013）。Li-ESW 能显著改善缺血肢体局部微循环血流，减轻疼痛症状。

另一项前瞻性研究（Belcaro et al.，2005）对 32 例因严重肢体缺血而伴有静息痛和局限性远端坏死患者进行 Li-ESW。结果包括无痛行走距离（PFWD）、最大行走距离（MWD）、VAS、LDPI 等。所有结果均表明缺血肢体血流灌注增强，症状显著改善。也有英国学者 Harwood 等（Harwood et al.，2018）对比单侧跛行患者 ESW 与假手术治疗的疗效，发现与假手术组相比，ESW 治疗组在 MWD 和 PFWD 各时间点改善均有统计学意义。治疗 12 周后，治疗组 PFWD 改善 276%，MWD 改善 167%。

LIPUS 尚处在动物实验阶段，目前无相关临床研究结果报道。2015 年，日本学者应用新型超声设备 SX-1001 对患有 Fontaine Ⅲ期 44 例血栓闭塞性脉管炎患者进行多中心、双盲、平行随机临床研究。于研究前及治疗阶段的第 4、8、12、16、20 和 24 周对所有患者进行相关检查，以评估疗效和安全性。试验结果尚未公布。

现有动物实验和体外细胞研究发现，LIPUS 和 Li-ESW 能有效促进 PAD 动物缺血肢体功能恢复，而无治疗相关不良反应发生。同时，临床研究支持 Li-ESW 治疗的安全性和临床有效性，通过上调 eNOS 活性和激活 VEGF 及其受体的表达，促进血管生成，改善肢体灌注和功能，减轻 PAD 患者临床症状。Li-ESW 有望成为一种治疗严重肢体缺血 PAD 患者的新方法。

（范国聚　张宏伟）

参考文献

Abe Y, Ito K, Hao K, et al., 2014. Extracorporeal low-energy shock-wave therapy exerts anti-inflammatory effects in a rat model of acute myocardial infarction. Circ J, 78(12):2915-2925.

Aghi M, Cohen KS, Klein RJ, et al., 2006. Tumor stromal-derived factor-1 recruits vascular progenitors to mitotic neovasculature, where microenvironment influences their differentiated phenotypes. Cancer Res, 66(18):9054-9064.

Asahara T, Murohara T, Sullivan A, et al., 1997. Isolation of putative progenitor endothelial cells for angiogenesis. Science, 275(5302):964-967.

Baumgartner C, Brandl J, Münch G, et al., 2016. Rabbit models to study atherosclerosis and its complications - Transgenic vascular protein expression in vivo. Prog Biophys Mol Biol, 121(2):131-141.

Bauters C, Asahara T, Zheng LP, et al., 1994. Physiological assessment of augmented vascularity induced by VEGF in ischemic rabbit hindlimb. Am J Physiol, 267(4 Pt 2):H1263-H1271.

Belcaro G, Cesarone MR, Dugall M, et al., 2005. Effects of shock waves on microcirculation, perfusion, and pain management in critical limb ischemia. Angiology, 56(4):403-407.

Bir SC, Xiong Y, Kevil CG, et al., 2012. Emerging role of PKA/eNOS pathway in therapeutic angiogenesis for ischaemic tissue diseases. Cardiovasc Res, 95(1):7-18.

Bjørklund MM, Hollensen AK, Hagensen MK, et al., 2014. Induction of atherosclerosis in mice and hamsters without germline genetic engineering. Circ Res, 114(11):1684-1689.

Bond AR, Jackson CL, 2011. The fat-fed apolipoprotein E knockout mouse brachiocephalic artery in the study of atherosclerotic plaque rupture. J Biomed Biotechnol, 2011:379069.

Ceradini DJ, Kulkarni AR, Callaghan MJ, et al., 2004. Progenitor cell trafficking is regulated by hypoxic gradients through HIF-1 induction of SDF-1. Nat Med, 10(8):858-864.

Chen H, Brayman AA, Kreider W, et al., 2011. Observations of translation and jetting of ultrasound-activated microbubbles in mesenteric microvessels. Ultrasound Med Biol, 37(12):2139-2148.

Ciccone MM, Notarnicola A, Scicchitano P, et al., 2012. Shockwave therapy in patients with peripheral artery disease. Adv Ther, 29(8):698-707.

De Falco E, Avitabile D, Totta P, et al., 2009. Altered SDF-1-mediated differentiation of bone marrow-derived endothelial progenitor cells in diabetes mellitus. J Cell Mol Med, 13(9B):3405-3414.

Deshane J, Chen S, Caballero S, et al., 2007. Stromal cell-derived factor 1 promotes angiogenesis via a heme oxygenase 1-dependent mechanism. J Exp Med, 204(3):605-618.

Fowkes FG, Rudan D, Rudan I, et al., 2013. Comparison of global estimates of prevalence and risk factors for peripheral artery disease in 2000 and 2010: a systematic review and analysis. Lancet, 382(9901):1329-1340.

Frairia R, Berta L, 2012. Biological effects of extracorporeal shock waves on fibroblasts. Muscles Ligaments Tendons J, 1(4):138-147.

Fu M, Sun CK, Lin YC, et al., 2011. Extracorporeal shock wave therapy reverses ischemia-related left ventricular dysfunction and remodeling: molecular-cellular and functional assessment. PLoS One, 6(9):e24342.

Getz GS, Reardon CA, 2012. Animal models of atherosclerosis. Arterioscler Thromb Vasc Biol, 32(5):1104-1115.

Harraz M, Jiao C, Hanlon HD, et al., 2001. CD34- blood-derived human endothelial cell progenitors. Stem Cells, 19(4):304-312.

Harwood AE, Green J, Cayton T, et al., 2018. A feasibility double-blind randomized placebo-controlled trial of extracorporeal shockwave therapy as a novel treatment for intermittent claudication. J Vasc Surg, 67(2):514-521e2.

Holfeld J, Tepeköylü C, Blunder S, et al., 2014. Low energy shock wave therapy induces angiogenesis in acute hind-limb ischemia via VEGF receptor 2 phosphorylation. PLoS One, 9(8):e103982.

Horikoshi-Ishihara H, Tobita M, Tajima S, et al., 2016. Coadministration of adipose-derived stem cells and control-released basic fibroblast growth factor facilitates angiogenesis in a murine ischemic hind limb model. J Vasc Surg, 64(6):1825-1834.

Ignarro LJ, Napoli C, 2005. Novel features of nitric oxide, endothelial nitric oxide synthase, and atherosclerosis. Curr Diab Rep, 5(1):17-23.

Ito K, Fukumoto Y, Shimokawa H, 2011. Extracorporeal shock wave therapy for ischemic cardiovascular disorders. Am J Cardiovasc Drugs, 11(5):295-302.

Ito Y, Ito K, Shiroto T, et al., 2010. Cardiac shock wave therapy ameliorates left ventricular remodeling after myocardial ischemia-reperfusion injury in pigs in vivo. Coron Artery Dis, 21(5):304-311.

Iwaguro H, Yamaguchi J, Kalka C, et al., 2002. Endothelial progenitor cell vascular endothelial growth factor gene transfer for vascular regeneration. Circulation, 105(6):732-738.

Iwamoto A, Hidaka T, Kihara Y, et al., 2017. Low-Intensity Pulsed Ultrasound.//Higashi Y, Murohara T. Therapeutic Angiogenesis. Singapore:Springer,161-175.

Kanda S, Mochizuki Y, Kanetake H, 2003. Stromal cell-derived factor-1alpha induces tube-like structure formation of endothelial cells through phosphoinositide 3-kinase. J Biol Chem, 278(1):257-262.

Kapourchali FR, Surendiran G, Chen L, et al., 2014. Animal models of atherosclerosis. World J Clin Cases, 2(5):126-132.

Kawamoto A, Asahara T, 2007. Role of progenitor endothelial cells in cardiovascular disease and upcoming therapies. Catheter Cardiovasc Interv, 70(4):477-484.

Khoo CP, Pozzilli P, Alison MR, 2008. Endothelial progenitor cells and their potential therapeutic applications. Regen Med, 3(6):863-876.

Kikuchi Y, Ito K, Ito Y, et al., 2010. Double-blind and placebo-controlled study of the effectiveness and safety of extracorporeal cardiac shock wave therapy for severe angina pectoris. Circ J, 74(3):589-591.

Kryczek I, Lange A, Mottram P, et al., 2005. CXCL12 and vascular endothelial growth factor synergistically induce neoangiogenesis in human ovarian cancers. Cancer Res, 65(2):465-472.

Kuhlencordt PJ, Gyurko R, Han F, et al., 2001. Accelerated atherosclerosis, aortic aneurysm formation, and ischemic heart disease in apolipoprotein E/endothelial nitric oxide synthase double-knockout mice. Circulation, 104(4):448-454.

Kuo YR, Wang CT, Wang FS, et al., 2009. Extracorporeal shock-wave therapy enhanced wound healing via increasing topical blood perfusion and tissue regeneration in a rat model of STZ-induced diabetes. Wound Repair Regen, 17(4):522-530.

Lee YT, Lin HY, Chan YW, et al., 2017. Mouse models of atherosclerosis: a historical perspective and recent advances. Lipids Health Dis, 16(1):12.

Leng GC, Lee AJ, Fowkes FG, et al., 1996. Incidence, natural history and cardiovascular events in symptomatic and asymptomatic peripheral arterial disease in the general population. Int J Epidemiol, 25(6):1172-1181.

Li B, Sharpe EE, Maupin AB, et al., 2006. VEGF and PlGF promote adult vasculogenesis by enhancing EPC recruitment and vessel formation at the site of tumor neovascularization. FASEB J, 20(9):1495-1497.

Madeddu P, 2005. Therapeutic angiogenesis and vasculogenesis for tissue regeneration. Exp Physiol, 90(3):315-326.

Mariotto S, Cavalieri E, Amelio E, et al., 2005. Extracorporeal shock waves: from lithotripsy to anti-inflammatory action by NO production. Nitric Oxide, 12(2):89-96.

McFalls EO, Ward HB, Moritz TE, et al., 2004. Coronary-artery revascularization before elective major vascular surgery. N Engl J Med, 351(27):2795-2804.

Milkiewicz M, Ispanovic E, Doyle JL, et al., 2006. Regulators of angiogenesis and strategies for their therapeutic manipulation. Int J Biochem Cell Biol, 38(3):333-357.

Mirshahi F, Pourtau J, Li H, et al., 2000. SDF-1 activity on microvascular endothelial cells: consequences on angiogenesis in in vitro and in vivo models. Thromb Res, 99(6):587-591.

Mittermayr R, Hartinger J, Antonic V, et al., 2011. Extracorporeal shock wave therapy (ESWT) minimizes ischemic tissue necrosis irrespective of application time and promotes tissue revascularization by stimulating angiogenesis. Ann Surg, 253(5):1024-1032.

Niimi M, Yang D, Kitajima S, et al., 2016. ApoE knockout rabbits: A novel model for the study of human hyperlipidemia. Atherosclerosis, 245:187-193.

Nishida N, Yano H, Komai K, et al., 2004. Vascular endothelial growth factor C and vascular endothelial growth factor receptor 2 are related closely to the prognosis of patients with ovarian carcinoma. Cancer, 101(6):1364-1374.

Nishida T, Shimokawa H, Oi K, et al., 2004. Extracorporeal cardiac shock wave therapy markedly ameliorates ischemia-induced myocardial dysfunction in pigs in vivo. Circulation, 110(19):3055-3061.

Oi K, Fukumoto Y, Ito K, et al., 2008. Extracorporeal shock wave therapy ameliorates hindlimb ischemia in rabbits. Tohoku J Exp Med, 214(2):151-158.

Ottomann C, Stojadinovic A, Lavin PT, et al., 2012. Prospective randomized phase II Trial of accelerated reepithelialization of superficial second-degree burn wounds using extracorporeal shock wave therapy. Ann Surg, 255(1):23-29.

Parenti A, Bellik L, Brogelli L, et al., 2004. Endogenous VEGF-A is responsible for mitogenic effects of MCP-1 on vascular smooth muscle cells. Am J Physiol Heart Circ Physiol, 286(5):H1978-H1984.

Petersen MC, Munzenmaier DH, Greene AS, 2006. Angiotensin II infusion restores stimulated angiogenesis in the skeletal muscle of rats on a high-salt diet. Am J Physiol Heart Circ Physiol, 291(1):H114-H120.

Reyes M, Dudek A, Jahagirdar B, et al., 2002. Origin of endothelial progenitors in human postnatal bone marrow. J Clin Invest, 109(3):337-346.

Roche-Molina M, Sanz-Rosa D, Cruz FM, et al., 2015. Induction of sustained hypercholesterolemia by single adeno-associated virus-mediated gene transfer of mutant hPCSK9. Arterioscler Thromb Vasc Biol, 35(1):50-59.

Rookmaaker MB, Verhaar MC, Loomans CJ, et al., 2005. CD34+ cells home, proliferate, and participate in capillary formation, and in combination with CD34- cells enhance tube formation in a 3-dimensional matrix. Arterioscler Thromb Vasc Biol, 25(9):1843-1850.

Roth GA, Morden NE, Zhou W, et al., 2012. Clopidogrel use and early outcomes among older patients receiving a drug-eluting coronary artery stent. Circ Cardiovasc Qual Outcomes, 5(1):103-112.

Salvucci O, Yao L, Villalba S, et al., 2002. Regulation of endothelial cell branching morphogenesis by endogenous chemokine stromal-derived factor-1. Blood, 99(8):2703-2711.

Schirmer SH, Millenaar DN, Werner C, et al., 2015. Exercise promotes collateral artery growth mediated by monocytic nitric oxide. Arterioscler Thromb Vasc Biol, 35(8):1862-1871.

Serizawa F, Ito K, Kawamura K, et al., 2012. Extracorporeal shock wave therapy improves the walking ability of patients with peripheral artery disease and intermittent claudication. Circ J, 76(6):1486-1493.

Serizawa F, Ito K, Kawamura K, et al., 2012. Extracorporeal shock wave therapy improves the walking ability of patients with peripheral artery disease and intermittent claudication. Circ J, 76(6):1486-1493.

Sonveaux P, Martinive P, DeWever J, et al., 2004. Caveolin-1 expression is critical for vascular endothelial growth factor-induced ischemic hindlimb collateralization and nitric oxide-mediated angiogenesis. Circ Res, 95(2):154-161.

Stellos K, Langer H, Daub K, et al., 2008. Platelet-derived stromal cell-derived factor-1 regulates adhesion and promotes differentiation of human CD34+ cells to endothelial progenitor cells. Circulation, 117(2):206-215.

Sun CK, Shao PL, Wang CJ, et al., 2011. Study of vascular injuries using endothelial denudation model and the therapeutic application of shock wave: a review. Am J Transl Res, 3(3):259-268.

Takeshita S, Zheng LP, Brogi E, et al., 1994. Therapeutic angiogenesis. J Clin Invest, 93(2):662-670.

Tamaki T, Akatsuka A, Ando K, et al., 2002. Identification of myogenic-endothelial progenitor cells in the interstitial spaces of skeletal muscle. J Cell Biol, 157(4):571-577.

Tanaka E, Hattan N, Ando K, et al., 2000. Amelioration of microvascular myocardial ischemia by gene transfer of vascular endothelial growth factor in rabbits. J Thorac Cardiovasc Surg, 120(4):720-728.

Taniyama Y, Morishita R, Aoki M, et al., 2001. Therapeutic angiogenesis induced by human hepatocyte growth factor gene in rat and rabbit hindlimb ischemia models: preclinical study for treatment of peripheral arterial disease. Gene Ther, 8(3):181-189.

Tara S, Miyamoto M, Takagi G, et al., 2014. Low-energy extracorporeal shock wave therapy improves microcirculation blood flow of ischemic limbs in patients with peripheral arterial disease: pilot study. J Nippon Med Sch, 81(1):19-27.

Tateishi-Yuyama E, Matsubara H, Murohara T, et al., 2002. Therapeutic angiogenesis for patients with limb ischaemia by autologous transplantation of bone-marrow cells: a pilot study and a randomised controlled trial. Lancet, 360(9331):427-435.

Tepeköylü C, Wang FS, Kozaryn R, et al., 2013. Shock wave treatment induces angiogenesis and mobilizes endogenous CD31/CD34-positive endothelial cells in a hindlimb ischemia model: implications for angiogenesis and vasculogenesis. J Thorac Cardiovasc Surg, 146(4):971-978.

Tepper OM, Callaghan MJ, Chang EI, et al., 2004. Electromagnetic fields increase in vitro and in vivo angiogenesis through endothelial release of FGF-2. FASEB J, 18(11):1231-1233.

Tongers J, Webber MJ, Vaughan EE, et al., 2014. Enhanced potency of cell-based therapy for ischemic tissue repair using an injectable bioactive epitope presenting nanofiber support matrix. J Mol Cell Cardiol, 74:231-239.

Wang Y, Guo T, Cai HY, et al., 2010. Cardiac shock wave therapy reduces angina and improves myocardial function in patients with refractory coronary artery disease. Clin Cardiol, 33(11):693-699.

Ward MR, Stewart DJ, Kutryk MJ, 2007. Endothelial progenitor cell therapy for the treatment of coronary disease, acute MI, and pulmonary arterial hypertension: current perspectives. Catheter Cardiovasc Interv, 70(7):983-998.

White FC, Carroll SM, Magnet A, et al., 1992. Coronary collateral development in swine after coronary artery occlusion. Circ Res, 71(6):1490-1500.

Xiao Q, Kiechl S, Patel S, et al., 2007. Endothelial progenitor cells, cardiovascular risk factors, cytokine levels and atherosclerosis--results from a large population-based study. PLoS One, 2(10):e975.

Yang G, Luo C, Yan X, et al., 2011. Extracorporeal shock wave treatment improves incisional wound healing in diabetic rats. Tohoku J Exp Med, 225(4):285-292.

Zeller M, Korandji C, Guilland JC, et al., 2008. Impact of asymmetric dimethylarginine on mortality after acute myocardial infarction. Arterioscler Thromb Vasc Biol, 28(5):954-960.

Zhang Y, Shen T, Liu B, et al., 2018. Cardiac Shock Wave Therapy Attenuates Cardiomyocyte Apoptosis after Acute Myocardial Infarction in Rats. Cell Physiol Biochem, 49(5):1734-1746.

Zimpfer D, Aharinejad S, Holfeld J, et al., 2009. Direct epicardial shock wave therapy improves ventricular function and induces angiogenesis in ischemic heart failure. J Thorac Cardiovasc Surg, 137(4):963-970.

第十章

医用冲击波对皮肤损伤的治疗

第一节　医用冲击波治疗皮肤损伤的临床研究

一、皮肤的正常解剖结构及生理

皮肤由表皮和真皮两部分组成，借皮下组织与深部组织相连。表皮位于皮肤的浅层，由角化的复层扁平上皮组成。表皮细胞分两类：一类是角质形成细胞，数量多，是表皮的主要组成细胞；另一类是非角质形成细胞，数量少，散在于角质形成细胞之间，包括黑素细胞、朗格汉斯细胞和梅克尔细胞。真皮位于表皮下方，由结缔组织构成。皮肤的免疫反应主要发生于真皮。真皮浅层内的朗格汉斯细胞、巨噬细胞、肥大细胞、T 细胞和成纤维细胞等相互作用，并通过其合成的细胞因子相互调节，对免疫细胞的活化、游走、增殖分化、免疫应答的诱导及炎症损伤和创面修复均具有重要作用。

二、皮肤创伤修复的动物模型研究

（一）动物模型建立和评价

皮瓣的血液供应和组织灌注是决定皮瓣移植手术成败的关键因素，所以针对皮瓣的研究主要致力于血流动力学及由此带来的对组织细胞因子分泌等因素的改变。故有关皮瓣的动物模型多着眼于皮瓣的缺血模型。目前常见的皮瓣缺血模型主要为鼠背部及腹部的随意皮瓣，多以头侧血管网为血供来源，皮瓣长宽比约为 3∶1 或更大。通常认为，为保证血流供应，皮瓣的长宽比控制在 1.5∶1 左右较为安全，故皮瓣模型的远端极易坏死，而皮瓣的中部则为相对缺血区域。在经过相应处理后对皮肤颜色、性状进行观察，并对相应区域进行血流动力学检测和细胞相关分析即可判断治疗方法的优劣。肌皮瓣模型主要应用鼠的腹直肌，单侧或尾侧为蒂。同样可通过图像分析软件判定坏死区域来评价治疗方法（Albuquerque et al.，2016）。皮肤游离移植的供区主要选自于小鼠背部。另外，部分研究关注皮瓣血供变化而非成活几率，则多应用大鼠上腹部岛状皮瓣。该皮瓣以一侧上腹动脉为单一血供来源，长宽比为 1∶1 至 1∶1.5 之间，成活概率大，常被用于研究血流变化及缺血再灌注损伤。

难治性创面修复的动物模型多以鼠和较大的哺乳动物为研究对象。研究中通过沸水烫伤（Mesquita et al.，2016）或手术切除形成创面。另外，很多研究是在糖尿病动物模型的基础上形成皮肤创面（Zins et al.，2010），观察皮肤修复进程。马的皮肤修复模型主要以肢体远端的创面修复为观察对象（Silveira et al.，2010；Link et al.，2013）。

（二）动物模型皮肤修复机制研究

在动物模型建立成功的基础上，学者们通过不同手段研究皮肤修复过程中的重要因素及改善方法。

提高皮瓣成活率的研究主要目的是增加皮瓣的血供。早期很多研究将皮瓣置于高压氧或一氧化氮（Mittermayr et al.，2003）环境中，发现可以改善皮瓣血运，降低缺血再灌注损伤。近期的实验显示一些化学药物或生长因子对皮瓣远端的预处理可模拟皮瓣延迟的缺血预处理。另外，局部的非特异性紧张性刺激，如高温或低温，都被认为可有效增加皮瓣局部微循环，促进皮瓣成活。很多减少皮瓣坏死的物理疗法也被尝试用于动物模型，如透皮神经电刺激、电针刺、发光二极管等。

目前很多研究发现外源性生长因子如VEGF和TGF-β可以引起治疗性的血管增生。内皮祖细胞（EPC）被用于改善缺血皮瓣的血管再生，而效果并不理想。很多研究证实基因改变或病毒转染后的EPC会过表达血管生成趋化因子而对缺血性疾病有益，然而该研究存在相关的伦理问题。所以临床上仍缺少可行的细胞疗法。成纤维细胞生长因子2（FGF2）是一种潜在的皮肤刺激因子，可显著促进血管生成和有丝分裂，且在动物模型中显示了促进胶原沉积和成熟的作用（Makino et al.，2010）。有研究证明射频技术可以刺激大鼠FGF2的表达，从而改善血管和胶原新生（Meyer et al.，2017）。

三、医用冲击波对皮肤修复治疗的研究

冲击波对皮肤细胞的形态、行为和功能都能够形成一定的影响。目前针对体外冲击波治疗（extracorporeal shock wave therapy，ESWT）对正常皮肤、皮瓣、烧伤创面、慢性创面等影响的研究日渐增多和深入。在分别接受不同参数的冲击波处理后24小时，成纤维细胞与塑料表面分离，并成簇排列呈放射状，其排列是和放射剂量相关的。角质细胞也在照射后分离，然而24小时后又聚集成细胞流，而相比于未处理细胞呈现更加上皮化、鹅卵石样的形态。冲击波也可促进皮肤微血管网的形成。相比于未处理细胞，人工基底膜涂布室测出的微血管上皮细胞在接受放射后也有明显增加，且为剂量依赖性。与照射后5小时拍到的显微照片一致。同时，冲击波还可激活成纤维细胞和角质细胞的迁移，诱导细胞周期基因和蛋白的表达。冲击波治疗对角质形成细胞的免疫反应也有激发作用。冲击波治疗后角质细胞上调了IL-α和IL-β的表达，另外，黏着斑蛋白、层粘连蛋白α3等的表达也呈剂量依赖性升高（Aschermann et al.，2017）。

小鼠皮肤接受Li-ESW治疗后也呈现组织学和分子免疫学方面的改变。接受Li-ESW治疗（500次，4 Hz，0.13 mJ/mm^2）后的小鼠皮肤相比于对照组明显增厚，且炎症细胞的增生明显高于对照组，同时，治疗后的皮肤呈现更高的胶原密度和微血管密度，而皮下脂肪组织厚度则较对照组有所降低。在Li-ESW治疗组中，表皮和真皮的FGF2在治疗后的各个时段（1天，7天，14天，21天）都相比对照组有更高表达，尤其是接受2次Li-ESW治疗（间隔48 h）时，而其受体（FGFR1）则只在接受2次Li-ESW治疗后21天被发现有明显高于对照组的表达。所以Li-ESW有可能通过刺激FGF2表达来达到治疗效果（de Lima Morais et al.，2019）。另外，Li-ESW对皮肤微循环的影响与强度相关。

Li-ESW对皮瓣的影响的研究主要集中于对

皮瓣灌注和成活机会的研究。多数动物皮瓣模型的研究中，Li-ESW 治疗组的皮瓣成活面积及灌注面积明显优于对照组。经过单次 Li-ESW 治疗（0.11 mJ/mm^2 或 0.15 mJ/mm^2，500 次）7 天后大鼠皮瓣的血管密度及血管内皮生长因子（VEGF）相对于总蛋白的比例较对照组明显升高（Keil et al.，2011）。在小鼠的同种异体皮肤移植模型中，全厚皮片移植后立刻给予单剂 Li-ESW 治疗（200 次，3 Hz，0.1 mJ/mm^2）可显著提高受体移植物的血管重建并抑制炎症反应（Stojadinovic et al.，2008）。

Li-ESW 在烧伤创面的临床前研究主要集中于急性深度烧伤。起初学者们在Ⅲ度烧伤小鼠受伤后 1 小时给予单剂量 Li-ESW 治疗（200 次，5 Hz，0.1 mJ/mm^2），肉眼所见的伤口收缩程度与对照组并无明显区别。然而 Li-ESW 表现出明显的抗炎作用，如 24 小时内创面中性粒细胞和巨噬细胞浸润减少，创伤后 4 小时和 24 小时趋化因子、促炎症细胞因子及金属蛋白酶基因表达降低（Davis et al.，2009）。而在其后的实验中，Li-ESW 被发现有显著的促炎作用，即白细胞尤其是黏附性白细胞的募集。这些研究发现，在 Li-ESW 治疗组，血管新生的速度加快，而这一趋势随着 Li-ESW 治疗次数增加而愈加明显（Goertz et al.，2014）。在大鼠深Ⅱ度烧伤模型中，单次 Li-ESW 治疗（500 次，4 Hz，0.11 mJ/mm^2）的血管生成效应可能通过激光多普勒成像观察发现。虽然该效应只在治疗后第 5 天被认为足够明显，但 Li-ESW 治疗组的组织学愈合指数在第 15 天时显著高于对照组（Djedovic et al.，2014）。

在慢性伤口的愈合中，Li-ESW 治疗（200 次，5 Hz，0.1 mJ/mm^2）可以刺激正常和糖尿病小鼠血小板内皮细胞黏附分子 -1（platelet endothelial cell adhesion molecules-1，PECAM-1）的表达升高，从而促进血管生成。Li-ESW 治疗对伤口愈合速度的影响不明显（Zins et al.，2010）。

Li-ESW 对增生性瘢痕的治疗作用在细胞水平和动物模型水平都已被证实和研究。体外实验显示，单剂量 Li-ESW（1000 次，4 Hz，0.03 mJ/mm^2，0.1 mJ/mm^2，0.3 mJ/mm^2）照射烧伤后瘢痕组织提取的成纤维细胞，可使肥厚性瘢痕相关的分子表达降低，如 TGF-β1、α-SMA、波形蛋白（vimentin）、Ⅰ型胶原，纤连蛋白（fibronectin）或神经钙黏素（N-cadherin）；同时可抑制成纤维细胞的迁移（Cui et al.，2018）。兔耳的增生性瘢痕模型接受每周一次的 Li-ESW 治疗（500 次，8 Hz，0.1 ~ 0.2 mJ/mm^2）共 4 周后，瘢痕高度和胶原密度明显受到抑制，但不同的能量组之间并无明显差异。且 Li-ESW 治疗后胶原纤维排布更加有序，形态较原瘢痕组织纤细。基因水平上，增殖细胞核抗原（proliferating cell nuclear antigen，PCNA）阳性成纤维细胞和 α-SMA 阳性肌成纤维细胞在 Li-ESW 治疗后明显减少，而 α-SMA mRNA 的表达在 Li-ESW 治疗后降低更显著（Zhao et al.，2018）。在马前腿远端的浅表伤口模型中，Li-ESW 治疗（625 次，5 Hz，0.11 mJ/mm^2）并未加快伤口的愈合，但相比于对照组，经过治疗的伤口中活跃增生的肉芽组织明显减少，且炎症反应较轻（Silveira et al.，2010）。其进一步研究发现，经过 Li-ESW 治疗的伤口组织中 TGF-β1 的表达受到明显抑制，而胰岛素样生长因子 -1、血小板源性生长因子、成纤维细胞生长因子（FGF）、血管内皮生长因子等细胞因子的表达在治疗组和对照组并无明显差异（Link et al.，2013）。

低强度脉冲超声波（LIPUS）治疗也被证实对皮瓣的成活有促进作用。大鼠背部随意皮瓣在接受每天至少 5 分钟不同剂量 LIPUS，持续治疗 15 天后，低强度治疗组（SATA 2 ms 开，8 ms 关，0.75 MHz 或 3 MHz，100 mW/ cm^2）和高强度治疗组（SATA 2 ms 开，8 ms 关，0.75 MHz 或 3 MHz，180 mW/cm^2）相较于对照组，坏死区域明显缩小，且高强度治疗组坏死区域较低强度小（Emsen，2007）。鼠的腹直肌皮瓣在接受 20 min/d，3 次 LIPUS（SATA 1.5 MHz，30 mW/cm^2，脉宽 200 μs，重复频率 1 kHz）治疗后，坏死面积较未经治疗组明显减少，且皮瓣中央照射的效果优于滋养血管支配区域照射（Albuquerque et al.，2016）。LIPUS 对Ⅲ度烧伤大鼠模型的创面愈合有积极影响。烧伤后 24 小时接受 14 天 LIPUS 治疗（3 MHz，0.1 W/cm^2）的大鼠，相比于未治疗组体重减轻明显较少。虽然烧伤创面的愈合并未明显加快，但肉眼可见治疗组在创伤后第 5 天，创面表面已形成纤维白细胞结痂，且于创伤后 2 周可见相对成熟的结痂（Mesquita et al.，2016）。

ESW 治疗组上皮细胞更厚，成纤维细胞数量多，Ⅰ型胶原纤维（橙色）的数量也更多（图 10-1）。

已有研究证明医用冲击波通过改善皮肤的血管生成和抑制炎症反应等机制，可促进皮瓣灌注及创面修复过程，是未来皮肤损伤修复

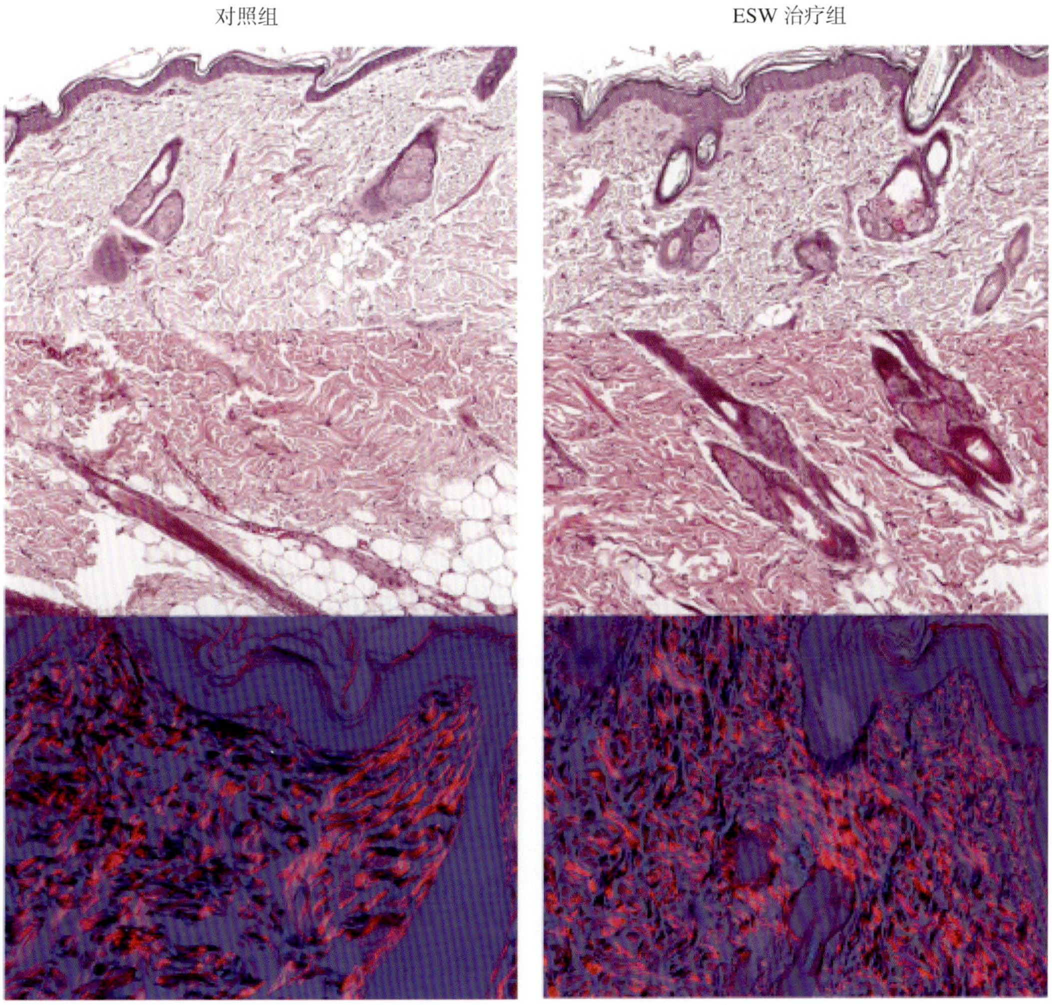

图 10-1　皮肤组织学染色

潜在的治疗方式。但早期冲击波治疗皮肤损伤使用能量强度差异较大，经过大量动物和细胞实验，对于能量强度和剂量等参数虽还未完全统一，Li-ESW 强度为 0.06 ~ 0.09 mJ/mm^2、LIPUS 强度为 100 ~ 300 mW/cm^2 是目前研究使用验证安全有效的范围。同时，具体的冲击波治疗机制还未完全明确。因此，今后对于相关机制和参数的研究依旧重要。

（李卓然　李　钢）

第二节　医用冲击波对皮肤损伤的治疗

一、概述

（一）皮肤创伤修复

创伤、手术、感染等因素可以导致创面形成。创面愈合是新的组织形成过程，包括生长、再生和修复等环节。修复过程异常可导致瘢痕过度增生，产生增生性瘢痕和瘢痕疙瘩；也可导致伤口愈合不良，形成慢性难愈性创面。伤口愈合的四种常见类型为：一期愈合、延迟性一期愈合、二期愈合和非全层皮肤缺损伤口愈合。

伤口愈合是一个复杂、连续的过程，由多个互相重叠交叉的过程组成。这些过程被简单概括为炎症、上皮形成、血管生成和基质沉积。创面愈合早期，活跃的血管生成反应可满足细胞快速增殖和白细胞、角质形成细胞、成纤维细胞、内皮细胞前体迁移的需求。最后，这些早期的血管生成和炎症反应消退，伤口合拢，纤维化和重塑占主导。在慢性创面中，这一有序而复杂的过程被打乱。慢性创面的特点在于不能由创伤愈合的炎症期向上皮化发展。而在此过程中基质金属蛋白酶（matrix metalloproteinase，MMP）的异常堆积阻碍了细胞迁移，下调了 MMP 的抑制剂，阻碍了对局部运氧修复起主要作用的血管形成过程，从而干扰了细胞外基质的重塑。愈合不良可能源于糖尿病、缺血、缺氧、应激、血管收缩、营养不良、免疫缺陷、局部感染、药物及放射治疗等。例如，肢体远端创面愈合通常面临肉芽组织的过度增生，这被认为是低度炎症反应延长及弱化的结果，这一过程延长了复健时间（Lepault et al.，2005）。

对于较深的创面，炎症期形成的纤维血凝块可以作为其他过程的支架。不同的细胞因子和趋化因子募集肥大细胞、成纤维细胞、巨噬细胞等来进行皮肤屏障的重建。创伤后的 2 ~ 3 天，炎症反应会逐渐转变为历时约 6 周的增殖反应。在这期间真皮深层的成纤维细胞会缓慢增加炎症细胞因子的合成，并合成透明质酸、蛋白多糖、弹力纤维和前胶原来形成肉芽组织。在肉芽组织中形成新生血管。纤维细胞由骨髓迁入创面分化为成纤维细胞，并增加转化生长因子 β（TGF-β）的合成，将成纤维细胞转化为肌成纤维细胞。后者介导创面的收缩。由此，瘢痕进入历时约 2 年的成熟期，在此期间细胞外基质重塑，Ⅲ型胶原逐渐取代Ⅰ型胶原。在浅表创面中，表皮再生于角质细胞的迁移和增殖（Aguilera-Sáez et al.，2019）。

（二）皮肤移植

皮肤移植是指把人体或动物的皮肤从其原来的生长部位移植到另一个部位或机体。皮肤移植分为皮肤的游离移植和带蒂移植。

皮肤的游离移植就是通常讲的“植皮”，它是皮肤外科治疗中的一种主要的治疗手段，如各种外伤、烧伤、肿瘤切除等遗留的各种创面需皮肤的游离移植，才能保持体表的完整。皮片的游离移植通常分为厚皮片、中厚皮片、全厚皮片和含真皮下血管网的皮片移植。

皮肤的带蒂移植又称皮瓣移植，由具有血液供应的皮肤及其附着的皮下组织所构成。在皮瓣形成过程中，有一块组织与机体是相连的，这个相连的部分叫做蒂。按血供类型可将皮瓣分为随意皮瓣（由肌皮穿支供血）和轴型皮瓣（由直接皮动脉、肌间隙或肌间隔动脉供血）。

二、皮肤修复治疗研究

（一）皮肤修复治疗的早期研究

随着伤口敷料、细胞因子、物理治疗等各项治疗技术的不断发展，以及美容整形医疗需求的增长，学者和临床医生们在不断探索和应用各种辅助治疗手段来改善胶原形成和血液供应，从而促进皮肤细胞和血管的增殖和再生，以及细胞外基质的重塑。

改善皮瓣血运和组织灌注，从而增强皮瓣成活率是研究的重点之一。一些技术通过增强皮瓣对远期缺血的承受力来改善皮瓣的成活度。这些技术的共同点是把组织暴露于亚致死环境中，即通过物理和药物刺激的介导。在临床工作中，皮瓣延迟术被认为是在随意皮瓣中最可靠且有效的方法之一。皮瓣延迟术是指在皮瓣被分离和转移之前的一段时间，干扰一部分皮瓣的正常血流供应。这一延迟过程可以扩展皮瓣可接受的长宽比例，从肢体的 1∶1 到面部的 5∶1。在轴型皮瓣和游离皮瓣中，这一技术也被用于延展皮瓣的原有大小。然而在临床工作中，延迟术的缺点在于所需的额外手术介入和其时间成本。为了解决这一问题，更多研究致力于寻找更加精简及无创的方法来增加皮瓣成活率。

对于创面的异常愈合，很多科学研究开始进入临床实践。对于难治性创面的愈合，首先是病因治疗，如癌症创面，需要平衡放化疗的利弊以及对患者全身状况的管理（如血糖、营养状况等）。在减轻细菌载量方面，清创通常通过手术完成，而蛋白水解酶和胶原酶的应用被认为可以控制细菌浓度，清除坏死组织。创面愈合还需要保护性屏障，所以应根据伤口的状态、类型和位置应用水胶体、薄膜、泡沫、藻酸盐、水凝胶等敷料。另外，血小板源性生长因子（platelet derived growth factor，PDGF）、人工皮肤、细菌定植、高压氧、雄烯二醇等都被认为对创面愈合有积极影响，但其临床应用仍存在争议。目前由于缺少有效的方法，对于增生性瘢痕的治疗仍然是有挑战性的课题。现行治疗包括皮损内注射糖皮质激素或 5- 氟尿嘧啶、硅酮敷料或凝胶、放射治疗、冷冻疗法、切除手术、压迫疗法、二氧化碳点阵激光或脉冲染料激光，而这些疗法的有效性仍未明确。

（二）医用冲击波对皮肤修复的疗效临床研究

基于 ESW 对皮肤及软组织修复的影响，临床医生尝试将 ESW 用于对创面修复的辅助治疗。一项随机实验随机选取了 28 个急性烧伤患者皮片移植的供皮区，其中 13 处在取皮后立即接受 ESW 治疗（100 次，0.1 mJ/mm^2），治疗组和未治疗组的上皮化时间分别为 13.9 天 ± 2.0 天和 16.7 天 ± 2.0 天，且无位置特异性。从而证实 ESW 治疗可有效加速供皮区的上皮形成（Ottomann et al.，2010）。

ESW 在慢性或复杂的创面治疗中也有确切

的治疗效果。其中，放射性 ESW 在软组织中应用较多。该模式覆盖面积较广，同时减少了脉冲数量和时长，使患者更容易耐受。近期许多研究证实它可用于烧伤创面及其后遗症的保守治疗。ESW 治疗烧伤的第一个证据源于 2005 年发表的一篇病例报道（Meirer et al.，2005）。该治疗被应用于一位背部、手部和前臂深Ⅱ度烧伤拒绝手术的患者。该烧伤区域在受伤后的第 3 天和第 7 天接受了 ESW 治疗（1500 次，0.11 mJ/mm^2）。该创面 15 日后愈合，且随访 6 个月无病理性瘢痕生成。Arnó 等（Arnó et al.，2010）为 15 位深Ⅱ度或Ⅲ度烧伤（＜5% 总体表面积）患者在创伤后第 3 天和第 5 天进行 2 次 ESW 治疗（500 次，0.15 mJ/mm^2），应用激光多普勒血流灌注成像观察到治疗后创面灌注明显改善，15 名患者中只有 2 名需要手术清创或植皮。

ESW 也被临床证实对烧伤后瘢痕有缓解作用。对于经过每周 2 次、共进行 6 周 ESW（2500 ~ 3000 次，10 ~ 15 min）并联合传统物理治疗的患者，其超声监测下瘢痕厚度的降低明显优于仅接受传统物理治疗的对照组，且通过温哥华瘢痕量表评估发现其改善更明显（Zaghloul et al.，2016）。接受每周 1 次 ESW 治疗（2000 次，0.05 ~ 0.15 mJ/mm^2）的患者 3 周后普遍反映瘢痕痛感（Cho et al.，2016）或痒感（Joo et al.，2018）有明显减轻。最近一次临床研究显示接受每周 1 次 ESW 治疗（100 次，4 Hz，0.1 mJ/mm^2）持续 6 周的患者，治疗结束后及随访 1 个月、3 个月的视觉模拟评分和温哥华瘢痕量表评估都较治疗前有显著改善（Taheri et al.，2018）。

ESW 也被认为在慢性伤口的治疗中有促进作用。有报道 60 位下肢慢性溃疡患者接受 ESW 治疗（100 次 +200 次，0.136 mJ/mm^2，总剂量最高 2200 次均匀分布），在 3 ~ 4 周内共进行 4 次治疗后，41% 的患者达到完全愈合，51% 有不同程度改善，8% 无明显反应。其效果与病因、年龄及伤口大小无关（Aschermann et al.，2017）。

ESW 在对系统性硬化病患者的远端肢体溃疡中被证实有明显疗效。9 名新发指（趾）溃疡患者接受 ESW 治疗（100 次，4 Hz，0.08 ~ 0.25 mJ/ mm^2，每周 1 次，连续 9 周），单纯治疗后溃疡即可表现愈合指征。大面积溃疡在治疗后有明显缩小，部分完全愈合。疼痛及创面的各项评估结果均有明显改善（Saito et al.，2016）。

已有的冲击波治疗报道证明，体外冲击波可用于皮瓣灌注及创面修复过程，对皮瓣的成活和创面上皮化有明显的促进作用，然而实验的样本量受到限制，且对于治疗操作和参数设置研究较少。目前 LIPUS 对于皮肤损伤修复的临床试验罕有开展。上述问题都是未来医用冲击波值得继续探索的重要问题，相信随着更多、更高质量实验的开展，医用冲击波未来将广泛用于临床皮肤损伤治疗。

（李卓然　李　钢）

参考文献

Albuquerque FL, Neves LM, Guirro EC, 2016. Low-intensity pulsed ultrasound stimulation in different regions in the viability of myocutaneous flaps. J Ther Ultrasound, 4:25.

Aguilera-Sáez J, Muñoz P, Serracanta J, et al., 2019. Extracorporeal shock wave therapy role in the treatment of burn patients. Burns, 3:S0305-4179(19)30211-6.

Arnó A, García O, Hernán I, et al., 2010. Extracorporeal shock waves, a new non-surgical method to treat severe burns. Burns, 36(6):844-849.

Aschermann I, Noor S, Venturelli S, et al., 2017. Extracorporal Shock Waves Activate Migration, Proliferation and Inflammatory Pathways in Fibroblasts and Keratinocytes, and Improve Wound Healing in an Open-Label, Single-Arm Study in Patients with Therapy-Refractory Chronic

Leg Ulcers. Cell Physiol Biochem, 41(3):890-906.

Aschermann I, Noor S, Venturelli S, et al., 2017. Extracorporal Shock Waves Activate Migration, Proliferation and Inflammatory Pathways in Fibroblasts and Keratinocytes, and Improve Wound Healing in an Open-Label, Single-Arm Study in Patients with Therapy-Refractory Chronic Leg Ulcers. Cell Physiol Biochem, 41(3):890-906.

Cho YS, Joo SY, Cui H, et al., 2016. Effect of extracorporeal shock wave therapy on scar pain in burn patients: A prospective, randomized, single-blind, placebo-controlled study. Medicine (Baltimore), 95(32):e4575.

Cui HS, Hong AR, Kim JB, et al., 2018. Extracorporeal Shock Wave Therapy Alters the Expression of Fibrosis-Related Molecules in Fibroblast Derived from Human Hypertrophic Scar. Int J Mol Sci, 19(1):124.

Davis TA, Stojadinovic A, Anam K, et al., 2009. Extracorporeal shock wave therapy suppresses the early proinflammatory immune response to a severe cutaneous burn injury. Int Wound J, 6(1):11-21.

de Lima Morais TM, Meyer PF, de Vasconcellos LS, et al., 2019. Effects of the extracorporeal shock wave therapy on the skin: an experimental study. Lasers Med Sci, 34(2):389-396.

Djedovic G, Kamelger FS, Jeschke J, et al., 2014. Effect of extracorporeal shock wave treatment on deep partial-thickness burn injury in rats: a pilot study. Plast Surg Int, 2014:495967.

Emsen IM, 2007. The effect of ultrasound on flap survival: an experimental study in rats. Burns, 33(3):369-371.

Goertz O, von der Lohe L, Lauer H, et al., 2014. Repetitive extracorporeal shock wave applications are superior in inducing angiogenesis after full thickness burn compared to single application. Burns, 40(7):1365-1374.

Joo SY, Cho YS, Seo CH, 2018. The clinical utility of extracorporeal shock wave therapy for burn pruritus: A prospective, randomized, single-blind study. Burns, 44(3):612-619.

Keil H, Mueller W, Herold-Mende C, et al., 2011. Preoperative shock wave treatment enhances ischemic tissue survival, blood flow and angiogenesis in a rat skin flap model. Int J Surg, 9(4):292-296.

Lepault E, Céleste C, Doré M, et al., 2005. Comparative study on microvascular occlusion and apoptosis in body and limb wounds in the horse. Wound Repair Regen, 13(5):520-529.

Link KA, Koenig JB, Silveira A, et al., 2013. Effect of unfocused extracorporeal shock wave therapy on growth factor gene expression in wounds and intact skin of horses. Am J Vet Res, 74(2):324-332.

Makino T, Jinnin M, Muchemwa FC, et al., 2010. Basic fibroblast growth factor stimulates the proliferation of human dermal fibroblasts via the ERK1/2 and JNK pathways. Br J Dermatol, 162(4):717-723.

Meirer R, Kamelger FS, Piza-Katzer H, 2005. Shock wave therapy: an innovative treatment method for partial thickness burns. Burns, 31(7):921-922.

Mesquita RL, Silva PI, Melo e Silva SH, et al., 2016. Effect of low-intensity therapeutic ultrasound on wound healing in rats subjected to third-degree burns. Acta Cir Bras, 31(1):36-43.

Meyer PF, de Oliveira P, Silva FKBA, et al., 2017. Radiofrequency treatment induces fibroblast growth factor 2 expression and subsequently promotes neocollagenesis and neoangiogenesis in the skin tissue. Lasers Med Sci, 32(8):1727-1736.

Mittermayr R, Valentini D, Fitzal F, et al., 2003. Protective effect of a novel NO-donor on ischemia/reperfusion injury in a rat epigastric flap model. Wound Repair Regen, 11(1):3-10.

Ottomann C, Hartmann B, Tyler J, et al., 2010. Prospective randomized trial of accelerated re-epithelization of skin graft donor sites using extracorporeal shock wave therapy. J Am Coll Surg, 211(3):361-367.

Saito S, Ishii T, Kamogawa Y, et al., 2016. Extracorporeal Shock Wave Therapy for Digital Ulcers of Systemic Sclerosis: A Phase 2 Pilot Study. Tohoku J Exp Med, 238(1):39-47.

Silveira A, Koenig JB, Arroyo LG, et al., 2010. Effects of unfocused extracorporeal shock wave therapy on healing of wounds of the distal portion of the forelimb in horses. Am J Vet Res, 71(2):229-234.

Stojadinovic A, Elster EA, Anam K, et al., 2008. Angiogenic response to extracorporeal shock wave treatment in murine skin isografts. Angiogenesis, 11(4):369-380.

Taheri P, Khosrawi S, Mazaheri M, et al., 2018. Effect of extracorporeal shock wave therapy on improving burn scar in patients with burnt extremities in Isfahan, Iran. J Res Med Sci, 23:81.

Zaghloul MS, Khalaf MM, Thabet WN, et al., 2016. Effect of extracorporeal shock wave therapy on post burn scars. International Journal of PharmTech Research, 9(3):78-85.

Zhao JC, Zhang BR, Hong L, et al., 2018. Extracorporeal shock wave therapy with low-energy flux density inhibits hypertrophic scar formation in an animal model. Int J Mol Med, 41(4):1931-1938.

Zins SR, Amare MF, Tadaki DK, et al., 2010. Comparative analysis of angiogenic gene expression in normal and impaired wound healing in diabetic mice: effects of extracorporeal shock wave therapy. Angiogenesis, 13(4):293-304.

第十一章

医用冲击波对神经源性痉挛的治疗

一、神经源性痉挛的病理生理基础及评估手段

（一）痉挛的病理生理基础

痉挛是中枢神经系统（CNS）损害后出现肌张力异常增高的综合征，最初由 Lance 在 1980 年提出，特征为一种由牵张反射兴奋性增高所致、速度依赖性紧张性牵张反射亢进，是由于不同病变导致的神经反射功能受损，从而引起肌肉特性的改变，例如僵硬、纤维化和萎缩。痉挛是脑卒中后的常见症状，在上肢，最常见的痉挛模式是手臂内旋和肩关节内收以及肘部、腕部和手指的屈曲；在下肢，最易观察到的痉挛模式是腰、膝盖、足等的内收和伸展。

脑卒中会损伤大脑皮质，并在少数情况下损伤脑干，这些病变通常会引起肌肉痉挛、反射亢进。痉挛由感觉输入的运动应答的解离或分解引起，导致节段性中枢神经系统过度兴奋。它与感觉输入的强度相关，并且可能取决于中枢神经系统病变的位置。痉挛的发作可以用脑损伤后的病理性神经元重组来解释，其结果可能是肌肉活动增加以及对周围刺激的过度反射。相关的病理生理解剖基础如下：

1. 肌梭

肌肉由许多肌纤维组成，其中一部分特异化的肌纤维形成肌梭。肌梭是一种感受器，受 γ 运动神经元支配，对肌肉的牵拉刺激敏感，肌肉收缩时肌梭被缩短。肌梭中有两种感觉纤维，一种对肌肉的运动速度敏感，另一种对肌肉的长度敏感。二者都能发出反馈信息，通过兴奋或抑制脊髓 α 运动神经元，控制主动肌、协同肌、拮抗肌的活动，限制肌肉的过度活动，保证动作的协调。

2. 脊髓前角运动神经元

（1）脊髓前角运动神经元分为大型的 α 运动神经元和小型的 γ 运动神经元。前者发出纤维支配骨骼肌肌纤维，引起骨骼肌的收缩。后者支配肌梭内的梭内肌纤维，调节肌纤维张力，对保持肌张力起着重要作用。

（2）脊髓上和脊髓传入的各种兴奋和抑制信号，最后均进入脊髓前角运动神经元，称为最后公路。一定数量信号的传入，兴奋和抑制的相对平衡决定了运动神经元何时活动及活动的比例。每一个运动神经元的放电都向下传导到运动轴突，结果产生运动单位的收缩。

（3）自主性脊髓上传入、反射性脊髓或脊髓上传入，或两者的联合作用，都可引起运动神经元的放电及引起肌肉收缩。

（4）痉挛就是来自节段上的传入信号部分或全部减弱，脊髓或脊髓下反射兴奋过度的结果。

3. 锥体外系

前额叶运动皮质、扣带回、顶叶中央后回发出的皮质 - 脊髓通路为锥体外系。锥体外系的功能主要是调节肌张力、协调各个肌肉的运动。锥体外系的活动是在锥体系主导下进行

的，但锥体外系也为锥体系提供了最适宜的行使功能的条件，只有在锥体外系使肢体保持稳定并赋予肌肉适宜张力和协调的情况下，锥体系才能执行精确的随意运动。

4. 牵张反射

牵张反射是指肌肉受到牵拉后肌肉出现反射性收缩。牵张反射是脊髓反射，脊髓在失去高级神经中枢控制后，牵张反射增强。从大脑皮质到脊髓的任何上运动神经元发生损伤都可能出现痉挛，但痉挛的性质依损伤的部位不同而异，如皮质或内囊病变时，皮质对运动的下行抑制作用丧失，而脑干脊髓束对运动的下行指令可能异常活跃，牵张反射增强。若脊髓颈段受到横断性伤害，通路该处的各条通路对运动的控制作用全部丧失，运动神经元对外周的敏感性增高，可导致牵张反射增强，引起痉挛。

（二）痉挛的评估

在评估痉挛时，重点关注与功能性问题相关的三个问题：确定运动功能障碍的临床模式及其来源，确定患者控制参与该临床模式的肌肉的能力，并区分肌肉僵硬和挛缩的作用。目前临床上最常用的是改良 Ashworth 量表（MAS）。该量表主要评估肌肉收缩的程度和角度，在收缩的情况下评估肌肉运动的幅度。

改良的 Ashworth 量表可测量对被动运动的抵抗程度，但不评估被动关节运动的速度，收缩爆发角度或潜在的肌腱回缩（表 11-1）。MAS 的易用性较好，因而有效用于临床实践。此外，该量表在研究中被广泛使用，以明确治疗效果。

表 11-1 改良 Ashworth 量表（MAS）

0 级	肌张力没有增加
1 级	当受累部位弯曲或伸展运动时，肌张力轻度增加，表现为在运动范围（ROM）结束时出现卡住或出现最小阻力
1+ 级	肌张力轻微增加，随后在 ROM 的其余部分（少于一半）突然卡住或始终感到阻力
2 级	大部分 ROM 的肌张力明显增强，但受累部位很容易移动
3 级	肌张力明显增加，被动运动困难
4 级	受累关节不能屈伸或伸展时呈现僵直状态

二、医用冲击波治疗肌痉挛的相关机制

体外冲击波治疗（extracorporeal shock wave therapy，ESWT）采用一系列脉冲声波，具有高峰值压力（100 MPa）、作用周期短（10 μs）和快速升压（≤10 ns）等特点。径向压力波利用不同组织的密度不同进行能量转换及传递，造成组织之间产生能量梯度差及扭拉力，其径向的治疗作用能够达到皮肤表面几厘米深处（0～3.5 cm）。目前临床上有很多研究和实验结果表明了冲击波能够产生裂解硬化骨、松解粘连、刺激微血管再生、促进骨生成等作用，能够有效地治疗骨骼和肌腱等方面的疾病，包括假性关节炎、肩胛骨肌腱炎、跖筋膜炎以及几种肌腱疾病。根据冲击波治疗对运动员肌肉收缩的持续临床效果以及治疗后神经病患者肌肉高渗症减轻的初步数据，提示 Li-ESW 治疗可能在脑源性肌肉痉挛的患者中起到积极的治疗作用。

痉挛被定义为肌腱的过度反射并且其程度逐渐增加。据报道，在所有卒中患者中，首次卒中后一年痉挛的患病率是 20%～30%（Lundström et al.，2008），而轻瘫患者则近一半。另外，脑性瘫痪（cerebral palsy，CP）简称脑瘫，是由未成熟大脑的缺陷或病变引起的一种非进行性永久性神经疾病，是所有儿童残疾中最常见的疾病。在美国，每 1000 例出生的儿童中存在 2.0～3.5 例脑瘫患儿。脑瘫症状主要包括由非进行性疾病引起的活动和姿势异

常，表现为永久性活动受限，包括感觉、知觉、认知、沟通和行为障碍，癫痫和继发性肌肉骨骼疾病通常伴随 CP 的运动障碍而发生。高达 80% 的 CP 患儿存在肌肉痉挛，该种痉挛被定义为肌肉阻力的速度依赖性增加，这是由于脊髓上神经抑制性输入长期丧失至 α 运动神经元并伴有脊髓 H 反射过度而引起的。在治疗过程中，最大限度地减少肌肉挛缩和畸形，能够促进患者的活动度，并改善患者自我护理的便利性。因此，痉挛性治疗在 CP 患者和脑卒中患者的治疗中起着重要作用。

痉挛会干扰患者的康复，尤其是在功能恢复方面。痉挛症的治疗是一项医疗保健问题，因为即使采用多种治疗方法也可能无法完全控制某些痉挛的发展。另外，一些治疗方法通常具有副作用。现有的痉挛控制和治疗方法包括物理疗法、口服抗痉挛药、使用苯酚或乙醇的化学神经阻滞和运动点阻滞以及肉毒杆菌毒素注射。A 型肉毒杆菌毒素（BoNT-A）可抑制神经肌肉接头处乙酰胆碱的释放，被推荐为一种有效且安全的治疗方法。但是有证据表明，尽管进行了最佳治疗，某些痉挛患者对 BoNT-A 治疗的反应可能会随着时间的流逝而消失，这是由于肌肉内结缔组织和脂肪含量在痉挛性肌肉结构中增加所致（Lukban et al.，2009；Love et al.，2010）。此外，在某些情况下，最大身体剂量的 BoNT-A 可能不足以治疗 CP 儿童上肢和下肢广泛的严重高渗症。因此，寻找新的和非侵入性的治疗方法是非常有必要的。Li-ESW 治疗是一种物理方式，已用于各种肌肉骨骼疾病。几项研究已将 Li-ESW 治疗应用于卒中后痉挛患者，并且提出 Li-ESW 治疗对结缔组织僵硬和肌肉纤维化的直接作用是影响痉挛的主要机制。并且 Li-ESW 治疗由于其具有神经调节和流变学作用，已被发现可有效降低 CP 儿童的肌肉痉挛（Amelio et al.，2010；Gonkova et al.，2013；El-Shamy et al.，2014）。

Manganotti 等（Manganotti et al.，2005）评估了 20 例卒中伴上肢严重高渗的患者。在每位患者进行主动刺激前 1 周进行安慰剂刺激。在安慰剂或主动刺激前后，使用改良 Ashworth 量表评估手腕和手指屈肌的张度。其结果显示腕屈肌的 MAD 结果平均基线评估为 3.2 ± 0.7。手部肌肉的 MAD 得分为 3.2 ± 0.6。经过 Li-ESW（0.03 mJ/mm^2）治疗后，腕屈肌的 MAD 评分立即降低至 2.0 ± 0.9（$P \leqslant 0.001$）。手指屈曲（手指屈肌）显示出明显的痉挛减少，MAD 改变为 0.8 ± 0.4，具体临床表现见图 11-1。

Amelio 等（Amelio et al.，2010）通过临床检查（MAD）和足底气压计监测，对 12 例痉挛性马蹄足 CP 患儿经过冲击波治疗后足底屈肌的恢复情况进行了分析。所有儿童均表现为单侧痉挛性马蹄足，年龄范围为 6 ~ 11 岁。该研究在治疗前进行 6 周的安慰剂治疗，在此期间未进行任何冲击波治疗，然后在 6 周后进行了一次冲击波治疗（0.03 mJ/mm^2）。其结果显示治疗前患儿足底屈肌的 MAD 平均基线结果为 3.3，Li-ESW 治疗后 MAD 评估结果立即降至 1.8。足底气压计进行的评估结果发现，在经过 Li-ESW 治疗后患儿被治疗肢体的整个足底表面积由 40.3 cm^2 增加至 80.2 cm^2；治疗侧后脚的峰值压力值由治疗前 20.6 kPa 增加至治疗后 99.6 kPa（图 11-2）。El-Shamy 等（El-Shamy et al.，2014）调查冲击波治疗对偏瘫型脑瘫患儿步态的影响，将 15 例儿童进行冲击波治疗（1500 次 / 分钟，频率为 5 Hz，强度为 0.03 mJ/mm^2，1 次 / 周）。另有 15 例作为对照。所有儿童连续 3 个月参加了常规物理疗法锻炼。使用 MAD 评估痉挛程度，并使用三维步态分析评估步态参数，进行基线和治疗后评估。与对照组相比，研究组的儿童表现出显著改善（$P<0.005$）。对照组和研究组治疗后 MAD 评分分别为 1.86

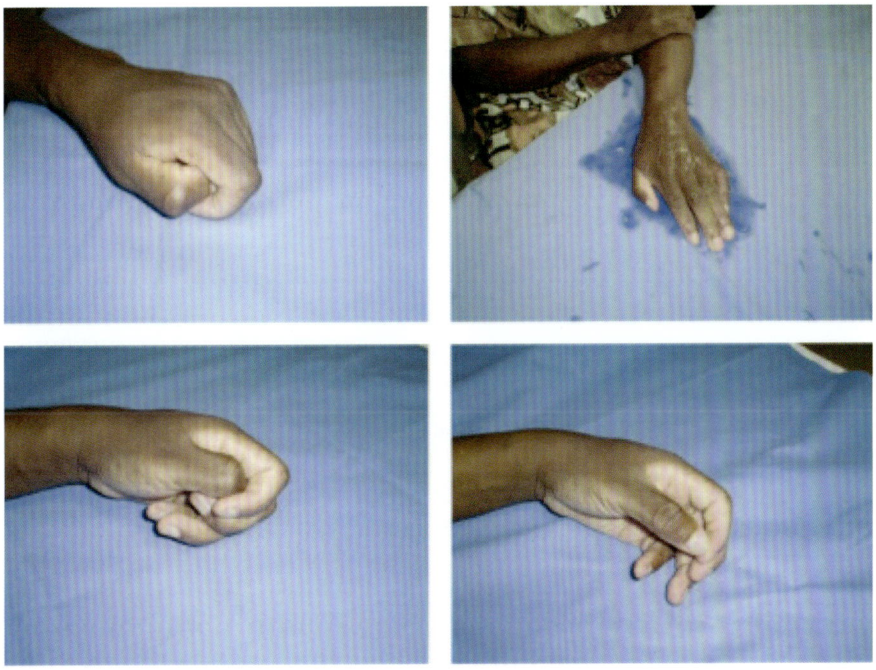

治疗前　　　　　　ESW 治疗后

图 11-1　Li-ESW 治疗前后患者上肢肌肉临床表现对比

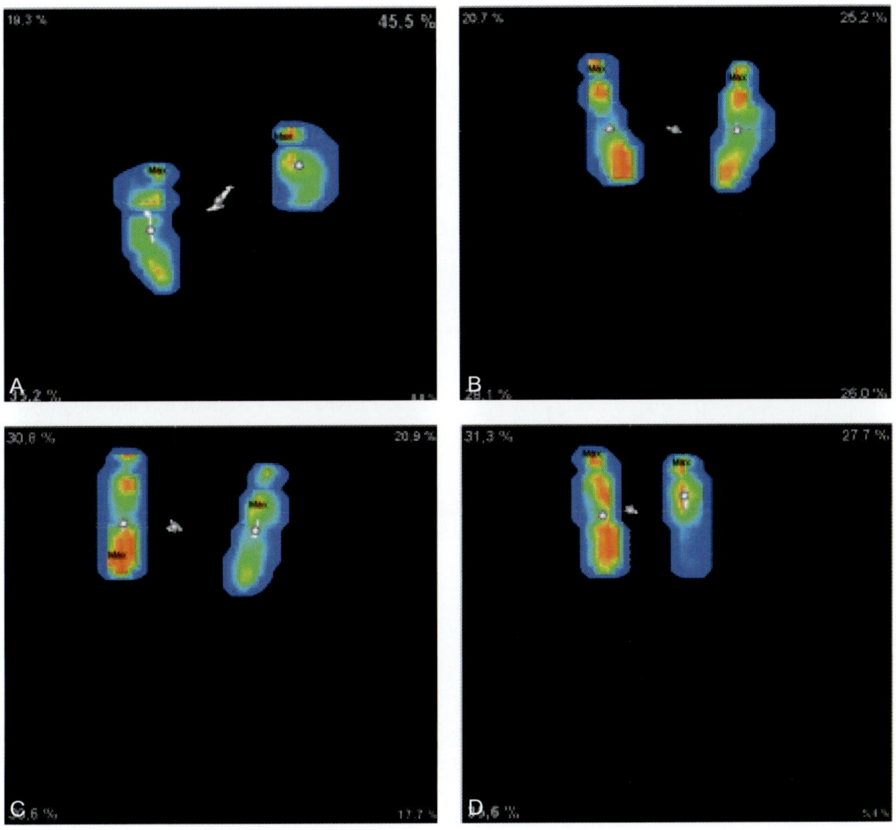

图 11-2　Li-ESW 治疗前后足底气压计结果比较

A. 治疗前；B. 治疗后 1 周；C. 治疗后 4 周；D. 治疗后 12 周。

（0.22）和 1.63（0.23）。处理后的步态参数（步长、步频、速度、周期时间和姿态阶段百分比）分别为对照组：0.5 m，125 步 / 分钟，0.6 m/s，0.48 s，50.4%；研究组：0.74 m，119 步 / 分钟，0.75 m/s，0.65 s 和 55.9%。学者认为上述结果证明冲击波疗法可能是改善偏瘫型脑瘫患儿痉挛和步态的有用工具。

目前冲击波疗法对治疗肌肉痉挛的机制尚不完全清楚。有学者认为 Li-ESW 治疗能够通过诱导酶促和非酶促一氧化氮（NO）的合成而产生“神经”效应，从而调节神经肌肉接头处神经传递（Gotte et al.，2002）。NO 参与周围神经系统中神经肌肉接头的形成和中枢神经系统的重要生理功能，包括神经传递、记忆和突触可塑性。另外也有学者认为神经损伤后 Li-ESW 治疗显著增加了脑源性神经营养因子（BDNF）的表达，通过增加 PERK 和真核起始因子 2a（eIF2a）的磷酸化水平并增强能量依赖性激活转录因子 4（ATF4）来激活蛋白激酶 RNA 样内质网激酶（PERK）（Wang et al.，2017）。

总而言之，现有研究认为 Li-ESW 治疗能够显著改善脑源性肌肉痉挛，有助于降低痉挛肌肉的屈肌张力，而且目前该方法安全、无创、无痛苦，且无相关并发症报道。但研究质量参差不齐，一部分研究甚至未提及冲击波治疗强度和频率，而对于真正治疗机制和安全有效参数研究则更为缺乏。因此，作为肌肉痉挛患者无创治疗的研究方向，医用冲击波研究还需加强和探索上述问题。

（刘　倩　马振健　魏　铭）

参考文献

Amelio E, Manganotti P, 2010. Effect of shock wave stimulation on hypertonic plantar flexor muscles in patients with cerebral palsy: a placebo-controlled study. J Rehabil Med, 42(4):339-343.

El-Shamy SM, Eid MA, El-Banna MF, 2014. Effect of extracorporeal shock wave therapy on gait pattern in hemiplegic cerebral palsy: a randomized controlled trial. Am J Phys Med Rehabil, 93(12):1065-1072.

Gonkova MI, Ilieva EM, Ferriero G, et al., 2013. Effect of radial shock wave therapy on muscle spasticity in children with cerebral palsy. Int J Rehabil Res, 36(3):284-290.

Gotte G, Amelio E, Russo S, et al., 2002. Short-time non-enzymatic nitric oxide synthesis from L-arginine and hydrogen peroxide induced by shock waves treatment. FEBS Lett, 520(1-3):153-155.

Love SC, Novak I, Kentish M, et al., 2010. Botulinum toxin assessment, intervention and after-care for lower limb spasticity in children with cerebral palsy: international consensus statement. Eur J Neurol, 17 Suppl 2:9-37.

Lukban MB, Rosales RL, Dressler D, 2009. Effectiveness of botulinum toxin A for upper and lower limb spasticity in children with cerebral palsy: a summary of evidence. J Neural Transm (Vienna), 116(3):319-331.

Lundström E, Terént A, Borg J, 2008. Prevalence of disabling spasticity 1 year after first-ever stroke. Eur J Neurol, 15(6):533-539.

Manganotti P, Amelio E, 2005. Long-term effect of shock wave therapy on upper limb hypertonia in patients affected by stroke. Stroke, 36(9):1967-1971.

Wang B, Ning H, Reed-Maldonado AB, et al., 2017. Low-Intensity Extracorporeal Shock Wave Therapy Enhances Brain-Derived Neurotrophic Factor Expression through PERK/ATF4 Signaling Pathway. Int J Mol Sci, 18(2):433.

第十二章

医用冲击波对慢性疼痛的治疗

如今 ESW 治疗已被广泛地用于临床医学，使用范围逐渐从碎石、治疗骨折延迟愈合等扩展到慢性疼痛治疗领域，大量文献报道 ESW 对慢性软组织损伤性疼痛疗效肯定（Hsu et al.，2008；Mittermayr et al.，2012）。本节将主要介绍 ESW 对慢性疼痛治疗的临床应用和镇痛机制的相关国内外研究成果。

第一节　医用冲击波对慢性疼痛的治疗

慢性软组织损伤性疼痛的非药物治疗具有古老的历史。数千年前，祖先利用针灸、推拿等方法治疗慢性疼痛。近年来，慢性疼痛的非药物疗法在国内外成为一种主流的疼痛治疗方法，其安全性远高于药物治疗。ESW 治疗对肌肉骨关节疾病引起的疼痛有明显的治疗效果，是近年来骨科和临床运动医学界的热门课题，越来越多的医疗机构应用体外冲击波治疗各种骨关节疼痛性疾病，尤其对治疗肌肉骨关节慢性损伤性疾病，如肩周炎、肱骨外上髁炎（网球肘）、骨质增生、跟痛症、骨刺、骨膜炎和肌筋膜炎等引起的疼痛具有肯定的临床疗效，对四肢骨关节慢性疼痛性疾病的治疗效果尤为显著。有报道显示一些患者在第一次治疗后，症状即有缓解，并且对压痛点明显的病例疗效更好。对病程长的慢性疼痛患者，冲击波也显示了治疗的有效性，优于常规物理治疗，许多医疗机构将冲击波治疗骨关节疼痛性疾病作为一种常规治疗。预示 ESW 在疼痛性疾病治疗方面具有极为广泛的临床应用前景。

一、治疗跟痛症

20 世纪 90 年代初，医疗机构开始应用 ESW 治疗跟痛症并取得确切疗效。Ogden 对 302 例患者的治疗显示，76% 的患者首次治疗即取得明显疗效，再次治疗有效率达 90.5%。采用低强度冲击波（0.08 mJ/mm^2），每次冲击 1000 次，有效率可达 74%，无副作用。跟痛症是临床上较为常见的一种困扰众多中老年人的慢性顽固性疾病。主要表现为足跟部疼痛，合并有主动或被动活动受限，其中大多数伴有跟骨骨刺。因 ESW 治疗能减轻疼痛并裂解钙化的沉积物而被应用于跟痛症，并取得良好疗效，跟痛症成为第一种被美国 FDA 批准采用冲击波治疗的骨科疾病（Ogden et al.，2001a）。在国内，朱宏骞等通过较高强度体外冲击波治疗跟痛症患者 84 例，3 个月后有显著疗效者达

84%（朱宏骞等，2007）。廖冬发报道了相似的结果，采用电磁式冲击波治疗仪治疗60例跟痛症患者，3个月随访有效率为70%，治疗后未发现明显并发症。

二、治疗肱骨外上髁炎及肩周炎

肱骨外上髁炎又称网球肘，常见症状为疼痛、活动受限和肌肉萎缩等。治疗以止痛、松解粘连为主。常规的非手术治疗方法有非甾体抗炎药、超声波治疗、局部激素注射、物理治疗和激光治疗等，但均无持续性和肯定的疗效。近年来ESW被应用于治疗网球肘并取得良好效果，有关ESW治疗网球肘的临床应用，国内外学者进行了大量的研究。张盘德等采用国产电磁式体外冲击波治疗机治疗网球肘45例，具有显著的即刻镇痛效果，多次治疗后的镇痛作用有累积效应（张盘德等，2013）；安华等用冲击波治疗网球肘、跟痛症和肩袖损伤患者共116例，结果网球肘治疗显效者占72.4%，效果不明显者占9.2%，跟痛症治疗显效者占32.1%，效果不明显者占17.9%，肩袖损伤治疗显效者占25.0%，有效者占42.0%，效果不明显者占33.0%（安华等，2004）；一般认为冲击波对网球肘的疗效更明显（Pettrone et al.，2005）。

三、治疗Ⅲ型前列腺炎

前列腺炎是成年男性的常见病之一。依据美国国立卫生研究院（NIH）分类，前列腺炎共分为四型，其中Ⅲ型前列腺炎是最常见的类型，病因学复杂，多数患者往往难以发现前列腺的特异性病理改变或异常的客观依据，治疗难以奏效。Ⅲ型前列腺炎又称为慢性盆腔疼痛综合征（CPPS），疼痛是最主要症状，而其引起的排尿困难或勃起功能障碍使患者生活质量明显下降。利用冲击波治疗CPPS患者，并分别对治疗前及治疗后1周、4周、12周应用NIH慢性前列腺炎症状指数（NIH-CPSI）等进行症状评分，研究显示治疗前后症状明显改善，治疗组疼痛缓解情况与生活质量提高明显优于对照组，并且无一例严重并发症（孙先军等，2010）。因此，对于一些前列腺炎引起的顽固性疼痛可以考虑冲击波治疗。

四、治疗其他部位软组织慢性损伤性疼痛

除上述疾病外，还有体外冲击波用于治疗膝关节疼痛、颈腰部软组织慢性损伤性疼痛以及跖筋膜炎等的相关报道。马才英等应用低强度ESW治疗肢体软组织损伤共249例，与局部封闭、按摩及药物治疗相比，冲击波治疗组远期缓解疼痛效果明显占优；杨杰华等对28例创伤性膝关节功能障碍患者给予ESW治疗3周后，ESW组膝关节活动度平均增加73.8°，疼痛减轻47.96%，总有效率高达100%，并且无任何不良反应（杨杰华等，2007）。采用ESW治疗慢性腰肌劳损36例，有效率为80.5%；采用径向压力波治疗慢性跖筋膜炎，治疗组患者的显效率显著高于对照组，并且均未见明显并发症，因此认为ESW治疗跖筋膜炎有效且较为安全。ESW治疗对髋关节置换后疼痛患者均起到很好的止痛效果，提示ESW是治疗因松动、感染、软组织炎症、异位骨化引起的髋关节置换后疼痛的有效方法。由此可见，ESW治疗对多种软组织慢性疼痛效果显著。此外，ESW对创伤后慢性溃疡糖尿病足也具有明显疗效，可减少渗出，有利于肉芽组织形成，促进溃疡愈合。

对于骨关节和软组织疼痛性疾病，ESW是

一种安全的治疗方法，一般不会出现严重的副作用及并发症。治疗后可出现局部皮肤变红或有瘀斑，通常在几天后消除；间或有局部出现麻木或麻刺感；直接作用于大血管或重要神经可以引起这些组织的损伤。偶有治疗损伤导致肌腱膜撕裂、疼痛不缓解或疼痛加重现象。以下人群不宜应用ESW：正在服用抗凝血功能药物的患者；有出血倾向的患者；14岁以下儿童；孕妇。ESW治疗具有高效快速的特点，能明显缩短疗程，提高疗效，近期效果理想，解决了传统疗法的种种弊端，值得临床推广应用，但由于尚缺乏系统的随访资料，其远期效果有待进一步观察。

第二节　医用冲击波对骨关节疼痛性疾病的治疗

虽然近年来国内外关于冲击波治疗疼痛的报道很多，但冲击波镇痛作用的机制还不明确。正如前述，冲击波是一种通过物理学介质传导的机械性脉冲震波，目前研究认为体外冲击波对骨关节疼痛性疾病的明显治疗效果可能与冲击破的机械应力效应、空化效应、神经阻滞效应有关（Ogden et al.，2001b）。冲击波通过不同介质时，在交界面产生不同的机械应力效应，有松解粘连，伸展挛缩作用。同时冲击波的牵张和压应力引起的压电效应，可改变受冲击部位组织的细胞电位，产生电荷变化发挥治疗作用。空化效应则可以使冲击部位组织微循环加速，改善局部组织血液循环，起到治疗作用。现在还有报道认为较高强度的冲击波会在较小范围内对神经末梢产生超强刺激，从而缓解疼痛。随着人们对体外冲击波认识的不断深入，其促进组织和血管再生、增加细胞膜通透性、对细胞因子相互作用和基因表达等产生的影响受到关注（梁新军等，2003）。目前有关体外冲击波镇痛的治疗机制研究仍较少，归纳为以下几个方面。

一、机械波效应

由于冲击波是一种机械波，其传递沿其传播的方向引起介质的压缩和膨胀，并通过介质产生衰减，在不同界面引起反射和折射。冲击波传输到人体，当通过不同介质时，在交界面产生不同的机械应力效应，造成不同密度组织之间产生能量梯度差及扭拉力，尤其是在骨与肌腱、骨与软组织之间及骨组织内部产生一系列物理效应，引起软组织间弹性变形和松解。目前认为，关节肌肉疼痛很大程度来源于软组织粘连，冲击波通过高能量在痛点局部产生松解软组织粘连、伸展挛缩作用。这一机制可能是冲击波获得良好疗效的重要原因。所以认为这种治疗对肢体疼痛，特别是病灶疼痛部位在肌肉、肌腱、肌腱附着点及筋膜处的松解作用较为明显。

二、改善微循环效应

正如前述，冲击波能够产生空化效应，当高能声音震波产生的牵张力超过水（液体）牵张力时可产生空化水泡，水泡震动时体积增大和减小，产生脉冲波。在水泡体积增大时，其内向性爆破可导致高能水喷射和高温。而在人体不同密度介质（如软组织、细胞和血液）中含有小气泡，高能震波在此类介质中传递会引起空化效应，空化效应可以使受作用部位组织微循环加速，改善局部组织血液循环。体内及体外实验证实在 ESW 治疗后，损伤组织局部血管扩张，血流灌注显著增加，这一方面有助于组织的修复再生，如活化骨细胞、促进新骨和骨痂形成，另一方面也有助于疼痛介质的稀释和降解，缓解炎症引起的疼痛（邢更彦，2007）。一氧化氮（NO）是普遍存在的多功能小分子生物活性物质，在介导 ESW 增加慢性损伤组织的血流灌注中扮演重要角色。体内及体外实验研究结果显示在 ESW 治疗后 NO 水平显著升高，有报道认为 ESW 的剪应力对细胞骨架的作用可引起一氧化氮合酶（NOS）活性增加，使 NO 升高。NO 通过上调局部组织转化生长因子（TGF）、血管内皮生长因子（VEGF）的浓度，促进局部组织和血管的生长和修复。在 ESW 治疗后，慢性缺血组织 VEGF 表达显著增加，其受体 VEGFR-2 显著上调，定量免疫组化分析显示缺血组织血管密度显著增加（Yan et al.，2008）。另有多种细胞因子和趋化因子在冲击波治疗后表达增加，如基质细胞衍生因子 -1（SDF-1）、血小板内皮黏附因子（PECAM-1) 等，功能上与白细胞迁移、内皮祖细胞归巢和新血管形成密切相关（Fujiwara，2006；Zins et al.，2010）；此外，骨髓来源的单个核细胞在低强度冲击波治疗后 VEGF 的 mRNA 和蛋白均呈过表达，显示冲击波治疗有促进骨髓间充质干细胞向内皮表型（$VEGF^+$ 和 $CD31^+$）分化作用，并呈现剂量依赖性。ESW 刺激干细胞的归巢与分化、促血管再生潜能具有很好的临床应用前景。

三、神经阻滞作用

当外周痛觉持续存在时，中枢神经系统可出现过敏现象，使脊髓后角二级神经元的兴奋阈值降低，出现疼痛增强、疼痛时间延长。通过给予神经纤维过度刺激，增加疼痛刺激传入使其痛阈升高，可产生镇痛作用。体外冲击波作为一种高强度的压力波，可在较小的范围对神经末梢产生超强刺激，特别是对痛觉神经感受器的高度刺激，能使神经的敏感性降低，从而缓解疼痛（Haake et al.，2001）。ESW 还可改变感受器对疼痛的接受频率和感受器周围化学介质的组成，抑制疼痛信息的传递。动物实验显示低强度冲击波（1000 次、0.08 mJ/mm^2）可使皮神经纤维产生形态学上的改变，暂时破坏大鼠皮肤的感觉神经末梢，起到镇痛作用（周宁等，2010；Ohtori et al.，2001）。另外有学者提出，慢性疼痛的产生是一种病理性的恶性反射记忆，体外冲击波可以通过强刺激，消除这种病理性记忆痕迹，从而减轻疼痛（Wess，2009）。冲击波也可引起细胞周围自由基的改变，从而释放抑制疼痛的物质（如 P 物质），产生止痛效果。

四、抗炎效应

冲击波的抗炎效应已在体内外实验得到佐证。组织损伤早期的炎症反应对机体是有利的，但及时控制炎症反应是创口愈合的关键因素。研究表明，ESW 能够诱导一氧化氮合酶活性，提高 NO 水平，后者有效地抑制核因子 NF-κB，下调促炎细胞因子的表达，减轻炎症刺激（Mariotto et al.，2005）。冲击波可显著抑制白细胞和巨噬细胞向移植物的浸润，提示

ESW 治疗有抗炎效应（Davis et al., 2009；Kuo et al., 2009）。笔者研究通过建立大鼠佐剂性关节炎模型，从组织、细胞分子水平和病理学角度对体外冲击波治疗的抗炎镇痛机制进行初步研究。结果显示，冲击波作用能明显缓解炎症局部红肿，减轻炎症渗出和炎症细胞浸润，改善症状，对局部组织无明显损伤。炎症反应涉及多种介质分子，笔者初步观察显示冲击波处理可促进β-内啡肽的产生，使血清内啡肽水平提高，并可维持较长时间，提示β-内啡肽参与冲击波治疗的镇痛效应。前列腺素 E2（PGE2）、5-羟色胺（5-HT）是重要的疼痛因子，在炎症模型大鼠的血清及炎症组织中 PGE2、5-HT 显著升高，冲击破治疗后即刻观察，炎症局部 PGE2、5-HT 的释放显著降低，提示冲击波有直接抑制疼痛因子效应。NO 是一种非经典的新型递质和信息分子，参与外周组织炎性疼痛的形成和传递，冲击波作用可使模型鼠血清 NO 水平短时内明显升高，治疗结束后 NO 迅速降低，但对正常鼠无明显影响。据此推测冲击波作用于炎症部位，可促进 NO 从白细胞、内皮细胞的释放，这对扩张局部微血管、提高微动脉血管通透性有效，进而有利于炎症的消散，产生镇痛效应。

与临床研究相比，体外冲击波的生物学效应研究明显滞后，目前对体外冲击波作用机制的了解主要还主要停留在器官、组织结构水平，细胞、分子生物学水平的研究较为薄弱。充分了解冲击波的生物学效应，对于正确运用冲击波技术、提高临床疗效、开发研制新机型以及拓展在医学领域的应用范围都有重要意义。

（杨耀琴）

参考文献

安华, 李小雯, 于长隆, 2004. 应用体外冲击波治疗末端病的疗效观察. 中国运动医学杂志, 23(3):297-301.

梁新军, 夏仁云, 2003. 体外冲击波的机制及其在骨科的应用. 国外医学(骨科学分册), 24(2):88-90.

孙先军, 撒应龙, 叶绪晓, 等, 2010. 体外冲击波治疗Ⅲ型前列腺炎(CP/CPPS)疗效研究. 中国男科学杂志, 24(9):29-32.

邢更彦, 2007. 骨肌疾病体外冲击波疗法, 第1版. 北京: 人民军医出版社, 158-160.

杨杰华, 张盘德, 冼晓琪, 等, 2007. 体外冲击波改善创伤性膝关节功能障碍. 中国组织工程研究与临床康复, 11(26):5179-5182.

张盘德, 彭小文, 容小川, 等, 2013. 体外冲击波治疗网球肘的镇痛效果研究. 中国康复医学杂志, 28(1):32-35.

周宁, 邵斌, 陈勇, 等, 2010. 体外冲击波与关节松动术加短波透热治疗肩周炎的效果比较研究. 中华物理学与康复杂志, 32(1):38-40.

朱宏骞, 熊东林, 陈葵好, 等, 2007. 高能体外冲击波治疗慢性足底筋膜炎. 中国组织工程研究与临床康复, 11(1):86-89.

Davis TA, Stojadinovic A, Anam K, et al., 2009. Extracorporeal shock wave therapy suppresses the early proinflammatory immune response to a severe cutaneous burn injury. Int Wound J, 6(1):11-21.

Fujiwara K, 2006. Platelet endothelial cell adhesion molecule-1 and mechanotransduction in vascular endothelial cells. J Intern Med, 259(4):373-380.

Haake M, Thon A, Bette M, 2001. Absence of spinal response to extracorporeal shock waves on the endogenous opioid systems in the rat. Ultrasound Med Biol, 27(2):279-284.

Hsu CJ, Wang DY, Tseng KF, et al., 2008. Extracorporeal shock wave therapy for calcifying tendinitis of the shoulder. J Shoulder Elbow Surg, 17(1):55-59.

Kuo YR, Wang CT, Wang FS, et al., 2009. Extracorporeal shock wave treatment modulates skin fibroblast recruitment and leukocyte infiltration for enhancing extended skin-flap survival. Wound Repair Regen, 17(1):80-87.

Mariotto S, Cavalieri E, Amelio E, et al., 2005. Extracorporeal shock waves: from lithotripsy to anti-inflammatory action by NO production. Nitric Oxide, 12(2):89-96.

Mittermayr R, Antonic V, Hartinger J, et al., 2012. Extracorporeal shock wave therapy (ESWT) for wound healing: technology, mechanisms, and clinical efficacy. Wound Repair Regen, 20(4):456-465.

Ogden JA, Alvarez R, Levitt R, et al., 2001a. Shock wave therapy for chronic proximal plantar fasciitis. Clin Orthop Relat Res, (387):47-59.

Ogden JA, Tóth-Kischkat A, Schultheiss R, 2001b. Principles of shock wave therapy. Clin Orthop Relat Res, (387):8-17.

Ohtori S, Inoue G, Mannoji C, et al., 2001. Shock wave application to rat skin induces degeneration and reinnervation of sensory nerve fibres. Neurosci Lett, 315(1-2):57-60.

Pettrone FA, McCall BR, 2005. Extracorporeal shock wave therapy without local anesthesia for chronic lateral epicondylitis. J Bone Joint Surg Am, 87(6):1297-1304.

Wess O. Extracorporeal Shock waves for pain relief-hypothesis of a neural working mechanism. Journal of Endourology, 2009, 23(A15-A16).

Yan X, Zeng B, Chai Y, et al., 2008. Improvement of blood flow, expression of nitric oxide, and vascular endothelial growth factor by low-energy shockwave therapy in random-pattern skin flap model. Ann Plast Surg, 61(6):646-653.

Zins SR, Amare MF, Tadaki DK, et al., 2010. Comparative analysis of angiogenic gene expression in normal and impaired wound healing in diabetic mice: effects of extracorporeal shock wave therapy. Angiogenesis, 13(4):293-304.

第十三章

医用冲击波对糖尿病足的治疗

糖尿病足（diabetic foot，DF）是糖尿病患者并发的一种损及神经、血管、皮肤、肌腱甚至骨骼，以致坏死的慢性进行性病变。临床所见糖尿病患者的坏疽，并非局限于足部，但96% 发生在四肢末端，尤以足部为主，因此国际上称为“糖尿病足”（Boulton，2000）。

根据世界卫生组织（WHO）定义：糖尿病足是指糖尿病患者由于合并神经病变及各种不同程度末梢血管病变而导致下肢感染、溃疡形成和（或）深部组织的溃破。糖尿病足一般分为：①足溃疡；②足坏疽：包括干性、湿性和混合性；③足缺血。在临床上，糖尿病患者由于长期受到高血糖的影响，下肢血管硬化、血管壁增厚、弹性下降，容易形成血栓，并结成斑块，而造成下肢血管闭塞、支端神经损伤，从而造成下肢组织病变。而足部距离心脏最远，闭塞现象最严重，从而引发水肿、发黑、腐烂、坏死，形成脱疽（Dormandy et al.，2000）。

一、糖尿病足的流行病学

糖尿病足是非常严重糖尿病并发症，也是糖尿病主要的慢性并发症之一，对人们的健康造成了巨大影响，构成全球性威胁。据统计，每 30 秒世界上就有 1 人由于糖尿病足失去一个下肢（Wu et al.，2007）。2009 年文献报告，美国大约 7%的人口患有糖尿病，3% 糖尿病患者有足溃疡；50% 非创伤的截肢是由糖尿病所致（Papanas et al.，2009）。仅 2005 年，就有 1.5 万新被确诊的糖尿病患者（Wu et al.，2007）。在中国，1996—2000 年糖尿病足占住院糖尿病患者的 2.45%，截肢率为 14%；中国人民解放军总医院第一附属医院（304 医院）回顾性分析了过去 10 年中 2306 例住院患者，糖尿病足占 2.5%；天津医科大学总医院统计结果显示，糖尿病足病例占门诊病例的 2.24%，住院病例的 8.57%，截肢率为 17.31%。

瑞典报告 1 例糖尿病足从诊断到愈合，平均费用为 14 627 美元；截肢费用为 43 000 美元；美国每年糖尿病足花费 40 亿美元，占糖尿病治疗费用的 1/5，且费用和所占比重快速上升；我国也投入了大量财力用于糖尿病足治疗（Frykberg et al.，2006）。

二、糖尿病足的病因与发病机制

糖尿病肢端坏疽是一种慢性、进行性疾患，累及大、中、小血管及微血管，主要由代谢紊乱、肢端缺血、神经病变、感染等多种诱因所致。由于糖尿病长期不能得到满意控制，持续高血糖，糖基化终产物（AGE）以及糖代谢的中间产物会改变蛋白的功能，糖蛋白的含量增加，使下肢血管的基底膜增厚，血管内皮细胞损伤，血液中红细胞、血小板聚集功能及血小板黏附功能增强，平滑肌细胞增殖，脂质沉着并形成斑块。最终血液黏度增加、血栓形成、管腔狭窄、管壁弹性减弱、血管阻塞，造成末端缺血、缺氧、坏死。而糖尿病自主神经病变可使微循环动静脉短路大量开放，导致大量血流经动静脉短路回流，而正常毛细血管血流减少，进一步加重组织缺氧、缺血及营养障碍。

在大血管和微血管病变发生的同时，多伴有周围感觉神经病变。如胫、腓神经功能障碍，出现下肢麻木、刺痛、灼热感等症状。初期症状时轻时重，随着病程的延续，常可加重。自主神经病变往往造成运动感觉障碍，引起触觉、温觉、痛觉迟钝甚至消失，使组织受损不易被患者发觉，伤口极易发生感染，出现溃疡、坏疽。同时，糖尿病患者白细胞吞噬功能降低，使糖尿病足坏疽感染难以控制，溃疡难以愈合（Criqui，2001）。糖尿病足坏疽以湿性坏疽较多见，约占90%，主要是由于血管病变使下肢缺血，但尚未完全阻塞。干性坏疽主要见于大血管阻塞，由累及肢端供血中断、营养缺乏所致。

糖尿病足的下肢血管病变分为大血管和微血管病变，微血管病变及其引起的神经病变的严重程度取决于高血糖的程度和时间，高血糖环境对血管内皮细胞的毒性作用（不仅仅是血管组织）主要有两方面：一是高血糖外环境启动了多元醇通路代谢的活化，醛糖还原酶活性增高，使中间产物山梨醇、果糖在细胞内过多堆积，进而损害细胞；其次，细胞的结构蛋白、功能蛋白经非酶催化的糖基化形成终末产物，通过受体及非受体两种途径启动细胞内氧化应激，产生过多氧自由基从而损害细胞；此外，蛋白糖化后生物效应减退或产生毒性效应也能损害细胞的正常代谢机制，如血红蛋白糖化后氧的解离能力下降，类似于一氧化碳中毒，激素受体的糖化及细胞内重要核酸代谢成分的糖化都会导致细胞功能变化。微血管病变可表现为毛细血管基底膜增厚和毛细血管通透性增强，主要影响因素包括高血糖相关因素，如糖化血红蛋白升高、血糖升高、高胰岛素血症、高三酰甘油血症等，以及其他因素，如肥胖、高血压、遗传等（Cuttica et al.，2010）。

大血管病变相对于微血管病变而言，包括中、大动脉，可分为动脉粥样硬化和动脉硬化。虽然大血管病变不是糖尿病所特有，但在糖尿病人群中的发生率远远高于非糖尿病人群，如糖尿病男性人群间歇性跛行发生率为12.6%。而非糖尿病男性群体仅为3.3%。同样，糖尿病女性间歇性跛行发生率为8.4%。而非糖尿病女性仅为1.3%。说明高血糖是大血管动脉粥样硬化和动脉硬化的主要促发因素。主要致病机制有三方面：①高血糖对血管内皮细胞的直接损害引起血浆蛋白对细胞的渗透性增加，进而引起血小板聚集，细胞外基质糖化，纤维交联使动脉弹性减弱；②高脂血症常与高血糖并存，内皮细胞受损后通透性增强，脂质易透过内皮层向中层浸润，加之单核巨噬细胞处理吞噬体易形成泡沫细胞，形成粥样硬化斑块；③高胰岛素血症具有促进中层平滑肌增生的作用，会加速管腔狭窄。基本病理特征是动脉硬化程度较非糖尿病重，大、小动脉均可见Ⅴ型胶原增生，病变组织破坏严重，发生年龄早，病理进展快。

三、糖尿病足的临床表现

糖尿病足的症状和体征因病程和病变严重程度而不同。轻者只有脚部微痛、皮肤表面溃疡；中度者可以出现较深的穿透性溃疡合并软组织炎；严重者在溃疡的同时合并软组织脓肿、骨组织病变，脚趾、脚跟或前脚背局限性坏疽，甚至可以出现全脚坏疽。

糖尿病足溃疡与坏疽的特征：

糖尿病足部病变为萎缩性病变，病变基础为溃疡和坏疽，局部可出现红、肿、热，血糖控制较困难，当感染严重时可出现发热等全身症状。根据不同病因（神经病变、缺血或感染），临床表现可不同。病变可以是单一的，也可能是多种病变混合出现，尤其是在病程较长的糖尿病患者中。

以神经病变为主的糖尿病足部病变的临床特征有：①感觉缺损程度与病变不成比例；②角质层增厚、皲裂和溃疡形成，特点是足底部溃疡形成；③足内肌肉萎缩，足和趾变形；④足部触觉、痛觉和震动感消失或减退，腱反射消失；⑤足部触温，可出现静脉充血和水肿；⑥足背动脉搏动存在，无足部缺血的临床表现。

以外周小动脉病变为主的足部缺血性病变的临床特征有：①病变局部疼痛明显，为黑色干性坏疽，病变可局限于足趾或足跟，可伴有广泛浅表感染；②足温低，当足抬高时可出现足部苍白，受压迫位可出现青紫；③足部萎缩、消瘦，趾甲增厚，汗毛稀少；④外周动脉搏动减弱或消失；⑤外周动脉充盈缓慢，常大于15 s；⑥可出现其他缺血性病变的临床症状。⑦感觉神经和腱反射轻度减弱或正常。

足部的浅表性感染可表现为：趾间真菌感染、红癣、甲沟炎和趾甲内陷，而足部深部感染往往呈隐匿性，可以是趾甲跟部感染所致的足背蜂窝织炎，表现为足背广泛性水肿、红斑，常与远端的坏疽有关；另一种为足弓深部感染，特别值得注意的是足底动脉弓血栓性闭塞，会影响骨间动脉血液供应，如有气体或腐败味产生，表明有厌氧菌感染。严重的感染可累及趾骨和跖骨，形成骨髓炎（Barakat et al., 2001）。Caputo等（Caputo et al., 1994）介绍了糖尿病足骨髓炎的高危因素：糖尿病患病时间 >10 年；伴有周围神经或血管病变；伴有足畸形导致的足底压力分配不匀；长期血糖控制不良；皮肤有破损或真菌感染；老年男性患者。超过90%的糖尿病足骨髓炎由溃疡面细菌直接扩散导致，有生机的骨膜、骨实质本身对细菌有良好的抵抗作用，但在糖尿病患者中，感觉缺失和血供不足导致对细菌的易感性增加，感染与骨吸收、骨折、骨坏死之间形成恶性循环（Sohn et al., 2010）。

根据肢端坏疽的性质及临床表现可分为湿性坏疽、干性坏疽和混合坏疽3种临床类型：

（1）湿性坏疽（图13-1）：多发生于肢端动、静脉血流同时受阻；循环与微循环障碍；皮肤损伤、感染化脓。病灶轻重不一，浅表溃疡或严重坏疽。局部常有红、肿、热、痛，严重时多伴有全身不适或毒血症、菌血症等表现。

（2）干性坏疽（图13-2）：多发生于肢端动脉及小动脉粥样硬化、血管腔狭窄或动脉血栓形成，使血流逐渐或骤然中断，但静脉血回

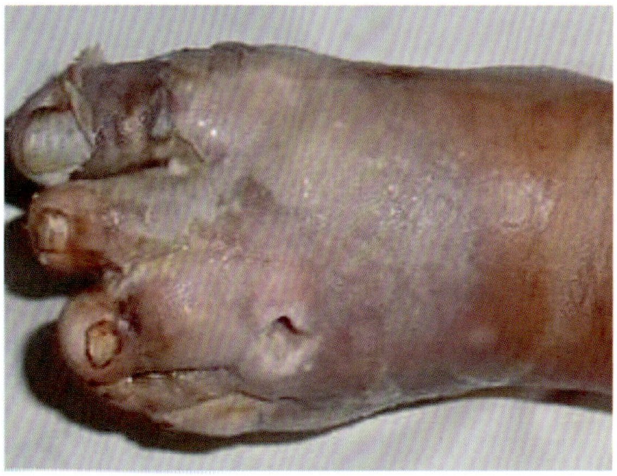

图 13-1　糖尿病足湿性坏疽

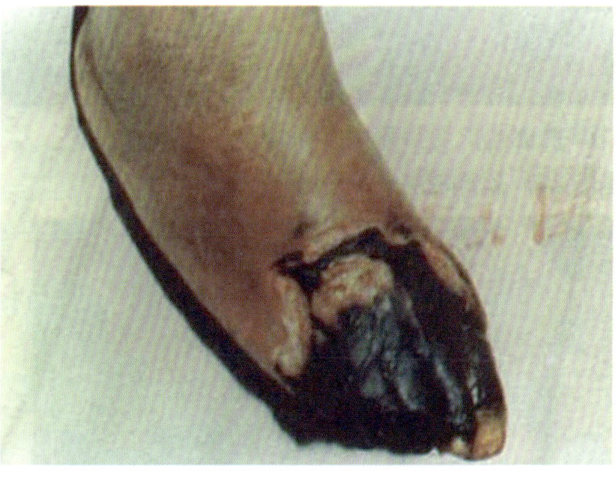

图 13-2　糖尿病足干性坏疽

流仍然通畅，组织液流失导致局部不同程度的缺血性坏死。

（3）混合坏疽：多见于肢端某一部位动脉或静脉阻塞，血流不畅合并感染。湿性坏疽和干性坏疽病灶同时发生在同一个肢端的不同部位。一般病情较重，坏疽面积较大，常涉及足的大部分或全足坏疽。

根据病因可将糖尿病足溃疡和坏疽分为神经性、缺血性和混合性 3 类，糖尿病足常用的分级方法为 Wagner 分级法，分为 0 ~ 5 级（Teodorescu et al.，2004）。

0 级：指存在发生溃疡的危险因素者，包括：①有周围神经病变、自主神经病变；②周围血管病变；③既往有足溃疡病史；④足畸形，如鹰爪足、夏科氏足（Charcot foot）；⑤合并胼胝或鸡眼；⑥失明或视力严重减退；⑦合并肾病变，特别是慢性肾衰竭者；⑧老年人或无法观察自己脚者，尤其是独居生活者；⑨感觉缺失者；⑩缺乏糖尿病知识者。

1 级：足部皮肤表面溃疡，但无感染表现。溃疡好发于足的突出部位，如足跟部、足底部，溃疡多被胼胝包围。

2 级：表现为较深的穿透性溃疡，常合并有软组织感染，但无骨髓炎或深部脓肿。

3 级：深部溃疡常累及骨组织，并有深部脓肿或骨髓炎。

4 级：表现为缺血性溃疡并坏疽，经常合并神经病变而无严重疼痛，坏死组织的表面可有感染。

5 级：坏疽累及整个足部，病变广泛且严重，部分发展迅速。

四、糖尿病足的诊断

（一）病史采集

要询问糖尿病患者患病时间、治疗方式及其他并发症情况，了解足部出现溃疡的原因、持续时间、程度和进展情况。

（二）体格检查

应注意溃疡面的外观、范围、深度、温度、气味，同时确定足部有无畸形、水肿、软组织感染或骨髓炎。还应检查患者对侧肢体情况及鞋袜是否合适。

（三）辅助检查

1．神经系统检查

目的是了解患者是否仍存在保护性的神经感觉。最为简单和常用的方法是用一根特制的 10 g 尼龙丝，一头接触患者的拇趾、足跟和前足底外侧，用手按住尼龙丝的另一头，并轻轻施压，正好使尼龙丝弯曲，患者足底或足趾此时能感觉到足底的尼龙丝，则为正常，否则为不正常。另外还可用音叉检查患者对振动的感觉（图 13-3）。

2．皮肤温度检查

检查皮肤对温度变化的感觉，反应神经功能是否受损。分为定性和定量检查。定性检查即将音叉或一根细不锈钢棍置于温热水杯中，取出后测定患者不同部位的皮肤感觉，同时与正常人对照。定量检查需要用仪器。

3．压力测定

通过测定足不同部位的压力，了解患者是否有足部压力异常。通常让受试者站在有多点压力敏感器的平板上，通过扫描成像，在计算机上进行分析。

4．周围血管检查

最简单的方法是用手来触摸足背或胫后动脉的搏动，以了解足部大血管病变，搏动消失提示有严重的大血管病变，需进一步检查。

（1）超声检查：可明确血管有无狭窄或闭塞。

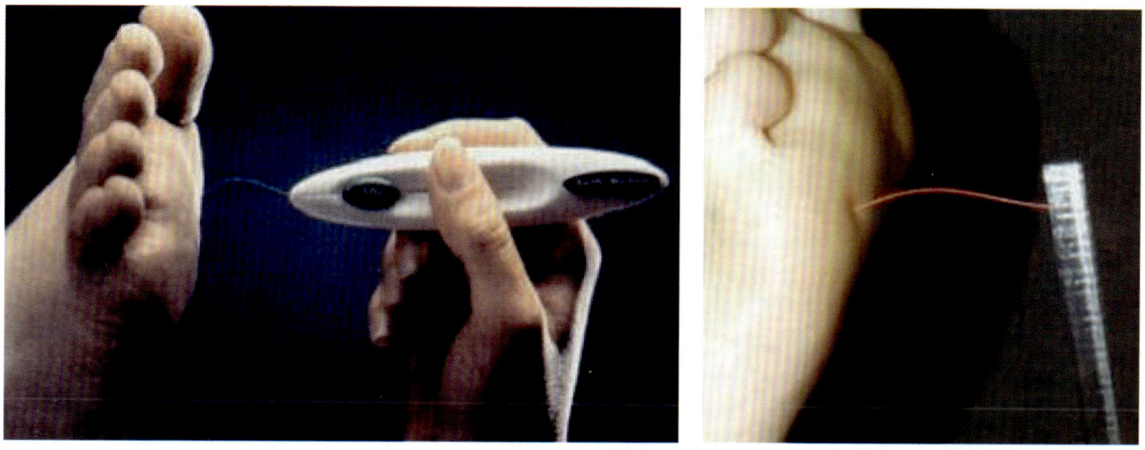

图 13-3　尼龙丝检查

2 型糖尿病大血管病变的诊断散见于心血管及脑血管疾病的文献中，而下肢血管病变的资料相对较少。据文献报道，糖尿病者下肢血管病变发生率为非糖尿病者的 11 倍，虽没有微血管病变的特异性强，但诸如糖尿病患病年龄、病程、血脂及血压水平、血糖控制程度、有无并发微血管病变及周围神经损害等许多因素，均可能成为动脉硬化的促发因素。更严重的是糖尿病下肢动脉硬化改变常渐进为糖尿病足，当动脉闭塞后常导致干性坏疽，合并感染时常伴溃疡等，这些病变是致残、致死的重要因素。彩色多普勒超声检查技术可用于诊断下肢血管病变及疗效随访，与下肢血管造影相比，其优势体现在无创、动态多角度观察、患者易接受、随访方便。二者在准确显示狭窄和闭塞方面有很好的一致性。有研究显示彩色多普勒超声检查结果与出院诊断或（和）术中证实诊断的符合率可达 98.2%，而与 X 线血管造影、手术诊断的相关系数分别为 0.83 和 0.86，*P* 值均小于 0.001。

（2）踝动脉 - 肱动脉血压比值（图 13-4）：可反映下肢血压与血管状态，正常值为 1.0～1.4；0.7～0.9 为轻度缺血，0.5～0.7 为中度缺血，<0.5 为严重缺血。严重缺血的患者容易导致下肢（或脚趾）坏疽。

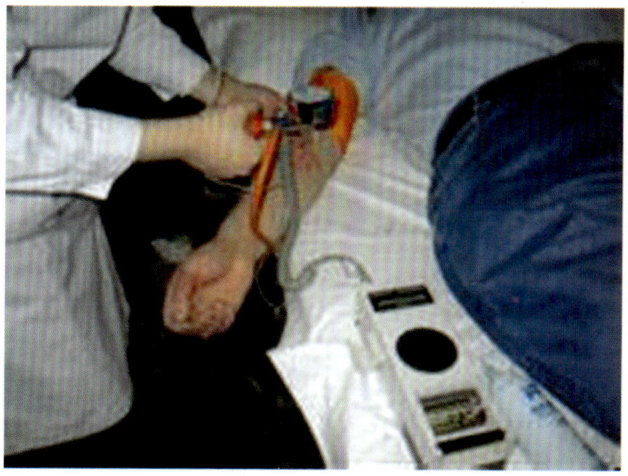

图 13-4　踝动脉 - 肱动脉血压比值（踝肱比值）测定

（3）血管造影：可了解下肢血管闭塞程度和部位，为截肢平面或血管旁路手术提供依据。

（4）经皮氧分压测定：可反映微循环状态，同时反映周围动脉的供血状况。

（5）血液流变学检查：包括血黏度、血浆黏度、全血还原黏度、红细胞聚集指数、红细胞刚性指数、血浆纤维蛋白原含量测定。

5．**溃疡合并感染的检查**

用探针探查怀疑有感染的溃疡，如发现窦道，探及骨组织，要考虑骨髓炎；同时用探针取溃疡深部的标本做细菌培养，增加培养出感染细菌的特异性。深部感染或骨病变还可用X线平片、同位素扫描或磁共振成像等方法鉴别。

五、糖尿病足的治疗

目前，各大医院对糖尿病足患者一般采取创面局部处理、截肢、血管旁路手术或干细胞移植术。

糖尿病足部溃疡通常治疗效果差，在过去几年中提出了一些新的方法，包括：开发新的敷料、生长因子、生物工程皮肤和组织替代品，高压氧治疗；负压伤口治疗和其他新方法刺激伤口愈合。但其截肢的风险仍很高，仅有30%的患者在治疗5周的情况下能够治愈（Heng et al., 2000; Neal, 2001; O'Meara et al., 2001）。

六、冲击波治疗

在过去的20年中，低强度体外冲击波一直被用于治疗骨骼肌肉系统疾病，包括：跖筋膜炎、肩钙化性肌腱炎、跟痛症等。冲击波是一种声波，也是一种高能量的超声波。关于体外冲击波加速组织修复的治疗机制，有几种学说，其中被广泛认同的是：重复的冲击波治疗可引起组织微创伤，促进形成新的血供，进而促进组织愈合。另一关于慢性疼痛的治疗机制是：冲击波治疗后形成新的炎性反应过程，激活大脑对病变区域的反应，向局部运输必要的营养物质，加速愈合。冲击波治疗的直接效果是刺激血管内皮生长因子等，促进新生血管形成，改善局部组织血供，促进组织再生。冲击波治疗后可使细胞新陈代谢加速，改变细胞膜通透性和细胞营养。治疗的间接效果是冲击波的负压部分会使局部压力下降，在组织中形成空化效应，有效瓦解钙化性沉积物，通过减少钙化和抑制疼痛受体或去神经以缓解疼痛（Gélinas et al., 2002; Lai et al., 2004; Davis et al., 2009）。

研究已经证实，体外冲击波疗法刺激可促进早期表达与血管生成相关的生长因子，包括一氧化氮合酶、血管内皮生长因子和增殖细胞核抗原。因此，这些因子的增加可改善血液供应，增加细胞增殖和加速组织再生。研究发现低强度体外冲击波可以改善心肌缺血，提高心功能，且治疗无副作用（Sumpio，2000；Regensteiner et al.，2006）。近期一些学者将此项疗法用于皮瓣移植，结果显示：体外冲击波可以促进皮瓣移植的存活率，减少坏死区域。目前研究也证实，在动物模型和临床病例中，体外冲击波能有效促进糖尿病足溃疡伤口的愈合（Jeppesen et al.，2016；Jeffcoate et al.，2018）。

七、低强度冲击波用于治疗糖尿病伤口的研究

（一）增加内皮型一氧化氮合酶（eNOS）和一氧化氮表达

糖尿病微血管和大血管病变，包括糖尿病溃疡和大动脉硬化坏死是糖尿病患者残疾和死亡的主要原因。糖尿病血管并发症的一个特点是内皮细胞功能障碍，其原因在于NO产生降低，损害了内皮依赖性血管舒张作用，增强了白细胞和内皮之间的相互作用，从而促进了血栓的形成。已有研究表明，糖尿病动物模型和患者的血管内皮依赖性的血管舒张功能降低，血清NO浓度降低（Wang et al.，2005；Wu et al.，2009；Hayashi et al.，2012），所以理论上推测，高血糖条件下，eNOS的蛋白表达及活性降低。

一氧化氮由一氧化氮合酶（NOS）合成，是可以调节多种生物功能的自由基。一氧化

氮合酶包括三个亚型：神经元型一氧化氮合酶（nNOS）、诱导型一氧化氮合酶（iNOS）和内皮型一氧化氮合酶（eNOS）（Wu et al.，2009；Ni et al.，2010）。在脉管系统中，一氧化氮通常由内皮型一氧化氮合酶产生，产生的一氧化氮在脉管系统中保持动态平衡，包括调节血管舒缩、白细胞对内皮的黏附、平滑肌细胞的再生和血小板的聚集和黏附（Hayashi et al.，2012）以及抵抗氧自由基的损害，是重要的抗动脉粥样硬化因子。英国前瞻性糖尿病研究（UKPDS）等许多临床研究证明，高糖是糖尿病动脉粥样硬化的独立危险因素，78%的糖尿病足患者合并外周动脉疾病（Grimaldi et al.，1999；Ramirez-Acuña et al.，2019）。

既往研究表明，血管内皮细胞产生的 eNOS 对新生血管形成和伤口愈合具有重要作用，Brownlee 发现蛋白激酶 B（Akt）的 Se1177 被胰岛素激活时可以激活 eNOS（Brownlee，2001）。Akt 是一种丝氨酸 / 苏氨酸蛋白激酶，在细胞存活和凋亡中起重要作用。同时发现在高糖条件下，可以诱导氨基酸相同位点的糖基化，这干扰了磷酸化和 eNOS 的合成。同样 Gallagher 等也发现 eNOS 的下降减少了血管的形成。

由血流施加的沿血管内皮的摩擦力可以刺激产生 nNOS。这些力是由血液的黏度和速度决定的，统称这些力为“血管内皮剪切力”。内皮表面的物理感受器可感知剪切力，激活磷酸化和 eNOS，对局部热或化学效应也有讨论，但仍缺乏有力的证据（Gerdesmeyer et al.，2002；Chen et al.，2010）。

低强度冲击波并不能在治疗处聚集足够的热量，因此，热量应可以排除在外，冲击波在治疗过程中产生的对血管内皮的剪切力可能激活了 PI3K-Akt 信号，从而诱导 eNOS 的产生（Hayashi et al.，2012）。

日本学者对糖尿病小鼠伤口使用低强度冲击波（0.25 mJ/mm^2，频率 4 Hz），发现在 mRNA 和蛋白水平上，低强度冲击波可以诱导 eNOS 的表达（图 13-5）。

（二）促进血管再生，改善血液灌注

在临床中，治疗足溃疡患者的目标不仅仅是促进血管再生，更重要的是能够改善足溃疡部位的血供 。Kou 等（Kuo et al.，2009）进行

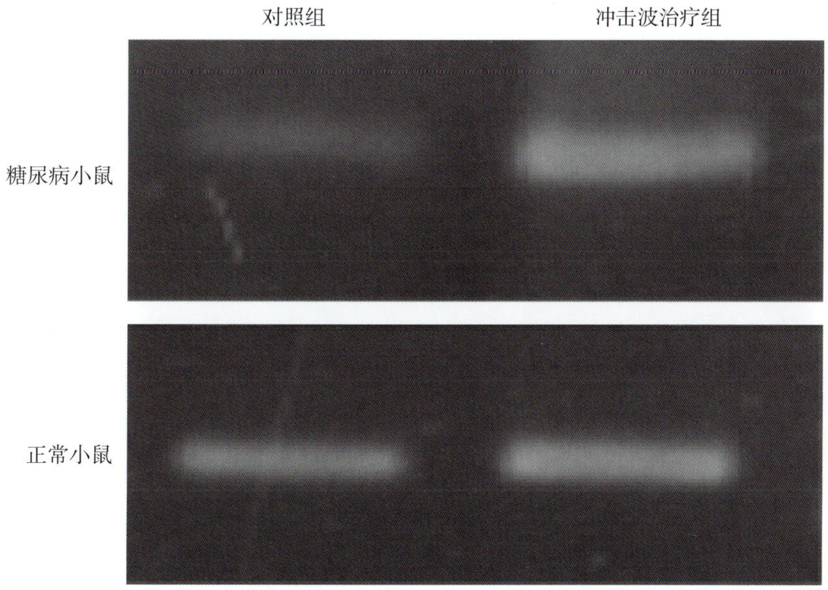

图 13-5　低强度的冲击波可以诱导 eNOS 的表达

了小鼠动物实验，对糖尿病小鼠伤口进行冲击波治疗。实验分为 5 组：1 组（正常组）：无糖尿病组；2 组（对照组）：糖尿病足不采用冲击波；3 组（ESW-1）：伤后第 6 天进行一次冲击波治疗（800 次脉冲，0.09 mJ/mm^2）；4 组（ESW-2）：同样剂量于伤后第 6 天、第 10 天治疗；5 组（ESW-3）：同样剂量于伤后第 6 天、第 10 天和第 13 天治疗。结果显示，经激光多普勒测速仪扫描，与对照组相比，冲击波组小鼠的血液灌注显著提升。冲击波治疗可以改善局部血液供应，增加慢性缺血区的血流量，提高血管密度。在冲击波治疗过程中和治疗后，没有发生任何并发症或不良反应。

（三）减少局部炎症反应

Kou 等（Kuo et al., 2009）从伤口的边缘取活组织进行 HE 染色分析。结果显示，于伤后第 6 天给予冲击波治疗，白细胞从真皮到伤口血管内皮层的迁移减少，白细胞浸润减少。于伤后第 6 天和第 10 天给予冲击波治疗的小鼠伤口（ESW-2）以及于伤后第 6 天、第 10 天和第 13 天治疗的小鼠伤口（ESW-3）白细胞浸润显著下降，但两组之间没有统计学意义。结果提示：冲击波治疗的早期可以减少白细胞浸润，抑制炎症反应（图 13-6）。

Reichenberger 等研究发现低强度冲击波可以下调肿瘤坏死因子和 CCL4（Reichenberger et al., 2012）。肿瘤坏死因子是一种多功能的促炎细胞因子，是由 *CCL4* 基因诱导，从属于 CC 趋化因子家族，在组织过程中，招募单核细胞向炎症组织聚集（Chung et al., 2009；Schwartzkopff et al., 2012）。

（四）促进成纤维细胞生长，增加胶原蛋白，增加伤口韧性

Spanheimer 等研究发现在糖尿病患者中，成纤维细胞增殖下降，胶原蛋白合成下降，TGF-β1 表达下降（Spanheimer et al., 1988）。Yang 等（Yang et al., 2011）对糖尿病小鼠进行冲击波治疗发现：低强度冲击波可以促进成纤维细胞的增殖，增加胶原蛋白量，增加伤口韧性，从而促进糖尿病小鼠的伤口愈合。在糖尿病患者中，成纤维细胞被破坏。Yang 等发现在实验过程中，仅有很少的成纤维细胞存留在伤口周围。然而通过低强度冲击波治疗，成纤维细胞显著增加。Berta 和 Kuo 也证实了这点（Berta et al., 2009；Kuo et al., 2009）。

TGF-β1 在胶原合成和分解中起着重要的

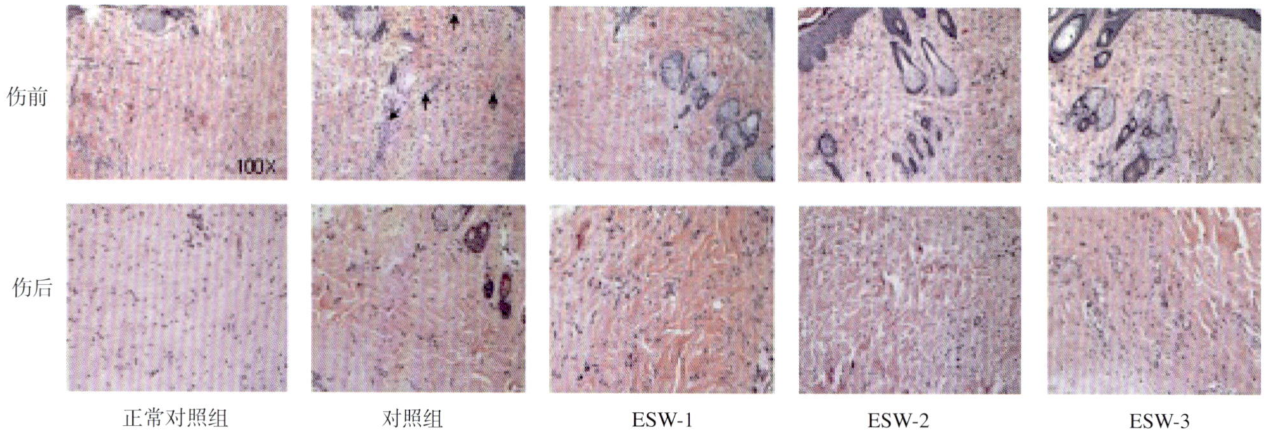

图 13-6　组织 HE 染色

作用。研究表明，在伤口愈合过程中，TGF-β1 可以促进成纤维细胞的转移和增殖。外用 TGF-β1 可以提高糖尿病小鼠的胶原数量，并能够提高耐力。TGF-β1 上调可见于多种细胞，如真皮成纤维细胞、间叶细胞、软骨细胞等。在增殖的过程中，TGF-β1 主要合成成纤维细胞。因此，笔者认为低强度冲击波可以通过刺激成纤维细胞中 TGF-β1 的表达促进胶原生成（Berta et al.，2009）。

伤口破坏强度是评估伤口愈合的重要指标，我国学者对糖尿病小鼠给予低强度冲击波，结果显示：低强度冲击波可使成纤维细胞增加，纤维组织和伤口断裂强度增加，TGF-β1 增加提示：低强度冲击波可以促进伤口愈合，减少伤口裂开（Yang et al.，2011）。

（五）促进糖尿病伤口愈合

2009 年，Kuo 等（Kuo et al.，2009）进行了小鼠动物实验，对糖尿病小鼠伤口给予冲击波治疗。实验分为 5 组，1 组（正常组）：无糖尿病组；2 组（对照组）：糖尿病足不给予冲击波；3 组（ESW-1）：伤后第 6 天给予一次冲击波治疗（800 次脉冲，0.09 mJ/mm^2）；4 组（ESW-2）：同样剂量于伤后第 6 天、第 10 天治疗；5 组（ESW-3）：同样剂量于伤后第 6 天、第 10 天和第 13 天治疗。图 13-7 为 2 周、4 周和 6 周后的伤口愈合情况。可以看出糖尿病小鼠的伤口愈合情况较正常小鼠慢，冲击波治疗可缩短治疗时间，并且愈合情况更好（图 13-7）。Chen 等（Chen et al.，2019）在链脲佐菌素诱发的糖尿病大鼠背部溃疡模型中，体外冲击波治疗后大鼠溃疡明显愈合。

Moretti 等（Moretti et al.，2009）对糖尿病足溃疡患者应用电磁式冲击波治疗患处（0.03 mJ/mm^2）（图 13-8），结果显示：患者治疗时间缩短，再生上皮增加。体外冲击波治疗糖尿病安全可靠（图 13-9）。

从上述实验可以看出无论是动物实验还是

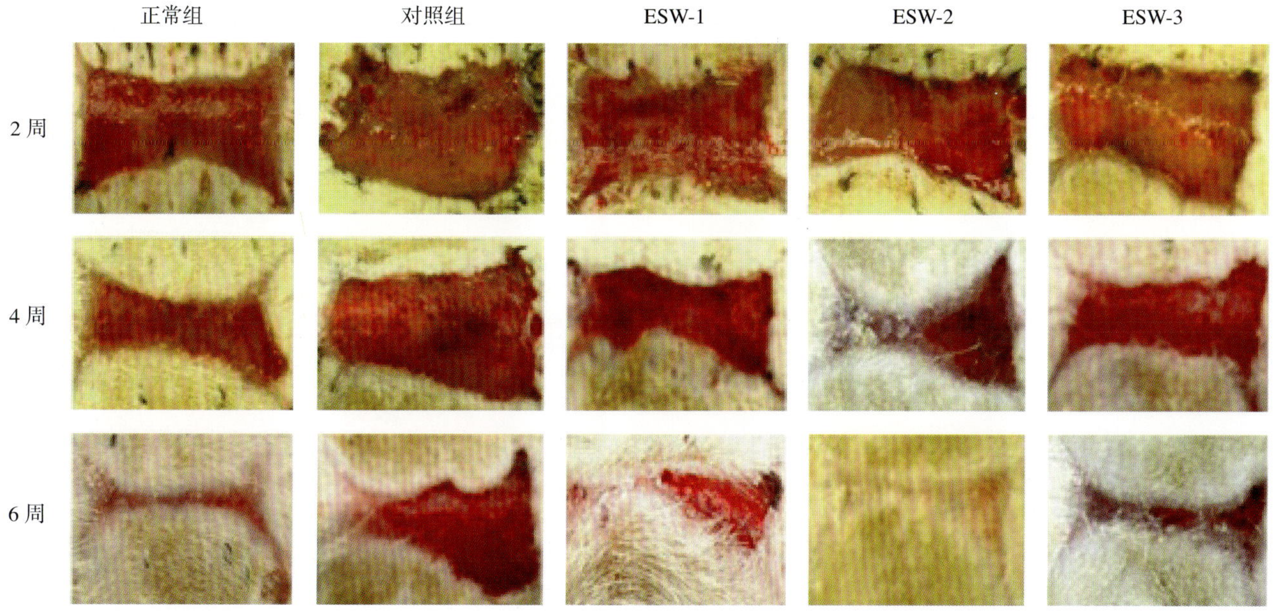

图 13-7 伤口愈合程度

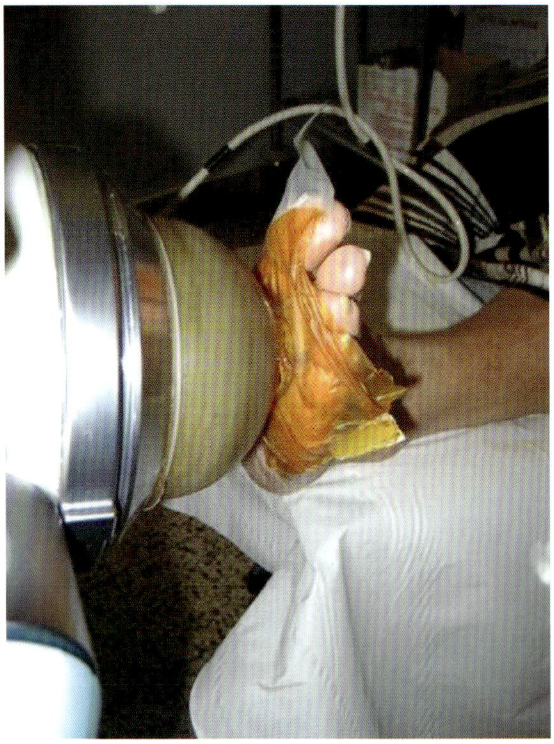

图 13-8　冲击波治疗患处

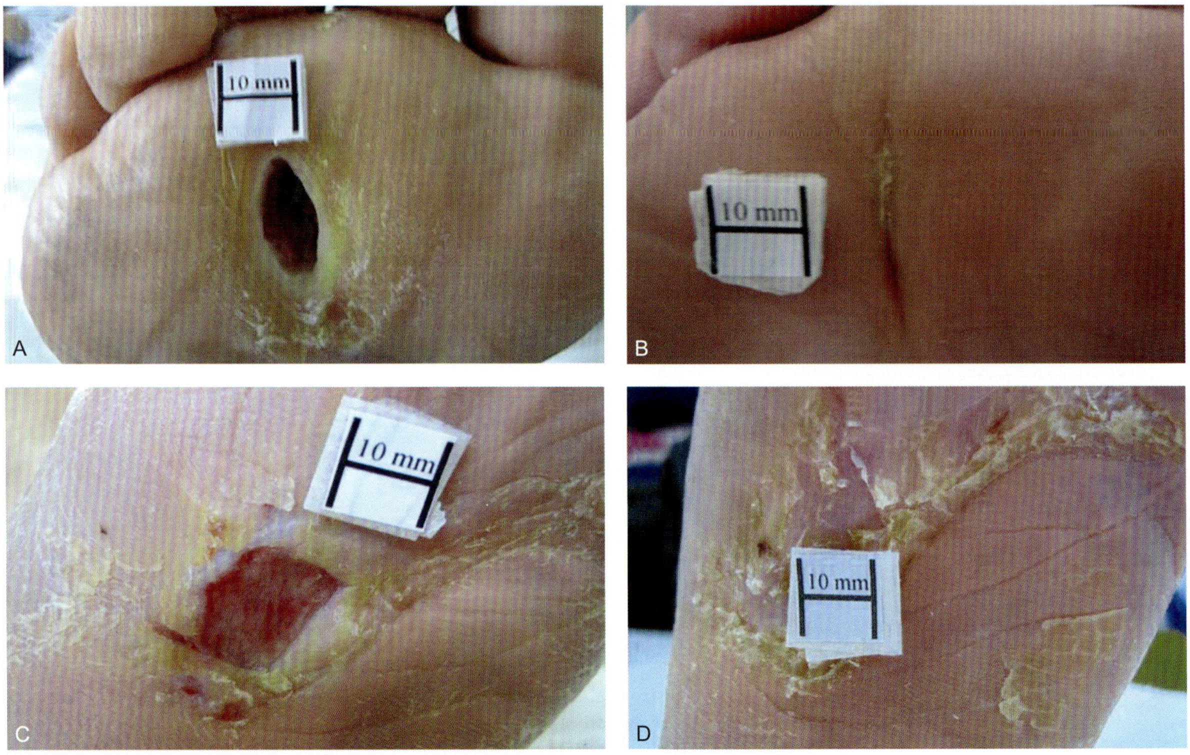

图 13-9　冲击波治疗和常规治疗前后对比

A. 冲击波治疗前；B. 冲击波治疗 52 天后；C. 常规治疗前；D. 常规治疗 90 天后。

临床试验，冲击波治疗用于糖尿病伤口可以缩短治疗时间，促进伤口愈合。糖尿病足溃疡是糖尿病治疗的难题之一，是糖尿病患者下肢截肢及致残的主要原因。糖尿病足引起的一系列临床及社会问题正受到广泛关注。应用冲击波治疗糖尿病足部缺血性病变，以减少糖尿病足溃疡发生是未来的一种预防性治疗途径（Hitchman et al.，2019）。糖尿病足溃疡发生时，将冲击波与标准疗法结合能更有效促进溃疡的愈合（Snyder et al.，2018）。

（彭　楠　孟旭英）

参考文献

李琼, 龚雄伟, 凌振南, 2009. 糖尿病足的彩色多普勒超声检查及其危险因素分析. 中国实用医药, 6(16):78-79.

王亮, 冯凯, 窦京涛, 2008. 骨髓干细胞移植治疗2型糖尿病合并下肢血管病变临床观察. 山西医科大学学报, 39(10):917-991.

Barakat K, Hitman GA, 2001. Genetic susceptibility to macrovascular complications of type 2 diabetes mellitus. Best Pract Res Clin Endocrinol Metab, 15(3):359-370.

Berta L, Fazzari A, Ficco AM, et al., 2009. Extracorporeal shock waves enhance normal fibroblast proliferation in vitro and activate mRNA expression for TGF-beta1 and for collagen types Ⅰ and Ⅲ. Acta Orthop, 80(5):612-617.

Boulton AJ, 2000. The diabetic foot: a global view. Diabetes Metab Res Rev, 16 Suppl 1:S2-S5.

Brownlee M, 2001. Biochemistry and molecular cell biology of diabetic complications. Nature, 414(6865):813-820.

Caputo GM, Cavanagh PR, Ulbrecht JS, et al., 1994. Assessment and management of foot disease in patients with diabetes. N Engl J Med, 331(13):854-860.

Chen RF, Chang CH, Wang CT, et al., 2019. Modulation of vascular endothelial growth factor and mitogen-activated protein kinase-related pathway involved in extracorporeal shockwave therapy accelerate diabetic wound healing. Wound Repair Regen, 27(1):69-79.

Chen Z, Peng IC, Cui X, et al., 2010. Shear stress, SIRT1, and vascular homeostasis. Proc Natl Acad Sci U S A, 107(22):10268-10273.

Chung AS, Kao WJ, 2009. Fibroblasts regulate monocyte response to ECM-derived matrix: the effects on monocyte adhesion and the production of inflammatory, matrix remodeling, and growth factor proteins. J Biomed Mater Res A, 89(4):841-853.

Criqui MH, 2001. Peripheral arterial disease--epidemiological aspects. Vasc Med, 6(3 Suppl):3-7.

Cuttica DJ, Philbin TM, 2010. Surgery for diabetic foot infections. Foot Ankle Clin, 15(3):465-476.

Davis TA, Stojadinovic A, Anam K, et al., 2009. Extracorporeal shock wave therapy suppresses the early proinflammatory immune response to a severe cutaneous burn injury. Int Wound J, 6(1):11-21.

Dormandy JA, Rutherford RB, 2000. Management of peripheral arterial disease (PAD). TASC Working Group. J Vasc Surg, 31(1 Pt 2):S1-S296.

Frykberg RG, Armstrong DG, Giurini J, et al., 2006. Diabetic foot disorders: a clinical practice guideline. American College of Foot and Ankle Surgeons. J Foot Ankle Surg. Update in: J Foot Ankle Surg, 45(5 Suppl):S1-66.

Gélinas DS, Bernatchez PN, Rollin S, et al., 2002. Immediate and delayed VEGF-mediated NO synthesis in endothelial cells: role of PI3K, PKC and PLC pathways. Br J Pharmacol, 137(7):1021-1030.

Gerdesmeyer L, Maier M, Haake M, et al., 2002. Physikalisch-technische Grundlagen der extrakorporalen Stosswellentherapie (ESWT) [Physical-technical principles of extracorporeal shockwave therapy (ESWT)]. Orthopade, 31(7):610-617.

Grimaldi A, Heurtier A, 1999. Epidémiologie des complications cardio-vasculaires du diabète [Epidemiology of cardio-vascular complications of diabetes]. Diabetes Metab, 25 Suppl 3:12-20.

Hayashi D, Kawakami K, Ito K, et al., 2012. Low-energy extracorporeal shock wave therapy enhances skin wound healing in diabetic mice: a critical role of endothelial nitric oxide synthase. Wound Repair Regen, 20(6):887-895.

Heng MC, Harker J, Csathy G, et al., 2000. Angiogenesis in necrotic ulcers treated with hyperbaric oxygen. Ostomy Wound Manage, 46(9):18-28, 30-2.

Hitchman LH, Totty JP, Raza A, et al., 2019. Extracorporeal Shockwave Therapy for Diabetic Foot Ulcers: A Systematic Review and Meta-Analysis. Ann Vasc Surg, 56:330-339.

Jeffcoate WJ, Vileikyte L, Boyko EJ, et al., 2018. Current Challenges and Opportunities in the Prevention and Management of Diabetic Foot Ulcers. Diabetes Care, 41(4):645-652.

Jeppesen SM, Yderstraede KB, Rasmussen BS, et al., 2016.

Extracorporeal shockwave therapy in the treatment of chronic diabetic foot ulcers: a prospective randomised trial. J Wound Care, 25(11):641-649.

Kuo YR, Wang CT, Wang FS, et al., 2009. Extracorporeal shock-wave therapy enhanced wound healing via increasing topical blood perfusion and tissue regeneration in a rat model of STZ-induced diabetes. Wound Repair Regen, 17(4):522-530.

Lai JY, Borson ND, Strausbauch MA, et al., 2004. Mitosis increases levels of secretory leukocyte protease inhibitor in keratinocytes. Biochem Biophys Res Commun, 316(2):407-410.

Moretti B, Notarnicola A, Maggio G, et al., 2009. The management of neuropathic ulcers of the foot in diabetes by shock wave therapy. BMC Musculoskelet Disord, 10:54.

Neal M, 2001. Using hyperbaric oxygen to treat a diabetic foot lesion. Nurs Times, 97(9):Ⅷ.

Ni J, McLoughlin RM, Brodovitch A, et al., 2010. Nitric oxide synthase isoforms play distinct roles during acute peritonitis. Nephrol Dial Transplant, 25(1):86-96.

O'Meara SM, Cullum NA, Majid M, et al., 2001. Systematic review of antimicrobial agents used for chronic wounds. Br J Surg, 88(1):4-21.

Papanas N, Maltezos E, 2009. The diabetic foot: a global threat and a huge challenge for Greece. Hippokratia, 13(4):199-204.

Ramirez-Acuña JM, Cardenas-Cadena SA, Marquez-Salas PA, et al., 2019. Diabetic Foot Ulcers: Current Advances in Antimicrobial Therapies and Emerging Treatments. Antibiotics (Basel), 8(4):193.

Regensteiner JG, Stewart KJ, 2006. Established and evolving medical therapies for claudication in patients with peripheral arterial disease. Nat Clin Pract Cardiovasc Med, 3(11):604-610.

Reichenberger MA, Heimer S, Schaefer A, et al., 2012. Extracorporeal shock wave treatment protects skin flaps against ischemia-reperfusion injury. Injury, 43(3):374-380.

Schwartzkopff F, Petersen F, Grimm TA, et al., 2012. CXC chemokine ligand 4 (CXCL4) down-regulates CC chemokine receptor expression on human monocytes. Innate Immun, 18(1):124-139.

Snyder R, Galiano R, Mayer P, et al., 2018. Diabetic foot ulcer treatment with focused shockwave therapy: two multicentre, prospective, controlled, double-blinded, randomised phase Ⅲ clinical trials. J Wound Care, 27(12):822-836.

Sohn MW, Budiman-Mak E, Stuck RM, et al., 2010. Diagnostic accuracy of existing methods for identifying diabetic foot ulcers from inpatient and outpatient datasets. J Foot Ankle Res, 3:27.

Spanheimer RG, Umpierrez GE, Stumpf V, 1988. Decreased collagen production in diabetic rats. Diabetes, 37(4):371-376.

Sumpio BE, 2000. Foot ulcers. N Engl J Med, 343(11):787-793.

Teodorescu VJ, Chen C, Morrissey N, et al., 2004. Detailed protocol of ischemia and the use of noninvasive vascular laboratory testing in diabetic foot ulcers. Am J Surg, 187(5A):75S-80S.

Wang CJ, Wang FS, Yang KD, et al., 2005. The effect of shock wave treatment at the tendon-bone interface-an histomorphological and biomechanical study in rabbits. J Orthop Res, 23(2):274-280.

Wu H, Jin Y, Arias J, et al., 2009. In vivo upregulation of nitric oxide synthases in healthy rats. Nitric Oxide, 21(1):63-68.

Wu SC, Driver VR, Wrobel JS, et al., 2007. Foot ulcers in the diabetic patient, prevention and treatment. Vasc Health Risk Manag, 3(1):65-76.

Yang G, Luo C, Yan X, et al., 2011. Extracorporeal shock wave treatment improves incisional wound healing in diabetic rats. Tohoku J Exp Med, 225(4):285-292.

第十四章

医用冲击波在口腔正畸治疗中的应用

一、正畸治疗的生物机械原理

在正畸学领域内，正畸组织改建主要涉及三个区域（傅民魁，2012）：一是给牙齿施加适度的力量而引发牙周组织改建，如牵引牙齿向正中方向；二是给颌骨施以重的矫形力而引起骨缝区组织改建，如上颌快速扩弓引起的腭中缝分裂，上颌骨发育受限早期面架前牵等；三是随着下颌前移或者后移而引起颞下颌关节区域组织改建，如用颏兜向远中施力于下颌骨，用各类功能性矫治器引导下颌向近中等。

在正畸治疗过程中，通常可分为两个阶段，即生物力学阶段和生物学阶段。生物力学阶段是指矫治器产生的各种矫治力作用于牙、颌、颅面硬软组织；生物学阶段是指应力使牙颌系统发生的组织学改建。

（一）正畸矫治的生物学基础

对于错颌畸形的矫治，无论采取哪一种矫治方法，都必须对错位的牙、牙弓或者颌骨施加一定的矫治力，以引起牙周组织、颌骨在生理限度内的组织改建，这样才能产生牙移动，引导颌骨正常生长，以恢复或重建咬合平衡，从而使牙颌系统获得正常的外形，发挥正常功能，达到矫治畸形的目的。

1. 颌骨的可塑性

颌骨尤其是牙槽骨是人体骨骼中最活跃的部分，颌骨改建包括增生和吸收两个过程。二者不断自身调整进行质和量的变化，以达到新的平衡。矫治过程中颌骨的变化主要是破骨与成骨平衡的生理过程。

2. 牙骨质的抗压性

牙骨质随着年龄的增长不断缓慢沉积。在同一正畸施力条件下往往只有牙槽骨的吸收，却没有或只有少量牙骨质的吸收。这是由于牙根表面总是覆盖一薄层尚未钙化的类牙骨质，其对压力较牙骨质有更强的抵抗力，对深层牙骨质有保护作用。

3. 牙周膜内环境的稳定性

牙周组织和牙体既是一个对外界和内在因素能做出积极反应的整体，又能保持相对稳定，牙齿靠牙周膜与邻近的牙槽骨相连接。正常情况下，牙周膜厚度约为 0.5 mm，绝大多数的牙周膜间隙由胶原纤维占据，它的一侧插入根面的牙骨质，另一端插入牙槽骨比较致密的骨板（硬板），从而使两种钙化组织获得软性连接。在牙行使功能时能抵抗牙齿的移位，保持其稳定性。

正畸力仅加在牙上，却能影响整个牙体牙周组织，外力去除后，牙又可在新的位置上恢复正常的解剖结构、形态与功能。如正畸矫治完成后经过保持，牙周膜的宽度、牙周膜与牙槽骨以及牙骨质的连接都能恢复正常，维持这种内环境的稳定性与牙周膜的关系很大。

（二）正畸矫治过程中的组织变化

1. 牙周组织的反应

（1）牙周膜变化：持续的矫治力作用于牙体后，牙周膜一侧受牵引，另一侧受压迫，牙周膜产生代谢改变。在压力侧牙周膜组织受挤压而紧缩，牙周间隙变窄，血管受压，血流量减少，胶原纤维和基质降解吸收，并分化出破骨细胞，这些变化在加力48～72小时即可出现。张力侧的牙周膜纤维拉伸变长，牙周间隙增宽，胶原纤维和基质增生，成纤维细胞增殖，成骨细胞分化，牙有一定的松动，牙周膜方向也有变化。直到压力解除，牙稳定后，牙周纤维经过调整再排列与重新附着，由改形的牙周膜将牙支持在新的位置上，并恢复正常牙周间隙的宽度。

（2）牙槽骨的反应：在张力侧牙槽骨的内侧面，成骨细胞活动，有新骨沉积，骨面覆盖一薄层淡红色的类骨质，紧靠类骨质边缘的牙周膜中排列一层成骨细胞，骨内有穿通纤维埋入称为束骨。在压力侧牙槽骨的牙周膜面，固有牙槽骨将被吸收，表面出现蚕食状吸收陷窝，其陷窝区的牙周膜中常见破骨细胞。此外，与其相对应的松质骨面上出现新骨沉积，有成骨细胞出现。骨组织的变化甚至累及牙槽内外骨板，也进行相应的增生和吸收，以维持原有的牙槽结构和骨量。

2. 牙体组织的变化

（1）牙骨质的变化：由于牙骨质抗压能力强，与牙槽骨相比其吸收范围小，程度轻，能够较快修复。

（2）牙根的变化：矫治力过大或较大的矫治力持续时间过长，可导致牙进行性吸收，主要位于牙根的颈部和根尖区，严重可达牙本质。使牙根变得短而钝。

（三）矫治中影响牙周组织改建的因素

正畸矫治中，影响牙周组织改建的主要因素是施力的强度和时间。不同强度的矫治力会对组织产生不同程度的影响：矫治力过小者，不发生作用；矫治力过大，可造成组织破坏，不仅不能加速反而会延缓牙齿移动速度。只有力的强度适宜，牙周各组织才能处于积极活跃状态，产生类似于牙生理性移动的效果。过大的力会使牙周组织出现透明性变，甚至局灶性损伤，牙骨质吸收明显并可吸收至牙本质，以潜行性吸收为主。持续力较重，牙周组织可出现坏死损伤。

以往只有延长复诊间隔时间（加力时间），才能预防和减少上述损伤的发生。

（四）正畸过程中牙周组织的损害

在使用固定矫治器的正畸治疗中，患者都会出现不同程度的牙周组织健康问题，最常见的是牙龈炎。主要表现为牙龈红肿、探诊出血，有些患者则表现为牙龈增生。这些多数是暂时的，只要保持好口腔卫生，结束治疗后可恢复正常。但少数患者的牙龈炎也可发展成牙周炎，进而附着丧失，表现为牙周带探诊深度增加，牙槽骨吸收，牙齿松动度增大以及牙龈退缩等。

若矫治力过大，牙周膜中的血管可因过度压迫而使局部缺血，或血管被压迫而局部出血，导致血栓形成及无细胞区的玻璃样变。当牙周膜内细胞发生坏死后，局部成骨细胞和破骨细胞的分化也会终止。

当矫治力过大时，骨吸收不在牙槽骨内面直接发生，而在稍远处发生，这类骨吸收的方式呈“潜行性”，可使牙移动的速度减慢，使牙过度松动和疼痛。

所以在正畸治疗中，为了获得牙齿周围的生理组织反应，同时避免外力的副作用，需要长达 2 ~ 3 年的长期治疗。因此，如何能让牙齿快速移动且不会对牙周组织和牙槽骨产生有害影响，一直是学者们关注研究的重要课题。

二、体外冲击波对正畸治疗的作用和影响

超声波可以通过生物组织传播并进入生物组织，作为非侵入性治疗和诊查诊断的辅助工具，被广泛应用于医学（Mackert et al., 2017; Shi et al., 2017）。目前，高强度超声（⩾3 W/cm²）应用于碎石术、肿瘤消融、口腔牙周洁治术、溶栓、脂肪成形术等，低强度超声（＜3 W/cm²）应用于骨折愈合、软组织愈合及心肌缺血等。我们主要研究的是低强度脉冲超声（low intensity pulsed ultrasound, LIPUS）。

体外冲击波疗法（extracoporeal shock wave therapy, ESWT）已安全应用于骨折患者的愈合，它的生物刺激可以促进成骨细胞活性，诱导新血管生成并促进干细胞分化为受损组织的细胞，从而促进骨愈合并诱导组织再生（Pfaff et al., 2016）。对于 ESWT 是否可以用于减轻正畸患者因矫治器施加在牙齿上的力而引起的疼痛感以及帮助骨骼重塑减缓牙根吸收，进而作为发展和加速正畸治疗的一种方法，我们加以研究。

（一）正畸动物模型的建立和评价

因不同外界环境会对牙齿运动造成影响，并且对于是否可以直接将人作为受试者等方面存在争议，学者们设计了动物模型，研究 ESWT 对牙齿正畸影响的机制和效果评估（Saleh et al., 2014; Hazan-Molina et al., 2015; Chihiro et al., 2020）。实验动物通常选择大鼠、兔或狗，其中大鼠因成本低、操作简单、成功率高和死亡率低等特点被广泛应用。

常用方法是将 48 只雄性大鼠（年龄 3 ~ 4 个月，体重 260 ~ 280 g）随机分成对照组和 LIPUS 实验组，每组又分为 6 个亚组（第 0 天、1 天、3 天、5 天、7 天、14 天）。采用 3% 异氟烷气体全身麻醉下，用圆钻在大鼠上颌切牙中间近龈乳头处钻孔，用美国 3M 结扎线（约 0.02 cm）将 3M 闭合螺旋弹簧（约 0.01 cm，直径约 0.21 cm）一端结扎到孔内，另一端用相同结扎线结扎到大鼠的右上第一磨牙。右上第一磨牙通过闭合螺旋弹簧以 0.1 N 的力向近中移动（由 Dontrix 压力表测量），该力是根据一项初步研究确定的，该研究表明正畸力可以使右上第一磨牙移动而不会发生严重的吸收。

第一磨牙对应的大鼠面部皮肤剃毛，涂上超声耦合凝胶。实验组使用 Exogen 2000 装置（Smith & Nephew，Inc. 伦敦，英国）施用 LIPUS，LIPUS 超声频率为 1.5 MHz，脉冲宽度为 200 μs，以 1000 Hz 重复，强度为 30 mW/cm²。LIPUS 治疗持续时间为每天 20 分钟，最长达 14 天。对照组处理方法与实验组相同，只是 LIPUS 发生器不接通电源。两组均经常剃毛，以确保发生器位置一致（图 14-1）。

在开始移动牙齿之前（0 天）和开始移动牙齿之后（1 天、3 天、5 天、7 天、14 天）使用 3M 硅橡胶印模材料取上颌牙齿印模并灌制石膏模型，用游标卡尺（WR100，美国）测量右上第一磨牙中央窝和右上第二磨牙近中邻面之间的位移量，以确定牙齿的移动距离。

全身麻醉下，每天收集龈沟液。在右上第二磨牙处棉卷隔离，用注射器轻轻推空气保持干燥，将滤纸条（牙周膜 - 牙龈液收集条，Pro Flow，美国）小心插入右上第一磨牙和第二磨牙之间的牙龈缝隙中，30 秒后取出，用铝箔覆

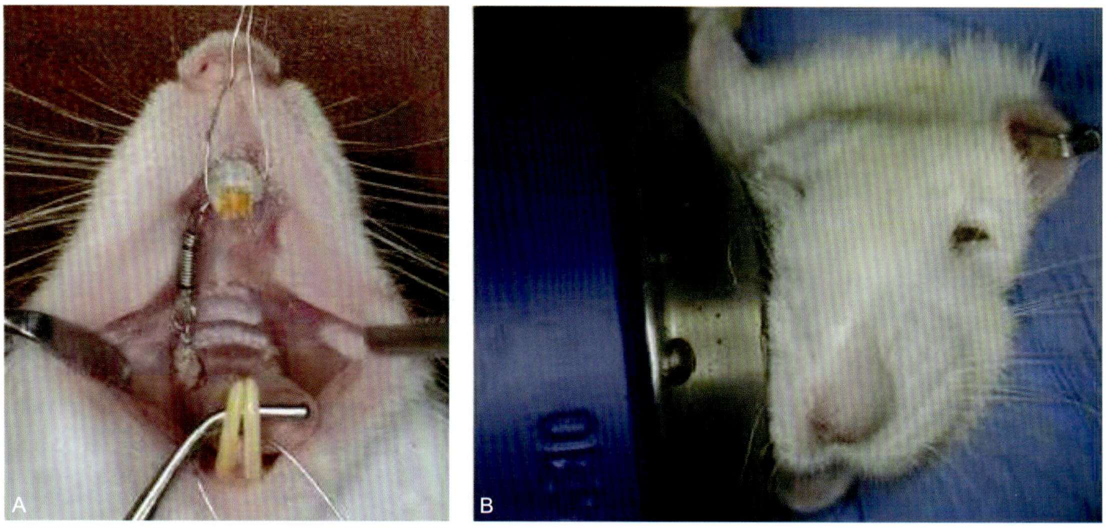

图 14-1 体外冲击波治疗牙齿移动
A. 大鼠模型中的牙齿移动；B. 对大鼠行体外冲击波治疗。

盖住纸条放入密封管中，–20℃储存。用试剂盒（Quantikine Rat IL-1β/VEGF, R&D Systems，美国）通过酶联免疫吸附测定（enzyme-linked immunosorbent assay, ELISA）检测白介素 -1β（IL-1β）和血管内皮生长因子（VEGF）的表达和浓度。

在正畸牙齿移动第 0 天开始，使用不同间隔（第 0 天、1 天、3 天、5 天、7 天、14 天）对动物进行处理。在每个实验期结束时，使用 100% CO_2 吸入终止大鼠生命后，立即解剖上颌骨，组织切口位于右上第一磨牙远端 2 mm 处。将标本浸入到防腐液中。标本经过反转录聚合酶链反应（reverse transcription-polymerase chain reaction，RT-PCR）获取 RNA。使用 TRIzol 试剂盒（Ambion，美国）溶解组织样品。通过 NCBI 在线 BLAST 分析工具确定以下基因表达的引物特异性：NF-κB 受体活化因子配体（RANKL）、NF-κB 受体活化因子（RANK）、骨保护素（OPG）。

1. 统计分析

使用社会科学统计软件包（SPSS）对所有实验数据进行统计分析。对于牙齿运动测量和基因表达分析，检查了方差的正态性和同质性假设，但这些假设没有得到满足。使用 Kruskal-Wallis 检验。通过 Mann-Whitney 检验和 Bonferroni 校正分析了成对比较，$P<0.05$，被认为具有统计学意义。

2. 结果

牙齿移动的测量，在第 0 天、1 天、3 天时，对照组和 LIPUS 实验组无明显差异。第 5 天对照组磨牙移动量的平均值为 0.28 mm（范围 0.22～0.34 mm），LIPUS 实验组平均值为 0.44 mm（范围 0.31～0.57 mm），LIPUS 实验组比对照组增加了约 55%。第 7 天对照组牙齿移动的平均值为 0.50 mm（范围 0.44～0.56 mm），LIPUS 实验组的平均值为 0.68 mm（0.59～0.77 mm），LIPUS 实验组比对照组增加了约 37%。第 14 天，对照组牙齿移动平均值为 0.77 mm（0.68～0.89 mm），LIPUS 实验组的平均值为 1.12 mm（范围 0.97～1.27 mm），LIPUS 实验组比对照组增加了约 45%。第 5 天、7 天、14 天，所有 LIPUS 实验组牙齿移动量均高于对照组，但实验组之间无显著差异（Xue et al., 2013）（图 14-2）。

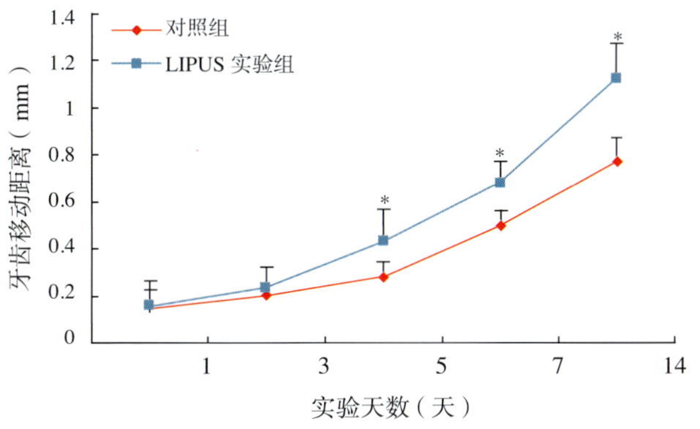

图 14-2　LIPUS 对大鼠牙齿移动的影响（*P<0.05）

在第 0 天，实验组和对照组 IL-1β 和 VEGF 无明显差异。在第 1 天、3 天，两组 IL-1β 浓度均增加，无统计学意义，VEGF 无明显差异。在第 5 天，两组 IL-1β 浓度均下降，且实验组低于对照组，有统计学意义，VEGF 无明显差异。在第 7 天、14 天，两组 IL-1β 浓度均下降，且实验组低于对照组，实验组 VEGF 浓度增加并高于对照组，有统计学意义。

在第 0 天、1 天，实验组和对照组的基因表达无明显差异。在第 3 天，实验组和对照组的 RANKL 和 RANK 均上调，无统计学意义，OPG 无明显差异。在第 5 天、7 天、14 天，实验组的 RANKL 和 RANK 以及 OPG 均较对照组上调，有统计学意义。

（二）ESWT 促进正畸治疗的相关机制

由正畸治疗引起的牙根吸收具有炎症反应的所有特征，因此一些学者提出将该病称为“正畸诱导的炎症性根吸收”。正畸诱导的牙根吸收是正畸治疗的必然结果，这是一个多因素问题，可能是由于个体的生物学变异性、遗传易感性和正畸机械因素共同作用的结果。牙根吸收发生率在 20%~100%，其中出现大于 3 mm 的严重根吸收占 1.3 %（Hasnain et al., 2016）。因此，正畸诱导后牙根吸收的发展很难预测。如何减少正畸诱导的牙根吸收是正畸学者普遍关注的问题。

局部使用双膦酸盐可以剂量依赖性地抑制正畸治疗大鼠的牙根吸收。然而，由于双膦酸盐是一种影响正畸牙齿运动的骨吸收抑制剂，因此双膦酸盐在正畸治疗中的临床应用受到限制。目前尚无有效的临床方法可减少正畸引起的牙根吸收。

研究表明，在牵张成骨阶段 LIPUS 可以通过多种机制加速新鲜骨折的重塑和愈合过程（Alazzawi et al., 2018; Atsawasuwan et al., 2018）。LIPUS 可以在活组织中产生明显的热反应，改变局部微环境压力并诱导细胞水平的生物反应，引起抗炎作用，刺激生长因子并增强信号因子促进表达。LIPUS 能影响骨折愈合过程中的所有起主要作用的细胞，如成骨细胞、破骨细胞、软骨细胞和间充质干细胞。

1．LIPUS 减少正畸诱导的牙根吸收

牙根吸收的机制被认为与骨吸收的机制相似（Hasnain et al., 2016）。在骨吸收过程中，机械力会诱导原始破骨细胞的活性，从而分化并进入破骨细胞形成，破骨细胞通过酸化、降解相关途径介导骨吸收。破骨细胞前体表面上的 RANKL 及其跨膜受体 RANK 之间的相互作用诱导破骨细胞分化。RANKL 和 RANK 被认为是破骨细胞活性和骨吸收的早期标志物，而 OPG 被认为是成骨细胞活性和骨形成的早期标志物。

OPG 通过与 RANKL 结合可减少破骨细胞的产生，从而抑制牙槽骨吸收并增加破骨细胞凋亡，也称为破骨细胞抑制剂。成骨细胞的生成取决于成骨细胞表达 OPG 和 RANKL 的平衡。当平衡倾向于 RANKL 时，活性破骨细胞增加。当平衡趋向于 OPG 时，活性破骨细胞就会减少（Atsawasuwan et al., 2018）。

第 0 天、1 天的结果可归因于正畸矫治器的作用，LIPUS刺激才刚开始，没有足够时间显示组织结构的差异。在第3天，实验组和对照组的RANKL和RANK均上调，无统计学意义，OPG无明显差异。当破骨细胞开始成熟并活跃时，通常会发生RANKL和RANK的上调。开始骨吸收是牙齿移动的第一步，然后才能观察到实际的牙齿移动。RANKL和RANK的上调触发了破骨活动，这似乎是由于正畸矫治器施加了正畸力，而非LIPUS，因为这种上调在实验组和对照组之间都存在，并没有显著差异。在第5天、7天、14天，实验组的RANKL和RANK以及OPG均较对照组上调，有统计学意义。

LIPUS可增加OPG的表达，但不影响RANKL的表达。观察到的结果差异至少有两个潜在原因（Liu et al., 2012）：第一，LIPUS可影响牙周膜中的干细胞，并诱导细胞之间的相互作用。例如，将间充质干细胞暴露于LIPUS，可通过促进释放和增殖提高间充质干细胞的产量。第二，正畸力产生的机械刺激可引起IL-1β增加，IL-1β可以刺激RANKL的表达。IL-1β通过诱导RANKL表达的受体激活剂并与RANKL协同作用促进破骨细胞的分化，从而促进破骨细胞的形成。LIPUS治疗可增加OPG而降低RANKL表达，从而降低破骨细胞的数量和活性，减少根吸收。

2. ESWT **加快骨重塑和骨愈合**

RANKL是破骨细胞形成的关键调节分子之一，而RANKL也参与正畸牙齿移动过程中的牙槽骨重塑，是调节平衡牙槽骨吸收的重要决定因素（Ang et al., 2010）。

在第0天，实验组和对照组IL-1β和VEGF无明显差异。在第1天、3天，两组IL-1β浓度均增加，无统计学意义，VEGF无明显差异。归因于正畸矫治器施加了正畸力这种机械刺激，引起IL-1β的表达增加，刺激RANKL表达。在第5天，两组IL-1β浓度均下降且实验组低于对照组，与之前相比有统计学意义，VEGF无明显差异。LIPUS可以降低IL-1β水平，从而降低RANKL表达和破骨细胞的分化。在第7天、14天，两组IL-1β浓度均下降且实验组低于对照组，实验组VEGF浓度增加并高于对照组，有统计学意义。VEGF是血管生成的主要介质，具有多种生物学功能，例如增加血管通透性，促进人类单核细胞趋化性以及参与骨吸收和骨形成。LIPUS在降低IL-1β水平和RANKL表达的同时上调VEGF，也就是说LIPUS在影响破骨细胞分化的同时可增加成骨细胞的活性（Hazan-Molina et al., 2013）。细胞因子和成骨细胞/破骨细胞标志物水平的增加在成骨细胞和成骨细胞的募集中发挥重要作用，从而导致牙齿运动过程中骨骼的重塑。

在正畸治疗过程中，牙齿移动和牙槽骨重塑同时发生，这一复杂过程是许多因素相互作用的结果。牙槽骨重塑是一种适应性机制，它可以有效地移动牙齿并抑制复发，具有重要的临床意义。

总之，此项研究结果表明，在正畸矫治过程中，应用ESWT可上调组织基因表达并改善正畸牙齿运动区域的骨重塑，导致正畸诱导的牙周韧带炎症过程缩短，最终可能导致正畸牙齿运动比预期快。而正畸的最终目标是以最有效的方式移动牙齿，同时减少副作用，因此ESWT有望成为正畸的新辅助疗法并应用于临床。

（彭　诚　高　莹）

参考文献

傅民魁, 2012. 口腔正畸学. 北京:人民卫生出版社,90-100.
Alazzawi MMJ, Husein A, Alam MK, et al, 2018. Effect

of low level laser and low intensity pulsed ultrasound therapy on bone remodeling during orthodontic tooth movement in rats. Progress in Orthodontics, 19:10.

Ang WT, Scurtescu C, Hoy W, et al, 2010. Design and implementation of therapeutic ultrasound generating circuit for dental tissue formation and tooth-root healing. Ieee transactions on biomedical circuits and systems, 4(1):49-61

Atsawasuwan P, Yinghua Chen, Karan Ganjawalla, et al, 2018. Extracorporeal shockwave treatment impedes tooth movement in rats. Head & Face Medicine, 14:24.

Chihiro Arai, Nobuhiko Kawai, Yoshiaki Nomura, et al, 2020. Low-intensity pulsed ultrasound enhances the rate of lateral tooth movement and compensatory bone formation in rats.American Journal of Orthodontics and Dentofacial Orthopedics,157(1):59-66.

Hasnain Raza, Paul Major, Dederich Douglas, et al, 2016. Effect of low-intensity pulsed ultrasound on orthodontically induced root resorption caused by torque: a prospective, double-blind, controlled clinical trial. Angle Orthod, 86(4):550-557.

Hazan-Molina H, Reznick AZ, Kaufman H, et al, 2015. Periodontal cytokines profile under orthodontic force and extracorporeal shock wave stimuli in a rat model. Journal of Periodontal Research, 50:389-396.

Hazan-Molina, Hagai, Aizenbud, et al, 2013. Assessment of IL-1βand VEGF concentration in a rat model during orthodontic tooth movement and extracorporeal shock wave therapy. Archives of oral biology, 58(2):142-150.

Liu Z, Xu J, Lingling E, et al, 2012. Ultrasound enhances the healing of orthodontically induced root resorption in rats. Angle Orthodontist, 82(1):48-55.

Mackert GA, Schulte M, Hirche C, et al, 2017. Low-energy extracorporeal shockwave therapy (ESWT) improvesMetaphyseal fracture healing in an osteoporotic rat model. PLoS One, 12(12):e0189356.

Pfaff JA, Boelck B, Bloch W, et al, 2016. Growth factors in bone marrow blood of the manddible with application of extracorporeal shock wave therapy. Implant Dent, 35:179-186.

Saleh Al-Daghreer, Doschak M, Sloan AJ, et al, 2014. Effect of low-intensity pulsed ultrasound on orthodontically induced root resorption in beagle dogs. Ultrasound in Med. & Biol, 40(6):1187-1196.

Shi L, Gao F, Sun W, et al, 2017. Short-term effects of extracorporeal shock wave therapy on bone mineral density in postmenopausal osteoporotic patients. Osteopro Int, 28:2945-2953.

Xue H, Zheng J, Cui Z, et al, 2013. Low-Intensity Pulsed Ultrasound Accelerates Tooth Movement via Activation of the BMP-2 Signaling Pathway. PLoS One, 8(7): e68926.

拾　遗

全书完稿后，我再次通读全稿，深感全书作者都很认真负责，把自己所知与本书内容有关知识毫无保留地写入书中，希望通过本书能让读者对本领域的基础理论、物理原理及其新进展、临床应用等能有深入理解，以推动此项技术尽快在我国推广、提高和开花结果，令人感动。我再次代表几位主编对全书参编者表示衷心感谢。

我从 1982 年开始参与我国体外冲击波碎石机的研发。1984 年，北京、上海等地相继研发成功并推出产品，在临床取得满意效果，继而在更多城市研制成不同形式的碎石机推广应用，使国产碎石机在大型医疗设备中的占有率高达 90% 以上。近年来，低强度冲击波和低强度脉冲超声波治疗仪都有产品问世，效果令人满意，希望监管机构能尽快批准并推动这项新技术在临床广泛应用，造福于人类。

在第三次生命科学革命中，我们把微能量医学视为重中之重，认为它是一种适应性广、效果好、基本无副作用的精准治疗方法，且具有易于推广和可重复使用的优点。在本方法治疗过程中产生的基质细胞衍生因子 SDF-1 又能使全身所有干细胞向靶器官聚集，若此时向人体注入外源性干细胞即可使其移至靶器官，经过“转化”参与靶器官的修复与再生，即使外源性干细胞治疗由不可控转化为可控。

这些年我对微能量医学产生了浓厚兴趣，在日常工作中经常接触一些成功病例，在此简要介绍供大家参考。

【案例一】

女性患者，33 岁，曾因胰腺囊肿在某医院行囊肿切除。术后 3 年患糖尿病，用药物治疗。术后 7 年，出现双下肢严重疼痛且日益加重、无法移动，只能卧床，影响睡眠和进食。曾在多家医院就诊，认为是糖尿病引起的多发性神经炎，并且无法治疗。患者疼痛剧烈，生活质量严重降低，对此我们为其进行低强度冲击波治疗，第一次治疗后疼痛即明显减轻，可勉强下地。治疗 2 周即基本无痛，可下地自由行动，2 个月后完全恢复正常，之后多次外出旅游，并恢复正常工作，至今已有 4 年余。

【案例二】

男性患者，40 岁，右前臂及手指痉挛疼痛，日益加重，右手无法写字及与人握手，影响工作，曾在国内多个城市医院就诊，治疗无效，后在上海行右前臂桡神经游离手术，术后症状加重。给予冲击波治疗后很快疼痛减轻，手指痉挛也减轻，并且可握笔写字、与人握手，由于外地患者治疗不便而终止治疗，病情未再加重。

【案例三】

男性患者，60 岁，患糖尿病多年，右拇趾已因糖尿病足破溃被切除。现左拇趾又呈现深紫近黑色，继续冲击波治疗，2 周后局部皮肤恢复正常。至今已 3 年余，双下肢及双足皮肤正常。

【案例四】

2018 年 12 月至 2021 年 3 月间，我们观察到 36 例因心脑血管疾病或脑外伤导致昏迷的患者（65～89 岁）。在对其常规康复治疗的同时，采用低强度冲击波治疗后，其中 24 位患者完全清醒，并能下地行走。

还有一件令人费解、但效果奇特，至今尚无法解释的案例，提出供大家参考。我个人右手中指第一指关节长有一个腱鞘囊肿，直径 1.8 cm，已有数年。一次偶然，无意中使用低强度冲击波治疗仪进行了 500 余次冲击，强度为 0.06 mJ/mm²，局部毫无不适感，后每隔 3～4 天进行 1 次，在进行了 6 次治疗后，囊肿完全消失，至今已多年无复发。至今无法明确其治疗机制，局部未见红肿、疼痛。在此写出来供大家参考，希望积累更多病例，并找出其治疗机制。

本团队参与上述治疗经历的人员有陈笛铭、许洪升、郭应禄等。

上述治疗均采用国产低强度冲击波康复仪，强度均为 0.06 mJ/mm²。

以上内容是我个人的一些零散经历，提出供读者参考，有不足或错误之处亦请指出，谢谢。

郭应禄

2021 年 5 月于北京

索　　引

B

C

D

T

W

X

Y

Z